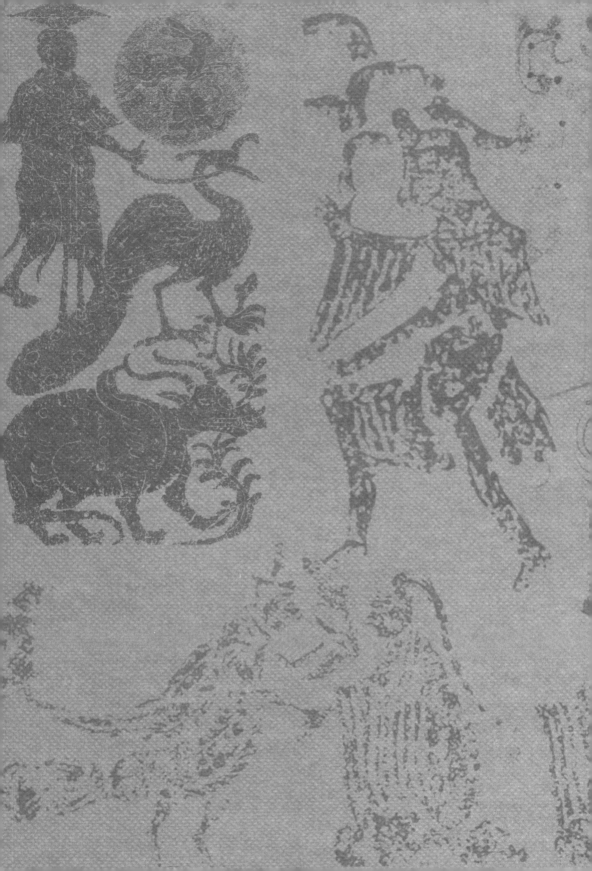

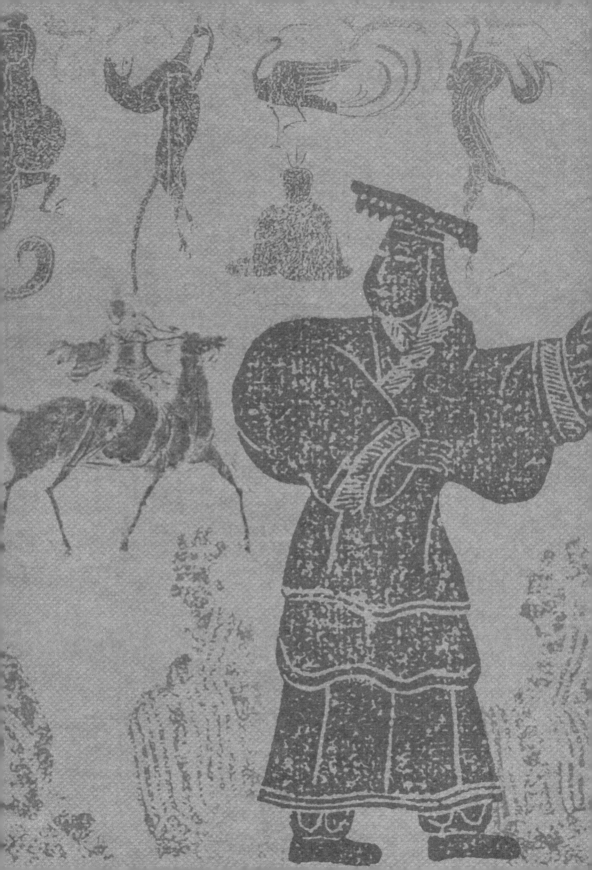

中国古医籍整理丛书

雪潭居医约

明·陈澈 编撰

蔡 群 刘更生 于 鹰 校注

中国中医药出版社

·北 京·

图书在版编目（CIP）数据

雪潭居医约/（明）陈澈编撰；蔡群，刘更生，于鹰校注.—北京：中国中医药出版社，2015.12
（中国古医籍整理丛书）
ISBN 978 - 7 - 5132 - 3016 - 2

Ⅰ.①雪…　Ⅱ.①陈…　②蔡…　③刘…　④于…　Ⅲ.①中国医药学—中国—明代　Ⅳ.①R2 - 52

中国版本图书馆 CIP 数据核字（2015）第 316836 号

中 国 中 医 药 出 版 社 出 版
北京市朝阳区北三环东路 28 号易亨大厦 16 层
邮政编码　100013
传真　010 64405750
三河市鑫金马印装有限公司印刷
各地新华书店经销

*

开本 710×1000　1/16　印张 38.25　字数 299 千字
2015 年 12 月第 1 版　2015 年 12 月第 1 次印刷
书　号　ISBN 978 - 7 - 5132 - 3016 - 2

*

定价　95.00 元

网址　www.cptcm.com

国家中医药管理局
中医药古籍保护与利用能力建设项目
组织工作委员会

项目专家组

前　言

　　中医药古籍是传承中华优秀文化的重要载体，也是中医学传承数千年的知识宝库，凝聚着中华民族特有的精神价值、思维方法、生命理论和医疗经验，不仅对于传承中医学术具有重要的历史价值，更是现代中医药科技创新和学术进步的源头和根基。保护和利用好中医药古籍，是弘扬中国优秀传统文化、传承中医学术的必由之路，事关中医药事业发展全局。

　　1949 年以来，在政府的大力支持和推动下，开展了系统的中医药古籍整理研究。1958 年，国务院科学规划委员会古籍整理出版规划小组在北京成立，负责指导全国的古籍整理出版工作。1982 年，国务院古籍整理出版规划小组召开全国古籍整理出版规划会议，制定了《古籍整理出版规划（1982—1990）》，卫生部先后下达了两批 200 余种中医古籍整理任务，掀起了中医古籍整理研究的新高潮，对中医文化与学术的弘扬、传承和发展，发挥了极其重要的作用，产生了不可估量的深远影响。

　　2007 年《国务院办公厅关于进一步加强古籍保护工作的意见》明确提出进一步加强古籍整理、出版和研究利用，以及

"保护为主、抢救第一、合理利用、加强管理"的方针。2009年《国务院关于扶持和促进中医药事业发展的若干意见》指出，要"开展中医药古籍普查登记，建立综合信息数据库和珍贵古籍名录，加强整理、出版、研究和利用"。《中医药创新发展规划纲要（2006—2020）》强调继承与创新并重，推动中医药传承与创新发展。

2003～2010年，国家财政多次立项支持中国中医科学院开展针对性中医药古籍抢救保护工作，在中国中医科学院图书馆设立全国唯一的行业古籍保护中心，影印抢救濒危珍本、孤本中医古籍1640余种；整理发布《中国中医古籍总目》；遴选351种孤本收入《中医古籍孤本大全》影印出版；开展了海外中医古籍目录调研和孤本回归工作，收集了11个国家和2个地区137个图书馆的240余种书目，基本摸清流失海外的中医古籍现状，确定国内失传的中医药古籍共有220种，复制出版海外所藏中医药古籍133种。2010年，国家财政部、国家中医药管理局设立"中医药古籍保护与利用能力建设项目"，资助整理400余种中医药古籍，并着眼于加强中医药古籍保护和研究机构建设，培养中医古籍整理研究的后备人才，全面提高中医药古籍保护与利用能力。

在此，国家中医药管理局成立了中医药古籍保护和利用专家组和项目办公室，专家组负责项目指导、咨询、质量把关，项目办公室负责实施过程的统筹协调。专家组成员对古籍整理研究具有丰富的经验，有的专家从事古籍整理研究长达70余年，深知中医药古籍整理研究的重要性、艰巨性与复杂性，履行职责认真务实。专家组从书目确定、版本选择、点校、注释等各方面，为项目实施提供了强有力的专业指导。老一辈专家的学术水平和智慧，是项目成功的重要保证。项目承担单位山东中医药大学、南京中医药大学、上海中医药大学、福建中医药大学、浙江省中医药研究院、陕西省中医药研究院、河南省中医药研究院、辽宁中医药大学、成都中医药大学及所在省市中医药管理部门精心组织，充分发挥区域间互补协作的优势，并得到承担项目出版工作的中国中医药出版社大力配合，全面推进中医药古籍保护与利用网络体系的构建和人才队伍建设，使一批有志于中医学术传承与古籍整理工作的人才凝聚在一起，研究队伍日益壮大，研究水平不断提高。

本着"抢救、保护、发掘、利用"的理念，该项目重点选择近60年未曾出版的重要古医籍，综合考虑所选古籍的保护价值、学术价值和实用价值。400余种中医药古籍涵盖了医经、基础理论、诊法、伤寒金匮、温病、本草、方书、内科、外科、女科、儿科、伤科、眼科、咽喉口齿、针灸推拿、养生、医案医话医论、医史、临证综合等门类，跨越唐、宋、金元、明以迄清末。全部古籍均按照项目办公室组织完成的行业标准《中医古籍整理规范》及《中医药古籍整理细则》进行整理校注，绝大多数中医药古籍是第一次校注出版，一批孤本、稿本、抄本更是首次整理面世。对一些重要学术问题的研究成果，则集中收录于各书的"校注说明"或"校注后记"中。

"既出书又出人"是本项目追求的目标。近年来，中医药古籍整理工作形势严峻，老一辈逐渐退出，新一代普遍存在整理研究古籍的经验不足、专业思想不坚定等问题，使中医古籍整理面临人才流失严重、青黄不接的局面。通过本项目实施，搭建平台，完善机制，培养队伍，提升能力，经过近5年的建设，锻炼了一批优秀人才，老中青三代齐聚一堂，有效地稳定了研究队伍，为中医药古籍整理工作的开展和中医文化与学术的传承提供必备的知识和人才储备。

本项目的实施与《中国古医籍整理丛书》的出版，对于加强中医药古籍文献研究队伍建设、建立古籍研究平台，提高古籍整理水平均具有积极的推动作用，对弘扬我国优秀传统文化，推进中医药继承创新，进一步发挥中医药服务民众的养生保健与防病治病作用将产生深远影响。

第九届、第十届全国人大常委会副委员长许嘉璐先生，国家卫生计生委副主任、国家中医药管理局局长、中华中医药学会会长王国强先生，我国著名医史文献专家、中国中医科学院马继兴先生在百忙之中为丛书作序，我们深表敬意和感谢。

由于参与校注整理工作的人员较多，水平不一，诸多方面尚未臻完善，希望专家、读者不吝赐教。

国家中医药管理局中医药古籍保护与利用能力建设项目办公室

二〇一四年十二月

许　序

"中医"之名立，迄今不逾百年，所以冠以"中"字者，以别于"洋"与"西"也。慎思之，明辨之，斯名之出，无奈耳，或亦时人不甘泯没而特标其犹在之举也。

前此，祖传医术（今世方称为"学"）绵延数千载，救民无数；华夏屡遭时疫，皆仰之以度困厄。中华民族之未如印第安遭染殖民者所携疾病而族灭者，中医之功也。

医兴则国兴，国强则医强。百年运衰，岂但国土肢解，五千年文明亦不得全，非遭泯灭，即蒙冤扭曲。西方医学以其捷便速效，始则为传教之利器，继则以"科学"之冕畅行于中华。中医虽为内外所夹击，斥之为蒙昧，为伪医，然四亿同胞衣食不保，得获西医之益者甚寡，中医犹为人民之所赖。虽然，中国医学日益陵替，乃不可免，势使之然也。呜呼！覆巢之下安有完卵？

嗣后，国家新生，中医旋即得以重振，与西医并举，探寻结合之路。今也，中华诸多文化，自民俗、礼仪、工艺、戏曲、历史、文学，以至伦理、信仰，皆渐复起，中国医学之兴乃属必然。

迄今中医犹为国家医疗系统之辅，城市尤甚。何哉？盖一则西医赖声、光、电技术而于 20 世纪发展极速，中医则难见其进。二则国人惊羡西医之"立竿见影"，遂以为其事事胜于中医。然西医已自觉将入绝境：其若干医法正负效应相若，甚或负远逾于正；研究医理者，渐知人乃一整体，心、身非如中世纪所认定为二对立物，且人体亦非宇宙之中心，仅为其一小单位，与宇宙万象万物息息相关。认识至此，其已向中国医学之理念"靠拢"矣，虽彼未必知中国医学何如也。唯其不知中国医理何如，纯由其实践而有所悟，益以证中国之认识人体不为伪，亦不为玄虚。然国人知此趋向者，几人？

国医欲再现宋明清高峰，成国中主流医学，则一须继承，一须创新。继承则必深研原典，激清汰浊，复吸纳西医及我藏、蒙、维、回、苗、彝诸民族医术之精华；创新之道，在于今之科技，既用其器，亦参照其道，反思己之医理，审问之，笃行之，深化之，普及之，于普及中认知人体及环境古今之异，以建成当代国医理论。欲达于斯境，或需百年欤？予恐西医既已醒悟，若加力吸收中医精粹，促中医西医深度结合，形成 21 世纪之新医学，届时"制高点"将在何方？国人于此转折之机，能不忧虑而奋力乎？

予所谓深研之原典，非指一二习见之书、千古权威之作；就医界整体言之，所传所承自应为医籍之全部。盖后世名医所著，乃其秉诸前人所述，总结终生行医用药经验所得，自当已成今世、后世之要籍。

盛世修典，信然。盖典籍得修，方可言传言承。虽前此 50 余载已启医籍整理、出版之役，惜旋即中辍。阅 20 载再兴整理、出版之潮，世所罕见之要籍千余部陆续问世，洋洋大观。

今复有"中医药古籍保护与利用能力建设"之工程，集九省市专家，历经五载，董理出版自唐迄清医籍，都400余种，凡中医之基础医理、伤寒、温病及各科诊治、医案医话、推拿本草，俱涵盖之。

噫！璐既知此，能不胜其悦乎？汇集刻印医籍，自古有之，然孰与今世之盛且精也！自今而后，中国医家及患者，得览斯典，当于前人益敬而畏之矣。中华民族之屡经灾难而益蕃，乃至未来之永续，端赖之也，自今以往岂可不后出转精乎？典籍既蜂出矣，余则有望于来者。

谨序。

第九届、十届全国人大常委会副委员长

许嘉璐

二〇一四年冬

王 序

　　中医学是中华民族在长期生产生活实践中，在与疾病作斗争中逐步形成并不断丰富发展的医学科学，是中国古代科学的瑰宝，为中华民族的繁衍昌盛作出了巨大贡献，对世界文明进步产生了积极影响。时至今日，中医学作为我国医学的特色和重要医药卫生资源，与西医学相互补充、相互促进、协调发展，共同担负着维护和促进人民健康的任务，已成为我国医药卫生事业的重要特征和显著优势。

　　中医药古籍在存世的中华古籍中占有相当重要的比重，不仅是中医学术传承数千年最为重要的知识载体，也是中医为中华民族繁衍昌盛发挥重要作用的历史见证。中医药典籍不仅承载着中医的学术经验，而且蕴含着中华民族优秀的思想文化，凝聚着中华民族的聪明智慧，是祖先留给我们的宝贵物质财富和精神财富。加强对中医药古籍的保护与利用，既是中医学发展的需要，也是传承中华文化的迫切要求，更是历史赋予我们的责任。

　　2010 年，国家中医药管理局启动了中医药古籍保护与利用能力建设项目。这既是传承中医药的重要工程，也是弘扬优秀民族文化的重要举措，不仅能够全面推进中医药的有效继承和创新发展，为维护人民健康做出贡献，也能够彰显中华民族的璀璨文化，为实现中华民族伟大复兴的中国梦作出贡献。

相信这项工作一定能造福当今，嘉惠后世，福泽绵长。

国家卫生与计划生育委员会副主任

国家中医药管理局局长

中华中医药学会会长

王国强

二〇一四年十二月

马 序

　　新中国成立以来，党和国家高度重视中医药事业发展，重视古籍的保护、整理和研究工作。自 1958 年始，国务院先后成立了三届古籍整理出版规划小组，分别由齐燕铭、李一氓、匡亚明担任组长，主持制订了《整理和出版古籍十年规划（1962—1972）》《古籍整理出版规划（1982—1990）》《中国古籍整理出版十年规划和"八五"计划（1991—2000）》等，而第三次规划中医药古籍整理即纳入其中。1982 年 9 月，卫生部下发《1982—1990 年中医古籍整理出版规划》，1983 年 1 月，中医古籍整理出版办公室正式成立，保证了中医古籍整理出版规划的实施。2002 年 2 月，《国家古籍整理出版"十五"（2001—2005）重点规划》经新闻出版署和全国古籍整理出版规划领导小组批准，颁布实施。其后，又陆续制定了国家古籍整理出版"十一五"和"十二五"重点规划。国家财政多次立项支持中国中医科学院开展针对性中医药古籍抢救保护工作，文化部在中国中医科学院图书馆专门设立全国唯一的行业古籍保护中心，国家先后投入中医药古籍保护专项经费超过 3000 万元，影印抢救濒危珍、善、孤本中医古籍 1640 余种，开展了海外中医古籍目录调研和孤本回归工作。2010 年，国家财政部、国家中医药管理局安排国家公共卫生专项资金，设立了"中医药古籍保护与利用能力建设项目"，这是继 1982～1986 年第一批、第二批重要中医药古籍整理之后的又一次大规模古籍整理工程，重点整理新中国成立后未曾出版的重要古籍，目标是形成并普及规范的通行本、传世本。

为保证项目的顺利实施，项目组特别成立了专家组，承担咨询和技术指导，以及古籍出版之前的审定工作。专家组中的许多成员虽逾古稀之年，但老骥伏枥，孜孜不倦，不仅对项目进行宏观指导和质量把关，更重要的是通过古籍整理，以老带新，言传身教，培养一批中医药古籍整理研究的后备人才，促进了中医药古籍保护和研究机构建设，全面提升了我国中医药古籍保护与利用能力。

作为项目组顾问之一，我深感中医药古籍保护、抢救与整理工作的重要性和紧迫性，也深知传承中医药古籍整理经验任重而道远。令人欣慰的是，在项目实施过程中，我看到了老中青三代的紧密衔接，看到了大家的坚持和努力，看到了年轻一代的成长。相信中医药古籍整理工作的将来会越来越好，中医药学的发展会越来越好。

欣喜之余，以是为序。

中国中医科学院研究员

马继兴

二〇一四年十二月

校注说明

　　《雪潭居医约》为明代陈澈编撰、徐世荫校正,成书于明崇祯十四年(1641)。

　　陈澈,字潮之,号雪潭,福建三山(福州府)人,约生活于明万历至永历年间。生平不详。据本书序言及书中所载医案,陈氏乃"雅哲文儒",曾因"闽中郡县民多羸瘠,往往绵顿,贫无告者伶仃菀箦间,望一刀圭不可致",遂受时任福建等处提刑按察司按察使徐世荫等当事诸公的鼓励与资助,"开局施医,鸠药材于芝山之禅林"。

　　本书系汇集《素问》《灵枢》及明代王肯堂《证治准绳》、张介宾《类经》、缪希雍《神农本草经疏》等前代医药文献整理而成。凡八卷,卷一格致要论,卷二脉色解微,卷三疾病阐疏,卷四六淫分类,卷五内伤条辨,卷六杂症汇考,卷七女科正录,卷八药症忌宜。全书博采前代诸家之说,汇集经论,参以己见,是一部内容丰富、资料翔实的综合性医书。

　　此次整理以山东中医药大学图书馆藏明崇祯十五年(1642)徐世荫校正本为底本。以书中所引前代著作《黄帝内经》《类经》《证治准绳》《神农本草经疏》等进行他校,并参以本校和理校。其中,卷八《药症忌宜》于清同治十一年(1872)古刚刘晚荣藏修书屋刻《述古丛钞》时,被收进丛书,始独立成书,此后又被多部丛书收录,故本卷同时又以《述古丛钞》本为校本。

　　具体校注原则如下:

　　1. 底本繁体竖排,今改为简体横排并进行标点。

2. 底本目录与正文标题不一致者，核对正文内容，并参考底本目录与正文版心标题，对正文标题进行适当修改补充，形成新目录，置于正文之前。凡正文有修改之处均出校注明。原目录在编排上自有特点，例如一、二、三卷每个小题之后皆附有所引书名、篇名，四至七卷皆列有方名且按病证分类排列等，故附于书后，以备参考。

3. 底本各卷次及卷名位于正文版心处，今一并移至正文各卷之首。原每卷之首均有"三衢徐世荫校正　三山陈澈编辑"小字，今一并删去。

4. 为使内容醒目，卷二的"解"、卷三的"疏"、卷八的"忌""宜"等字采用"【】"标示，不出校。

5. 凡底本中因字形相似而刻写致误的错别字，如炙作灸、己作已、母作毋、蘗作蘖、斡作幹、佳作隹等，一律径改不出校。凡原文表示上下文的"右""左"径改为"上""下"。

6. 底本中使用的避讳字，有碍于文义文理者，改回原字，并在初次出现时出校说明。

7. 底本中的异体字、古字、俗字，统一以规范字律齐。通假字在首次出现时出注，其中除"燥""辩"径改为本字"躁""辨"，余皆保留原貌。

8. 底本中有不规范的药名，一律改为规范药名。

9. 底本方剂有的未载药量，经查证补出者，出校说明；无法查证者，保持原貌，不出校。

10. 对僻字、难字予以注音释义，对难词、难句进行注释。

11. 底本有内容较长未加分段的，整理后适当分段。

医约序

戊寅夏杪①，闽中郡县民多羸瘠，往往绵顿②，贫无告者伶仃菀簀③间，望一刀圭④不可致也。《周礼》稽医事，分治疾病，亦王政一端也。余因捐金集医，以待襁属⑤至者，五阅月而全活以数万计。当发念时，谓施药以治病也，药弗精良，医弗详悉⑥，不如无施，安得练臧开敏⑦其人庶或有济？诸同事皆同陈生澈，即病者亦群趋陈生澈。刘宾客曰：厉⑧者造焉而肥美，轹⑨者造焉而善驰。殆若是夫。既而，乡大夫士皆言生淬心⑩制举，朝暮丹铅，所为文衍溢而藻，其医乃余伎耳。余为之心赏

---

① 杪（miǎo 秒）：末尾，末端。

② 绵顿：缠绵困顿，指久病。

③ 簀（zé 责）：竹席。

④ 刀圭：古时量取药末的用具。此借指药物。

⑤ 襁属（qiǎngzhǔ 抢主）：连续不断。

⑥ 悉：谨慎，慎重。

⑦ 练臧开敏：通达明敏。练臧，练达。开敏，通达明敏。《汉书·循吏传·文翁》："乃选郡县小吏开敏有材者张叔等十余人亲自饬厉，遣诣京师，受业博士，或学律令。"

⑧ 厉：通"癞"。恶疮。《庄子·齐物论》："厉与西施。"唐·陆德明《经典释文》："（厉）如字，恶也。李（轨）音赖。司马（彪）云病癞。"

⑨ 轹：足疾也。《谷梁传·昭公二十年》："两足不能相过，齐谓之綦，楚谓之踂，卫谓之轹。"

⑩ 淬心：义同"淬勉""淬琢"，皆有刻苦、自勉、上进之义。《新唐书·许王素节传》："师事徐齐聃，淬勉自彊，帝爱之。"唐·刘禹锡《献权舍人书》："故厚自淬琢，靡遗分阴。"

不置①，寻以兹编相示，乞言弁首②。夫人生阴阳之患，起居之疢，盘勺③床第之虞，其数不胜穷也。自岐伯、华阳④金石草木之味，遥溯《灵枢》《内景》及备方绪论之家，其数亦不胜穷也。医何为而云约也？盖万物化醇，归元于一，元气既复，百昌畅遂，则疾疢不生。约者，使有所归也，匪徒⑤约众喙⑥之纷籍者也。至于独出明理，折衷前人，经验已试，以待来学，有若越氏铜肤九脏九腑灼灼可按，又若秦人隔垣洞视筋络，虽李听帷斋⑦之墨，甄权砭石之图，较其精勤，仁言利溥矣！今海内夷寇交讧，兵饷两诎⑧，任事与议事者纷纭而卒未有一当。譬之尪羸之夫，日投杂剂，元气积削，则邪气反得乘虚以入，镜病源而调燮，因之约之一义，即为理国者今日对症之方可也，何有于病？自昔神此技而名位最达者，有唐相国贾元靖，元靖治边有殊勋，其德业至今光史册间。生方治制举，余且有厚望焉。

时崇祯辛巳岁孟秋七日福建等处提刑按察司按察使三衢徐世荫撰

---

① 不置：不舍；不止。三国·魏·嵇康《与山巨源绝交书》："足下若嬲之不置，不过欲为官得人，以益时用耳。"

② 弁首：序言。以其冠于篇卷之首，故名。

③ 盘勺：指饮食。

④ 华阳：即南朝陶弘景，字通明，自号华阳隐居，著有《本草经集注》。

⑤ 匪徒：不仅；不但。南朝·梁·任昉《启萧太傅固辞夺礼》："是知孝治所被，爱至无心，锡类所及，匪徒教义。"

⑥ 众喙：群鸟的嘴。借指各种议论。

⑦ 李听帷斋：李听，唐代将领，喜医，曾书医方于帷幕。帷斋，帷幕。

⑧ 诎（qū 区）：尽，穷尽。

冯　序

　　医不能全无失，而人子不可不知医。以人子事亲，如臣事君，荐瘥①多乱，不绝如带，犹救亡图存，揢揢②无已。盖不可为而后已，则天也；可为而不为，非天也。岂有父母疾痛宛转床蓐，而付之无可奈何之天者哉？是以古有因病知医者，然则今能因病而简方，亦未为晚甚。今天下既瘁剧矣，肩臂以癣疥而致养痈，腹里复瘠枵③而至腐败，线喉虞格④，肢末不仁，百孔千疮，身其余几？此即卢扁再世，犹栗栗然惧膏肓之莫可问，乃庸手罔知症候，或宜补而参、术不施，或宜攻而乌喙不用，一似以人命为戏者，岂不念沉疴霍去、金帛随之哉！无如《内经》《本草》原未究心，世以医呼我，我姑以医应之，而欲于天地疮痏⑤之日收追魂续命之功，依古未有。苏子曰：学医人费。今费恐不赀⑥于学医矣。然则医病者之病，必医医者之病。如今医者之病，一在欲，列艳靡骨，聚珍瘗⑦身，吮血吸膏，

---

　　①　荐瘥：一再发生疫病。荐，屡次，接连。《诗·小雅·节南山》："天方荐瘥，丧乱弘多。"郑玄注："天气方今又重以疫病。"
　　②　揢揢（kūkū 枯枯）：用力貌。《庄子·天地》："（子贡）见一丈人，方将为圃畦，凿隧而入井，抱瓮而出灌，揢揢然用力甚多而见功寡。"陆德明《释文》："揢揢，用力貌。"
　　③　枵（xiāo 消）：指腹空，饥饿。
　　④　线喉虞格：线喉，指咽喉变细，如线一样；虞格，阻格不通。
　　⑤　痏（wěi 委）：疮。《吕氏春秋·至忠》："齐王疾痏，使人至宋迎文挚。"
　　⑥　赀：同"资"，帮助。
　　⑦　瘗（yì 亦）：埋，埋葬。

曾不少贷，而欲其爬搔噢咻①，如阳和②之医病草，必无望矣。此其治利用忧。山谷③云：倘令忧民病，从此得国医。维摩诘④亦云：一切众生病是如我病，若一切众生得不病，则我病灭。推是心也，将剜肉充肠固不敢，处脂自润亦不忍，貌瘦天下肥，不一剂而白骨顿肉矣。今医者之病又在悸，选蠕⑤观望，首鼠攒讥，往闻战声，恐骇便死。而欲其顶门运针，操刀刮毒，更无望矣。此其治利用怒。华佗治一守病笃，以为盛怒则差⑥，乃多受其货，无何弃去，留书骂之，守恚甚，吐血数升而愈。盖怒则气作，发亦为竖。诗可愈疟，檄可愈风，皆是物也。若痛倦不切，瞑眩无闻，徒谓诵经可以却虏，是信医不如信巫也。羁縻或就铃索，是止渴堪用鸩羽也，粉身齑⑦骨，有余戮⑧矣。孙子曰：杀敌者，怒也。岂欺我哉！虽然，医之精神贵与病通，病之精神亦贵与医通。张子⑨病肿，命医治之，曰：非吾背也，任子治焉。治遂愈。郭子⑩曰：疗病有四难，自用意而不任臣居其一。诚以医之为道，随气任巧，神存心手之间。若画一方

---

① 噢咻（ōxiū 喔休）：因痛苦而发出的呻吟声。唐·陆贽《奉天请罢琼林大盈二库状》："疮痛呻吟之声，噢咻未息。"

② 阳和：借指春天。南朝·宋·刘义庆《世说新语·方正》："虽阳和布气，鹰化为鸠，至于识者，犹憎其眼。"

③ 山谷：即黄庭坚，号山谷道人，北宋知名诗人。

④ 维摩诘：即王维，字摩诘，盛唐山水田园派诗人、画家。王维精通佛学，佛教有《维摩诘经》一书，遂自名为维，字摩诘。

⑤ 选蠕：蠕动貌。唐·薛用弱《集异记·韦宥》："及食罢就视，则已蜿蜒舒展，选蠕摇动。"

⑥ 差：同"瘥"，病愈。

⑦ 齑（jī 机）：同"齑"。捣细，捣碎。

⑧ 有余戮：死有余辜。

⑨ 张子：即张仪，战国时纵横家。

⑩ 郭子：即郭玉，东汉时著名医家。

而左书右息①，投一药而此牵彼制，文法徒烦，奏肤何日？故敢终之以任之之说，未知于迩来病症，颇有中否？然医者意也，因举此意语陈子。陈子固儒而艺者，炤②书如月，癥结俱见，遂出肘后之约说以相示。说果约乎？约而博用之，即医国何不可！

赐进士出身福建布政使司分守福宁道右参议前礼部仪制清吏司

郎中古吴冯云起题

---

① 左书右息：喻倒行逆施。《管子·七法》："不明于法而欲治民一众，犹左书而右息之。"尹知章注："息，止也……人右手能书，而左手不能书也。今反用左手书而右手息而不动，倒行逆施之譬。"
② 炤：同"昭"，明显。

周 序

　　昔阳翟褚澄之言医曰：由汉而上，有说无方；由汉而下，有方无说。说不乖理，方不违义，虽出后学，亦是良师。斯言也，约而尽矣！夔先祖奉直肖岩公医入神品，而性懒著述，故方不传。先伯灵源公亦良医，而多主《丹溪心法》《薛立斋医案》。夔时幼稚，莫探二公绪论。稍长，读《史记·仓公传》，喜其文简奇，所试方皆精妙，然以视《素》《难》及东垣、仲景诸说，犹六经之于《周礼》《仪礼》《公羊》《谷梁》，非恒用而不可离也。惟近世王氏之《准绳》与张氏之《类经》、缪氏之新书①三书出，而方与说灿然明备。王书集大成而过详，人不能读；张书注《灵》《素》而多奇，人不敢遵；缪书辩②药性而趋新，人不知用。今吾乡陈雪潭出入三书之奥，著为《医约》，非合圣贤所酌至中与身所试屡验者，宁阙而不录。宪长③竹孙徐公深嘉此书，为之梓行广布。雪潭，雅哲文儒也，而专精良方以活人；徐公，德业名臣也，而休容④有技以济世；且徐公太翁望舒先生家居广行阴德，博收奇方以及物，则是书之成，经三君子性情心术，如合四时成岁功，其元气固易简耳。夫兵法不约，不能制胜；学问不约，不能造极。倘疑雪潭是书

----

　　① 新书：指缪希雍的《神农本草经疏》。该书初刻于明天启四年（1625），是一部临床用药专著。
　　② 辩：通"辨"。清·朱骏声《说文通训定声》："辩，段（假）借为'辨'。"此后"辩"改为本字。
　　③ 宪长：古代中央监察机关的首长，如明清都察院的都御史。
　　④ 休容：宽容，气量大。

为阙略①弗完，岂知医之意哉？爕在吴门交云间施笠泽，言天运人禀代殊，东南气尤弱，此时当主补阳，而执补阴者多误。盖气为血母，阳能生阴，实至理也。今质之雪潭，亦韪②其说。爕饵二君药得生全，其议论著述绰有陶弘景、孙思邈风，皆一时伟人。盖二君皆仁心为质而识力高朗，学问深醇。而雪潭近语爕，悔前术之未工，今每临方辄怵然为戒，怯然如让，愀然不敢安食恬寝，见异书必考闻，迩言必录。用心若此，吾知其合于道而进乎技，岂徒医哉！能近取譬，可谓仁之方也已！

崇祯壬午中秋友弟周之爕顿首拜书

---

① 阙略：缺漏；不完备。
② 韪：《说文》："韪，是也。"《左传·昭公二十年》："君子韪之。"《明史》："人韪其言。"

叙

　　陈子雪潭以所著《医约》问世，名公贵人既弁①而题之矣，余可无序也。虽然，余亦有言。余少小失怙恃②，寄食伯父所，茕茕③无依，读书终夜不敢辍，弱年时已枯癯④骨立，动忧疾病矣。自是之后，幸得一售⑤，又复摈落⑥者数四。风雨寒暑，中怀郁郁，病日以益深，且家居四壁立，无负郭之田⑦，墙下之桑，妻孥饥寒，怨声昵昵⑧相续。不才数奇，怅焉增忾⑨。虽时或贳⑩酒窥书放焉自适，大抵皆其忧郁疾病无聊之所为也。庚辰岁，以被放例就学，博得闽之三山。夫三山都会地也，不得已而仕，既拙采芝饵术，效养生家所为，又当繁剧⑪，不得闭户下帷，一意修书，羸病之躯适增困瘁耳。其庶几有豪宕不羁之士，旁通于服食养性，载酒往来，浇磊块⑫而起沉疴乎？来未数日，有怀刺⑬而见者，状貌如妇人好女，言语恂恂⑭，则雪

---

　①　弁：活用作动词，作序。
　②　怙（hù户）恃：凭借，依靠。后作父母的代称。
　③　茕茕（qióngqióng穷穷）：形容孤独无依靠。
　④　癯：瘦。
　⑤　幸得一售：考中一次。
　⑥　摈落：落选。
　⑦　负郭之田：即近郊良田。负，靠近；郭，外城。下"墙下之桑"同。
　⑧　昵昵：亲昵貌。此指埋怨声。
　⑨　忾（xì戏）：叹息。
　⑩　贳（shì是）：买。
　⑪　繁剧：指繁重的事务。
　⑫　磊块：比喻郁积在胸中的不平之气。
　⑬　怀刺：怀藏名片。谓准备谒见。
　⑭　恂恂：恭谨温顺貌。

潭陈子也。逮予遍谒搢绅先生，无不交口谓陈子读书能文外，则古之俞、岐不能过也。已而学台檄①月课②，得陈子所为艺冲和温粹③，文如其人。而陈子时相过从，脱粟浊醪④陶陶⑤永夕，酒后耳热，眉宇间时见侠气，则向所谓豪宕不羁者，乃今见之矣。然陈子每相过时，控辔以迎者，户外几无停屦，咸曰俟先生以有起色。先生其母吝往无贵贱贫富，陈子每为之躬亲，亦尝药余于困剧中。方辗转呻吟间，与一刀圭而愈。则其投剂诊切胜越人、仓公远甚，岂仅服食养性家所为乎？余尝谓陈子大医医国，次乃医身，方今天下多故，圣明旰食⑥，吾子当益砥砺素学以应制举科，涤病去疾，措之天下。此其为效，岂非若俞、岐作相且与皋⑦、益⑧等争烈哉！吾闻陈子日赴人之急，方在车舆中，胸喘肤汗，辄手一编，此其志致盖甚远也！天下观者幸勿以《医约》一书谓足尽陈子其可。

崇祯辛巳十月下浣古蒲友人吴圣锡士宣甫题

---

① 檄：用檄文晓喻或声讨。
② 月课：明清时每月对学子的课试或对武官武艺的考校。《明史·职官志四》："儒学官月课士子之艺业而奖励之。"
③ 冲和温粹：冲和，淡泊平和。温粹，温和纯正。
④ 脱粟浊醪：脱粟，脱去谷皮的粗米。浊醪，浊酒。
⑤ 陶陶：和乐貌，醉貌。
⑥ 旰（gàn 干）食：时间晚了才吃饭。
⑦ 皋：即皋陶，传说中虞舜时掌管刑狱的官。
⑧ 益：即伯益，传说中舜时的官，曾佐大禹治水有功。

医约自叙

夫医卜，儒者所谓小道也，而其书踞《典》《谟》《誓》《诰》①之前。伏羲氏作《易》，得居六经首，未尝以为卜筮之书贬之也。独神农氏《本草》、黄帝《素问》《内经》，万世所必信必从，顾侪之方技而不尊，何哉？且夫古圣贤之违卜而吉者比比也，若夫违悖药性而寒畀②芩、连，热投乌喙，此万无一生。然则，卜有时而不验，至夫事之朝卜而夕验者，又可以无卜者也。若其大者，必俟数十年而后，或至卜世卜历之长且远。夫其未验则不可知，已验则不必知，非若医之效不效，立见其术，不可以几幸售而自欺也。世之以岐黄之学欺人者，投剂之不详，生人之无术，哆然③而语于人曰：我能多读书。嘻！世焉用此读书而杀人者为也！虽然，读书之不多而能投剂以生人者，又无是理，亦在乎知约而已矣。夫子曰：以约失之者鲜。使人人而知约，则世可以无病人；使病人而知约，则亦可以勿药而愈。此《医约》之书所为不得已而著也，且愚又非敢居著述之名也。忆戊寅之岁，当事诸公属④予开局施医，鸠⑤药材于芝山之禅林。其时费仅千余金，全活以数万计。二三年来，中夜耿然⑥，每感念诸公德意。窃谓施药不如施方，施方而以其

---

① 典谟誓诰：指《尚书》之《尧典》《皋陶谟》《汤誓》《康诰》诸篇。
② 畀（bì 必）：给予。
③ 哆（chǐ 尺）然：张口欲噬貌。
④ 属：通"嘱"。《汉书·张良传》："而汉王之将独韩信可属大事，当一面。"颜师古注："属，委也。"
⑤ 鸠（jiū 究）：聚集。
⑥ 耿然：心情不安、悲伤的样子。

烦且杂者，又不如以其约而易行者，可以见之而辄用，用之而必效，能使诸公之明德远也。是书也，吾师观察徐力赞予梓之行世。观察，明刑之官也。夫今将刑一人于市，即舜曰杀之三，皋陶曰宥①之三，然后垂德行刑，以教其死中求生之意。今三指之下一匕之剂，略无惨澹②经营之苦，毅然投之，或葸③缩而姑试之。夫病人无死法，顾累累然枉死于三指一匕间，而疑谳④之无从，平反之不得，斯亦淑问⑤之皋陶所愀然食不下咽者也。夫于公为廷尉，民自以为不冤。嘻！愚恐夫医门之冤民多也。观察为之留意是书也，其亦祥刑之意也夫。

崇祯辛巳岁七月既望三山陈澂书于雪潭居

---

① 宥（yòu 幼）：宽恕，赦免。
② 惨澹：亦作"惨淡"。形容苦费心力。
③ 葸（xǐ 洗）：畏惧貌。
④ 谳（yàn 艳）：判罪，定罪。
⑤ 淑问：善于审判。《诗·鲁颂·泮水》："淑问如皋陶，在泮献囚。"孔颖达疏："所囚者，服罪之人。察狱之吏当受其辞而断其罪，故使善听狱如皋陶者献之。"

目 录

一卷 格致要论

阴阳应象统论 ……………… 一

治病必求于本 …………… 二

分辨治法指归 …………… 三

药性差别论 ……………… 四

治毋违时，药宜通变 …… 五

五运六气之谬 …………… 六

塞因塞用，通因通用，寒因
　热用，热因寒用，用热远
　热，用寒远寒 ………… 八

病由七情生者，只应养性怡
　神，发舒志气，不宜全仗
　药石攻治 ……………… 八

治外客邪，利于急功，害于
　过时 …………………… 八

补中有泻，泻中有补，当
　升不宜降，当降不宜升
　………………………… 一〇

论天地风气渐薄，人亦因
　之渐弱，用药消息亦必
　因之而变，不可执泥古
　法，轻用峻利 ………… 一〇

论少年人阳痿因于失志，
　不宜补阳 ……………… 一一

阳常有余，阴常不足，治
　必因之，以为损益，误
　则杀人 ………………… 一二

疟痢宜从六淫论 ………… 一三

论五脏苦欲补泻 ………… 一三

元阴元阳论 ……………… 一四

论肾泄多在黎明所由 …… 一六

论似中风与真中风治法
　迥别，误则杀人 …… 一七

似中风问答 ……………… 一八

论治阴阳诸虚病皆当以
　保护胃气为急 ……… 一九

论上盛下虚本于肾水真阴
　不足 …………………… 二〇

阳滞于阴、阴滞于阳论
　………………………… 二一

三焦为孤腑论 …………… 二一

左右寸口俱有阴阳表里论
　………………………… 二二

人迎脉在喉旁辨 ……… 二三

病有真假，治有逆从 … 二四

疾病既成，荣卫既乱，得
　药则生，舍药必危论
　………………………… 二六
暴厥类中风论 ………… 二七
伤寒传足不传手论 …… 二八
标本逆从，治有先后 … 二九
寒热类疟论 …………… 三〇
脉纲领中复有大纲领论
　………………………… 三〇
嗜酒致害论 …………… 三一
十二脏脉候部位论 …… 三二
妄信鬼神论 …………… 三三
病人之情难逆论 ……… 三四
惑于旁人乱于择医论 … 三六
医有通弊，贵自立品论
　………………………… 三七

二卷　脉色解微

诊法常以平旦 ………… 三九
分部位 ………………… 三九
呼吸至数 ……………… 四〇
五脏之气，脉有常数 … 四一
三部九候 ……………… 四二
七诊 …………………… 四四
诊有十度，诊有阴阳 … 四四
诊有大方 ……………… 四六
脉合四时，阴阳规矩 … 四七

四时脏脉，病有太过不及
　………………………… 四九
脉分四时，无胃曰死 … 五三
逆从四时，无胃亦死 … 五六
五脏平病死脉，胃气为本
　………………………… 五八
三阳脉体 ……………… 六〇
六经独至，病脉分治 … 六〇
寸口尺脉诊诸病 ……… 六二
三诊六变与尺相应 …… 六三
诊尺论疾 ……………… 六五
脏脉六变，病刺不同 … 六六
搏坚软散，为病不同 … 七一
诸脉证诊法 …………… 七二
关格 …………………… 七四
孕脉 …………………… 七五
诸经脉证死期 ………… 七六
决死生 ………………… 八〇
脉有阴阳真脏 ………… 八三
骨枯肉陷，真脏脉现者死
　………………………… 八四
阴阳虚搏，病候死期 … 八七
精明五色 ……………… 八八
五官五阅 ……………… 八八
色脏部位，脉病易难 … 九〇
脉色诸诊 ……………… 九六
能合脉色，可以万全 … 九七

经有常色，络无常变 … 九九
新病久病，毁伤脉色
　　…………………… 一〇〇
五脏五色死生 ……… 一〇一

三卷　疾病阐疏

病机 ………………… 一〇二
百病始生，邪分三部
　　…………………… 一〇四
邪变无穷 …………… 一〇八
生气邪气皆本于阴阳
　　…………………… 一一〇
十二经病 …………… 一一六
六经病解 …………… 一二一
太阴阳明之异 ……… 一二五
五脏虚实病刺 ……… 一二七
气血以并，有者为实，
　　无者为虚 ……… 一二八
虚实之反者病 ……… 一三〇
病气一日分四时 …… 一三一
五脏病气法时 ……… 一三三
宣明五气 …………… 一三七
情志九气 …………… 一四〇
风证 ………………… 一四一
八风五风四时之病 … 一四四
风传五脏 …………… 一四六
伤寒 ………………… 一四七

两感 ………………… 一四九
阴阳交 ……………… 一五〇
移热移寒 …………… 一五〇
诸经疟刺 …………… 一五二
动静勇怯喘汗出于五脏
　　…………………… 一五四
脏腑诸胀 …………… 一五五
五癃津液别 ………… 一五七
风水黄疸之辨 ……… 一五九
痹证 ………………… 一六〇
消瘅热中 …………… 一六二
脾瘅胆瘅 …………… 一六三
血枯 ………………… 一六四
阳厥怒狂 …………… 一六五
癫狂 ………………… 一六五
诸卒痛 ……………… 一六六
阴阳之逆，厥而为梦
　　…………………… 一六八
五逆缓急 …………… 一六九
十二经终 …………… 一七〇

四卷　六淫分类

风门 ………………… 一七一
　中风　类中　伤风　痛
　　风　风热　风寒约论
　　…………………… 一七一
　诸风约脉 ………… 一七二

诸风约治 ………… 一七三

诸风约方 ………… 一七四

真中风 …… 一七四

类中风 …… 一七六

伤风 …… 一七八

痛风 …… 一七九

风热 …… 一八一

风寒 …… 一八三

暴厥 …… 一八四

经验医按 …… 一八四

寒门 …………… 一八七

伤寒　中寒　寒热

温热约论 …… 一八七

诸寒约脉 …… 一八八

诸寒约治 …… 一八九

诸寒约方 …… 一九一

传经伤寒 …… 一九一

直中伤寒 …… 一九三

诸寒续治 …… 一九五

经验医按 …… 二〇〇

暑门 …………… 二〇四

中暑　伤暑　暑风

暑寒约论 …… 二〇四

诸暑约脉 …… 二〇五

诸暑约治 …… 二〇五

诸暑约方 …… 二〇六

清解暑热 …… 二〇六

暑风夹痰 …… 二〇八

因暑中寒 …… 二一〇

因暑冒寒 …… 二一一

因暑致厥 …… 二一一

经验医按 …… 二一二

湿门 …………… 二一三

中湿　风湿　湿热

湿痹约论 …… 二一三

诸湿约脉 …… 二一四

诸湿约方 …… 二一四

清理诸湿 …… 二一四

诸痹约方 …… 二一五

经验医按 …… 二一七

燥门 …………… 二一八

血燥　燥热　消渴

约论 …… 二一八

诸燥约脉 …… 二一八

诸燥约方 …… 二一八

滋润诸燥 …… 二一八

附消症议 …… 二一九

消瘅约方 …… 二二〇

上消 …… 二二〇

中消 …… 二二一

下消 …… 二二二

经验医按 …… 二二三

火门 …………… 二二四

君火　相火　虚火
　　实火　火郁约论
　　…………………… 二二四
诸火约脉 …………… 二二六
诸火约治 …………… 二二六
诸火约方 …………… 二二七
　　实火 ……………… 二二七
　　虚火 ……………… 二二九
　　郁火 ……………… 二三〇
附诸血从火论 ……… 二三一
诸血约脉 …………… 二三三
诸血约治 …………… 二三三
诸血约方 …………… 二三四
　　吐血 ……………… 二三四
　　呕血 ……………… 二三七
　　咳血 ……………… 二三七
　　衄血 ……………… 二三八
　　溺血 ……………… 二四〇
　　下血 ……………… 二四一
经验医按 …………… 二四三

五卷　内伤条辨

内伤门 ……………… 二四六
　　伤气血　伤饮食
　　伤药饵约论 …… 二四六
内伤约脉 …………… 二四七
内伤附脉 …………… 二四七

内伤约治 …………… 二四八
内伤约方 …………… 二四九
　　伤血气方 ……… 二四九
　　伤饮食方 ……… 二五五
诸气 ………………… 二五八
诸气约论 …………… 二五八
约治兼脉 …………… 二五九
诸气约方 …………… 二五九
诸郁 ………………… 二六二
诸郁约论 …………… 二六二
六郁治脉 …………… 二六二
诸郁约方 …………… 二六三
诸痰 ………………… 二六四
诸痰约论 …………… 二六四
诸痰约治兼脉 …… 二六五
诸痰约方 …………… 二六六
水肿 ………………… 二七〇
水肿约论 …………… 二七〇
　　五水 ……………… 二七一
　　十肿 ……………… 二七二
　　阴水阳水 ……… 二七二
水肿约治 …………… 二七三
水肿约方 …………… 二七四
肿胀 ………………… 二七九
肿胀约论 …………… 二七九
肿胀约脉 …………… 二八一
肿胀约方 …………… 二八一

积聚　癥瘕　痞块 … 二八六

　　约论兼治 ……… 二八六

　　约脉 …………… 二八七

　　积聚约方 ……… 二八八

痰饮 ……………… 二九四

　　痰饮分论 ……… 二九四

　　约治兼脉 ……… 二九五

　　痰饮约方 ……… 二九六

咳嗽　附肺痿肺胀 … 三○三

　　约论 …………… 三○三

　　约治 …………… 三○四

　　约脉 …………… 三○五

　　约方 …………… 三○六

喘急 ……………… 三一一

　　喘急约论 ……… 三一一

　　喘急约治 ……… 三一一

　　喘急约脉 ……… 三一二

　　喘急约方 ……… 三一三

六卷　杂症汇考

疟门 ……………… 三一七

　　诸疟约论 ……… 三一七

　　诸疟约治 ……… 三一八

　　诸疟约脉 ……… 三一九

　　诸疟约方 ……… 三一九

寒热 ……………… 三二二

　　约论 …………… 三二二

附东垣治寒热法 … 三二三

寒热治方 ………… 三二四

续寒热治方 ……… 三二五

发热 ……………… 三二六

　　约论 …………… 三二六

　　约方 …………… 三二八

　　附五蒸劳热治方 … 三三○

　　　　五蒸主治 …… 三三○

　　　　五蒸约方 …… 三三一

痢门 ……………… 三三二

　　约论并按 ……… 三三二

　　诸痢约治 ……… 三三四

　　诸痢约脉 ……… 三三四

　　诸痢约方 ……… 三三五

泄泻 ……………… 三三九

　　约论 …………… 三三九

　　约脉 …………… 三四○

　　约方 …………… 三四○

霍乱 ……………… 三四二

　　约治 …………… 三四二

　　约脉 …………… 三四三

　　约方 …………… 三四三

　　经验医按 ……… 三四五

呕吐 ……………… 三四六

　　约治 …………… 三四六

　　约脉 …………… 三四六

　　约方 …………… 三四七

恶心 ………… 三四八
吐酸吞酸 …… 三四九
呕吐清水 …… 三五〇
呕沫 ………… 三五〇
吐虫 ………… 三五〇
膈气 ……………… 三五一
约论 ………… 三五一
约治 ………… 三五一
约脉 ………… 三五二
约方 ………… 三五二
哕症 ………… 三五五
哕方 ………… 三五五
经验医按 …… 三五五
腹痛 ……………… 三五七
约治 ………… 三五七
约脉 ………… 三五八
约方 ………… 三五八
心痛 ……………… 三六〇
约治 ………… 三六〇
约脉 ………… 三六一
约方 ………… 三六一
经验医按 …… 三六三
头痛 ……………… 三六四
约治 ………… 三六四
约脉 ………… 三六五
约方 ………… 三六五
喉痹 ……………… 三六八

约治 ……………… 三六八
约脉 ……………… 三六九
约方 ……………… 三六九
经验医按 ………… 三七一
耳门 ……………… 三七二
约治 ……………… 三七二
约脉 ……………… 三七二
约方 ……………… 三七三
鼻塞 ……………… 三七五
约治 ……………… 三七五
约脉 ……………… 三七五
约方 ……………… 三七五
齿门 ……………… 三七七
约治 ……………… 三七七
约方 ……………… 三七八
腰痛门 …………… 三八〇
约论兼治 ………… 三八〇
约方 ……………… 三八〇
经验医按 ………… 三八二
胁痛 ……………… 三八三
约治 ……………… 三八三
约方 ……………… 三八三
诸疝 ……………… 三八五
约治 ……………… 三八五
约方 ……………… 三八六
小便不通　癃闭 …… 三八八
约治 ……………… 三八八

约方 …………………… 三八九

大便不通 …………………… 三九一

　　约治 …………………… 三九一

　　约方 …………………… 三九二

疸症 …………………… 三九三

　　约治 …………………… 三九三

　　约方 …………………… 三九四

　　经验医按 …………… 三九六

惊悸　怔忡　恐 ………… 三九六

　　约治 …………………… 三九六

　　约方 …………………… 三九六

梦遗　白浊 ……………… 三九八

　　约治 …………………… 三九八

　　约方 …………………… 三九九

自汗　盗汗 ……………… 四〇一

　　约治 …………………… 四〇一

　　约方 …………………… 四〇一

眼科 …………………… 四〇二

　　约治 …………………… 四〇二

　　约方 …………………… 四〇二

五痫　健忘 ……………… 四〇六

　　五痫约治 …………… 四〇六

　　约方 …………………… 四〇六

　　健忘约治 …………… 四〇七

　　约方 …………………… 四〇七

癫狂 …………………… 四〇九

　　约治 …………………… 四〇九

约方 …………………… 四〇九

口症 …………………… 四一一

　　约治 …………………… 四一一

　　约方 …………………… 四一一

七卷　女科正录

胎前 …………………… 四一四

胎前一十八证 …… 四一四

　　妊娠三两月胎动

　　不安 ……… 四一四

　　胎动腹痛 …… 四一五

　　胎泻经血妄行

　　　　　　　 …… 四一五

　　妊娠面赤，口苦

　　　舌干，心烦腹胀

　　　　　　 …… 四一六

　　胎冷腹胀虚痛，两

　　　胁虚鸣，脐下冷

　　　疼，欲泄不泄，

　　　小便频数，大便

　　　虚滑 …… 四一七

　　妊娠心神怔悸，睡

　　　里多惊，两胁膨

　　　胀，腹满连脐急

　　　痛，坐卧不宁，

　　　气急逼逼胎惊

　　　　　　 …… 四一八

怀孕月数未满欲
　　生者，名曰半产
　　…………… 四一八
妊娠小便淋沥
　　…………… 四一九
妊妇下赤白痢
　　…………… 四一九
妊娠伤寒，浑身
　　壮热，眼晕头旋
　　…………… 四二〇
妊娠伤寒后变成
　　疟 ………… 四二二
妊娠喘急，两胁
　　刺痛胀满 … 四二二
妊娠头旋目晕，
　　视物不见，腮
　　项种核 …… 四二三
约按 ………… 四二三
妊娠小腹虚胀
　　…………… 四二四
娠妇将产，忽见
　　横倒 ……… 四二四
欲产，忽然气血
　　晕闷，不省人事
　　…………… 四二五
胎肥临产难生
　　…………… 四二五

坐草蓦然气痿，
　　目翻口噤 … 四二五
产前诸症辨按 …… 四二九
治验诸方 ………… 四二九
产后 ……………… 四三一
产后二十一证 …… 四三一
　　热病胎死腹中
　　…………… 四三一
约按 …………… 四三二
临盆难产 …… 四三二
约按 …………… 四三三
产后血晕 …… 四三三
产后口干痞闷
　　…………… 四三四
产后乍寒乍热
　　…………… 四三五
产后四肢浮肿
　　…………… 四三六
产后乍见鬼神
　　…………… 四三六
产后不语 …… 四三七
产后腹胀及泻痢
　　…………… 四三七
产后遍身疼痛
　　…………… 四三八
产后大便闭涩
　　…………… 四三八

目
录
九

约按 …………… 四三九
　产后血崩 …… 四三九
　产后腹胀满闷，
　　呕吐不定 … 四四〇
　产后口鼻黑气并
　　鼻衄 ……… 四四〇
　产后喉中气急喘
　　………………… 四四〇
　产后中风 …… 四四一
　产后心痛 …… 四四二
　产后热闷气上冲，
　　变为脚气 … 四四三
　产后汗多而变风
　　痉 ………… 四四三
　产后血出过多，
　　虚极生风 … 四四四
杨子建十产 …… 四四四
产后诸症辨按 … 四四六
治验诸方 ……… 四四六
女科杂症 ……… 四四九
妇人经闭 ……… 四四九
　血枯经闭，潮热
　　咳嗽 ……… 四四九
　血逆经闭，吐血
　　鼻衄 ……… 四五一
妇人崩漏 ……… 四五五

五崩漏下，鲜血
　紫瘀腐脓，黄
　水白带 …… 四五五
血虚腹胀，瘀血
　成蛊 ……… 四五七
妇人赤白带下 … 四五八
妇人积血成块，癥瘕
　郁结 ……… 四六一
妇人热入血室，瘀血
　冲心，发狂谵 … 四六三
验胎是否　种子神方
　………………… 四六三

八卷　药症忌宜

风 ………………… 四六五
寒 ………………… 四六六
暑 ………………… 四六七
湿 ………………… 四六八
燥 ………………… 四六九
火 ………………… 四六九
阳虚 ……………… 四七一
阴虚 ……………… 四七二
表虚 ……………… 四七三
里虚 ……………… 四七三
阳实 ……………… 四七三
阴实 ……………… 四七四
阳厥 ……………… 四七四

阴厥 ……………… 四七五
上盛下虚 ……… 四七五
心虚 ……………… 四七五
肝虚 ……………… 四七六
脾虚 ……………… 四七八
肺虚 ……………… 四八一
肾虚 ……………… 四八二
命门虚 …………… 四八六
小肠虚 …………… 四八七
胆虚 ……………… 四八七
胃虚 ……………… 四八七
大肠虚 …………… 四八九
膀胱虚 …………… 四九〇
三焦虚 …………… 四九一
心实 ……………… 四九一
肝实 ……………… 四九二
脾实 ……………… 四九三
肺实 ……………… 四九四
命门实 …………… 四九五
小肠实 …………… 四九六
胆实 ……………… 四九六
胃实 ……………… 四九七
大肠实 …………… 四九七
膀胱实 …………… 四九八
三焦实 …………… 四九九

诸疟 ……………… 五〇〇
诸痢 ……………… 五〇一
泄泻 ……………… 五〇一
诸疸 ……………… 五〇二
痰 ………………… 五〇二
饮 ………………… 五〇三
诸气 ……………… 五〇三
诸郁 ……………… 五〇四
关格 ……………… 五〇五
哕症 ……………… 五〇五
诸血 ……………… 五〇六
头痛 ……………… 五〇六
齿痛 ……………… 五〇七
胃脘痛 …………… 五〇八
腹痛 ……………… 五〇九
痹 ………………… 五一〇
痿 ………………… 五一一
交肠 ……………… 五一一
鬼疰尸疰飞尸客忤 … 五一一
诸病应忌药总例 …… 五一二

校注后记 ………… 五一五
底本目录 ………… 五二一
方名索引 ………… 五四五

一卷　格致要论①

阴阳应象统论

黄帝曰：阴阳者，天地之道也，万物之纲纪，变化之父母，生杀之本始，神明之府也，治病必求于本。故积阳为天，积阴为地。阴静阳躁，阳生阴长，阳杀阴藏。阳化气，阴成形。寒极生热，热极生寒。寒气生浊，热气生清。清气在下，则生飧泄；浊气在上，则生䐜胀。此阴阳反作，病之逆从也。故清阳为天，浊阴为地；地气上为云，天气下为雨；雨出地气，云出天气。故清阳出上窍，浊阴出下窍；清阳发腠理，浊阴走五脏；清阳实四肢，浊阴归六腑。水为阴，火为阳；阳为气，阴为味。味归形，形归气，气归精，精归化，精食气，形食味，化生精，气生形。味伤形，气伤精，精化为气，气伤于味。阴味出下窍，阳气出上窍。味厚者为阴，薄为阴之阳。气厚者为阳，薄为阳之阴。味厚则泄，薄则通。气薄则发泄，厚则发热。壮火之气衰，少火之气壮。壮火食气，气食少火。壮火散气，少火生气。气味辛甘发散为阳，酸苦涌泄为阴。阴胜则阳病，阳胜则阴病。阳胜则热，阴胜则寒。重寒则热，重热则寒。寒伤形，热伤气。气伤痛，形伤肿。故先痛而后肿者，气伤形也；先肿而后痛者，形伤气也。风胜则动，热胜则肿，燥胜则干，寒胜则浮，湿胜则濡泻。天有四时五行，以生长收藏，以生寒暑燥湿风。人有五脏化五气，以生喜怒悲忧恐。故喜怒伤气，寒暑伤形。暴怒伤阴，暴喜伤阳。厥气上行，

---

① 一卷格致要论：此 6 字原无，据正文版心标题补。下各卷同。

满脉去形。喜怒不节，寒暑过度，生乃不固。故重阴必阳，重阳必阴。故曰：冬伤于寒，春必病温；春伤于风，夏生飧泄；夏伤于暑，秋必痎疟；秋伤于湿，冬生咳嗽。故曰：天地者，万物之上下也；阴阳者，血气之男女也；左右者，阴阳之道路也；水火者，阴阳之征兆也；阴阳者，万物之能使也。故曰：阴在内，阳之守也；阳在外，阴之使也。

治病必求于本

夫本者，原也，始也，万事万物之所以然也。世未有无源之流，无根之木，澄其源而流自清，灌其根而枝乃茂，无非求本之道。故黄帝曰：治病必求于本。孔子曰：其本乱而末治者否矣。此神圣心传，出乎一贯，可见随机应变，必不可忽于根本，而于疾病尤所当先，察得其本，无余义矣。惟是"本"之一言，合之则惟一，分之则无穷。所谓合之惟一者，即《内经》所谓阴阳也，未有不明阴阳而能知事理者，亦未有不明阴阳而能知疾病者，此天地万物之大本，必不可不知也。所谓分之无穷者，有变必有象，有象必有本，凡事有必不可不顾者，即本之所在也。

姑举其略曰：死以生为本，欲救其死，勿伤其生；邪以正为本，欲攻其邪，必顾其正；阴以阳为本，阳存则生，阳尽则死；静以动为本，有动则活，无动则止；血以气为本，气来则行，气去则凝；证以脉为本，脉吉则吉，脉凶则凶；先者后之本，从此来者，须从此去；急者缓之本，孰急可忧，孰缓无虑；内者外之本，外实者何伤，中败者堪畏；下者上之本，滋苗者先固其根，伐下者必枯其上；虚者实之本，有余者拔之无难，不足者攻之何忍；真者假之本，浅陋者只知现在，精妙者疑似独明。至若医家之本在学力，学力不到，安能格物致知？而尤忌者不畏难而自足。病家之本在知医，遇士无礼，不可以得贤，而尤忌者好杂用而自专。

　　凡此者，皆未足以尽求本之妙，而一隅三反，从可类推。总之，求本之道无他也，求勿伤其生而已。知病所从生，知乱所由起，而直取之，是为得一之道。倘但知见病治病，而不求其致病之因，则流散无穷，此许学士所谓广络原野，冀获诚难矣。《列子》曰：圣人不察存亡，而察其所以然。《淮南子》曰：所以贵扁鹊者，知病之所从生也；所以贵圣人者，知乱之所由起也。王应震曰：见痰休治痰，见血休治血，无汗不发汗，有热莫攻热，喘生休耗气，精遗不涩泄，明得个中趣，方是医中杰。行医不识气，治法从何据，堪笑道中人，未到知音处。此真知本之言也，学者当自省之。

分辨治法指归

　　病在于阴，毋犯其阳；病在于阳，毋犯其阴。犯之者，是谓诛伐无过。

　　病之热也，当察其源：火苟实也，苦寒咸寒以折之；若其虚也，甘寒酸寒以摄之。病之寒也，亦察其源：寒从外也，辛热辛温以散之；动于内也，甘温以益之，辛热、辛温以佐之。

　　经曰：五脏者，藏精气而不泻者也，故曰满而不能实。是有补而无泻者，其常也。脏偶受邪，则泻其邪，邪尽即止。是泻其邪，非泻脏也。脏不受邪，毋轻犯也。世谓肝无补法，知其谬也。六腑者，传导化物糟粕者也，故曰实而不能满。邪客之而为病，乃可攻也，中病乃已，毋尽剂也。

　　病在于经，则治其经；病流于络，则及其络。经直络横，相维辅也。

　　病从气分，则治其气：虚者温之，实者调之。病从血分，则治其血：虚则补肝、补脾、补心；实则为热、为瘀，热者清之，瘀者行之。因气病而及血者，先治其气；因血病而及气者，先治其血。因证互异，宜精别之。

病在于表，毋攻其里；病在于里，毋虚其表。邪之所在，攻必从之。

受邪为本，现证为标；五虚为本，五邪为标。譬夫腹胀由于湿者，其来必速，当利水除湿，则胀自止，是标急于本也，当先治其标。若因脾虚，渐成胀满，夜剧昼静，病属于阴，当补脾阴；夜静昼剧，病属于阳，当益脾气。是病从本生，本急于标也，当先治其本。举一为例，余可类推矣。

病属于虚，宜治以缓。虚者精气夺也。若属沉痼，亦必从缓。治虚无速法，亦无巧法。盖病已沉痼，凡欲施治，宜有次第，故亦无速法。病属于实，宜治以急。实者，邪气胜也，邪不速逐，则为害滋蔓，故治实无迟法，亦无巧法。此病机缓急一定之法也。

药性差别论

药有五味，中涵四气，因气味而成其性。合气与味及性而论，其为差别，本自多途。其间厚薄多少，单用互兼，各各不同。经曰：五味之变，不可胜穷。此方剂之本也。阴阳二象，实为之纲纪焉。咸味本水，苦味本火，酸味本木，甘味本土，辛味本金，此五味之常也。及其变也，有神明之用焉。今姑陈其略以明之：

同一苦寒也，黄芩则燥，天冬则润，芦荟能消，黄柏能补，黄连止泻，大黄下通，柴胡苦寒而升，龙胆苦寒而降。同一咸也，泽泻则泻，苁蓉则补，海藻、昆布则消而软坚，马茎、鹿茸则补而生齿。同一酸也，硫黄酸而热，空青酸而寒。甘合辛而发散为阳，甘合酸而收敛为阴。参、芪阳也，甘温以除大热；地黄、五味阴也，甘酸以敛阴精。聊采数端，引以为例。良由气味互兼，性质各异，参合多少，制用全殊。所以穷五味之变，明药物之能，厥有旨哉！顾其道渊微，难以言尽，非由妙悟，则物不从心矣。有志者，宜瘄寐兹篇。

治毋违时，药宜通变

夫四时之气，行乎天地之间。人处气交之中，亦必因之而感者，其尝①也。春气生而升，夏气长而散，长夏之气化而软，秋气收而敛，冬气藏而沉。人身之气，自然相通。是故生者顺之，长者敷之，化者坚之，收者肃之，藏者固之。此药之顺乎天者也。春温夏热，元气外泄，阴精不足，药宜养阴；秋凉冬寒，阳气潜藏，勿轻开通，药宜养阳。此药之因时制用，补不足以和其气者也。

然而一气之中，初、中、末异；一日之内，寒燠或殊。假令大热之候，人多感暑，或取凉风，忽感阴邪，由先而感则为暑病，由后而感则为寒病。病暑者投以暑药，病寒者投以寒药。此药之因时制宜，以合乎权，乃变中之尝也。此时令不齐之所宜审也。假令阴虚之人，虽当隆冬，阴精亏竭，水既不足，不能制火，则阳无所依，外泄为热，或反汗出，药宜益阴，地黄、五味、鳖甲、枸杞之属是也。设从时令，误用辛温，势必立毙。假令阳虚之人，虽当盛夏，阳气不足，不能外卫其表，表虚不任风寒，洒淅战栗，思得热食及御重裘，是虽天令之热，亦不足以敌其真阳之虚。病属虚寒，药宜温补，参、芪、桂、附之属是也。设从时令，误用苦寒，亦必立毙，此药之舍时从证者也。假令素病血虚之人，不利苦寒，恐其损胃伤血。一旦中暑，暴注霍乱，须用黄连、滑石以泄之；本不利升，须用葛根以散之，此药之舍证从时者也。从违之际，权其轻重耳。

---

① 尝：通"常"。《庄子·人间世》："予尝语诸梁也。"唐·陆德明《经典释文》："尝"作"常"。

至于四气所伤，因而致病，则各从所由。是故经曰：春伤于风，夏生飧①泄。药宜升之、燥之，升麻、柴胡、羌活、防风之属是已。夏伤于暑，秋必痎疟。药宜清暑益气，以除寒热，石膏、知母、干葛、麦门冬、橘皮、参、苓、术之属是已。邪若内陷，必便脓血，药宜祛暑消滞，专保胃气，黄连、滑石、芍药、升麻、莲实、人参、扁豆、甘草之属是已。秋伤于湿，冬生咳嗽。药宜燥湿清热，和表降气保肺，桑白皮、石膏、薄荷、杏仁、甘草、桔梗、苏子、枇杷叶之属是已。冬伤于寒，春必病温。邪初在表，药宜辛寒，甘②温、甘寒、苦寒以解表邪，兼除内热，羌活、石膏、葛根、前胡、知母、竹叶、柴胡、麦门冬、荆芥、甘草之属是已。至夏变为热病，六经传变，药亦同前。散之贵早，治若后时，邪结于里，上则陷胸，中下承气，中病乃已，慎毋尽剂。勿憯勿忒，能事毕矣。

已③上皆四时六气所伤致病，并证重舍时，时重舍证，用药主治之大法，万世遵守之常经，圣哲复起，不可改已。所云六气者，即风寒暑湿燥火是也。过则为淫，故曰六淫。淫则为邪，以其为天之气，从外而入，故曰外邪。邪之所中，各有其地：在表治表，在里治里，表里之间则从和解。病有是证，证有是药，各有司存，不相越也。此古人之治法，今人之轨则也。

五运六气之谬

原夫五运六气之说，其起于汉魏之后乎？何者？张仲景，汉

---

① 飧：原作"餐"，据《素问·阴阳应象大论》改。

② 甘：《神农本草经疏》卷一"脏气法时并四气所伤药随所感论"作"苦"。

③ 已：通"以"。《庄子·外物》："任公子得若鱼，离而腊之，自淛河以东，苍梧已北，莫不厌若鱼者。"按："已""以"互文见义。

末人也，其书不载也。华元化，三国人也，其书亦不载也。前之则越人无其文，后之则叔和鲜其说，予是以知其为后世所撰，无益于治疗，而有误乎来学，学者宜深辨之。

予见今之医师，学无原本，不明所自，侈口而谈，莫不动云五运六气。将以施之治病，譬之指算法之精微，谓事物之实有，岂不误哉！殊不知五运六气者，虚位也，岁有是气至则算，无是气至则不算，既无其气，焉得有其药乎？一言可竟已。其云"必先岁气"者，譬夫此年忽多淫雨，民病多湿，药宜类用二术苦温以燥之，佐以风药，如防风、羌活、升麻、葛根之属，风能胜湿故也，此必先岁气之谓也。其云"毋伐天和"者，即春夏禁用麻黄、桂枝，秋冬禁用石膏、知母、芩、连、芍药之谓，即春夏养阴、秋冬养阳之义耳，乃所以遵养天和之道也。昔人谓不明五运六气，检①遍方书何济者，正指后世愚蒙，不明五运六气之所以，而误以方册所载，依而用之，动辄成过，则虽检遍方书，亦何益哉！

予少检《素问》中载有是说。既长，游于四方，见天下医师与学士大夫，在在②谈说其义，于时心窃疑之。又见性理所载，元儒草庐吴氏③于天之气运之中亦备载之，予益自信其为天运气数之法，而非医家治病之书也。后博览诸家，见诸荐绅④家所藏仲景《伤寒论》，皆北宋善板，始终详检，并未尝载有是说，六经治法之中，亦并无一字言及之。予乃谛信予见之不谬，而断为非治伤

---

① 检：原作"简"，避明思宗朱由检讳。据《神农本草经疏》卷一"论五运六气之谬"改。本节"简"字同改作"检"。

② 在在：处处，到处。

③ 草庐吴氏：即吴澄，元代理学家。因居住草屋题为"草庐"，故学者尊其为草庐先生。

④ 荐绅：指士大夫有官位之人。荐，通"搢"，插。

寒外感之说。予尝遵仲景治法一切外邪为病，靡不响应，乃信非仲景之言不可为万世法程。杂学混滥，疑误后人，故特表而出之，俾来学知所抉择云。

塞因塞用，通因通用，寒因热用，热因寒用，用热远热，用寒远寒

经曰塞因塞用者，譬夫脾虚中焦作胀，肾虚气不归元，致上焦逆满，用人参之甘以补元气，五味子之酸以收虚气，则脾得补而胀自消，肾得补而气自归元，上焦清泰而逆满自平矣。通因通用者，譬夫伤寒挟热下利，或中有燥粪，必用调胃承气汤下之乃安。滞下不休，得六一散清热除积而愈，皆其义也。寒因热用，是药本寒也，而反佐之以热。热因寒用，是药本热也，而反佐之以寒，则无拒格之患。故曰：必先其所主，而伏其所因也。用热远热者，是病本于寒，法因热治，所投热剂，仅使中病，毋令过焉，过则反生热病矣。用寒远寒，义亦同此。

病由七情生者，只应养性怡神，发舒志气，不宜全仗药石攻治

夫喜怒忧思悲恐惊七者，皆发于情者也。情即神识，有知不定，无迹可寻，触境乃发，滞而难通。药石无知，焉能消其妄执？纵通其已滞之气，活其已伤之血，其默默绵绵之意物而不化者，能保无将来复结之病乎？只宜以识遣识，以理遣情，此即心病还将心药医之谓也。如是庶可使滞者通，结者化，情与境离，不为所转，当处寂然，心君泰定，其何七情之为累哉？

治外客邪，利于急功，害于过时

伤寒、瘟疫初发，邪在于表，必头疼身热，病属三阳，即于

此时急表散之。冬月即病，宜用辛温、辛热以汗之；春温夏热，宜用辛凉、辛寒、甘寒以汗之。汗后身凉脉静，无所伤犯，病不复作而愈。如投药濡滞，或病重药轻，不散之于表，致邪热内结，病属三阴，须下乃愈。内虚之人不胜下药，多致危殆。必①有少阴咽痛等证则又不宜于下，或成狐惑、虫食肛门，种种难治之条皆失于不早散故也。

痈疽皆由荣家实热气逆所结，急宜凉血活血，散结解毒，大剂连进，内外夹攻，务使消散。即势大毒盛，一时不能散尽，亦必十消七八。纵使溃脓，保无大害。若失于救治，使热毒内攻，其膜必坏，膜坏则神人不能救矣。

痘疮之害多在血热，解于一二日内者十全八九。若迟则热毒内攻，陷入于里。肠胃当之，必致大便作泄，乳食不化，或神昏闷乱，便闭腹胀，则十不救一。除是禀受虚寒，方堪补托，济以温热，可救危急。

若夫疹家，便须速用辛寒、甘寒、苦寒之剂，清凉发散，十不失一。假令病重药轻，或治疗后期，或误投温热，则邪热内攻，烦躁闷乱，不可救药矣。

疟本暑邪，法当解肌，若元气先虚之人，脾胃薄弱，误投破气消食克伐之药，则中气愈虚，邪反内陷，必便脓血。治或失宜，多成腹胀，驯至②不救，往往而是。

此之四证，皆须急治。要以自里达表者吉，自表陷里者凶。故药宜解散通利，最忌收涩破气及诸温补。其关乎死生者最大，故特表而出之，俾世人知所先务也。

---

① 必：《神农本草经疏》卷一"论伤寒瘟疫、痈疽痘疹、疟疾诸病皆由实邪所发，自里发出于表者吉，由表陷入于里者凶"中作"又"。

② 驯至：亦作"驯致"，逐渐达到。《易·坤》："履霜坚冰，阴始凝也；驯致其道，至坚冰也。"

补中有泻，泻中有补，当升不宜降，当降不宜升

夫虚实者，诸病之根本也；补泻者，治疗之纲纪也。何谓虚？五脏六腑虚所生病也。何谓实？五脏六腑实所生病也。经曰：真气夺则虚，邪气胜则实。虚则补之，实则泻之。此万世之常经也。以补为泻，是补中有泻也；以泻为补，是泻中有补也。譬如参、芪、炙甘草之退劳倦气虚发热；地黄、黄柏之滋水坚肾，以除阴虚潮热，是补中之泻也。桑根白皮之泻肺火，车前子之利小便除湿，是泻中之补也。举斯为例，余可类推矣。

升降者，病机之最要也。升为春气，为风化，为木象，故升有散之之义；降为秋气，为燥化，为金象，故降有敛之之义。饮食劳倦则阳气下陷，宜升阳益气。泻利不止，宜升阳益胃。郁火内伏，宜升阳散火。滞下不休，宜升阳解毒，开胃除热。因湿洞泄，宜升阳除湿。肝木郁于地中，以致小腹作胀、作痛，宜升阳调气，此病宜升之类也。阴虚则水不足以制火，火空则发而炎上。其为症也，为咳嗽，为多痰，为吐血，为鼻衄，为齿衄，为头痛，为齿痛，为眼痛，为头眩，为晕，为眼花，为恶心，为呕吐，为口苦舌干，为不眠，为寒热，为骨蒸，是谓上盛下虚之候。宜用苏子、枇杷叶、麦门冬、白芍药、五味子之属以降气，气降则火自降，而气自归元。而又益之以滋水添精之药，以救其本，则诸证自瘳，此病宜降之类也。设宜降而妄升，当升而反降，将使轻变为重，重必毙矣。

论天地风气渐薄，人亦因之渐弱，用药消息亦必因之而变，不可执泥古法，轻用峻利

夫人在气交之中，其强其弱，卒莫逃乎天地之气明甚。是以上古之人度百岁乃去，今则七十称古稀矣。身形长大，常过七尺，

今则世鲜六尺之躯矣。其寿数精神既已渐减，则血气脏腑亦应因之渐薄，乃天地之风气使然，有非人力所能挽回者。又况时丁末造①，众生识昏见陋，五欲炽然，难解难遏，斫丧戕贼，日惟不足。于是疾病丛生，虚多实少，临证施治，多事调养，专防克伐，此今日治法之急务也。设使病宜用热，亦当先之以温；病宜用寒，亦当先之以清。纵有积滞宜消，必须先养胃气；纵有邪气宜祛，必须随时逐散，不得过剂以损伤气血。气血者，人之所赖以生者也。气血一亏，则诸邪辐辏②，百病横生。世人之病，十有九虚；医师之药，百无一补。宁知用药之误，则实者虚，虚者死，是死于药而非死于病也。其慎其难，属诸司命。临证之顷，宜加战兢。勉之哉！毋执己见而轻人命也。

论少年人阳痿因于失志，不宜补阳

经曰：肾为作强之官，伎③巧出焉，藏精与志者也。夫志从士从心，志主决定，心主思维。思维则或迁或改，决定则一立不移，此作强之验也。苟志不遂，则阳气不舒。阳气者，即真火也。譬夫极盛之火置之密器之中，闭闷其气，使不得发越，则火立死而寒矣。此非真火衰也，乃闷郁之故也。宣其抑郁，通其志意，则阳气立舒，而其痿立起矣。若误谓阳精不足，过投补火之剂，多致痈疽而殁，可不戒哉！

---

① 时丁末造：时逢末朝。丁，逢、遇；末造，末世。指一个朝代的末期。

② 辐辏：喻聚集。辐，车轮之辐条；辏，指车辐聚于车毂上。《汉书·叔孙通传》："四方辐辏。"颜师古注："辐，聚也，言如车辐之聚于毂也。字或作凑。"

③ 伎：通"技"。《尚书·秦誓》："无他伎。"唐·陆德明《经典释文》："本亦作'技'。"

阳常有余，阴常不足，治必因之，以为损益，误则杀人

人身之有阴阳也，水一而已，火则二焉，是禀受之始。阳常有余，阴常不足，天地且然，况于人乎？故自少至老，所生疾病，靡不由于真阴不足者，其恒也。若夫真阳不足之病，千百而一二矣。阳者气也，火也，神也；阴者血也，水也，精也。阴阳和平，气血均调，是为平人气象之常候。苟失所养，或纵恣房室，或肆情喜怒，或轻犯阴阳，或嗜好辛热，以致肾水真阴不足，不能匹配阳火，遂使阳气有余。气有余即是火，故火愈盛而水愈涸，于是发为吐血、咳嗽、吐痰、内热、骨蒸、盗汗种种阴虚等证。若不察不揆其本，凡见前证，不分阴阳，类施温补，参、芪、二术，视同食物；佐以姜、桂，若啖五辛；倘遇愈剧，辄投附子，于是轻者重，重者毙，累累相踵，死而不悟，良可悯也！然使其术得售者，不独医师之罪，亦病家不明，有以致之耳！何则？难成易亏者，阴也。益阴之药，纵医者选用无差，亦必无旦夕之效。助阳之药，能使胃气一时暂壮，饮食加增；或阳道兴举，有似神王①。医家藉以要②功，病者利其速效，彼此固执，莫辨所由。故知阴虚真水不足之病，十人而九；阳虚真火不足之病，百不得一。用药补助阳火者，往往概施；滋益阴精者，未尝少见。宜乎服药者之多毙，无药者之反存也。予见世医以此伤人者甚众，兹特著其误，以为世戒。

---

① 王：通“旺”。《庄子·养生主》：“泽雉十步一啄，百步一饮，不蕲畜乎樊中。神虽王，不善也。”《素问·至真要大论》：“岐伯曰：‘治其王气，是以反也。’”

② 要：通“邀”。《史记·项羽本纪》：“张良出，要项伯，项伯即入见沛公。”

疟痢宜从六淫论

风寒暑湿燥火，此天之六淫。其邪自外而入，感之而病，宜随其邪之所在以攻治之。经曰：夏伤于暑，秋必痎疟。乃暑邪为病也。虽有山岚障①气发疟一证，治稍不同，然其证大都多热多寒，或热多寒少，或寒多热少，或单热不寒，或单寒不热，头疼角②疼，大渴引饮，口苦舌干，呕吐不思饮食，或烦躁不得眠，必用白虎汤二三剂，随证增损，解表以祛暑邪。而后随经消息③，以除其苦可也。滞下者，俗呼为痢疾，皆缘暑湿与饮食之积滞胶固而成，其证类多里急后重，数登圊④而不便，或发热，或口渴，或恶心，不思食何，莫非暑之标证也。必用六一散、黄连、芍药为主，而后随其所苦为之增损，伤气分则调气益气，伤血分则行血和血，然未有不先治暑而可获效者矣。治病必求其本，其斯之谓欤？

论五脏苦欲补泻

五脏苦欲补泻，乃用药第一义。好古为东垣高足，东垣得之洁古，洁古实宗仲景，仲景远师伊尹，伊尹原本炎黄。圣哲授受，百世一源，靡或少异。不明乎此，不足以言医矣。何则？五脏之内各有其神，神各有性，性复各殊，故《素问》命十二官之名，厥有旨焉。盖形而上者神也，有知而无质；形而下者块然⑤者也，五脏之体也，有质而无知，各各分断者也。肝藏魂，肺藏魄，心

---

① 障：通"瘴"，瘴气。《淮南子·地形训》："障气多喑，风气多聋。"
② 角：《神农本草经疏》卷一"论疟痢宜从六淫例治"作"骨"。
③ 消息：增减。消，消减；息，增加。
④ 圊（qīng 青）：厕所。
⑤ 块然：形容具体、真切。

藏神，脾藏意与智，肾藏精与志，皆指有知之性而言，即神也。神也者，阴阳不测之谓也。是形而上者，脏之性也。惟其无形，故能主乎有形。故知苦欲者，犹言好恶也。违其性故苦，遂其性故欲。欲者，是本脏之神之所好也，即补也。苦者，是本脏之神之所恶也，即泻也。补泻系乎苦欲，苦欲因乎脏性。不属五行，未落阴阳，其神用之谓与！自虚则补其母已下，乃言脏体之虚实，始有补母泻子之法，斯则五行之性也。明乎此，斯可以言医道矣。

元阴元阳论

凡物之生灭，本由阳气。顾今人之病阴虚者，十尝八九，又何谓哉？不知此一阴字，正阳气之根也。盖阴不可以无阳，非气无以生形也；阳不可以无阴，非形无以载气也。故物之生而生于阳也，物之成而成于阴也，此所谓元阴元阳，亦曰真精真气也。以寒热言者，言其性用也；以气质言者，言其形体也。性用操消长之权，形体系存亡之本。欲知所以生灭者，须察阳之衰与不衰；欲知所以存亡者，须察阴之坏与不坏，此能保护元阴者也。稽之先辈，亦有误者：河间治阴虚，创泻火之说；丹溪治阴虚，用苦寒之方，后世宗之而莫能解者。盖热证明显，人多易见；寒证隐微，人多不知。其于虚火、实火之间，尤为难辨也。且夫实热为病者，乃凡火也。凡火之盛，元气本未有所伤，故可以苦寒折之，信手任心，何难之有？虚火为病者，元阴亏也，元阴不足，又非苦劣难堪之物所能填补。况沉寒草木之性，绝无生意，不惟不能补阴，抑且善败元阳，用之虽未见祸，能暗令人精寒无子，第阴性柔缓而因循玩用，弗之觉耳。由此观之，喜用苦寒而害人者，非其己见之误，实由二子传之而然。或者曰：先辈岂无识见，而后学敢以妄议乎？盛德掩瑕，岂非君子？余独何心，敢议先辈？惟恐辨之不详，终使后人犹豫，长梦不醒，贻害弥深耳。夫元阴者，有元阴之象、元阴之藏、元阴之用、元阴之病。

所谓元阴之象者，犹家宅也，犹妻妾也。言家宅者，所以畜①
财也，无家宅则财必败矣。言妻妾者，所以助夫也，无妻妾则夫
必荡矣。此阴以阳为主，阳以阴为根。经曰：五脏者，主藏精者
也。原不可伤也，伤则失守而阴虚，阴虚则阳益虚，而元阳无则
元阴自绝矣。

元阴之藏者，凡五脏五液各有所主，此言五脏本皆属阴也。
经曰：肾者至阴，受五脏六腑之精而藏之。故五液五津②皆归于
肾。肾有精室，是曰命门，为天一所居，即元阴之府。精藏于此，
精即阴中之水也；气化于此，气即阴中之火也。命门居两肾之中，
即人身之太极也。

元阴之用者，凡水火之功，缺一不可。命门之火，谓之元气；
命门之水，谓之元精。此命门之水火，即十二脏之化源。故心赖
之，则君主乃明；肺赖之，则治节以行；脾胃赖之，以济仓廪之
富；肝胆赖之，以资谋虑之本；膀胱赖之，则三焦气化；大小肠
赖之，则传道③自分。此虽云肾脏伎巧，而实皆元阴之用也。

元阴之病者，凡阴气本无有余，阴病惟皆不足，即如阴胜于
下，原非阴盛，是命门之火衰也；阳盛于上，原非阳盛，是命门
之水亏也。水亏其源，则阴虚之病迭出；火衰其源，则阳虚之证
迭生。如戴阳者，面赤如朱；格阳者，外热如火。或口渴咽焦，
每引水以自救；或躁扰狂越，每欲卧于泥中；或五心烦热，而消
瘅骨蒸；或二便秘结而溺浆如汁；或为吐血、衄血；或为咳嗽、

---

① 畜：通"蓄"，蓄积。《周易·序》："经必有所畜。"唐·陆德明
《经典释文》："'畜'本又作'蓄'。"

② 津：《类经附翼》卷三"求正录"作"精"。

③ 道：通"导"，疏导。《素问·灵兰秘典论》："大肠者，传道之官，
变化出焉。"

遗精；或斑黄无汗，由津液之枯涸；或中风、瘈疭，以精血之败伤。凡此之类，有属无根之焰，有因火不归原，是皆阴不足以配阳，病在阴中之水也。或神气之昏沉，或动履之困倦，有清浊不分而肠鸣滑泄者，有阳痿精寒而脐腹多痛者，精遗血泄，二便之失禁，腰脊如折，骨痛之难当。凡此之类，或以阴强之反克，或由元气之被伤，皆阳不足以胜阴，病在阴中之火也。王太仆曰：寒之不寒，责其无水；热之不热，责其无火。无火无水，皆在命门，总曰阴虚之病。其病有所由生，其治必当求本。五脏之本，本在命门；神气之本，本在元精。欲保元阴而舍命门，则不知元阴为何物。故治水治火，皆从肾气，此正重命门也。知音者，共辨刘、朱之误幸矣。

论肾泄多在黎明所由

凡人之生，二五妙合①之顷，识神②依托是中，即揽父精母血以为立命之基，遂成左右两肾。肾间动气，即道家所谓先天祖气是也。藏乎两肾之中，以肾属水，故称坎宫。以平人气象言之，此气至子后一阳生，生即渐渐上升，历丑、寅、卯、辰、巳，而六阳已极，则入离宫。午后一阴生，即白气变为赤液，渐渐降下至坎宫，复为白气，昼夜循环，升降不息，此即医家所谓真阳之火，道家所谓君火，即先天祖气，医家所谓相火者是也。方此火之自下而上也，行过中焦，必经脾胃，则能腐熟水谷，蒸糟粕而化精微。脾气散精，上归于肺，通调水道，下输膀胱，气化而出，是谓清升浊降，即既济之象也。苟不慎摄生之道，不明正性之理，

---

① 二五妙合：隐指男女交合而受孕。二，指阴阳；五，指五行。《太极图说》："二五之精，妙合而凝。"
② 识神：佛家用语。识，意识、心志；神，神魂。

则必务快其心，逆于生乐，忧患以伤心，寒热以伤肺，饥饱以伤脾，多怒以伤肝，多欲以伤肾，则真气渐衰，精神日损。驯至子后，一阳不以时生，不能上升腐熟水谷，则糟粕无由而化。寅为三阳之候，阳气微则不能应候而化物，故天黎明而泄。其泄亦溏，俗名鸭溏，是为肾泄，亦名大瘕泄。昔人以四神丸治，予加人参、莲肉，辄获奇效。盖人参补五脏之阳气故也。

论似中风与真中风治法迥别，误则杀人

凡言中风，有真假内外之别，差之毫厘，谬以千里。何者？西北土地高寒，风气刚烈，真气空虚之人猝为所中，中脏者死，中腑者成废人，中经络者可调理而瘳。治之之道，先以解散风邪为急，次则补养血气，此治真中外来风邪之法也。其药以小续命汤，桂枝、麻黄、生熟附子、羌独活、防风、白芷、南星、甘草之属为本。

若夫大江已南之东西两浙、七闽、百粤、两川、滇南、鬼方①、荆、扬、梁三州之域，天地之风气既殊，人之所禀亦异。其地绝无刚猛之风，而多湿热之气，质多柔脆，往往多热多痰。真阴既亏，内热弥甚，煎熬津液，凝结为痰，壅塞气道，不得通利。热极生风，亦致猝然僵仆，类中风证。或不省人事，或语言蹇②涩，或口眼歪斜，或半身不遂。其将发也，外必先显内热之候，或口干舌苦，或大便秘涩，小便短赤，此其验也。刘河间所谓此证全是将息失宜，水不制火；丹溪所谓湿热相火，中痰、中气是也。此即内虚暗风，确系阴阳两虚，而阴虚者为多，与外来风邪

---

① 鬼方：这是殷周时对西北部族名的不当之称，应予摒弃。
② 蹇：通"謇"，口吃。《温病条辨·上焦》第十七条："邪入心包，舌蹇肢厥。"

迥别。法当清热、顺气、开痰，以救其标，次当治本。阴虚则益血，阳虚则补气，气血两虚则气血兼补，久之自瘳。设若误用治真中风药，如前辛热风燥之剂，则轻变为重，重则必死。祸福反掌，不可不察也。

初清热则天门冬、麦门冬、甘菊花、白芍药、白茯苓、栝楼根、童便；顺气则紫苏子、枇杷叶、橘红、郁金；开痰则贝母、白芥子、竹沥、荆沥、栝楼仁、霞天膏。次治本，益阴则天门冬、甘菊花、怀生地、当归身、白芍药、枸杞子、麦门冬、五味子、牛膝、人乳、白胶①、黄柏、白蒺藜之属；补阳则人参、黄芪、鹿茸、大枣、巴戟天之属。与时消息，则因乎证。

似中风问答

或问：有患似中风证，眠不竟夕而易惺②，心脉弦而不洪，多怒，肝脉弦而不长，语言蹇涩不利，多痰声重，小便疾速不能忍，且有余沥，大便燥结，左尺脉浮洪，饮食少，不易消，此何以故？

答曰：眠不竟夕而易惺者，心血不足也，故其脉弦而不洪。东垣云：胃虚者多怒，多怒者肝气必不和。经曰：怒则气上逆。加以久病多郁，故益易怒，故肝脉亦弦而不长。弦为血少。此非以智慧观察，以慈忍静定之力和之，未可以药石瘳也。肾属水，冬脉沉，故曰：诸浮者肾不足也。肾主五液，又主二便，肾家有火，则真阴日亏，津液日少，不能荣养于舌络，舌络劲急，故语言不利；火性急速，故小便疾出而不能忍，且有余沥，而大便亦

---

① 白胶：即鹿角胶。
② 惺：通"醒"。晋·葛洪《抱朴子·外篇·极言》："至于问安期以长生之事，安期答之允当，始皇惺悟，信世间之必有仙道。"

多燥结也。故其脉应沉实而反浮洪，失常候也。肺者，五脏之华盖，位乎上，象天而属金，喜清肃而恶烦热，热则津液干枯，无以下滴而通水道，或煎熬浓稠而成痰矣。肺热则人参反助邪热而伤肺，故往往声重多痰，壅塞气道，而升降不利也。脾为土脏，胃为之腑，乃后天元气之所自出。胃主纳，脾主消，脾阴亏则不能消，胃气弱则不能纳，饮食少则后天元气无自而生，精血坐是日益不足也。经曰：损其脾者，调其饮食，节其起居，适其寒温。此至论也，不如是则不足以复脾阴。然其要又在戒暴怒，使肝无不平之气，肝和则不贼脾土矣。命门者，火脏也，乃先天真阳之气之所寄，即道家所谓先天祖气，医家所谓真火是也。其壮也有三：一者元禀过厚；二者保啬精气，不妄施泄；三者志气无所拂郁，则年虽迈而犹壮也。不尔则子后一阳不生，不能上升熏蒸糟粕而化精微，以滋后天之元气，是火不生土，而脾胃因之日弱也。法当降气，和肝滋肾，降气是阳交于阴也。肝和则脾胃不被贼邪所干，故能纳而能消也。脾胃无恙，则后天之元气日益生长矣。肾足则真阴自生，津液自足，舌络有所荣养，则舌之伸缩自由而言语自利矣。且世无不阴虚而中风者，第须拨去烦恼，一切放下，使心火不炎，则肾亦因之而不燥，此又治之之本也。

论治阴阳诸虚病皆当以保护胃气为急

夫胃气者，即后天元气也，以谷气为本。是故经曰：脉有胃气曰生，无胃气曰死。又曰：安谷则昌，绝谷则亡。可见先天之气纵犹未尽，而他脏不至尽伤。独胃气偶有伤败，以至于绝，则速死矣。谷气者，譬国家之饷道也。饷道一绝，则万众立散；胃气一败，则百药难施。若阴虚，若阳虚，或中风，或中暑，乃至泻痢滞下，胎前产后，丁①肿痈疽，痘疮疿疹惊疳，靡不以保护胃气、补养脾气为先务，本所当急也。故益阴宜远苦寒，益阳宜防泄气，祛风勿过燥散，消暑勿轻下通，泻痢勿加消导。滞下之忌芒硝、巴豆、牵牛，胎前泄泻之忌当归，产后寒热之忌芩、连、栀子，丁肿痈疽之未溃忌当归，痘疹之不可妄下。其他内外诸病，应设药物之中，凡与胃气相违者，概勿施用。投药之顷，宜加三思。

论上盛下虚本于肾水真阴不足

人身以阴阳两称为平，偏胜则病，此大较②也。水不足则火有余，阴既亏则阳独盛。盖阴阳之精，互藏其宅，是阴中有阳，阳中有阴也。故心，火也，而含赤液；肾，水也，而藏白气。赤液为阴，白气为阳，循环往复，昼夜不息，此常度也。苟不知摄养，纵恣情欲，亏损真阴，阳无所附，因而发越上升，此火空则发之义，是周身之气并于阳也。并于阳则阳盛，故上焦热而咳嗽生痰，迫血上行而为吐衄，为烦躁，为头痛，为不得眠，为胸前骨痛，为口干舌苦，此其候也。阳愈盛则阴愈虚，阴愈虚则为五心烦热，为潮热骨蒸，为遗精，为骨乏无力，为小水短赤；丹田不暖，则饮食不化，为泻泄，为卒③僵仆，此其候也。治之之要，当亟降气，当益阴精。气降即阳交于阴，是火下降也；精血生即肾阴复，是水上升也。此既济之象，为坎离交也。坎离交，即是小周天。至此则阴阴二气复得其平矣，病何自而生哉？

---

① 丁：通"疔"。张隐庵《黄帝内经素问集注》："'丁'，即'疔'。"

② 大较：大概，大略。

③ 卒：通"猝"。清·段玉裁云："假借为猝乍之意，古人多假'卒'为之。"《灵枢·百病始生》："卒然逢疾风暴雨而不病者，盖无虚。"

阳滞于阴、阴滞于阳论

丹溪云：阳滞于阴，脉浮洪弦数；阴滞于阳，脉沉细弱涩。阳滞以寒治之，阴滞以热治之。切详其意，阳滞阴滞，当作热滞寒滞求之，寒热固可作阴阳论，能于阴于阳分明，是于气血，他无可言也。热滞于气固矣，独无寒滞耶？寒滞于血固矣，独无热滞耶？何寒不能伤气？何热不能伤血耶？以愚观之，气为阳，行脉外；血为阴，行脉内。相并分派，周流循环，一身无停止，谓之常脉也。若呼吸定息，脉得热则行速，为太过；脉得寒则行迟，为不及。五味之偏，七情之过，气为凝滞，津液稠厚，积而久之，为饮为痰，渗入脉内，血为所乱，因而凝浊，运行泣沍①，或为沸腾，此阴滞于阳也，正是血滞于气也。气病矣，或以药助邪，病上生病，血病日增，溢出脉外，隧道隘塞，升降有妨，运化失令，此阳滞于阴也，正是气滞于血也。病分寒热者，当是禀受之素偏，虚邪之杂合，岂可专以阳为热、阴为寒耶？浮洪弦数，气病之脉也，岂可遽作热论？沉细弱涩，血病之脉也，岂可遽作寒论？此万病之根本，岂止疥癣疮疡痈疽而已。幸相评其是否。

三焦为孤腑论

夫脏腑之表里相配者，肺合大肠皆金也，心合小肠皆火也，肝合胆皆木也，脾合胃皆土也，肾合膀胱皆水也。惟三焦者，虽为水渎之腑，而实总护诸阳，亦称相火，是又水中之火腑。《内经·本输②》篇曰三焦属膀胱，在《血气形志》篇曰少阳与心主为表里。

---

① 泣沍（hù 护）：泣，通"涩"，血凝于脉而不通畅。《素问·五脏生成》："血凝于肤者为痹，凝于脉者为泣。"沍，凝聚。

② 输：原无，据《灵枢·本输》补。

盖其在下者为阴，属膀胱而合肾水；在上者为阳，合包络而通心火，此三焦之所以际上极下，象同六合，而无所不包也。观经言六腑之别，极为明显，以其皆有盛贮，因名为腑。而三焦者曰中渎之腑，是孤之腑，分明确有一腑。盖即脏腑之外，躯体之内，包罗诸脏，一腔之大腑也，故有中渎、是孤之名，而亦有大腑之形。《难经》谓其有名无形，诚一失也。是盖譬之探囊而计物，而忘其囊之为物耳。遂致后世纷纷无所凭据，有分前后三焦者，有言为肾旁之脂者，即如东垣之明，亦以足三焦、手三焦分而为二。夫以一三焦，尚云其无形，而诸论不一，又何三焦之多也？画蛇添足，愈多愈失矣，后世之疑将焉释哉？余因著此"三焦为孤腑"之辨，以求正于后之君子焉。

左右寸口俱有阴阳表里论

夫气口、寸口、脉口之义，乃统两手而言，非独指右手为气口也。如《经脉》篇曰：手太阴之脉入寸口，上循鱼际。又曰：经脉者，常不可见也，其虚实也，以气口知之。《经筋》篇曰：手太阴之筋，结于鱼后，行寸口外侧。《经脉别论》曰：权衡以平，气口成寸，以决死生。《平人气象论》曰：欲知①寸口太过与不及。《小针解》曰：气口虚而当补，盛而当泻。经又曰：气口何独为五脏主？《难经》曰：十二经皆有动脉，独取寸口，以决②脏腑死生吉凶之法，何谓也？曰：寸口者，脉之大会，五脏六腑之所终始，故取法于寸口也。诸如此者，岂独指右手为言耶？而王叔和未详经旨，突谓"左为人迎，右为气口，左手左寸人迎以前，右手右寸气口以前"等说，自昔及今，以讹传讹，莫可解救。甚

---

① 知：原作"与"，据《素问·平人气象论》改。
② 决：原作"为"，据《难经·第一难》改。

至以左候表，以右候里，无稽之言，其谬为甚。夫肝心居左，岂不可以为里？肠胃在右，岂不可以言表？如仲景为伤寒之祖，但曰：大浮数滑动者，此名阳也；沉涩弱弦微者，此名阴也。又曰：表有病者，脉当浮而大；里有病者，脉当沉而细。又如其：上取寸口，太阴脉也；下取趺阳，阳明脉也。是皆阴阳表里之谓。初未闻以左为人迎而候表，右为气口而候里。即余初年亦尝为左表右里之说所惑，及今见多识定，乃知脉体自有阴阳，诸经皆具表里。凡今之习讹者，但见左强，便曰外感而攻其表；但见右盛，便曰内伤而攻其里。亦焉知脏气有不齐，脉候有禀赋，或左脉素大于右，或右脉素大于左，孰者为常？孰者为变？或于偏弱中略见有力，已隐虚中之实；或于偏盛中稍觉无神，便见实中之虚。设不知此，而执欲以左右分表里，岂左无里而右无表乎？故每致攻伐无过，颠倒阴阳，非惟大失经旨，而遗害于人不少，无怪乎脉之日难也，此不得不为辨正。

人迎脉在喉旁辨

原夫人迎气口之脉，本皆经训。但人迎为足阳明之脉，不可以言于手，气口总手太阴而言，不可以分左右，如《动输》《本输》《经脉》等篇，明指人迎为结喉旁胃经动脉。愚尝考之《四时气》篇曰：气口候阴，人迎候阳；《五色》篇曰：人迎盛坚者伤于寒，气口盛坚者伤于食；《禁服》篇曰：寸口主中，人迎主外；《经脉》《终始》等篇曰：人迎一盛二盛三盛，脉口一盛二盛三盛等义，皆言人迎为阳明之腑脉，故主乎表；脉口为太阴之脏脉，故主乎里。如《太阴阳明论》曰"太阴为之行气于三阴，阳明为之行气于三阳"，《阴阳别论》曰"三阳在头"，正言人迎行气于三阳也；三阴在手，正言脉口行气于三阴也。盖上古诊法有三：一取三部九候以诊通身之脉，一取太阴阳明以诊阴阳之本，一取左右气口以诊脏腑之气。然则人迎自有其位，《脉经》乃扯人迎于左手，而分气口于右手，不知何据何见而云然？愚初惑之，未敢遽辩。及见《纲目》之释人迎气口者，亦云人迎在结喉两旁，足阳明之脉也。又见庞安常论脉曰"何谓人迎？喉旁取之"，近见徐东皋曰：《脉经》谓左手关前一分为人迎，误也。若此数君者，已觉吾之先觉矣，兹特引而正之。呜呼！夫一言之谬，遗误千古，成心授受，何时复正哉？立言者，可不知所慎乎！

病有真假，治有逆从

夫治有逆从者，以病有微甚；病有微甚者，以证有真假也。寒热有真假，虚实亦有真假。真者正治，知之无难；假者反治，乃为难耳。

如寒热之真假者，真寒则脉沉而细，或弱而迟，为厥逆，为呕吐，为腹痛，为飧泄下利，为小便清频，即有发热，必欲得衣，此浮热在外而沉寒在内也；真热则脉数有力，滑大而实，为烦躁喘满，为声音壮厉，或大便秘结，或小水赤涩，或发热掀衣，或胀疼热渴。此皆真病。真寒者宜温其寒，真热者宜解其热，是当正治者也。

至若假寒者，阳证似阴，火极似水也，外虽寒而内则热，脉数而有力，或沉而鼓击，或身寒恶衣，或便热秘结，或烦渴引饮，或肠垢臭秽，此则恶寒非寒①，明是热证，所谓极热反兼寒化，亦曰阳盛隔阴也。假热者，阴证似阳，水极似火也，外虽热而内则寒，脉微而弱，或数而虚，或浮大无根，或弦芤断续，身虽炽热而神则静，语虽谵妄而声则微，或虚狂起倒而禁之即止，或蚊迹

① 非寒：此 2 字原脱，据《类经》卷十二"气味方制，治法逆顺"补。

假班①而浅红细碎，或喜冷水而所用不多，或舌胎②面赤而衣被不撤，或小水多利，或大便不结，此则恶热非热，明是寒证，所谓寒极反兼热化，亦曰阴盛隔阳也。此皆假病。假寒者清其内热，内清则浮阴退舍矣；假热者温其真阳，中温则虚火归原矣，是当从治者也。

又如虚实之治，实则泻之，虚则补之，此不易之法也。然至虚有盛候，则有假实矣；大实有羸状，则有假虚矣。总之，虚者正气虚也，为色惨形疲，为神衰气怯，或自汗不收，或二便失禁，或梦遗精滑，或呕吐隔塞，或病久攻多，或气短似喘，或劳伤过度，或暴困失志，虽外证似实而脉弱无神者，皆虚证之当补也。实者邪气实也，或外闭于经络，或内结于脏腑，或气壅而不行，或血留而凝滞，必脉病俱盛者，乃实证之当攻也。

然而虚实之间，最多疑似，有不可不辨其真耳。如《通评虚实论》曰：邪气盛则实，精气夺则虚。此虚实之大法也。设有人焉，正已夺而邪方盛者，将顾其正而补之乎？抑先其邪而攻之乎？见有不的，则死生系之，此其所以宜慎也。夫正者本也，邪者标也。若正气既虚，则邪气虽盛，亦不可攻，盖恐邪未去而正先脱，呼吸变生，则措手无及。故治虚邪者，当先顾正气，正气存则不致于害。且补中自有攻意，盖补阴即所以攻热，补阳即所以攻寒。世未有正气复而邪不退者，亦未有正气竭而命不倾者。如必不得已，亦当酌量缓急，暂从权宜，从少从多，寓战于守斯可矣，此治虚之道也。若正气无损者，邪气虽微，自不宜补，盖补之则正无与而邪反盛，适足以藉寇兵而资盗粮。故治实证者，当直去其邪，邪去则身安，但法贵精专，便臻速效，此治实之

---

① 班：通"斑"。《礼记·王制》："班白者不提挈。"注："杂色曰班。"
② 胎：通"苔"。张仲景《伤寒论》："舌上白胎滑者难治。"

道也。

要之，能胜攻者，方是实证，实者可攻，何虑之有？不能胜攻者，便是虚证，气去不返，可不寒心？此邪正之本末，有①不可不知也。惟是假虚之证不多见，而假实之证最多也；假寒之证不难治，而假热之治多误也。然实者多热，虚者多寒。如丹溪曰：气有余便是火，故实能受寒。而余续之曰：气不足便是寒，故虚能受热。世有不明真假本末而曰知医者，余则未之敢许也。

疾病既成，荣卫既乱，得药则生，舍药必危论

黄帝尝以天地阴阳之化为问，而岐伯每以草木为对，因发明五气五味之理。观者但谓其言草木，而不知人生所赖者惟此，故特明其义，诚切重之也。

余居京邸，尝治一荐绅之疾，愈已七八，势在将安。忽其友荐一伪诞庸流，以导引裁接称长技，极口眇②医，冀要其功。且云：彼医药者，虽为古法，然但可除轻浅之疾，疗不死之病耳。至于存真接气，固本回天，岂草根树皮之力所能及哉？病者忻服，信为神仙。自后凡见相候者，辄云近得神仙之术，幸脱沉疴，今赖为主，而以药副之。余闻是言，殊为不平，然窃计之，则又安忍以先圣之道为人副。由是谢绝，不为加意。居无何，旧疾大作，遣人相延者再四且急。余不得已勉效冯妇③之举。既至，察其药缺已久，更剧于前④，复为殚竭心力，仅获保全。乃相问曰：向闻得

---

① 有：通"又"。清·朱骏声《说文通训定声·颐部》："有，叚（假）借为'又'。"

② 眇：本义为偏盲，此指轻视、瞧不起。

③ 冯妇：古男子名，善搏虎。后用以指重操旧业之人。

④ 于前：此2字原脱，据《类经》卷十一"天食人以五气，地食人以五味"补。

导引之功，今则何以至此？彼赧颜答曰：此固一说，然亦无可凭据，及病作而用之，则无济于事，以今观之，似不可与斯道争先也。余因告之曰：医祖三皇，其来尚矣，岂易言者哉？虽轩岐之教①，初未尝废恬淡虚无、呼吸精气之说，然而缓急之宜，各有所用。若于无事之时，因其固有而存之养之，亦足为却病延年之助，此于修养之道，而有能极其妙者，固不可不知也。至于疾病既成，营卫既乱，欲舍医药而望其邪可除，元可复，则无是理也。亦犹乱世之甲兵，饥馁之粮饷，所必不容己者，即此药也。孰谓草根树皮果可轻视之哉？第以谷食之气味，得草木之正；药饵之气味，得草木之偏。得其正者，每有所亏；钟其偏者，常有所胜。以所胜而治所亏，则致其中和而万物育矣。此药饵之功用，正所以应同声，求同气，又孰有更切于是而谓其可忽者哉？是以至圣如神农，不惮其毒，而遍尝以救蒸民②者，即此草根树皮也。何物狂生，敢妄肆口吻，以眇圣人之道乎！

暴厥类中风论

夫厥证之起于手足者，厥发之始也。甚至猝倒暴厥，忽不知人，轻则渐苏，重则即死，最为急候。后世不能详察，但以手足寒热为厥，又有以脚气为厥者，谬之甚也。虽仲景有寒厥热厥之分，亦以手足为言，盖彼以辨伤寒之寒热耳，非若《内经》之所谓厥也。观《大奇论》曰：暴厥者，忽不知人，不能言。《调经论》曰：血之与气并走于上，则为大厥，厥则暴死，气复返则生，不返则死。《缪刺论》曰：手足少阴太阴足阳明五络俱竭，令人身

---

① 教：原脱，据《类经》卷十一"天食人以五气，地食人以五味"补。
② 蒸民：众民，众人。蒸，通"烝"，众也。王冰《黄帝内经素问注·序》："咸日新其用，大济蒸人。"

脉皆重而形无知也，其状若尸，或曰尸厥。若此者，岂止于手足寒热及脚气之谓耶？今人多不知厥证，而皆指为中风，宁不误人乎？夫中风者，病多经络之受①伤；厥逆者，其内精气之自夺。故表里虚实，病情当辨，名义不正，无怪其以风治厥也，医中之害，莫此为甚。今特录厥证于此，以便观者之究正焉。

伤寒传足不传手论

夫伤寒传变，止言足经，不言手经，其义虽出于《内经》，然其意又有不然者。奈何草窗刘氏②不明其理，遂谬创伤寒传足不传手之说，谓足经所属皆水木土，水寒则冰，木寒则凋，土寒则坼③，是皆不胜其寒也；手经所属皆金与火，金得寒则愈坚，火体极热而寒不能袭。所以伤寒只传足经，不传手经。巧言要誉，昧者称奇，妄诞欺人，莫此为甚。夫人之金火两脏，不过以五行之气各有所属耳，岂即真金真火不能毁伤者耶？斯言一出，遂起人疑，致有谓足经在下，手经在上，寒本阴邪，故传足也；有谓足之六经皆东北方及四隅之气，手之六经皆西南方之气，寒气中人，必在冬春，同气相求，故先自水经以及木土，而金火则无犯也；有谓④伤寒奇经惟附于足也。纷纷议论，争辩不明，其说种种，皆谬耳。

夫人之血气运行周身，流注不息，岂传遇手经而邪有不入者哉？且寒之中人，必先皮毛，皮毛者肺之合，故在外则有寒栗、鼻塞等证，在内则有咳喘、短气等证，谓不传于肺乎？其入手少阴、厥阴也，则有舌胎怫郁、神昏错乱等证，谓不传于心主包络乎？其入手阳明也，则有泄泻、秘结等证，谓不传于大肠乎？其

---

① 受：原作"忧"，据《类经》卷十五"厥逆"改。
② 刘氏：指刘溥，字元博，号草窗。明代医生。
③ 坼（chè 彻）：裂开。
④ 谓：此后《类经》卷十五"伤寒"有"无奇经则无"5 字。

入手太阳也，则有癃闭不化等证，谓不传于小肠乎？其入手少阳也，则有上下不通、五官失职、痞满燥实俱全等证，谓不传于三焦乎？再观《内经》云三阴三阳、五脏六腑皆受病，岂手经不在内乎？所以仲景有肺心肝脾肾五脏绝症，义又可知。然本经之不言手者何也？盖伤寒者表邪也，欲求外证，但当察于周身，而周身上下脉络，惟足六经则尽之矣，手经无能遍也。且手经所至，足经无不至者，故但言足经，则其左右前后阴阳诸症无不可按而得，而手经亦在其中，不必言矣。此本经所以止言足者，为察周身之表证也。义本易见，而疑辨至今，皆惑于刘氏之妄言耳。井蛙蠹道之评，孰为评之过也。

标本逆从，治有先后

夫阴阳逆从标本之为道也，小而大，言一而知百病之害。少而多，浅而博，可以一言而知百也。以浅而知深，察近而知远，言标与本易而勿及。治①反为逆，治得为从。先病而后逆者治其本，先逆而后病者治其本，先寒而后生病者治其本，先病而后生寒者治其本，先热而后生病者治其本，先热而后生中满者治其标，先病而后泄者治其本，先泄而后生他病者治其本，必且调之，乃治其他病。先病而后生中满者治其标，先中满而后烦心者治其本。人有客气，有同气。小大不利治其标，小大利治其本。病发而有余，本而标之，先治其本，后治其标；病发而不足，标而本之，先治其标，后治其本。谨察间甚，以意调之，间者并行，甚者独行。先小大不利而后生病者治其本。

---

① 治：原脱，据《素问·标本病传论》补。

寒热类疟论

夫寒热者，阴阳之气也；迟速者，阴阳之性也。人之阴阳则水火也，营卫也。有热而反寒者，火极似水也；寒而反热者，阴极似阳也。阴阳和则血气匀，表里治；阴阳不和，则胜复之气，会遇之时，各有多少矣。故阳入之阴，则阴不胜阳而为热；阴出于阳，则阳不胜阴而为寒。至若阴多阳少，则阴性缓而会遇迟，故其发日远；阳多阴少，则阳性速而会遇蚤①，故其发日近。此胜复盛衰之节，虽非疟证，而多变似疟，法亦同然。所谓同者，皆阴阳出入之理也。然同中自有不同，则曰是疟，曰非疟。是疟非疟者，在有邪无邪之辨耳。真疟有邪，由卫气之会以为止作；似疟无邪，由水火争胜以为盛衰。此则一责在表，一责在里，一治在邪，一治在正，勿谓法同而治亦同也。同与不同之间，即杀人生人之歧也。学者于此，不可不察。

脉纲领中复有大纲领论

夫脉以缓急、大小、滑涩而定病变，谓可总诸脉之纲领也。然《五脏生成论》则曰小大、滑涩、浮沉，及后世之有不同者，如《难经》则曰浮沉、长短、滑涩，仲景则曰脉有弦紧、浮沉、滑涩，此六者名为残贼，能为诸脉作病也。滑伯仁曰大抵提纲之要，不出浮沉、迟数、滑涩之六脉也。所谓不出乎六者，以其足统夫表里阴阳、虚实冷热、风寒湿燥、脏腑血气之病也。浮为阳为表，诊为风为虚；沉为阴为里，诊为湿为实。迟为在脏，为寒为冷；数为在腑，为热为燥。滑为血有余，涩为气独滞。此诸说

---

① 蚤：通"早"。《史记·扁鹊仓公列传》："使圣人预知微，能使良医得蚤从事，则疾可已，身可活也。"

者，词虽稍异，义实相通。

若以愚见言之，盖总不出乎表里、寒热、虚实六者之辨而已。如其浮为在表，则散大而芤可类也；沉为在里，则细小而伏可类也；迟者为寒，则徐缓涩结之属可类也；数者为热，则洪滑疾促之属可类也；虚者为不足，则短濡微弱之属可类也；实者为有余，则弦紧动革之属可类也。此其大概，皆亦人所易知者。然即此六者之中，而复有大相悬绝之要，则人多不能识也。夫浮为表矣，而凡阴虚者，脉必浮而无力，是浮不可以概言表，可升散乎？沉为里矣，而凡表邪初感之甚者，阴寒束于皮毛，阳气不能外达，则脉必先现沉紧，是沉不可以概言里，可攻内乎？迟为寒矣，而伤寒初退，余热未清，脉多迟滑，是迟不可以概言寒，可温中乎？数为热矣，而凡虚损之候，阴阳俱亏，气血败乱者，脉必急数，愈数者愈虚，愈虚者愈数，是数不可以概言热，可寒凉乎？微细类虚矣，而痛极壅闭者，脉多伏匿，是伏不可以概言虚，可骤补乎？洪弦类实矣，而真阴大亏者，必关格倍常，是弦不可以概言实，可消伐乎？夫如是者，是于纲领之中，而复有大纲领者存焉。设不能以四诊相参，而欲孟浪任意，则未有不覆人于反掌间者。此脉道之所以难言，毫厘不可不辨也。

嗜酒致害论

酒为水谷之液，血为水谷之精，酒入中焦，必求同类，故先归血分。凡饮酒者身面皆赤，即其征也。然血属阴而性和，酒属阳而气悍，血欲静而酒动之，血欲藏而酒乱之，血无气不行，故血乱气亦乱，气散血亦散，扰乱一番，而血气能无耗损者，未之有也。又若人之禀赋，脏有阴阳，而酒之气质，亦有阴阳。盖酒成于酿，其性则热；汁化于水，其质则寒。故阳脏者得之则愈热，阴脏者得之则愈寒。所以纵酒不节者，无论阴阳，均能为害。凡热盛而过饮者，阳日胜则阴日消，每成风瘅肿胀；寒盛而过饮者，热性去而寒质留，多至伤肾败脾。当其少壮，则旋耗旋生，固无所觉；及乎中衰而力有不胜，则宿孽为殃，莫能御矣。然则酒悖之为害也，所关于寿元者非细，其可不知节乎？

十二脏脉候部位论

脉为四诊之一，所关最切，兼之俗弊，每多讳其因，隐其色，不出一声，单用脉以试医之高下。此虽病家之自误，然医当此际，苟脉理甚明，不得声色病缘之相合，尚恐其有逆顺真假、脉证相反之误，而矧夫并经络部位之俱错，其误又当何如？此脉理之不明，而医之所以蒙昧至今者，是皆误于宋之高阳生。虽高阳生附以己见而著为《脉诀》，若其脏腑所配部位，则实本于西晋之《脉经》。云心部在左手关前寸口是也，与手太阳为表里，以小肠合为腑，合于上焦。肺部在右手关前寸口是也，与手阳明为表里，以大肠合为腑，合于上焦。以致高阳生遂有左心小肠肝胆肾、右肺大肠脾胃命之说。竟将心主三焦之一合，谓其无形而俱遗之。若此两经者，《内经》显然有大经络，岂有有经络而无脉者？亦岂有大小肠位居极下，而脉见于两寸至高之地者？自戴同甫而下，既已历言其非，然未免甲此乙彼，向无归一之论，学者何所宗据？

今遵《内经》本文，参之以理，酌定部位，庶无差谬。然经文虽无五行所属之分，而后世诸贤以左尺为水，生左关木，木生左寸火，君火类从于右尺而为相火，火生右关土，土生右寸金而止，甚属有理。今既有此五行之分，则小肠在下，当候于右尺，所以从火也；大肠在下，当候于左尺，以金从水也，正合母隐子胎之义。三焦虽当候于上中下，然《灵枢·本脏》篇曰：肾合三焦膀胱。今肾脉候于两尺，是三焦亦当候于尺。且三焦为五脏六腑之总司，肾为五脏六腑之根本，故《灵枢·论疾诊尺》篇独取尺脉以定人之病形，其义盖亦在此。但膀胱属水，故候于左；三焦属火，故候于右。若心主之脉，正当候于左寸，盖以膈膜之上，独惟心肺两脏居之，而心包为护心之膜，附于膈上，故脉当候于左寸。至若命门者，为肾之所属，故脉候当随于肾。肾一也，而何以候于两尺？肾中之元阴，当候于左尺；肾中之元阳，当候于右尺。阴宜静，故左嫌浮豁；阳畏衰，故右嫌细微。然命门之气，以阳为主，故当附候于右尺，以察其衰旺甚①验。部位若此，似不可易。合而观之，则左寸心脏之火，通于右尺小肠命门之火，自右尺火土相生而上右寸；右寸肺脏之金，通于左尺大肠之金，自左尺金水相生而上左寸。左右上下，终始无端，正合十二经流注循环之妙，而诊候庶无差也。故《内经·脉要精微论》曰：尺内两旁，则季胁也，尺外以候肾，尺里以候腹。中附上，左外以候肝，内以候膈；右外以候胃，内以候脾。上附上，右外以候肺，内以候胸中；左外以候心，内以候膻中。前以候前，后以候后。上竟上者，胸喉中事也；下竟下者，少腹腰股膝胫足中事也。味此经文，则左右上下之序自不可紊，无待于辨。惟是六腑之候虽无明训，而但以上下阴阳之义测之，则已暗藏之矣。习医立训者，不本《内经》之意，吾知其皆杜撰凿空耳。观者，其详辨焉。

妄信鬼神论

夫鬼神之谓，虽属渺茫，然《易》曰：精气为物，游魂为变，是故知鬼神之情状。孔子曰：鬼神之为德，其盛矣乎。然则鬼神之道，其可忽哉？故《周官》②之有"大祝"者，掌六祝之辞以

---

① 甚：原作"其"，据《类经附翼》卷三"求正录"改。
② 周官：即《周礼》，相传为周公所作。记载周代官制的书籍，但内容却与周代官制不符，可能是一部理想中的政治制度与百官职守。

事鬼神，示祈福祥，求永贞也。《注》曰：告神之辞曰祝号者，尊其名为美称也。又有"男巫"者，春招弭以除疾病。《注》曰：招吉祥，弭祸祟，而疾病可除矣。又有"女祝"者，掌王后之内祭祀，以时招梗禬禳①之事。《注》曰：招以召祥，梗以御疠，禬以除灾害，禳以弭变异，四者所以除疾殃也。以此观之，则巫祝之用，虽先王大圣未始或废，盖借以宣诚悃②，通鬼神而消灾害，实亦先巫祝由之意也。故其法至今流传，如时瘟、骨鲠、邪祟、神志等疾，间或取效。然必其轻浅小疾乃可用之，设果内有虚邪，外有实邪，苟舍正大之法而祟尚虚无，鲜不误事。奈何末世奸徒借鬼神为妖祥，假符祝为欺诳。今之人既不知祝由之法自有一种当用之处，乃欲动辄赖之，信为实然，致有妄言祸福而惑乱人心者，有禁止医药而坐失机宜者，有当忌寒凉而误吞符水者，有作为怪诞而荡人神气者，本以治病而适③以误病，本以去鬼而适以致鬼，此之为害，未可枚举，其不为奸巫所窃笑者几希矣。故曰：拘于鬼神者，不可与言至德。又曰：信巫不信医，一不治也。吁！人生于地，悬命于天。彼鬼神者，以天地之至德，二气之良能，既不能逆天命以祸福私人，又焉得乐谄媚以祝禳免患？尼父曰：获罪于天，无所祷也。又曰：敬鬼神而远之。此则吾心之所谓祝由也。苟有事于斯者，幸鉴余之迂论。

病人之情难逆论

病人之情不一，当随其性而化导之乃可也。盖病人有素禀之情：如五脏各有所偏，七情各有所胜，阳脏者偏宜于凉，阴脏者

---

① 禬禳（guìráng 贵攘）：皆为祭祀名。祈祷消灾除难。
② 诚悃（kǔn 捆）：真心诚意。
③ 适：恰好，正巧。

偏宜于热，耐毒者缓之无功，不耐毒者峻之为害，此脏气之有不同也。有好恶之情者：不惟饮食有憎爱，抑且举动皆关心，性好吉者危言见非，意多忧者慰安云伪，未信者忠告难行，善疑者深言则忌，此情性之有不同也。有富贵之情者：富多任性，贵当①自尊，任性者自是其是，真是者反成非是，自尊者遇士或慢，自重者安肯自轻，此交际②之有不同也。有贫贱之情者：贫者衣食不能周，况乎药饵；贱者焦劳不能释，怀抱可知，此调摄之有不同也。又若有良言甫信，谬说更新，多歧亡羊，终成画饼③，此中无主而易乱者之为害也。有最畏出奇，惟求稳当，车薪杯水，宁甘败亡，此内多惧而过慎者之为害也。有以富贵而贫贱，或深情而挂牵，戚戚于心，心病焉能心药，此得失之情为害。有以急性而遭迟病，以更医而致杂投，皇皇求速效，所以速亡，此缓急之情为害也。有偏执者曰吾乡不宜补，则虚者受其祸；曰吾乡不宜泻，则实者被其伤。夫十室且有忠信，一乡焉得皆符？此习俗之情为害也。有参、术入唇惧补，心先否④塞；硝、黄沾口畏攻，神即飘扬。夫杯影亦能为祟，多疑岂法之良？此成心之情为害也。有讳疾而不肯言者，终当自误；有隐情而不敢露者，安得其详？然尚有故隐病情、试医以脉者。使其言而偶中，则信为明良；言有弗合，则目为庸劣。抑孰知脉之常体，仅二十四，病之变象，何啻百千？是以一脉所主非一病，一病所见非一脉。脉病相应者，如某病得某脉则吉；脉病相逆者，某脉值某病则凶。然则理之吉凶，

---

① 当：《类经》卷五"诊有大方"作"多"。

② 交际：指处境、社会地位。

③ 画饼：此指毫无效果。《三国志·魏志·卢毓传》："选举莫取有名，名如画地作饼，不可啖也。"喻虚名没有实用。

④ 否：通"痞"，痞塞。《素问·六元正纪大论》："不远寒则寒至，寒至则坚否满痛急。"《诸病源候论》："若上焦有热，则胸膈否满，口苦咽干。"

虽融会在心，而病之变态，又安能以脉尽言哉？故知一知二知三，神圣谆谆于参伍；曰工曰神曰明，精①详岂独于指端？彼俗人之浅见，固无足怪，而士夫之明慧，亦每有蹈此弊者。故忌望闻者，诊无声色之可辨；恶详问者，医避多言之自惭。是于望闻问切，已舍三而取一，且多有并一未明，而欲得夫病情者，吾知其必不能也。所以志意未通，医不免为病困，而朦胧猜摸，病不多为医困乎？凡此皆病人之情，不可不察也。

惑于旁人乱于择医论

常观病家每为旁人所害者，因亲戚知友往来探病，其中或有妄谈利害，夸奖医理；或操是非之柄，则同于我者是之，异于我者非之，而真是真非，不是真人不识；或执现在之见，则头疼者云救头，脚疼者云救脚，而本标纲目，反为迂远庸谈；或议论于贵贱之间，而尊贵执言孰堪违抗；或辨析于亲疏之际，而亲者主持牢不可拔，虽真才实学之师，亦当唯唯而退。又若荐医，为死生之攸系，而人多不知慎。有或见轻浅之偶中而为之荐者，有意气之私厚而为之荐者，有信其便便②之谈而为之荐者，有见其外饰之貌而为之荐者，皆非知之真者也。又或有贪得而荐者，阴利其酬；关情而荐者，别图冀望。甚有斗筲③之辈者，妄自骄矜，好人趋奉，薰莸不辨，擅肆品评，誉之则盗跖可为尧舜，毁之则鸾凤可为鸥鸮，洗垢索瘢，无所不至。而怀真抱德之高士，必其不俦。若此流者，虽发言容易，欣戚无关，其于淆乱人情，莫此为甚。

---

① 精：原作"请"，据《类经》卷五"诊有大方"改。

② 便便：形容巧言利口，擅长辞令。唐·孙樵《逐痁鬼文》："愉愉便便，阿意奉欢，死而有灵，是为谀鬼。"

③ 斗筲：筲，一种竹器，仅容一斗二升。斗和筲都是很小的容器，喻人的才识短浅，气量狭窄。《论语·子路》："噫！斗筲之人，何足算也？"

多致明医有掣肘之去，病家起刻骨之疑。此所以千古是非之不明，总为庸人扰之耳。故竭力为人任事者，岂不岌岌其危哉！

医有通弊，贵自立品论

夫医者之病，最多隐微，如管窥蠡测①、醯鸡②笑天者，固不足道；而见偏性拗，必不可移者，又安足论？有专恃口给者，牵合支吾，无稽信口，或为套语以诳人，或为甘言以悦人，或为强辩以欺人，或为危词以吓人，俨然格物君子，此便佞③之流也。有专务人事者，典籍经书不知何物，道听途说，拾人唾余，然而终日营营，绰风求售，不请自赴，儇媚④取容，偏投好者之心，此阿谄之流也。有专务奇异者，腹无藏墨，眼不识丁，乃诡言神授，伪托秘传，或假脉以言祸福，或弄巧以乱经常，最觉新奇，动人甚易，此欺诈之流也。有务饰外观者，夸张侈口，羊质虎皮，不望色，不闻声，不详问，一诊而药，若谓人浅我深，人黑我明，此粗疏孟浪⑤之流也。有专务排挤者，阳若同心，阴为浸润⑥。夫是曰是，非曰非，犹避隐恶之嫌，第以死生之际，有不得不辨者，固未失为真诚之君子。若以非为是，以是为非，颠倒阴阳，掀翻祸福，不知而然，庸庸不免，知而故言，此其良心已丧，谗妒之小人也。有贪得无知，藐人性命者，如事已疑难，死生反掌，斯

---

① 蠡测："以蠡测海"的略语。比喻以浅陋之见揣度事物。《汉书·东方朔传》："以筦窥天，以蠡测海。"

② 醯（xī西）鸡：即蠛蠓。古人认为是酒醋上的白霉变成。《列子·天瑞》："醯鸡生乎酒。"

③ 便佞（piánnìng 骈泞）：巧言善辩，阿谀逢迎。

④ 儇（xuān 宣）媚：巧佞谄媚。

⑤ 孟浪：鲁莽；轻率。

⑥ 浸润：谗言；说坏话。

时也，虽在神良，未必其活，故一药不敢尊①，一着不敢乱，而仅
仅冀于挽回；忽遭若辈，求速贪功，谬妄一投，中流失楫，以致
必不可救，因而嫁谤自文，极口反噬，虽朱紫或被混淆，而苍赤
何辜受害，此贪幸无知之流也。有道不同不相为谋者，意见各持，
异同不决。夫轻者不妨少谬，重者难以略差。故凡非常之病，非
非常之医不能察，用非常之治，又岂常人之所知。故独闻者不侔
于众，独见者不合于人，大都行高者谤多，曲高者和寡。所以一
齐之傅，何当众楚之咻②，直至于败，而后群然退散，付之一人，
则事已无及矣，此庸庸不揣之流也。又有久习成风，苟且应命者，
病不关心，此须惟利。病家既不识医，则俟赵俟钱；医家莫肯任
怨，则惟芩惟梗。或延医务多，则互为观望；或利害攸关，则彼
此避嫌。故爬之不痒，挝之不痛，医称隐当，诚然得矣；其于坐
失机宜，奚堪耽误乎！此无他，亦惟知医者不真，而任医者不专
耳。诗云：发言盈庭，谁执其咎？筑室于道，不溃于成。此非近
日医家之通弊乎！

---

① 尊：《类经》卷五"诊有大方"作"苟"。
② 一齐……之咻：意谓一个齐人教楚人学齐语，许多楚人喧扰，便不
能取效。傅，教；咻（xiū 休），喧扰。成语"一傅众咻"本此。

二卷 脉色解微

诊法常以平旦

黄帝问曰：诊法何如？岐伯对曰：诊法常以平旦，阴气未动，阳气未散，饮食未进，经脉未盛，络脉调匀，气血未乱，故乃可诊有过之脉。切脉动静，而视精明，察五色，观五脏有余不足，六腑强弱，形之盛衰，以此参伍，决死生之分。

【解】平旦者，阴阳之交也。凡人身营卫之气，一昼一夜五十周于身，昼则行于阳分，夜则行于阴分，迨至平旦，复皆会于寸口。故《难经》曰：寸口者，脉之大会，五脏六腑之所终始也。平旦初寤之时，阴气正平而未动，阳气将盛而未散，饮食未进而谷气未行，故经脉未盛，络脉调匀，气血未至扰乱，脉体未及变更，乃可以诊有过之脉。有过，言脉不得中而有过失也。夫切脉之动静，诊阴阳也；视目之精明，诊神气也；察五色之变现，诊生克邪正也。观腑脏虚实以诊其内，别形容盛衰以诊其外。故凡诊病者，必合脉色内外，参伍以求，则阴阳表里、虚实寒热之情无所遁，而先后缓急、真假逆从之治无所差，故可以决死生之分，而况于疾病乎？

分部位

尺内两旁，则季胁也，尺外以候肾，尺里以候腹。中附上，左外以候肝，内以候膈；右外以候胃，内以候脾。上附上，右外以候肺，内以候胸中；左外以候心，内以候膻中。前以候前，后以候后。上竟上者，胸喉中事也；下竟下者，小腹、腰、股、膝、胫、足中事也。

【解】尺内者，关前曰寸，关后曰尺，故曰尺内。季胁，小肋也，在胁下两旁，为肾所近。故自季胁之下，皆尺内主之。尺外，尺脉前半部也；尺里，尺脉后半部也。前以候阳，后以候阴。人身以背为阳，肾附于背，故外以候肾；腹为阴，故里以候腹。所谓腹者，凡大小肠、膀胱、命门皆在其中矣。中附上，言附尺之上而居乎中者，即关脉也。左外，言左关之前半部；内，言左关之后半部，余仿此。肝为阴中之阳脏，而亦附近于背，故外以候肝，内以候膈。举膈而言，则中焦之膈膜胆腑皆在其中矣。抑右关之前所以候胃，右关之后所以候脾。脾胃皆中州之官，而以表里言之，则胃为阳，脾为阴，故外以候胃，内以候脾。上附上，言上又上，则寸脉也。五脏之位，惟肺最高，故右寸之前以候肺，右寸之后以候胸中。胸中者，膈膜之上皆是也。心肺皆居膈上，故左寸之前以候心，左寸之后以候膻中。膻中者，两乳之间，谓之气海，当心包所居之分也。其前以候前，后以候后者，盖言上以候上，下以候下也。竟，尽也。言上而尽于上，在脉则尽于鱼际，在体则应于胸喉；下而尽于下，在脉则尽于尺部，在体则应于小腹足中。此脉候上下之事也。

呼吸至数

黄帝问曰：平人何如？岐伯对曰：人一呼脉再动，一吸脉亦再动，呼吸定息脉五动，闰以太息，命曰平人。平人者，不病也。常以不病调病人，医不病，故为病人平息以调之为法。人一呼脉一动，一吸脉一动，曰少气。人一呼脉三动，一吸脉三动而躁，尺热曰病温，尺不热脉滑曰病风，脉涩曰痹。人一呼脉四动以上曰死，脉绝不至曰死，乍疏乍数曰死。

【解】出气曰呼，入气曰吸，一呼一吸，总名一息。动，至也。再动，两至也。常人之脉，一呼两至，一吸亦两至。呼吸定息，谓一息既尽而换息未起之际也。脉又一至，故曰五动。闰，余也，犹闰月之谓。言平人常息之外，间有一息甚长者，是为闰以太息，而又不止五至也。此即平人不病之常度。夫不病者其息匀，病者其息乱。医者不病，故能为病人平息以调者，以其息匀也。是为调诊之法。脉之运行在乎气。若一呼一吸，脉各一动，则一息二至，减于常人之半矣，以正气衰竭也，故曰少气。一呼一吸，脉各三动，是一息六至矣，《难经》谓之离经。躁者，急疾之谓。尺热，言尺中近臂之处有热者，必其通身皆热也。脉数躁而身有热，故知为病温。数滑而尺不热者，阳邪盛也，故当病风。脉涩而痹，涩者，不滑也，如雨沾沙。滑为血实气壅，涩为气滞血少。盖血少则血不行，故当病痹。脉一呼四动，则一息八至矣，况以上乎？《难经》谓之夺精。四至曰脱精，五至曰死，六至曰命尽，是皆一呼四至以上也。脉绝不至，则元气已竭；乍疏乍数，则阴阳败乱无主，均为死脉。

五脏之气，脉有常数

一日一夜五十营，以营五脏之精，不应数者，名曰狂生。所谓五十营者，五脏皆受气。持其脉口，数其至也。五十动而不一代者，五脏皆受气；四十动一代者，一脏无气；三十动一代者，二脏无气；二十动一代者，三脏无气；十动一代者，四脏无气；不满十动一代者，五脏无气，予之短期，要在《终始》。所谓五十动而不一代者，以为常也，以知五脏之期。予之短期者，乍数乍疏也。

【解】夫所谓营者，人之经脉运行于身者是也。一日一夜凡五十周，以营五脏之精气。即如一呼气行三寸，一吸气行三寸，呼吸定息，脉行六寸。以一息六寸推之，则一昼一夜，凡一万三千五百息，通计五十周于身，则脉行八百一十丈。其有太过不及而不应此数者，名曰狂生。狂者，犹言妄也。谓五十营者，即五脏所受之气也。诊持脉口而数其至，则脏气之衰王可知矣。五十动而不一代者，五脏受气皆足，乃和平之脉也。四十动一代者，五脏中一脏亏损。更三十动、二十动、十动而一代者，或平脉中忽见软弱，或断而复起，皆其脏有所损，气有所亏。变易若此，均名为代，故可因此以察五脏之气，欲知五脏之期。其短期者，在乍数乍疏，谓脉变代，乃与常代者又不同也。故《三部九候》等论皆云乍疏乍数者死脉也。

按：代脉乃更代之意，种种不同。后世以结、促、代并言，均目之为死脉，岂不误哉？夫缓而一止者为结，数而一止为促，其至则或三或五、或七八至不等，然皆至数分明，起止有力。所主之病，有因气逆痰壅而为间阻者，有因血气虚脱而为断续者，有因生平禀受多滞脉道不流利者，此自结促之谓也。至于代脉之辨，则有不同，如五十动而不一代者，乃至数之代；若脉本平匀而忽强忽弱者，乃形体之代；又若脾主四季而随时更代者，乃气候之代，皆非谓代乃止也。由此观之，代脉本不一，但当各因其变而察其情。设不明此意，概谓之代，非惟失经旨，即于脉象之吉凶，皆茫然莫知所辨矣，又乌足以言诊哉？

三部九候

黄帝问曰：余闻九针于夫子，众多博大，不可胜数。余愿闻要道，以属①子孙，传之后世，著之骨髓，藏之肝肺，歃血而受，不敢妄泄，令合天道，必有终始，上应天光，星辰历纪，下副四

---

① 属：通"嘱"。嘱咐，嘱托。《左传·隐公三年》："宋穆公疾，召大司马孔父而属殇公焉。"

时五行，贵贱更立，冬阴夏阳，以人应之奈何？愿闻其方。岐伯对曰：妙乎哉问也！此天地之至数。

帝曰：愿闻天地之至数，合于人形血气，通决死生，为之奈何？岐伯曰：天地之至数，始于一，终于九焉。一者天，二者地，三者人，因而三之，三三者九，以应九野。故人有三部，部有三候，以决死生，以处百病，以调虚实，而除邪疾。

帝曰：何谓三部？岐伯曰：有下部，有中部，有上部。部各有三候，三候者，有天、有地、有人也，必指而导之，乃以为真。上部天，两额之动脉；上部地，两颊之动脉；上部人，耳前之动脉。中部天，手太阴也；中部地，手阳明也；中部人，手少阴也。下部天，足厥阴也；下部地，足少阴也；下部人，足太阴也。故下部之天以候肝，地以候肾，人以候脾胃之气。

帝曰：中部之候奈何？岐伯曰：亦有天，亦有地，亦有人。天以候肺，地以候胸中之气，人以候心。

帝曰：上部以何候之？岐伯曰：亦有天，亦有地，亦有人。天以候头角之气，地以候口齿之气，人以候耳目之气。三部者，各有天，各有地，各有人。三而成天，三而成地，三而成人，三而三之，合则为九，九分为九野，九野为九脏。故神脏五，形脏四，合为九脏。五脏已败，其色必夭，夭必死矣。

帝曰：以候奈何？岐伯曰：必先度其形之肥瘦，以调其气之虚实，实则泻之，虚则补之。必先去其血脉而后调之，无问其病，以平为期。

【解】所谓至数者，天地虽大，万物虽多，莫能出乎数者也。然数始于一而终于九，乃天地自然之数。如《易》有太极，是生两仪，两仪生四象，四象生八卦，而太极运行乎其中，阳九之数也。夫一者奇也，故应天；二者偶也，故应地；三者参也，故应人。故天开于子，地辟于丑，人生于寅，所谓三才也。三而三之，以应九野。九野者，即《洛书》① 九宫、《禹贡》② 九州之意。故天地人言上中下，谓之三才。以人身而言上中下，谓之三部。于三部中而各分其三，谓之三候。三而三之，是谓三部九候。其通身经隧由此出入，故可以决死生，处百病，调虚实而除邪疾也。其上部天地人，谓其脉在头面；中部天地人，谓其脉在手；下部天地人，谓其脉在足。然各部俱有所候，候者，谓候其病情。度者，谓度其虚实。形之肥瘦者，针有深浅。病有虚实者，治有补泻之殊也。必先去其血而后调之，谓有瘀血在脉而为壅塞者，必先刺去壅滞，而后可调虚实也。以平为期者，凡病甚者，奏功非易，故不必问其效之迟速，但当以血气和平为期则耳。

七 诊

帝曰：何以知病之所在？岐伯曰：察九候，独小者病，独大者病，独疾者病，独迟者病，独热者病，独寒者病，独陷下者病。

【解】此言九候之中，而复有七诊之法。谓脉失其常而独大独小，独疾独迟，独寒独热，独陷下，此皆病之所在也。寒热又当分其病之在上在下、在表在里可矣。陷下，沉伏不起也。此虽以三部九候为言，而于气口部位，类推为用，亦惟此法。

诊有十度，诊有阴阳

诊有十度，度人脉度、脏度、肉度、筋度、俞度。阴阳气尽，人病自具。脉动无常，散阴颇阳，脉脱不具，诊无常行。诊必上

① 洛书：《易·系词上》："河出图，洛出书，圣人则之。"汉儒谓《洛书》即《洪范·九畴》。
② 禹贡：《尚书·夏书》中的篇名，约成书于周秦之际。篇中把当时中国划分为冀、兖、青、徐、扬、荆、豫、梁、雍九州，并记述各区域的山川分布、交通、物产状况以及贡赋等级等，保存了我国重要的地理资料。

下，度民、君、卿。受师不卒，使术不明，不察逆从，是为妄行，恃雌失雄，弃阴附阳，不知并合，诊故不明，传之后世，反论自彰。至阴虚，天气绝；至阳盛，地气不足。阴阳并交，至人之所行。阴阳并交者，阳气先至，阴气后至。是以圣人持诊之道，先后阴阳而持之。奇恒之势乃六十首，诊合微之事，追阴阳之变，彰五中之情，其中之论，取虚实之要，定五度之事，知此乃足以诊。是以切阴不得阳，诊消亡；得阳不得阴，守学不湛。知左不知右，知右不知左，知上不知下，知先不知后，故治不久。知丑知善，知病知不①病，知高知下，知坐知起，知行知止，用之有纪，诊道乃具，万世不殆。起所有余，知所不足，度事上下，脉事因格。是以形弱气虚死；形气有余，脉气不足死；脉气有余，形气不足生。

【解】诊法虽有十度，而总不外乎阴阳也。十度，谓脉、脏、肉、筋、俞，是为五度，左右相同，各有其二，二五为十也。凡此十度者，人身阴阳之理尽之矣，故人之疾病亦无不具现于此。脉动无常，言脉无常体。散阴颇阳，言阴气散失者，脉颇类阳也。脉颇类阳而无根者，非真阳之脉也，此其脉有所脱，而阴阳不全具矣。诊此者，乃②可以阴阳之常法行也。故见其阴必察其阳，见其阳必察其阴。使不知阴阳逆从之理，并合之妙，是真庸庸者耳，诊焉得明？理既不明，而妄传后世，则其谬言反论，终必自彰露也。其至阴至阳，即天地之道也，设有乖离，败乱乃至。所谓至阴虚者，言地气若衰而不升，不升则无以降，故天气绝；至阳盛者，言天气若亢而不降，不降则无以升，故地气不足。夫阴阳并交者，乃阴阳不相失而得其和平也。此其调摄之妙，惟至人乃能

---

① 知不：原作"不知"，据《素问·方盛衰论》乙转。
② 乃：《类经》卷五"诊有十度，诊有阴阳"作"又不"，义胜。

行之。所谓阳气先，阴气后，假若脉数者为阳，迟者为阴；表者为阳，里者为阴；至者为阳，去者为阴；进者为阳，退者为阴；发生者为阳，收藏者为阴，阳之行速，阴之行迟。故阴阳并交者，必阳先至而阴后至。是以圣人之持诊无他，在察阴阳先后而已。奇恒者，异与常之别也。诊合微之事者，参诸诊之法而合其精微也。追阴阳之变者，求阴阳盛衰之变也。彰，明也。五中，五脏也。五度，即前十度也。必能会此数者而参伍其妙，斯足以言诊矣。切阴不得阳，诊消亡者，言人生以阳为主，不得其阳，焉得不亡？夫阴亦真脏也，若但知阳而不知阳中有阴，及阴平阳秘之道者，是为偏守其学，亦属不明。如左右、上下、先后者，皆阴阳之道也。使不知左右，则不明升降之理；不知上下，则不明清浊之宜；不知先后，则不明缓急之用。安望其久安长治而万世不殆哉？故凡病之善恶，形之动静，皆所当辨。能明此义而用之有纪，诊道斯备，故可万世无殆矣。纪，条理也。殆，危也。言起者，乃兴起也。而将治其有余，即当察其不足。盖邪气多有余，正气多不足。若只知有余，而忘其不足，则取败之道也。此示人以根本当慎之意。复能度形情之高下，则脉事因之，可格至而知也。形弱气虚，中外俱败，故死也。如外貌无恙，脏气已坏，故形气有余，脉气不足，亦死也。脉气有余，形气不足者，脏气未伤，形虽衰而无害，故生也。此节言十度，言阴阳，言形、气脉气，皆不外盛衰之义也。

诊有大方

是以诊有大方，坐起有常，出入有行，以转神明，必清必净，上观下观，司八正邪，别五中部，按脉动静，循尺滑涩寒温之意，视其大小，合之病态，逆从以得，复知病名，诊可十全，不失人情。故诊之或视息视意，故不失条理，道甚明察，故能长久。不知此道，失经绝理，亡言妄期，此谓失道。

【解】大方者，医家之大法也。坐起有常，则举动不苟而先正其身，身正于外，心必随之，故诊之大方必先乎此。行，德行也。医以活人为心，其于出入之时，念念皆真，无一不敬，则德能动天，诚能格心，故可以转运周旋而无往弗神矣。必清必净，则心专志一而神明见，然后上观之以察其形①色声音，下观之以察其形体逆顺。司，候也。别，审也。候八节八风之正邪，以察其表；审五脏五行之部位，以审其里。按脉动静，可别阴阳；滑涩寒温，可知虚实。凡脉滑则尺之皮肤亦滑，脉涩则尺之皮肤亦涩，脉寒则尺之皮肤亦寒，脉温则尺之皮肤亦温，故循尺即可以知之。循，揣摩也。大小，二便也。二便为约束之门户，门户不要则仓廪不藏，得守者生，失守者死，故视其大小以合病态。态，情状之谓。反者为逆，顺者为从，必得逆从，必知病名，庶有定见而无差谬。诊如上法，庶可十全，其于人情，尤不可失也。视息者，察呼吸以观其气；视意者，察形色以观其情。凡此诸法，皆诊有大方、诊可十全之道，知之者故能不失条理。条之者犹干之有枝，理之者犹物之有脉，即脉络纲纪之谓。不知此道，则亡言妄期，未有不殆者矣。

脉合四时，阴阳规矩②

帝曰：脉其四时动奈何？知病之所在奈何？知病之所变奈何？知病乍在内奈何？知病乍在外奈何？请问此五者，可得闻乎？岐伯曰：请言其与天运转大也。万物之外，六合之内，天地之变，阴阳之应，彼春之暖，为夏之暑，彼秋之忿，为冬之怒，四变之

---

① 形：《类经》卷五"诊有大方"作"神"，义胜。
② 矩：原脱，据原目录补。

动，脉与之上下。以春应中规，夏应中矩，秋应中衡，冬应中权。是故冬至四十五日，阳气微上，阴气微下；夏至四十五日，阴气微上，阳气微下。阴阳有时，与脉为期，期而相失，如脉所分，分之有期，故知死时。微妙在脉，不可不察，察之有纪，从阴阳始；始之有经，从五行生；生之有度，四时为宜，补泻勿失，与天地如一，得一之精，以知死生。是故声合五音，色合五行，脉合阴阳。是故持脉有道，虚静为保。春日浮，如鱼之游在波；夏日在肤，泛泛乎万物有余；秋日下肤，蛰虫将去；冬日在骨，蛰虫周密，君子居室。故曰：知内者按而纪之，知外者终而始之。此六者，持脉之大法。

【解】凡此五者，即阴阳五行之理，而阴阳五行，即天地之道，故伯以天运转大为对，则五者之变动，尽乎其中矣。物在天中，天在物外，天地万物，本同一气，凡天地之变，即阴阳之应，故春之暖者为夏暑之渐也，秋之忿者为冬怒之渐也。春生夏长，秋收冬藏，是即阴阳四变之动，而脉亦随之以上下也。规者，所以为员①之器。春气发生，员活而动，故应中规，而人脉应之，所以员活也。矩者，所以为方之器。夏气茂盛，盛极而止，故应中矩，而人脉应之，所以洪大方正也。衡，平也，秤横也。秋气万宝俱成，平于地面，故应中衡，而人脉应之，所以浮毛而现于外也。权，秤锤也。冬气闭藏，故应中权，而人脉应之，所以沉石而伏于内也。凡兹规矩权衡者，皆发明阴阳升降之理，以合乎四时脉气之变象也。冬至一阳生，故冬至后四十五日以至立春，阳气以渐而微上，阳微上则阴微下矣。夏至一阴生，故夏至后四十五日以至立秋，阴气以渐而微上，阴微上则阳微下矣。此所谓阴

---

① 员：通"圆"。《孟子·离娄上》："孟子曰：'离娄之明，公输子之巧，不以规矩不能成方员。'"

阳有时也。与脉为期者，脉随时而变迁也。期而相失者，谓春规、夏矩、秋衡、冬权不合于度也。如脉所分者，谓五脏之脉各有所属也。分之有期者，谓衰王各有其时也。知此则知死生之时矣。脉之微妙，亦惟阴阳五行为之经纪，而阴阳五行之生，各有其度。如阳生于冬至，阴生于夏至，木生于亥，火生于寅，金生于巳，水土生于申，此四时生王各有其宜也。纪，纲纪也。经，经常也。即大纲小纪之义。天地之道，不足则当补，有余则当泻，补泻不失其宜，则与天地之道如一矣。一之精者，天人一理之精微也。知天道之所以精微者，则知人之所以死生矣。声合宫、商、角、徵、羽，色合金、木、水、火、土，脉合四时阴阳，虽三者若乎有分，而理则一也。凡持脉之道，一念精诚，最嫌扰乱，故必虚其心，静其志，纤微无间，而诊道斯为全矣。保，不失也。脉得春气，虽浮动而未全出，故如鱼之游在波也。脉得夏气，则洪盛于外，故泛泛乎如万物之有余也。脉得秋气，则洪盛渐敛，故如欲蛰之虫将去也。脉得冬气，沉伏在骨，故如蛰虫之周密。君子之于斯时，亦当体天地闭藏之道，而居于室也。内言脏气、脏象有位，故可按而纪之；外言经气、经脉有序，故可终而始之。然必知此四时内外六者之法，则脉之时动，病之所在，及病变之或内或外，皆可得而知也，故为持脉之大法。

四时脏脉，病有太过不及

黄帝问曰：春脉如弦，何如而弦？岐伯对曰：春脉者肝也，东方木也，万物之所以始生也。故其气来软弱轻虚而滑，端直以长，故曰弦。反此者病。帝曰：何如而反？岐伯曰：其气来实而强，此谓太过，病在外；其气来不实而微，此谓不及，病在中。帝曰：春脉太过与不及，其病皆何如？岐伯曰：太过则令人善忘，忽忽眩冒而癫疾；其不及则令人胸痛引背，下则两胁胀①满。

帝曰：善。夏脉如钩，何如而钩？岐伯曰：夏脉者心也，南方火也，万物之所以盛长也。故其气来盛去衰，故曰钩。反此者病。帝曰：何如而反？岐伯曰：其气来盛去亦盛，此谓太过，病在外；其气来不盛去反盛，此谓不及，病在中。帝曰：夏脉太过与不及，其病皆何如？岐伯曰：太过则令人身热而肤痛，为浸淫；其不及则令人心烦，上见咳唾，下为气泄。

帝曰：善。秋脉如浮，何如而浮？岐伯曰：秋脉者肺也，西方金也，万物之所以收成也。故其气来轻虚以浮，来急去散，故曰浮。反此者病。帝曰：何如而反？岐伯曰：其气来毛而中央坚，两旁虚，此谓太过，病在外；其气来毛而微，此谓不及，病在中。帝曰：秋脉太过与不及，其病皆何如？岐伯曰：太过则令人逆气而背痛愠愠然；其不及则令人喘，呼吸少气而咳，上气见血，下闻病音。

帝曰：善。冬脉如营，何如而营？岐伯曰：冬脉者肾也，北方水也，万物之所以合藏也。故其气来沉以搏，故曰营。反此者病。帝曰：何如而反？岐伯曰：其气来如弹石者，此谓太过，病在外；其去如数者，此谓不及，病在中。帝曰：冬脉太过与不及，其病皆何如？岐伯曰：太过则令人懈㑊，脊②脉痛而少气，不欲言；其不及则令人心悬如病饥，䏚中清，脊③中痛，少腹满，小便变。

帝曰：善。帝曰：四时之序，逆从之变异也。然脾脉独何主？

---

① 胀：《素问·玉机真脏论》作"胠"。
② 脊：原作"春"，据《素问·玉机真脏论》改。
③ 脊：原作"春"，据《素问·玉机真脏论》改。

岐伯曰：脾脉者土也，孤脏以灌四傍①者也。帝曰：然则脾善恶可得见之乎？岐伯曰：善者不可得见，恶者可见。帝曰：恶者何如可见？岐伯曰：其来如水之流者，此谓太过，病在外；如鸟之喙者，此谓不及，病在中。帝曰：夫子言脾为孤脏，中央土以灌四旁，其太过与不及，其病皆何如？岐伯曰：太过则令人四肢不举，其不及则令人九窍不通，名曰重强。

帝瞿然而起，再拜而稽首曰：善！吾得脉之大要，天下至数，五色脉变，揆度奇恒，道在于一，神转不回，回则不转，乃失其机。至数之要，迫近以微，著之玉板②，藏之脏腑，每旦读之，名曰《玉机》。

【解】春脉弦者，端直以长，状如弓弦有力也。然软弱轻虚而滑，则弦中自有和意。其气来实而强，弦之过也；其气来不实而微，弦之不及也，皆为弦脉之反。太过者病在外，不及者病在中，盖外病多有余，内病多不足，此其常也。夫令人善忘，其忘当作怒看。《本神》篇曰：肝气虚则恐，实则怒。又云：岁木太过，甚则忽忽善怒，眩冒巅疾。忽忽，恍惚不爽也。冒，闷昧也。巅疾，疾在顶巅也。足厥阴之脉会于巅上，贯膈布胁肋，故其病如此。

夏脉钩者，举指来盛，去势似衰。盖脉盛于外而去则无力，阳之盛也。其气来盛去亦盛，钩之过也；其来不盛去反盛，钩之不及也，皆为钩脉之反。去反盛者，非强盛之谓。凡脉自骨肉之分，出于皮肤之际，谓之来；自皮肤之际，还于骨肉之分，谓之去。来不盛去反盛者，言来则不足，去则有余，即消多长少之意。夏脉太过，则阳有余而病在外，故令人身热肤痛，而浸淫流布于

---

① 傍：通"旁"。《素问·脉要精微论》："尺内两傍则胁也。"又《玉机真脏论》："其气来毛而中央坚，两傍虚，此谓太过，病在外。"

② 玉板：亦作"玉版"。古代用以刻字的玉片，也泛指珍贵的典籍。

形体；不及则君火衰而病在内，故上为心气不足而烦心，虚阳侵肺而咳唾，下为不固而气泄。以本经脉起心中，出属心系，下膈络小肠，又从心系却上肺故也。

秋脉浮者，轻虚之谓。来急去散，以秋时阳气尚在皮毛，中央坚，浮而中坚也。凡浮而太过，浮而不及，皆浮之反。而病在内在外，即上所言太过不及也。肺脉起中焦，下络大肠，还循胃口，上膈属肺，其脏附背，故太过则逆气为壅，而背痛现于外。愠愠，悲郁貌。其不及则喘咳短气，气不归原，所以上气；阴虚内损，所以见血。下闻病音，谓喘息则喉下有声也。冬脉营者，营垒之谓，如士卒之团聚不散，亦沉石之义也。脉来如弹石者，其至坚强，营之太过，病在外也；其去如数者，动止疾促，营之不及，病在内也。盖数本属热，而此真阴亏损之脉，亦必紧数。然愈虚则愈数，原非阳实热之数，故云如数，则辨析之意深矣。此而一差，祸如反掌也。

冬脉太过，阴邪胜也。邪气胜则肾气伤，真阳虚，故令人四体懈怠，举动不精，是谓懈㑊。脊痛者，肾脉之所至也。肾藏精，精伤则无气，故少气不欲言，皆病之在外也。其不及则真阴虚，虚则心肾不交，故令人心悬而怯如病饥也。季胁下空软之处曰眇中，肾之旁也。肾脉贯脊属肾络膀胱，故为脊痛、腹满、小便变等证。变者，谓或黄或赤，或为遗淋，或为癃闭之类，由肾水不足而然，是皆病之在中也。

夫肝、心、肺、肾之脉，既分四时，而逆从之变，自皆有异。然脾亦一脏，当有所主也。脾属土，土为万物之本，故运行水谷，化津液以灌溉于肝、心、肺、肾之四脏者也。土无定位，分王四季，故称为孤脏。脾无病则灌溉周而四脏安，不知脾力之何有，故善者不可得见。脾病则四脏亦随而病，故恶候见。如水之流者，滑而动也，故为太过而病在外；如鸟之喙者，锐而短也，故为不及而病在内。脾土太过病在外，故令人四肢不举，以脾主四肢而湿胜之也；不及病在中，故令人九窍不通，以脾气弱则四脏皆弱而气不行也。重强，不柔和貌，沉重拘强也。瞿然，敬肃貌。道在于一，言至数脉变虽多，而理则一而已。神，即化生之理，不息之机也。五气循环，不愆其序，是为神转不回。若却而回返，则逆其常候而不能运转，乃失生气之机矣。至数之要，即道在于一，是诚切近人身而最称精微者也。著之玉板，以传不朽；藏之脏腑，以志不忘。名曰《玉机》，以璇玑玉衡①可窥天道，而此篇神理可窥人道，故以并言，而实则珍重之辞也。

脉分四时，无胃曰死

平人之常气禀于胃，胃者平人之常气也。人无胃气曰逆，逆者死。春胃微弦曰平，弦多胃少曰肝病，但弦无胃曰死，胃而有毛曰秋病，毛甚曰今病。脏真散于肝，肝藏筋膜之气也。夏胃微钩曰平，钩多胃少曰心病，但钩无胃曰死，胃而有石曰冬病，石甚曰今病。脏真通于心，心藏血脉之气也。长夏胃微软弱曰平，弱多胃少曰脾病，但代无胃曰死，胃②弱有石曰冬病，弱甚曰今病。脏真濡于脾，脾藏肌肉之气也。秋胃微毛曰平，毛多胃少曰肺病，但毛无胃曰死，毛而有弦曰春病，弦甚曰今病。脏真高于肺，以行荣卫阴阳也。冬胃微石曰平，石多胃少曰肾病，但石无胃曰死，石而有钩曰夏病，钩甚曰今病。脏真下于肾，肾藏骨髓之气也。胃之大络名曰虚里，贯膈络肺，出于左乳下，其动应衣，脉宗气也。盛喘数绝者，则病在中，结而横，有积矣；绝不至曰

---

① 璇玑玉衡：亦作"璿机玉衡"或"琁机玉衡"。古代玉饰用以观测天象的仪器。《后汉书·安帝纪》："昔在帝王，承天理民，莫不据琁机玉衡，以齐七政。"

② 胃：《素问·平人气象论》作"奭"。

死。乳之下，其动应衣，宗气泄也。

【解】土得天地中和之气，长养万物，分王四时，而人胃应之。凡平人之常，受气于谷，谷入于胃，五脏六腑皆以受气，故胃为脏腑之本。此胃气者，实平人之常气，有不可以一刻无者，无则为逆，逆则死矣。春令木王，其脉当弦，但宜微弦而不至太过，是得春胃之充和也，故曰平。弦多者，过于弦也。胃少者，少和缓也。是肝邪之胜，胃气之衰，故为肝病。但弦急而无充和之气者，是春时胃气已绝，而肝之真脏现也，故曰死。毛为秋脉属金，春时得之，是为贼邪。以胃气尚存，故至秋而后病。春脉毛甚，则木被金伤，故不必至秋，今即病矣。春木用事，其气升散，故脏真之气散于肝，而肝之所藏则筋膜之气也。夏令火王，其脉当钩，但宜微钩，不至太过，是得夏胃之和也，故曰平。钩多者，过于钩也。胃少者，少充和也。是心火偏胜，胃气偏衰，故为心病。但有钩盛而无平和之气者，是夏时胃气已绝，而心之真脏现也，故死。石为冬脉属水，夏时得之，是为贼邪。以胃气尚存，故至冬而后病。夏脉石甚则无胃气，火被水伤已深，故不必至冬，今即病矣。夏火用事，其气炎上，故脏真之气通于心，而心之所藏则血脉之气也。长夏属土，虽主建未之月，然实兼辰戌丑未四季之月为言也。四季土王之时，脉当软弱，但宜微有软弱而不至太过，是得长夏胃气之缓和也，故曰平。弱多胃少，则过于弱而胃气不足，以土王之时而得之，是弱过甚，故为脾病。代，更代也。脾主四季，脉当随时而更，然必欲皆兼和软，方得脾脉之平。若四季相代，而但弦、但钩、但毛、但石，是但代无胃，现真脏也，故曰死。石为冬脉属水，长夏阳气正盛而见沉石之脉，以火土气衰而水反盛①也，故至冬而病。弱甚之弱，当作

① 盛：《类经》卷五"脉分四时，无胃曰死"作"乘"。

石。长夏石盛者，火土大衰，故不必至冬，今即病矣。长夏湿土用事，其气濡润，故脏真之气濡于脾，而脾之所藏，则肌肉之气也。秋令金王，其脉当毛，但宜微毛而不及太过，是得秋胃之和也，故曰平。毛多胃少，是金气偏胜而少和缓之气也，故为肺病。但毛无胃，是秋时胃气已绝而肺之真脏现也，故死。弦为春脉属木，秋时得之，以金气衰而木反乘也，故至春木王时而病。秋脉弦甚，是金气大衰，而木寡于畏，故不必至春，今即病矣。秋金用事，其气清肃，肺处上焦，故脏真之气高于肺。肺主呼气而营行脉中、卫行脉外者，皆自肺宣布，故以行营卫阴阳也。冬令水王，脉当沉石，但宜微石而不至太过，是得冬胃之和也，故曰平。石多胃少，是水气偏胜，反乘土也，故为肾病。但石无胃，是冬时胃气已绝，而肾之真脏现也，故死。钩为夏脉属火，冬时得之，以水气衰而火反侮也，故至夏火王时而病。冬脉钩甚，是水气大衰而火寡于畏，故不必至夏，今即病矣。冬水用事，其气闭藏，故脏真之气下于肾，而肾之所藏，则骨髓之气也。胃之大络，言胃气所出之大络也，名曰虚里，其脉从胃贯膈，上络于肺而出左乳之下，其动应于衣，是为经脉之宗，故曰脉宗气也。宗，主也，本也。盖宗气积于膻中，化于水谷而出于胃也。若虚里动甚而如喘，或数急而兼断绝者，由中气不守而然，或曰病在中。胃气之出，必由左乳之下，若有停阻则结横为积。故凡患癥者多在左肋之下，因胃气积滞而然。虚里脉绝者，宗气绝也，故必死。前言应衣者，言其微动，似乎应衣，可验虚里之胃气。此言应衣者，言其大动，真有若与衣俱振者，是宗气不固而大泄于外，中虚之候也。

　　按：虚里跳动，最为虚损病本，故凡患阴虚劳怯，则心下多有跳动及为惊悸慌张者，是即此证，人止知其心跳，而不知为虚里之动也。但动之微者病尚微，动之甚者病则甚，亦可因此以察病之轻重。

凡患此者，余常以纯甘壮水之剂填补真阴，活者多矣。然经言宗气之泄，而余谓真阴之虚，其说似左，不知者必谓谬诞，愚请竟其义焉。夫谷入于胃，以传于肺，五脏六腑皆以受气，是由胃气而上为宗气也。气为水母，气聚则水生，是由肺气而下生肾水也。今胃气传之肺，而肾虚不能纳，故宗气泄于上，则肾水竭于下。肾愈虚则气愈无所归，气不归则阴愈虚矣。气水同类，当求相济。故凡欲纳气归原者，惟有补阴以配阳一法。

逆从四时，无胃亦死

岐伯曰：脉从阴阳病易已，脉逆阴阳病难已。脉得四时之顺，曰病无他；脉反四时及不间脏，曰难已。脉有逆从四时，未有脏形，春夏而脉瘦，秋冬而脉浮大，命曰逆四时也。风热而脉静，泄而脱血脉实，病在中脉虚，病在外脉涩坚者，皆难治，命曰反四时也。人以水谷为本，故人绝水谷则死，脉无胃气亦死。所谓无胃气者，但得真脏脉，不得胃气也。所谓脉不得胃气者，肝不弦、肾不石也。

【解】阴病得阴脉，阳病得阳脉，谓之从，从者易已；脉病相反者为逆，逆者难已。春得弦，夏得钩，秋得毛，冬得石，谓之顺四时，虽曰有病，无他虞也。脉反四时，谓春不得弦，夏不得钩，秋不得毛，冬不得石也，及不间脏，皆为难已。不间脏者，如木必乘土则肝病传脾，土必乘水则脾病传肾之类，是皆传其所胜，不相假借，脉证得此，均名鬼贼，其气相残，为病必甚。若间其所胜之脏而传其所生，虽病亦微。逆，反也。从，顺也。凡脉之逆从四时者，虽未有真脏之形现，若春夏以木火之令，脉当浮大而反见瘦小；秋冬以金水之令，脉当沉细而反见浮大者，是皆逆四时也。风热者，阳邪也，脉宜大而反静；泄而脱血，伤其阴也，脉宜虚而反实；病在脏中，脉当有力而反虚；病在肌表，脉当浮滑而反涩坚者，皆为相反难治之证，亦犹脉之反四时也。人生所赖者水谷，故胃气以水谷为本，而五脏又以胃气为本。若脉无胃气，而真脏之脉独现者死，即前篇所谓但弦无胃、但石无胃之类是也。然但弦、但石虽为真脏，若肝无气则不弦，肾无气则不石，亦由五脏不得胃气而然，与真脏无胃者等耳。

黄帝曰：凡治病察其形气色泽，脉之盛衰，病之新故，乃治之，无后其时。形气相得，谓之可治；色泽以浮，谓之易已；脉从四时，谓之可治；脉弱以滑，是有胃气，命曰易治，取之以时。形气①相失，谓之难治；色夭不泽，谓之难已；脉实以坚，谓之益甚；脉逆四时，为不可治。必察四难而明告之。所谓逆四时者，春得肺脉，夏得肾脉，秋得心脉，冬得脾脉，其至皆悬绝沉涩者，命曰逆四时。未有脏形于春夏而脉沉涩，秋冬而脉浮大，名曰逆四时也。病热脉静，泄而脉大，脱血而脉实，病在中脉实坚，病在外脉不实坚者，皆难治。

【解】察其形气色泽、脉之盛衰、病之新故者，是即《六十一难》所谓望、闻、问、切之法也。既得病情，便当速治，若后其时，病必日深，此切戒之词也。形盛气盛，形虚气虚，是相得也。泽，润也。浮，明也。颜色明润者，病必易已也。脉顺四时者，其气和，故可治。谷气来也徐而和，故脉弱以滑者，是得胃气，命曰易治也。形盛气虚，气盛形虚，皆为相失。夭，晦恶也。不泽，枯焦也。邪气来也紧而疾，故实以坚者，病必益甚。脉逆四时，所谓不治，必察四难，如形气色脉难治者也，明告病家，欲其预知吉凶，庶无后怨。春得肺脉，金克木也；夏得肾脉，水克火也；秋得心脉，火克金也；冬得脾脉，土克水也，加之悬绝沉涩，则阴阳偏绝，无复充和之胃气矣，是逆四时之脉也。盖言脉

---

① 气：原作"色"，据《素问·玉机真脏论》改。

与时逆者难治，脉与证逆者亦难治也。如病热脉静者，阳证得阴脉也；泄而脉大、脱血而脉实者，正衰而邪进也；病在中脉实坚、病在外脉不实坚者，皆难治，与上文《平人气象论》者似乎相反。但上文云"病在中，脉虚"，言内积之实者，脉不宜虚也；此云"病在中，脉实坚"，言内伤之虚者，脉不宜实坚也。前云"病在外，脉涩坚"，言外邪之盛者不宜涩坚，以涩坚为沉阴；此言"病在外，脉不实坚"，言外邪方炽者不宜无力，以不实坚为无阳也。四者之分，总皆正不胜邪之脉，故曰难治。

五脏平病死脉，胃气为本

夫平心脉来，累累如连珠，如循琅玕，曰心平，夏以胃气为本。病心脉来，喘喘连属，其中微曲，曰心病。死心脉来，前曲后居，如操带钩，曰心死。平肺脉来，厌厌聂聂，如落榆荚，曰肺平，秋以胃气为本。病肺脉来，不上不下，如循鸡羽，曰肺病。死肺脉来，如物之浮，如风吹毛，曰肺死。平肝脉来，软弱招招，如揭长竿末梢，曰肝平，春以胃气为本。病肝脉来，盈实而滑，如循长竿，曰肝病。死肝脉来，急益劲，如新张弓弦，曰肝死。平脾脉来，和柔相离，如鸡践地，曰脾平，长夏以胃气为本。病脾脉来，实而盈数，如鸡举足，曰脾病。死脾脉来，锐坚如鸟之喙，如鸟之距，如屋之漏，如水之流，曰脾死。平肾脉来，喘喘累累如钩，按之而坚，曰肾平，冬以胃气为本。病肾脉来，如引葛，按之益坚，曰肾病；死肾脉来，发如夺索，辟辟如弹石，曰肾死。

【解】琅玕似珠，脉来中手如连珠、如琅玕者，言其盛满滑利，即微钩之义也，是为心之平脉。喘喘连属，急促相仍也；其中微曲，即钩多胃少之义，故曰心病。操，持也。前曲者，谓轻取则坚强而不柔；后居者，谓重取则牢实而不动。如持革带之钩，而全失充和之气，是但钩无胃也，故曰心死。厌厌聂聂，众苗齐秀貌；如落榆荚，轻浮和缓貌，即微毛之义也，是为肺之平脉。不上不下，往来涩滞也；如循鸡羽，轻浮而虚也，亦毛多胃少之义，故曰肺病。如物之浮，空虚无根也；如风吹毛，散乱无绪也，亦但毛无胃之义，故曰肺死。招招，犹迢迢也。揭，高举也。高揭长竿，梢必柔软，即和缓弦长之义，是为肝之平脉。盈实而滑，弦之甚过也；如循长竿，无末梢之和软也，亦弦多胃少之义，故曰肝病。劲，强急也，如新张弓弦，弦之甚也，亦但弦无胃之义，故曰肝死。和柔，雍容不迫也；相离，匀净分明也；如鸡践地，从容轻缓也，此即充和之气，亦微软弱之义，是为脾之平脉。实而盈数，强急不和也；如鸡举足，轻疾不缓也，实而盈数，失中和之气，故曰脾病。如鸟之喙，如鸟之距，言坚锐不柔也；如屋之漏，点滴无伦也；如水之流，去而不返也，是皆脾气绝而怪脉现，亦但代无胃之义，故曰脾死。冬脉沉石，故按之而坚，若过于石，则沉伏不振矣。故必喘喘累累，如心之钩，阴中藏阳，而得微石之义，是为肾之平脉。脉如引葛，坚搏牵连也；按之益坚，石甚不和也，亦石多胃少之义，故曰肾病。索如相夺，其劲必甚；辟辟如弹石，其坚必甚，即但石无胃之义，故曰肾死。

　　按：《十五难》所载平病死脉，与本经互有异同。如以厌厌聂聂，如循榆叶，为春平；如鸡举足，为夏病；蔼蔼如车盖，按之而益大，曰秋平；按之萧索，如风吹毛，曰秋死；上大下兑，濡滑如雀之喙，曰冬平；啄啄连属，其中微曲，曰冬病；来如解索，去如弹石，曰冬死，此皆与本经之不同者也。至于如引葛、如夺索、如鸟之喙、如鸟之距、软弱招招如揭长竿末梢、喘喘累累如钩而坚之类，又皆不载，不知何故。异同颠倒若此，意者其必有误，或别有所谓耶？且《难经》之义原出《内经》，学者当以本经为主。

三阳脉体

太阳脉至，洪大以长。少阳脉至，乍数乍疏，乍短乍长。阳明脉至，浮大而短。

【解】此言人之脉气，必随天地阴阳之化，而为之卷舒也。太阳之气，王于谷雨后六十日，是时阳气太盛，故其脉洪大而长也。少阳之气，王于冬至后六十日，是时阳气尚微，阴气未退，故长数为阳，疏短为阴，而进退未定也。阳明之气，王于雨水后六十日，是时阳气未盛，阴气尚存，故脉虽浮大而仍兼短也。

六经独至，病脉分治

太阳脏独至，厥、喘、虚气逆，是阴不足、阳有余也，表里当俱泻，取之下俞。阳明脏独至，是阳气重并也，当泻阳补阴，取之下俞。少阳脏独至，是厥气也，跷前卒大，取之下俞。少阳独至者，一阳之过也。太阴脏搏者，用心省真，五脉气少，胃气不平，三阴也，宜治其下俞，补阳泻阴。一阳独啸，少阳厥也，阳并于上，四脉争张，气归于肾，宜治其经络，泻阳补阴。一阴至，厥阴之治也，真虚痟心，厥气留薄，发为白汗，调食和药，治在下俞。帝曰：太阳脏何象？岐伯曰：象三阳而浮也。帝曰：少阳脏何象？岐伯曰：象一阳也。一阳脏者，滑而不实也。帝曰：阳明脏何象？岐伯曰：象太浮也。太阴脏搏，言伏鼓也。二阴搏至，肾沉不浮也。

【解】此言脏气不和而有一脏太过者，气必独至。诸证不同，针治亦异也。太阳者，膀胱经也，太阳独至，则为厥逆，为喘气，为虚气冲逆于上。盖膀胱与肾为表里，皆水脏。以水脏而阳气独至，则阳有余、阴不足矣。当于二经，取其下俞，膀胱下俞名束骨，肾经之俞名太溪，肾阴不足而亦泻之，以阳邪俱盛也，故必表里兼泻，而后可遏其势。阳明者，足阳明胃经也。阳明为十二经脉之海，而行气于三阳。若其独至，则阳气因邪而重并于本脏，故当泻胃之阳，补脾之阴，而取之下俞也。阳明之俞名陷谷，太阴之俞名太白。少阳者，足少阳胆经也。胆经之病连于肝，其气善逆，故少阳独至者，是厥气也。然厥气必始于足下，故于跷前察之。跷，阳跷也，属足太阳经之申脉。阳跷之前，乃少阳之经，少阳气盛则跷前卒大，故当取少阳之下俞，穴名临泣。此释独至之义，为一脏之太过。举少阳而言，则太阳、阳明之独至者，其为三阳二阳之太过可知矣。一阳，少阳也。太阴者，足太阴脾经也。搏，坚强之谓。太阴脾脉，本贵和缓，今见鼓搏，类乎真脏，若真脏果现，不可治也，故当用心省察其真。今太阴脏搏，即太阴之独至，太阴独至，则五脏之脉气俱少，而胃气亦不平矣，是为三阴之太过也。故当治其下俞，补足阳明之陷谷，泻足太阴之太白。一阳当作二阴，少阳当作少阴。二阴者，足少阴肾经也。独啸，独炽之谓。盖啸为阳气所发，阳出阴中，相火上炎，则为少阴热厥而阳并于上，故心肝脾肺四脉为之争张，而其气则归于肾，宜治其表里之经络，而泻足太阳、补足少阴也。太阳经穴名昆仑，络穴名飞扬。少阴经穴名复溜，络穴名大钟。一阴者，足厥阴肝经也。至，即独至之义。治，主也。肝邪独至，真气必虚，木火相干，故心为痏痛。厥气，逆气也。逆气不散，则留薄于经。气虚不固，则表为白汗。调和药食，欲其得宜，用针治之，乃在下俞。厥阴之俞，名曰太冲。太阳之象三阳者，阳行于表，阳之极也，故脉浮于外。少阳之象一阳者，少阳为阳之里，阴之表，所谓半表半里，阳之微也，故虽滑不实。阳明虽太阳之里，而实少阳之表，比之滑而不实者，则大而浮矣。太阴脏搏，搏者，伏鼓也；伏鼓，乃沉伏而鼓击，即坚搏之谓也。二阴，少阴肾经也。二阴搏而独至者，言肾但沉而不浮也。

寸口尺脉诊诸病

欲知寸口太过与不及，寸口之脉中手短者，曰头痛；寸口脉中手长者，曰足胫痛；寸口脉中手促上击者，曰肩背痛。寸口①脉沉而坚者，曰病在中；寸口脉浮而盛者，曰病在外。寸口脉沉而弱，曰寒热及疝瘕少腹痛；寸口脉沉而横，曰胁下有积，腹中有横积痛；寸口脉沉而喘，曰寒热。脉盛滑坚者，曰病在外；脉小实而坚者，病在内。脉小弱以涩，谓之久病；脉滑浮而疾者，谓之新病。脉急者曰疝瘕少腹痛，脉滑曰风，脉涩曰痹，缓而滑曰热中，盛而紧曰胀。臂多青脉，曰脱血。尺脉缓涩，谓之懈㑊；安卧脉盛，谓之脱血；尺涩脉滑，谓之多汗；尺寒脉细，谓之后泄。脉尺粗常热者，谓之热中。

【解】寸口，气口也。短为阳不及，阳不及则阴凑之，故头痛。一曰短者，短于下也。脉短于下则邪并于上，故头痛。长为阴不足，阴不足则阳凑之，故足胫痛。脉来急促而上部击手者，阳邪盛于上也，故为肩背痛。沉为在里，坚为阴实，故病在中；浮为在表，盛为阳强，故病在外。沉为阳虚，弱为阴虚，阳虚则外寒，阴虚则内热，故为寒热也。然沉弱之脉，多阴少阳，阴寒在下，故为疝为瘕，为少腹痛。横，急数也。沉主在内，横主有积，故胁腹有积而痛。仲景曰：积者，脏病也，终不移。聚者，腑病也，发作有时，辗转痛移，为可治。诸积大法：脉来细而附骨者，乃积也。寸口，积在胸中；微出寸口，积在喉中；关上，积在脐旁；上关上，积在心下；微下关，积在少腹；尺中，积在气冲。脉出左，积在左；脉出右，积在右；脉两出，积在中央。各以其部处之。喘，急促也。脉沉而喘，热在内也。热在内而为

---

① 口：原脱，据《素问·平人气象论》补。

寒热，即诸禁鼓栗皆属于火之谓。阳脉而坚，故病在外；阴脉而坚，故病在内。小弱者气虚，涩者血少，气虚血少，病久而然。滑而浮者，脉之阳也。阳脉而疾，邪之盛也。邪盛势张，是为新病。弦急者，阴邪盛，故为疝瘕、少腹痛。滑脉流利，阳也；风性动，亦阳也，故脉滑曰风。涩为阴脉，血不足也，故当病痹。缓因胃热，滑以阳强，故病热中。缓，谓纵缓之状，非动之迟缓也。盛则中气滞，紧则邪有余，故为胀也。血脱则气去，气去则寒凝，故臂现青色，言臂则他可知矣。尺主阴分，缓为气衰，涩为血少，故当病懈㑊。懈㑊者，困倦难状之名也。凡脉盛者邪必盛，邪盛者卧必不安。今脉盛则卧安，知非气分阳邪，而为阴虚脱血也。凡尺脉盛者多阴虚，故当脱血。谓尺肤涩而尺脉滑也，夫尺肤涩者，营血少也。尺脉滑者，阴火盛也。阳盛阴虚，故为多汗。尺肤寒者，脾之阳衰，以脾主肌肉四肢也；尺脉细者，肾之阳衰，以肾主二阴下部也。脾肾虚寒，故为后泄。尺粗为真阴不足，常热为阴火有余，故谓之热中也。

三诊六变与尺相应

黄帝问于岐伯曰：余闻之，见其色，知其病，命曰明；按其脉，知其病，命曰神；问其病，知其处，命曰工。余愿闻见而知之，按而得之，问而极之，为之奈何？岐伯答曰：夫色脉与尺之相应也，如桴鼓影响之相应也，不得相失也，此亦本末根叶之出候也，故根死则叶枯矣。色脉形肉不得相失也，故知一则为工，知二则为神，知三则神且明矣。

黄帝曰：愿卒闻之。岐伯答曰：色青者其脉弦也，赤者其脉钩也，黄者其脉代也，白者其脉毛，黑者其脉石。见其色而不得其脉，反得其相胜之脉，则死矣；得其相生之脉，则病已矣。

黄帝问于岐伯曰：五脏之所生，变化之病形何如？歧伯答曰：

先定其五色五脉之应，其病乃可别也。黄帝曰：色脉已定，别之奈何？岐伯曰：调其脉之缓急、大小、滑涩，而病变定矣。

黄帝曰：调之奈何？岐伯答曰：脉急者，尺之皮肤亦急；脉缓者，尺之皮肤亦缓。脉小者，尺之皮肤亦减而少气；脉大者，尺之皮肤亦贲而起。脉滑者，尺之皮肤亦滑；脉涩者，尺之皮肤亦涩。凡此变者，有微有甚。故善调尺者，不待于寸；善调脉者，不待于色。能参合而行之者，可以为上工，上工十全九；行二者为中工，中工十全七；行一者为下工，下工十全六。

【解】见色者，望其容貌之五色也；按脉者，切其寸口之阴阳也；问病者，问其所病之缘因也。知是三者，则曰明，曰神，曰工，而诊法尽矣。《六十一难》曰：望而知之谓之神，闻而知之谓之圣，问而知之谓之工，切而知之谓之巧。是谓神、明、工、巧本诸此也。夫色脉在色可望，在脉可按，其于形肉，则当验于尺之皮肤。盖以尺之皮肤，诊时必见验于此，而形肉之盛衰，概可知矣。盖有诸中必形诸外，故色之与脉，脉之与形肉，亦犹桴鼓影响之相应、本末根叶之候，不相失也。三者皆当参合，故知三则神且明矣。

肝主木，其色青，其脉弦；心主火，其色赤，其脉钩；脾主土，其色黄，其脉代；肺主金，其色白，其脉毛；肾主水，其色黑，其脉石。不得其脉，言不得其合色之正脉也。相胜之脉，如青色得毛脉，以金克木之类是也。相生之脉，如青色得石脉，以水生木之类是也。

缓急，以至数言。小大、滑涩，以形体言。滑，不涩也，往来流利，如走盘珠。涩，不滑也，虚细而迟，往来觉难，如雨沾沙，如刀刮竹。六者相为对待，调此六者，则病变可以定矣。调，察也。此正言脉之与尺，若桴鼓影响之相应。而其为变，则有微有甚，盖甚则病深，微则病浅也。审其尺之缓急、小大、滑涩，肉之坚脆，而病形定矣。以尺寸言，则尺为根本，寸为枝叶；以脉色言，则脉为根本，色为枝叶。故善调尺者，不待于寸；善调脉者，不待于色也。然必能参合三者而兼行之，更为本末皆得，而万无一失，斯足称为上工，而十可全其九。若知二知一者，不过中材之下，故所全者亦惟六七而已。然曰六曰七者，轻易者在前也；曰八曰九者，最难者在后也。易者何难之有，难者岂易言哉！此其等差，虽分上下，而成败之贤不肖，其相去也天壤矣。

诊尺论疾

黄帝问于岐伯曰：余欲无视色持脉，独调其尺以言其病，从外知内，为之奈何？岐伯曰：审其尺之缓急、小大、滑涩，肉之坚脆，而病形定矣。视人之目窠上微痈，如新卧起状，其颈脉动，时咳，按其手足上窅而不起者，风水肤胀也。尺肤滑，其淖①泽者，风也。尺肉弱者，懈㑊安卧；脱肉者，寒热，不治。尺肤滑而泽脂者，风也。尺肤涩者，风痹也。尺肤粗如枯鱼之鳞者，水泆饮也。尺肤热甚，脉盛躁者，病温也。其脉盛而滑者，病且出也。尺肤寒，其脉小者，泄、少气。尺肤炬然，先热后寒者，寒热也。尺肤先寒，久大而热者，亦寒热也。肘所独热者，腰以上热；手所独热者，腰以下热。肘前独热者，膺前热；肘后独热者，肩背热。臂中独热者，腰腹热。肘后粗以下三四寸热者，肠中有虫。掌中热者，腹中热；掌中寒者，腹中寒。鱼上白肉有青血脉者，胃中有寒。尺炬然热，人迎大者，当夺血。尺坚大，脉小甚，少气，悗②有加，立死。

【解】欲诊尺以知脏腑，故曰从外知内。寸口之脉，由尺达

---

① 其淖：原作"而掉"，据《灵枢·论疾诊尺》改。
② 悗（mán 瞒）：烦闷。

寸，诊尺部之脉，其内可知。通身形体，难以尽见，然肉之盛，必形于腕后，故但察尺部之肉，其外可知，是以独调其尺，而病形定矣。目窠，目下卧蚕处也；痈，壅也，即新起微肿状；颈脉，人迎脉也；肩而不起，按之有窝也，是即风水肿胀之外候。故病风者，尺肤滑而淖泽也。尺肉弱者，肌必消瘦，肉瘦阴虚，当为懈㑊。懈㑊者，身体困倦，故欲安卧。无邪而脱肉寒热者，真阴败也，故不治。泽脂，即前淖泽之谓；风者，阳气，阳在肌肤，故滑而泽脂。尺肤涩者血少，血不能营，故为风痹。枯鱼之鳞，干涩甚也，以脾土衰而肌肉消，水得乘之，是为泆饮。尺肤热者，其身必热；脉盛燥者，阳邪有余，故当为温病。若脉虽盛而兼滑者，是脉已不躁而正气将复，故不久当愈。出，渐愈之谓。肤寒脉小，阳气衰也，故为泄、为少气。炬然，火热貌。或先热而后寒，或先寒而后热，皆寒热往来之候。肘，臂膊之节也。一曰曲池以上为肘。肘在上，手在下，故肘应腰上，手应腰下也。肘前，内廉也，手三阴之所行，故应于膺前；肘后，外廉也，手太阳之所行，故应于肩背；肘下为臂，臂在下，故应腰腹。肘后粗以下三四寸，谓三里以下，内关以上之所，此阴分也。阴分有热，故应肠中有虫。掌中者，三阴之所聚，故或热或寒，皆应于腹中。鱼上脉青，胃之寒也。《经脉》篇亦曰：胃中寒，手鱼之脉多青矣。尺炬然热，火在阴也；人迎大者，阳气胜也，故当失血。若尺肤坚大而脉则小甚，形有余而气衰少也；阴虚既极，而烦悗再加，故当立死。

脏脉六变，病刺不同

黄帝曰：请问脉之缓急、小大、滑涩之病形何如？岐伯曰：臣请言五脏之病变也。心脉急甚者为瘛疭；微急为心痛引背，食不下。缓甚为狂笑；微缓为伏梁，在心下，上下行，时唾血。大甚为喉吤；微大为心痹引背，善泪出。小甚为善哕；微小为消瘅。滑甚为善渴；微滑为心疝引脐，小腹鸣。涩甚为喑；微涩为血溢，维厥，耳鸣，癫疾。

肺脉急甚为癫疾；微急为肺寒热，怠惰，咳唾血，引腰背胸，若鼻息肉不通。缓甚为多汗；微缓为痿瘘，偏风，头以下汗出不可止。大甚为胫肿；微大为肺痹引胸背，起恶日光。小甚为泄；微小为消瘅。滑甚为息贲上气，微滑为上下出血。涩甚为呕血；微涩为鼠瘘，在颈肢腋之间，下不胜其上，其应善酸矣。

肝脉急甚者为恶言；微急为肥气，在胁下若覆杯。缓甚为善呕，微缓为水瘕痹也。大甚为内痈，善呕衄；微大为肝痹阴缩，咳引小腹。小甚为多饮；微小为消瘅。滑甚为㿉疝；微滑为遗溺。涩甚为溢饮；微涩为瘈挛筋痹。

脾脉急甚为瘈疭；微急为膈中，食饮入而还出，后沃沫。缓甚为痿厥；微缓为风痿，四肢不用，心慧然若无病。大甚为击仆；微大为疝气，腹里大，脓血在肠胃之外。小甚为寒热；微小为消瘅。滑甚为㿉癃；微滑为虫毒蛕蝎腹热。涩①甚为肠㿉；微涩为内㿉，多下脓血。

肾脉急甚为骨癫疾；微急为沉厥奔豚，足不收，不得前后。缓甚为折脊；微缓为洞，洞者食不化，下嗌还出。大甚为阴痿；微大为石水，起脐已下至小腹腄腄然，上至胃脘，死不治。小甚为洞泄；微小为消瘅。滑甚为癃㿉；微滑为骨痿，坐不能起，起则目无所见。涩甚为大痈；微涩为不月、沉痔。

黄帝曰：病之六变者，刺之奈何？岐伯答曰：诸急者多寒，缓者多热；大者多气少血，小者血气皆少；滑者阳气盛、微有热，涩者多血少气、微有寒。是故刺急者，深纳而久留之；刺缓者，

---

① 涩：原作"滑"，据《灵枢·邪气脏腑病形》改。

浅纳而疾发针，以去其热。刺大者，微泻其气，无出其血。刺滑者，疾发针而浅纳之，以泻其阳气而去其热；刺涩者，必中其脉，随其逆顺而久留之，必先按而循之，已发针，疾按其痏，无令其血出，以和其脉。诸小者，阴阳形气俱不足，勿取以针，而调以甘药也。

【解】缓急、大小、滑涩六者，为脉之提纲，故帝特举而问之。夫心脉急者，急主风寒，心主血脉，其脉急甚则为瘈疭。筋脉引急曰瘈，弛长曰疭。弦急之脉多主痛，故微急为心痛引背；心胸有邪，食当不下也，大抵弦急之脉当有此等病。心气热则脉纵缓，故神散而为狂笑。若微缓则为伏梁，其疾在心下，而能升能降，及时为唾血，皆心脏之不清也。心脉大甚，心火上炎也，故喉中吩然有声；若其微大为心痹引背。善泪出者，以手少阴之脉，挟咽喉连目系也。心脉小甚，则阳气虚而胃土寒，故善哕；若其微小，亦为血脉枯少，故病消瘅。消瘅者，肌肤消瘦也。心脉滑甚则血热，血热则燥，故当为渴；若其微滑则热在下，当病心疝而引脐腹。心脉涩甚，则血气滞于上，声由阳发，滞则为喑也。微涩为血溢，涩当伤血也。维厥者，四维厥逆也。以四肢为诸阳之本，而血衰气滞也。为耳鸣、为癫疾者，心亦开窍于耳，而心虚则神乱也。

肺脉急甚，风邪胜也，木反乘金，故生癫疾。若其微急，亦以风寒有余，因而致热，故为寒热、怠惰等病。肺脉缓甚者，皮毛不固，故表虚而多汗。若其微缓而为痿瘘偏风，头下汗出，亦以阳邪在阴也。肺脉大甚，心火灼肺，真阴必涸，故为胫肿。若其微大，亦由肺热，故为肺痹引胸背。肺痹者，烦满喘而呕也。起畏日光，以气分火盛而阴精衰也。肺脉小甚，则阳气虚而①不

---

① 而：此后《类经》卷六"脏脉六变，病刺不同"有"脏"字，疑脱。

固，病当为泄。若其微小，亦是金衰水弱，故为消瘅。肺脉滑甚者，气血皆实热，故为息贲上气。息贲，喘急也。若其微滑，为上下出血。上言口鼻，下言二阴也。涩脉因于伤血，肺在上焦，故涩甚当为呕血。若其微涩，气当有滞，故为鼠瘘在头①腋间。气滞则阳病，血伤则阴虚，故下不胜其上，而足膝当酸软也。

肝脉急甚，肝气强也，故多怒少喜，而言多喷恶也。若其微急，亦以木邪伤土，为肥气在胁下。胁下者，肝之经也。缓为脾脉，肝脉缓甚，木土相克也，故善呕。若微缓而为水瘕、为痹者，皆土为木制，不能运行而然。水瘕，水积也。肝脉太甚，肝火盛也，木火交炽，故为内痈。血热不藏，故为呕衄。若其微大而为肝痹、为阴缩、为咳引小腹，皆以火在阴分也。肝藏血，肝脉小甚则血少而渴，故多饮。若其微小，亦以阴虚而血燥，而为消瘅也。肝脉滑甚者，热壅于经，故为癞疝。若其微滑而为遗溺，以肝火在下而疏泄不禁也。肝脉涩甚，气血衰滞也，肝木不足，土反乘之，故湿溢肢体，是为溢饮。若其微涩而为瘛疭，为筋痹，皆血不足以养筋也。

脾脉急甚，木乘土也，脾主肢体而风气客之，故为瘛疭。若其微急，亦为肝邪侮脾，则脾不能运而膈食还出，土不制水而复多涎沫也。脾脉宜缓，而缓甚则热，脾主肌肉四肢，故脾热则为肉痿及为厥逆。若微缓而为风痿，四肢不用者，以土弱则生风也。痿弱在经而脏无恙，故心慧然若无病。脾主中气，脾脉大甚为阳极，阳极则阴脱，故如击而仆地。若其微大为疝气，以湿热在经，而前阴为太阴、阳明之所合也。腹里大者，以脓血在肠胃之外，亦脾气壅滞所致。脾脉小者，以中焦之阳气不足，故甚则为寒热，而微则为消瘅。脾脉滑甚，太阴实热也，太阴合宗筋，故为㿗癃

---

① 头：《类经》卷六"脏脉六变，病刺不同"作"颈"。

疝。若微滑，湿热在脾，湿热熏蒸，故生诸虫及为腹热。脾脉涩甚而为肠癀，微涩而为内癀及多下脓血者，以涩为气滞血伤，而足太阴之别，入络肠胃也，肠癀、内癀，远近之分耳。

肾脉急甚者，风寒在肾，肾主骨，故为骨癫疾。若微急而为沉厥足不收者，寒邪在经也。为奔豚者，寒邪在脏也。为不得前后者，寒邪在阴也。肾脉缓甚者，阴不足，故为折脊，以足少阴脉贯脊循脊内也。若其微缓，肾气亦亏，肾亏则命门气衰，下焦不化，下不化则复而上出，故病为洞而食亦还出也。肾脉大甚，水亏火王也，故为阴痿。若其微大，肾阴亦虚，阴虚而不化，不化则气停水积而为石水。若至胃脘，则水邪盛极，反乘土脏，泛滥无制，故死不治。肾脉小甚，则元阳下衰，故为洞泄。若其微小，真气亦亏，故为消瘅。肾脉滑甚，阴火盛也，故为癃癀。癃，膀胱不利也；癀，疝也。若其微滑，亦由火王，火王则阴虚，故骨痿不能起，起则目暗无所见。肾脉涩者为精伤，为血少，为气滞，故甚则为大痈，微则为不月，为沉痔也。

伯答诸急多寒。急者，弦紧之谓。仲景曰：脉浮而紧者，名曰弦也。紧则为寒，紧则阴气胜，故凡紧急之脉多风寒，而气化从乎肝也。缓者，纵缓之状，非后世迟缓之谓。仲景曰：缓则阳气长。又曰：缓者胃气有余。故凡纵缓之脉多中热，而气化从乎脾胃也。大为阳有余，阳盛则阴衰，故多气少血。仲景曰：若脉浮大者，气实血虚也。故脉之大者多浮阳，而气化从乎心也。小者近于微细，在阳为阳虚，在阴为阴弱，脉体属阴而气①化从乎肾也。滑脉为阳，气血实也，故为阳气盛而微有热。仲景曰：滑者胃气实。《玉机真脏论》曰：脉弱以滑，是有胃气。故滑脉从乎胃也。涩为气滞，为血少，气血俱虚则阳气不足，故微有寒也。仲

---

① 气：原脱，据文义补。

景曰：涩者荣气不足。亦血少之谓。涩脉近毛，故气化从乎肺也。急者多寒，寒从阴而难去也。缓者多热，热从阳而易散也。夫大者多阴虚，故无出其血。脉涩者，气血俱少，难于得气，故宜必中其脉而察其逆顺，久留疾按而无出其血。较之诸刺更宜详慎者，以脉涩本虚而恐伤其真气耳。脉小者为不足，勿取以针，可见气血俱虚者必不宜刺，而当调以甘药也。

搏坚软散，为病不同

心脉搏坚而长，当病舌卷不能言；其软而散者，当消环自已。肺脉搏坚而长，当病唾血；其软而散者，当病灌汗，至令不复散发也。肝脉搏坚而长，色不青，当病坠若搏，因血在胁下，令人喘逆；其软而散、色泽者，当病溢饮，溢饮者，渴暴多饮，而易入肌皮、肠胃之外也。胃脉搏坚而长，其色赤，当病折髀；其软而散者，当病食痹。脾脉搏坚而长，其色黄，当病少气；其软而散、色不泽者，当病足胻肿，若水状也。肾脉搏坚而长，其色黄而赤者，当病折腰；其软而散者，当病少血，至今不复也。帝曰：诊得心脉而急，此为何病？病形何如？岐伯曰：病名心疝，少腹当有形也。帝曰：何以言之？岐伯曰：心为牡脏，小肠为之使，故曰少腹当有形也。帝曰：诊得胃脉病形何如？岐伯曰：胃脉实则胀，虚则泄。

【解】搏，谓弦强搏击于手也。心脉搏坚而长者，肝邪乘心，脏气亏甚而失和平之气也。手少阴脉从心系上挟咽，故令舌卷不能言。脉出软散者，心气将和也。消，尽也；环，周也，谓期尽一周而病自已矣。肺脉搏坚而长，邪乘肺也，肺系连喉，故为唾血。若软而散，则肺虚不敛，汗出如水，故云灌汗。汗多亡阳，故不可更为发散也。肝脉搏坚而长，肝自病也。脏病于中，色必外现，其色当青而不青者，以其病不在脏而在经也，必有坠伤，若由搏击，则血停胁下而气不利，故令人喘逆。若其软散，则肝木不足，脾湿胜之，湿在肌肤，故颜色光泽，病为溢饮。胃脉搏坚，土乘木也，加之色赤，则阳明火盛，木火交炽，胃经必伤，故病髀如折也。若软而散者，胃气本虚，故食即气逆，滞闷不行而为食痹。脾脉搏坚，是邪气盛，脾虚无以生血，故本脏之色现于外，脾弱不能生肺，故为少气。若其软散而色不泽者，尤属脾虚。脾经之脉从足拇指上内踝前廉，循胻骨后，交出厥阴之前，故病胻肿若水状者，以脾虚不能制水也。邪脉干肾，肾气必衰，其色黄赤，为火土有余而肾水不足，故病腰如折也。若其软散，肾气本虚，肾主水以生化津液，今肾气不化，故病少血，本原气衰，故令不能遽复也。心为牡脏，气本属阳，今脉紧急，阴寒胜也，以阳脏而为阴胜，故病心疝。心疝者，形在少腹，而实以寒乘少阴所致。牡，阳也。心属火而居于膈上，故曰牡脏。心与小肠为表里，故脉络相通而为之使。小肠居于小腹，故小腹当有形也。胃脉实为邪有余，故胀满。虚为正不足，故泄利。

诸脉证诊法

夫脉者，血之府也。长则气治，短则气病，数则烦心，大则病进，上盛则气高，下盛则气胀，代则气衰，细则气少，涩则心痛。浑浑革至如涌泉，病进而色弊；绵绵其去如弦绝，死。粗大者，阴不足阳有余，为热中也；来疾去徐，上实下虚，为厥巅疾；来徐去疾，上虚下实，为恶风也，故中恶风者，阳气受也。有脉俱沉细数者，少阴厥也；沉细数散者，寒热也；浮而散者为眴①仆。诸浮不躁者，皆在阳，则为热；其有躁者在手。诸细而沉者，

---

① 眴：通“眩”。《说文·目部》：“眴，目摇也。”《素问·刺疟》：“肾疟者，令人目眴眴然。”注：“眴眴，目摇动而不明。”

皆在阴，则为骨痛；其有静者在足。数动一代者，病在阳之脉也，泄及便脓血。诸过者切之，涩者阳气有余也，滑者阴气有余也。阳气有余为身热无汗，阴气有余为多汗身寒，阴阳有余则无汗而寒。推而外之，内而不外，有心腹积也；推而内之，外而不内，身有热也。推而上之，上而不下，腰足清也；推而下之，下而不上，头项痛也。按之至骨，脉气少者，腰脊痛而身有痹也。

【解】府，聚也，府库之谓也。血必聚于经络①之中，脉实血实，脉虚血虚也。然此血字，实兼气为言，非独指在血也。气治则气充和也，气短则气不足也，心烦则热邪盛也，病进则邪方长也。寸为上，上盛者，邪壅于上也。气高者，喘满之谓。关尺为下，下盛者邪滞于下，故腹为胀满。脉多变更不常者曰代，气虚无主也。脉主②微细，正气不足也。涩为血少气滞，故为心痛。浑浑，浊乱不明也；革至，如皮革之坚硬也；涌泉，其来汩汩无序，但出不返也，若得此脉而病加日进，色加憔弊，甚至绵绵如泻漆，及如弓弦之断绝者，皆真气已竭，故死。粗大者，浮洪之类，阳实阴虚，故为内热。来疾者，其来急也；去徐者，其去缓也。上实者，寸盛也；下虚者，尺弱也，皆阳强之脉，故为阳厥顶巅之疾。脉来之徐，上之虚者，皆阳不足也。阳受风气，故阳虚者必恶风，凡恶风之人，其风所中，亦必阳气受之也。脉沉细者，肾之③体也，兼数则热，阴中有火也，故为少阴之阳厥。沉细为阴，数散为阳，阴脉数散，阴不固也。故或入之阴，或出之阳，而为往来寒热。浮者阴不足，散者神不守，浮而散者阴气脱，故为眴仆也。脉浮为阳，而躁则阳中之阳，故但浮不躁者，皆属阳脉，未免为热。若浮而兼躁，乃为

---

① 络：《类经》卷六"诸脉证诊法"作"脉"。
② 主：《类经》卷六"诸脉证诊法"作"来"，义胜。
③ 之：此后《类经》卷六"诸脉证诊法"有"脉"字。

阳极，故当在手。在手者，阳中之阳，谓手三阳经也。沉细为阴，而静则阴中之阴，故脉但沉细者，病在阴分，当为骨痛。若沉细而静，乃为阴极，故当在足。足者，阴中之阴，谓足三阴经也。数动者，阳脉也。数动则代者，阳邪伤其血气也，故为泄及便脓血。脉过者，失其常也，可因切而知也。阳有余则血少，故脉涩；阴有余则血多，故脉滑。阳有余者，阴不足也，故身热无汗；阴有余者，阳不足也，故多汗身寒，以汗本属阴也。阳余无汗，以表实也；阴余身寒，以阴盛也；阴阳有余，阴邪实表之谓也。推而外之，推求于脉，以决其疑似也。凡病若在表而欲求之外矣，然脉则沉迟不浮，是在内而非外，故知其心腹之有积也。凡病若在里而欲推求之于内①矣，然脉则浮数不沉，是在外而非内，故知其身之有热也。凡推求于上部，然脉止现于上，而下部则弱，此以有升无降，上实下虚，故腰足为之清冷也。凡推求于下部，然脉止见于下，而上部则亏，此以有降无升，清阳不能上达，故为头项痛也，或以阳虚而阴凑之，亦为头项痛也。按之至骨沉，阴胜也。脉气少者，血气衰也。正气衰而阴气盛，故为病痹。

关　格

　　故人迎一盛病在少阳，二盛病在太阳，三盛病在阳明，四盛已上为格阳。寸口一盛病在厥阴，二盛病在少阴，三盛病在太阴，四盛已上为关阴。人迎与寸口俱盛四倍已上为关格，关格之脉赢，不能极于天地之精气，则死矣。

　　【解】人迎，足阳明胃脉也，在颈下夹结喉旁一寸五分。一盛二盛，犹言一倍二倍，谓以人迎寸口相较，或此大于彼，或彼大于此，而有三倍四倍之殊也。然人迎候阳，故一盛在少阳，胆与

---

　　① 内：原作"外"，据《类经》卷六"诸脉证诊法"及文义改。

三焦也；二盛在太阳，膀胱小肠也；三盛在阳明，胃与大肠也；四盛已上者，以阳脉盛极而无阴以通，故曰格阳。寸口，手太阴肺脉也。寸口候阴，故一盛在厥阴，肝与心主也；二盛在少阴，心与肾也；三盛在太阴，脾与肺也；四盛已上者，以阴脉盛极而阳无以交，故曰关阴。所谓俱盛四倍①已上，谓盛于平常之脉②四倍也。物不可以过盛，盛极则败。凡脉盛而至于关格者，以阴阳离绝，不能相营，故至赢败。极，尽也；精气，天禀也，言不能尽其天年而夭折也。《脉度》篇曰：邪在腑，则阳脉不和而气留之，气留之则阳气盛矣；阳气太盛则阴不利，阴脉不利则血留之，血留之则阴气盛矣。阴气太盛则阳气不能荣也，故曰关；阳气太盛则阴气弗能荣也，故曰格；阴阳俱盛，不得相荣，故曰关格。关格者，不得尽期而死也。

孕 脉

妇人手少阴脉动甚者，妊子也。阴搏阳别，谓之有子。

【解】手少阴，心脉也。心脉动甚者，心生血，血王乃能胎，故当妊子。阴，如前手少阴也，或兼足少阴而言亦可。盖心主血，肾主子宫，皆胎孕之所主也。搏，搏击于手也。阳别者，言阴脉搏手，似乎阳邪，然其鼓动滑利，本非邪脉，盖以阴中见阳而别有和调之象，是谓阴搏阳别也。身有病而无邪脉，谓之有子。王氏《脉经》曰：尺中之脉，按之不绝，乃妊娠也。滑伯仁曰：三部脉浮沉正等，无他病而不月者，妊也。《脉经》曰：左疾为男，右疾为女；左沉实为男，右浮大为女。总不离阴阳而言，诸阳实为男，诸阴虚为女，尤当察孕妇之强弱老少及平素之脉可也。

---

① 倍：原作“部”，据《类经》卷六“关格”及文义改。
② 脉：原脱，据《类经》卷六“关格”补。

诸经脉证死期

　　肝满、肾满、肺满，皆实即为肿。肺之壅，喘而两胠满。肝壅，两胠满，卧则惊，不得小便。肾壅，胠下至小腹满，胫有大小，髀胻大跛，易偏枯。心脉满大，痫瘛筋挛。肝脉小急，痫瘛筋挛。肝脉骛暴，有所惊骇，脉不至若喑，不治自已。肾脉小急，肝脉小急，心脉小急，不鼓皆为瘕。肝肾并沉为石水，并浮为风水，并虚为死，并小弦欲惊。肾脉大急沉，肝脉大急沉，皆为疝。心脉搏滑急为心疝；肺脉沉搏为肺疝。三阳急为瘕，三阴急为疝。二阴急为痫厥，二阳急为惊。脾脉外鼓沉为肠澼，久自已。肝脉小缓为肠澼，易治。肾脉小搏沉为肠澼下血，血温身热者死。心肝澼亦下血，二脏同病者可治。其脉小沉涩为肠澼，其身热者死，热现七日死。胃脉沉鼓涩，胃外鼓大，心脉小坚急，皆隔偏枯。男子发左，女子发右，不喑舌转可治，三十日起；其从者喑，三岁起；年不满二十者，三岁死。脉至而搏，血衄、身热者死。脉来悬钩浮为常脉。脉至如喘，名曰暴厥，暴厥者不知与人言；脉至如数，使人暴惊，三四日自已。脉至浮合，浮合如数，一息十至以上，是经气予不足也。微现九十日死。脉至如火薪然，是心精之予夺也，草干而死。脉至如散叶，是肝气予虚也，木叶落而死。脉至如省客，省客者脉塞而鼓，是肾气予不足也，悬去枣花而死。脉至如丸泥，是胃精予不足也，榆荚落而死。脉至如横格，是胆气予不足也，禾熟而死。脉至如弦缕，是胞精予不足也，病善言，下霜而死；不言，可治。脉至如交漆，交漆者，左右傍至也，微现三十日死。脉至如涌泉，浮鼓肌中，太阳气予不足也，少气，味韭英而死。脉至如颓土之状，按之不得，是肌气予不足也，五色先现黑，白垒发死。脉至如悬雍，悬雍者，浮揣切之益大，是十二俞之予不足也，水凝而死。脉至如偃刀，偃刀者，浮之小急，按之坚大急，五脏菀①热，寒热独并于肾也，如此其人不得坐，立春而死。脉至如丸，滑不直手，不直手者，按之不可得也，是大肠气予不足也，枣叶生而死。脉至如花者，令人善恐，不欲坐卧，行立常听，是小肠气予不足也，季秋而死。

【解】满，邪气壅滞而为胀满也。此言肝肾肺经皆能为满，若其脉实，当为浮肿。肺居膈上，其系横出腋下，故肺壅则喘而两胠满。肝经之脉环阴器，布胁肋，故肝壅则两胠满而不得小便。肝主惊骇，卧则气愈壅，故多惊也。夫肾经壅则胠下至小腹胀满也。足胫或肿或消，是谓大小。自髀至胻，或为大，或为跛，或掉易无力，或偏枯不用，是皆肾经壅滞，不能运行所致。心脉满大，火有余也。心主血脉，火盛则血涸，故痫瘈而筋挛。肝藏血，小为血不足，急为邪有余，故为是病。夫痫瘈筋挛，病一也，而心肝二经皆有之，一以内热，一以风寒，寒热不同，血衰一也，故同有是病。瘈，驰骤也。暴，急疾也。惊骇者肝之病，故肝脉急乱者，因惊骇而然。甚有脉不至而声喑者，以猝惊则气逆，逆则脉不通，而肝经之脉循喉咙，故声喑而不出也。然此特一时之气逆耳，气通则愈矣，故不治自已。心肝肾三脉细小而急，阴邪聚于阴分也，故当随三经之位而为瘕。夫肾肝在下，肝主风，肾主水，肝肾俱沉者，阴中阴病也，当病石水。石水者，凝结小腹，沉坚在下也。肝肾俱浮者，阴中阳病也，当病风水。风水者，游行四体，浮泛于上也。肾为五脏之根，肝为发生之主，根本空虚，有表无里也，故当死。肝肾并小，真阴虚也。小而兼弦，木邪胜也。气虚胆怯，故为欲惊。疝者，寒气结聚。脉急者挟肝邪，脉沉者在阴分，沉急而大，阴邪盛也。肝肾之脉络小腹，结于阴器，

---

① 菀：通"郁"。郁结。《诗经·小雅·都人士》："我心菀结。"汉·郑玄笺："犹结也，积也。"

寒邪居之，故当病疝。病疝而心脉搏滑急者，寒挟肝邪乘心也。肺脉沉搏者，寒挟肝邪乘肺也。三阳，手足太阳经也。三阴，手足太阴经也。邪聚三阳为瘕聚，邪聚三阴为疝气，凡脉急者，皆邪盛也。上言肝肾心肺，此言脾经，所谓五脏皆有疝也。夫二阴，少阴也；二阳，阳明也，脉急者为风寒，邪乘心肾，故为瘖为厥。木邪乘胃，故发为惊。脾脉沉为邪在里而兼外鼓者，邪不甚深，虽为肠澼，久当自已。肠澼，下痢也。凡心肝脾肾皆主阴分，或寒湿，或热，各有所伤，乃自大肠下血，均谓为肠澼。肝脉急大则邪盛难愈，今脉小缓，为邪轻，易治也。肾居下部，其脉本沉，若小而搏，为阴气不足而阳邪乘之，故为肠澼下血。若其血温身热者，邪火有余，真阴丧败也，故当死。心生血，肝藏血，故二脏之澼亦下血，而不独肾也。然心肝二脏，木火同气，故同病者为顺而可治；若肝脾同病，是为土败木贼，其难治也明矣。心肝之脉小沉而涩，以阴不足而血伤也，故为肠澼。然脉沉细者不当热，今脉小身热是为逆，故当死，而死于热现七日者，六阴败尽也。胃脉沉鼓涩，阳不足也；外鼓大，阴受伤也；小坚而急，阴邪胜也。胃为水谷之海，心为血脉之主，胃气既伤，血脉又病，故致上下瘖膈，半身偏枯也。男子左为逆，右为从；女子右为逆，左为从。今以偏枯而男子发左，女子发右，是为逆证也。若声不喑，舌可转，则虽逆于经，未甚于脏，乃为可治，而一月当起；若偏枯而喑者，肾气内竭而然，其病必甚。若男发于右而不发于左，女发于左而不发于右，皆谓之从。从，顺也。然证虽从而声则喑，是外轻而内重也，故必三岁而后起。以血气方刚之年，辄见偏枯废疾，以禀赋不足，早凋之兆也，不出三年死矣。搏脉弦强，阴虚者最忌之。凡诸失血鼻衄之疾，其脉搏而身热，真阴脱败也，故当死。然失血之证多阴虚，阴虚之脉多浮大，故悬钩而浮，乃其常脉，无足虑也。悬者不高不下，不浮不沉，如物悬空之义。谓脉虽浮钩，而未失中和之气也。喘者，如气之喘，言急促也。暴厥，谓猝然厥逆而不知人也。数脉主热，而如数者，实非真数之脉。盖以猝动肝心之火，故令人暴惊。然脉非真数，故俟三四日而气衰自愈矣。脉至浮合，如浮波之合，后以催前，泛泛无常也。一息十至，其状如数，而实非数热之脉，是经气之衰极也。微现，始现也。言初现此脉，便可期九十日而死；若现之已久，则不必九十日矣。所以在九十日者以时更季易，天道变而人气从之也。脉至如火薪然者，来如焰之锐，去如灭之速。此火脏无根之脉，而心经之精气与夺也。夏令火王，犹为可支，草干而死，阳尽时也。脉至如散叶者，浮泛无根也。此以肝气太虚，全无收敛。木叶落者，金胜木败，肝死时也。脉至省客，如省问之客，或去或来也。塞者，或无而止；鼓者，或有而搏，是肾原不固，而无所主持也。枣花之候，初夏时也；悬者，花之开；去者，花之落，言于枣花开落之时，火王而水败，肾虚者死也。脉至丸泥者，泥弹之状，坚强短涩之谓，此胃精中气之不足也。榆荚，榆钱也，春深而落。木王之时，土败者死。脉至横格，如横木之格于指下，长而且坚，是为木之真脏，而胆气之不足也。禾熟于秋，金令王也，故木败而死。脉至弦缕者，如弦之急，如缕之细，真元亏损之脉也。胞，子宫也，命门元阳之所聚也。胞之脉系于肾，肾之脉系于舌本，胞气不足，当静而无言；今反善言，是阴气不藏，而虚阳外现，时及下霜，虚阳消败而死矣。故与其善言者，不若无言者，为肾气犹静而尚可治也。脉至交漆者，如泻漆之交，左右傍至，缠绵不清也。微现，初现也。三十日为月建之易，而阴阳偏败者，不过一月之期也。脉至涌泉者，如泉之涌，有升无降，而浮鼓于肌肉之中，是足太阳膀胱之气不足也。膀胱为三阳而主外，今其外实内虚，阴精不足，故为少气。当至味韭英之时而死者，以冬尽春初，水渐衰也。脉至颓土之状，虚大无力，而按之即不可得。肌①气即脾气，脾主肌肉也。黑为水之色，土败极而水反乘之，故当死。垄、蕢同，即蓬蕢之属。蕢有五种，而白者发于春，木王之时，土当败也。脉至悬雍者，如悬雍浮揣切之益大者，浮短孤悬，有上无下也。俞皆在背，为十二经脏气之所系。水凝而死，阴气盛而孤阳绝也。脉至偃刀者，浮之小急，如刀口也；按之坚大急，如刀背也，此以五脏菀热而发为寒热，阳王则阴消，故独并于肾也。腰者肾之府，肾阴既亏，则不能起坐。立春阳盛，阴日以衰，所以当死。脉至如丸者，短而小也；直，当也，言滑小无根而不胜按也。大肠应庚金，枣叶生初夏，火王则金衰，故死。脉至如花，如草木之花而轻浮柔弱也。小肠属丙火，与心为表里，小肠不足则气通于心。善恐不欲坐卧者，心气怯而不宁也。行立常听者，恐惧多而生疑也。丙火墓于戌，故当季秋死。

决死生

帝曰：决死生奈何？岐伯曰：形盛脉细，少气不足以息者危。形瘦脉大，胸中多气者死。形气相得者生，参伍不调者病。三部九候皆相失者死，上下左右之脉，相应如参舂者病甚。上下左右相失，不可数者死。中部之候虽独调，与众脏相失者死。中部之候相减者死。目内陷者死。以左手足上，上去踝五寸按之，庶右手足当踝而弹之，其应过五寸以上蠕蠕然者不病；其应疾，中手浑浑然者病，中手徐徐然者病；其应上不能至五寸，弹之不应者死。是以脱肉身不去者死。中部乍疏乍数者死。其脉代而钩者，病在络脉。九候之相应也，上下若一，不得相失。一候后则病，二候后则病甚，三候后则病危。所谓后者，应不俱也。察其腑脏，

---

① 肌：原作"肝"，据《类经》卷六"诸经脉证死期"及文义改。

以知死生之期，必先知经脉，然后知病脉。真脏脉见者胜死。足太阳气绝者，其足不可屈伸，死必戴眼。

帝曰：冬阴夏阳奈何？岐伯曰：九候之脉，皆沉细悬绝者为阴，主冬，故以夜半死；盛躁喘数者为阳，主夏，故以日中死。是故寒热病者，以平旦死；热中及热病者，以日中死；病风者，以日夕死；病水者，以夜半死。其脉乍疏乍数，乍迟乍疾者，日乘四季死。形肉已脱，九候虽调犹死；七诊虽见，九候皆从者不死。所言不死者，风气之病及经月之病，似七诊之病而非也，故言不死。若有七诊之病，其脉候亦败者死矣，必发哕噫。必审问其所始病与今之所方病，而后各切循其脉，视其经络浮沉，以上下逆从循之。其脉疾者不病，其脉迟者病，脉不往来者死，皮肤著者死。

帝曰：其可治者奈何？岐伯曰：经病者治其经，孙络病者治其孙络血，血病身有痛者治其经络。其病者在奇邪，奇邪之脉则缪刺之。留瘦不移，节而刺之。上实下虚，切而从之，索其结络脉，刺出其血，以见通之。瞳子高者太阳不足，戴眼者太阳已绝。此决死生之要，不可不察也。手指及手外踝、五指留针。

【解】此问谓形证脉息，而欲预知其死生也。形盛脉细而少气不足以息者，外有余而中不足，枝叶盛而根本虚也，故危亡近矣。形体消瘦而脉反大，胸中反多气者，阴不足而阳有余也。阴形既败，孤阳无独留之理，故曰死。体貌为形，阴也；运行属气，阳也。故形以寓气，气以运形，阴阳当和，不得相失。如形盛脉大，形瘦脉细，皆为相得，相得者生，反此者危也。三以相参，五以相类，谓之不调。凡或大或小，或迟或疾，往来出入而无尝度者，皆病脉也。三部九候皆相失者，谓失其常，故死。上下左右，即三部九候而各有左右也。参春，谓大数而鼓，如杵之春，阳极之脉也，故曰病甚。甚至息数相失，而不可以数计者，死。三部之脉，上部在头，中部在手，下部在足。此言中部之脉虽独调，而头足众脏之脉已失其常者，当死。若中部之脉减于上下二部者，中气大衰也，亦死。五脏六腑之精气，皆上注于目而为之精，目内陷者，阳精脱矣，故必死。手足之络皆可取而验之。手踝之上，手太阴肺络也；足踝之上，足太阴脾络也。肺藏气而主治节，脾属土而主灌溉，故可取之以察吉凶。夫应过五寸以上，气脉充也。蠕蠕，虫行貌，谓其软滑而匀和也，是为不病之脉。其应疾者，夫疾急疾也。浑浑，浊乱也。徐徐，迟缓也。不能至五寸者，气脉衰；弹之不应者，气脉绝。故微则为病，而甚则为死也。脾胃竭则肌肉消，肝肾败则筋骨惫，肉脱身重，死期至矣。不去者，不能动摇来去也。中部，两手脉也。乍疏乍数者，气脉败乱之兆也，故死。代而钩者，俱应夏气，而夏气在络也。九候之脉，上下若一，言其大小迟疾皆贵乎和平也。脉应不俱者，脉失常度，逆顺无伦也。察其克贼生王而可知生死之期也。经者常脉，病者变脉，不知其常，不足以知变也。真脏脉见者，谓遇其胜已之时而死，如肝见庚辛，脾见甲乙之类是也。足太阳气绝者，血枯筋急，足不可屈伸。而死必戴眼者，睛上视而瞪也。

夫冬夜半者，谓一日之冬也。阴尽阳生，故阴极者死。夏日中者，谓一日之夏也。阳尽阴生，故阳极者死。平旦者，谓一日之春，阴阳之半也。故寒热病者，亦于阴阳出入之时而死。热病者，以阳助阳，真阴竭也，故日中死。日夕者，谓一日之秋也。风木同气，遇金而死。水病者，亥子生王，邪盛极也，故半夜死。脉变不常，中虚无主。日之四季，辰戌丑未也。四季为五行之墓地，故败竭之脏，遇之而死。脾主肌肉，为五脏之本。未有脾气脱而能生者，故九候虽调亦死。七诊虽见，九候皆从者，谓脉顺四时之令，及得诸经之体者，虽有独大独小等脉，不至死也。故偶感于风，则阳分之脉或大或疾。经月者，常期也。故适值去血，则阴分之脉或小或迟，或为陷下，此皆似七诊之脉而实非也，皆不可以言死。然则非外感及经月之病而得七诊之脉者，非吉兆也。夫风气经月之病，本非七诊之类，若其果系脉息证候之败者，又非不死之比。然其死也，必发哕噫。盖哕出于胃，土气败也；噫出于心，阴邪胜也。凡诊病之道，必问其始病者，察致病之由也；求今之方病者，察现在之证也。本末既明，而后切按其脉，以参合其在经在络，或浮或沉，上下逆从，各因其次以治之也。脉疾者，言力强有神；脉迟者，言气衰不足。若脉不往来者，阴阳俱脱。皮肤著者，血液已尽。

经脉为里，支而横者为络。治其经，谓即其经而刺之也。络之小者为孙，即络脉之别而浮于肌肤者也。凡病在孙络者，急取之以泻其邪而出其血，故曰治其血。血病而身痛者，不止于孙络，而经亦有滞也，当随其经络而治之。奇邪者，不入于经而病于络也。邪客大络，则左注右、右注左，其气无常处，故常缪刺之。病之留瘦者，留是留滞也，瘦是形消瘦也。不移，是不迁动也。凡病邪久留不移者，必于四肢八溪之间有所结聚，故当于节之会处，索而刺之，斯可平也。上实下虚，有所隔也，故当切其脉以求之，从其经以取之，索其络脉之有结滞者，刺出其血，结滞去而通达现矣。瞳子高者，目上视也。戴眼者，上视之甚而定直不动也。此言足太阳之证，而分其轻重以决死生也。末节义不相属，及前节单言太阳而不及他经，必皆右文之脱简也。

脉有阴阳真脏

黄帝问曰：人有四经十二从，何谓？岐伯对曰：四经应四时，十二从应十二月，十二月应十二脉。脉有阴阳，知阳者知阴，知阴者知阳。凡阳有五，五五二十五阳。所谓阴者，真脏也，现则为败，败必死也。所谓阳者，胃脘之阳也。别于阳者，知病处也；

别于阴者，知死生之期。三阳在头，三阴在手，所谓一也。别于阳者，知病忌时；别于阴者，知死生之期。谨熟阴阳，无与众谋。所谓阴阳者，去者为阴，至者为阳；静者为阴，动者为阳；迟者为阴，数者为阳。

【解】四经应四时，肝木应春，心火应夏，肺金应秋，肾水应冬。不言脾者，脾主四经，而土王四季也。十二从应十二月，手有三阴三阳，足有三阴三阳，以应十二月之气，而在人则应十二经之脉也。脉有阴阳，最当详辨。必知阳脉之体，而后能察阴脉；必知阴脉之体，而后能察阳脉。阳中有阴，似阳非阳也；阴中有阳，似阴非阴也。辨阴阳未必难，辨真假为难耳。夫阳脉有五者，即五脏之脉，如肝弦、心钩、脾软、肺毛、肾石也。以一脏而兼五脉，则五脏互现，是为五五二十五脉也。然五脏之脉，皆不可无胃气，故曰五阳。所谓阴者，无阳之谓。无阳者，即无阳明之胃气，而本脏之阴脉独现，如但弦、但钩之类，是为真脏，胃气败也，故必死。胃属阳明。胃脘之阳，言胃中阳和之气，即胃气也，五脏赖之以为根本者也。能别阳和之胃气，则一有不和，便可知疾病之所；能别纯阴之真脏，则凡遇生克，便可知死生之期也。三阳在头，指人迎也；三阴在手，指气口也。人迎、气口相依，所谓一也。别于阳者，复言真脏胃气。忌时，言气有衰旺，病有时忌也。别于阴者，谓惟阴无阳，死期之脉也。盖阴阳之理，不可不熟，若能谨其独闻独见，则自不与众之所谋也。脉之阴阳，其概如此。得阳者生，得阴者死，此其要矣。

骨枯肉陷，真脏脉现者死

大骨枯槁，大肉陷下，胸中气满，喘息不便，其气动形，期六月死；真脏脉现，乃予之期日。大骨枯槁，大肉陷下，胸中气满，喘息不便，内痛引肩项，期一月死；真脏现，乃予之期日。

大骨枯槁，大肉陷下，胸中气满，喘息不便，内痛引肩项，身热，脱肉破䐃，真脏现，十日①之内死。大骨枯槁，大肉陷下，肩髓内消，动作益衰，真脏未现，期一岁死；现其真脏，乃予之期日。大骨枯槁，大肉陷下，胸中气满，腹内痛，心中不便，肩项身热，破䐃脱肉，目眶陷，真脏现，目不见人，立死；其见人者，至其所不胜之时则死。急虚身中卒至，五脏绝闭，脉道不通，气不往来，譬于堕溺，不可为期。其脉绝不来，若人一呼五六至，其形肉不脱，真脏虽不现，犹死也。真肝脉至中外急，如循刀刃责责然，如按琴瑟弦，色青白不泽，毛折乃死。真心脉至坚而搏，如循薏苡子累累然，色赤黑不泽，毛折乃死。真肺脉至大而虚，如以毛羽中人肤，色赤白不泽，毛折乃死。真肾脉至搏而绝，如指弹石辟辟然，色黑黄不泽，毛折乃死。真脾脉至弱而乍数乍疏，色黄青不泽，毛折乃死。诸真脏脉现者，皆死不治也。

黄帝曰：见真脏曰死，何也？岐伯曰：五脏者皆禀气于胃，胃者五脏之本也。脏气者不能自致于手太阴，必因于胃气，乃至于手太阴也。故五脏各以其时自为而至于手太阴也。故邪气胜者，精气衰也。故病甚者，胃气不能与之俱至于手太阴，故真脏之气独现。独现者，病胜脏也，故曰死。帝曰：善。

【解】大骨大肉，皆以通身而言。如肩脊腰膝，皆大骨也；尺肤臀肉，皆大肉也。肩垂项倾，腰重膝败者，大骨之枯槁也；尺肤既削，臀肉必枯，大肉之陷下也。肾主骨，骨枯则肾败矣；脾主肉，肉陷则脾败矣；肺主气，气满喘息则肺败矣。气不归原，形体振动，孤阳外浮而真阴亏矣。三阴亏损，死期不出六月。六

① 日：《素问·玉机真脏论》及《类经》卷六"骨枯肉陷，正脏脉现者死"皆作"月"。

月者，一岁阴阳之更变也。若其真脏脉已现，则不在六月之例，可因克贼之日而定其期矣。亦有内痛引肩项，病及心经矣，较前已甚，期一月死。一月者，斗建移而气易也。亦有身热者，阴气去也；脱肉者，肌肉消尽也；破胭者，卧久骨露而筋肉败也，是为五脏俱伤，而真脏又现，当十日内死。十日者，天干尽而旬气易也。骨枯肉陷，脾肾已亏，兼之肩髓内消，动作益衰，虽证未全，真脏未现，然败竭已兆，仅支一年，岁易气新，不能再振矣；若一现真脏，乃可必其死期也。五脏败证俱现，而目眶陷、真脏现、目不见人者，神气已脱，故当立死；若见其人者，神气犹在，故必待克贼之时而死也。急虚者，言元气暴伤而忽甚也，故其邪中于身，必猝然而至，譬之堕者溺者，旦时莫测，有不可以常期论也；若脉绝不至，或一呼五六至者，皆脏气竭而命当尽也，故不必其形肉脱而真脏现，以渐衰愈而死有期也。肝之真脏如刀刃、如琴瑟弦者，言细急坚搏而非微弦之本体也。青本木色，而兼白不泽者，金克木也。五脏率以毛折死者，皮毛得血气而充，毛折则精气败矣，故皆死。心脉坚而搏，如循薏苡子者，短实坚强而非微钩之本体，心脉之真脏也。赤本火色，而兼黑不泽者，水克火也，故死。肺脉大而虚，如以毛羽中人肤，浮虚无力之甚，而非微毛之本体，肺脉之真脏也。白本金色，而兼赤不泽者，火克金也，故死。肾脉搏而绝，搏之甚也。如指弹石辟辟然，沉而坚也。皆非微石之本体，而为肾脉之真脏也。黑本水色，兼黄不泽者，土克水也，故死。脾脉弱而乍数乍疏，则和缓全无，而非微软弱之本体，脾脉之真脏也。黄本土色，而兼青不泽者，木克土也，故死。凡得此脉，乃无胃气之脉，即名真脏，皆为不治也。

　　胃为水谷之海，以养五脏，故为之本。谷入于胃，以传于肺，五脏六腑皆以受气，故脏气必因于胃气，乃得至于手太阴，而脉则现于气口，此所以五脏之脉必赖胃气以为之主也。以时自为者，如春而但弦、夏而但钩之类，皆五脏不因于胃气，即真脏之现也。凡邪气盛而正气竭者，是病胜脏也，故真脏之邪独现。真脏独用者，胃气必败，故不能与之俱至于手太阴，则胃气不现于脉，此所以为危兆也。

阴阳虚搏，病候死期

阴搏阳别，谓之有子；阴阳虚，肠澼，死；阳加于阴，谓之汗；阴虚阳搏，谓之崩。三阴俱搏，二十日夜半死；二阴俱搏，十三日夕时死；一阴俱搏，十日平旦死；三阳俱搏且鼓，三日死；三阴三阳俱搏，心腹满发尽，不得隐曲，五日死；二阳俱搏，其病温，死不治，不过十日死。

【解】阴阳虚者，尺寸俱虚也。肠澼，利脓血也。胃气不留，魄门不禁，而阴阳虚者，脏气竭也，故死。而阳加于阴，阴气泄矣，故阴脉多阳者多汗。阴虚者，沉取不足；阳搏者，浮取有余，阳实阴虚，故为内崩失血之证。三阴，手太阴肺、足太阴脾也；搏，即真脏之击搏也；二十日者，脾肺成数之余也；夜半阴极，气尽故死。二阴，手少阴心、足少阴肾也；十三日者，心肾之成数也；夕时者，阴阳相半，水火分争之会也。一阴，手厥阴心主、足厥阴肝也；十日者，肝心生成之数也；平旦者，木火王极而邪更甚，故死。三阳，手太阳小肠、足太阳膀胱也。水一火二，故死在三日。其死之速者，以既搏且鼓，阳邪之盛极也。三阴三阳，脾、肺、小肠、膀胱也。四脏俱搏则上下俱病，故在上则心腹胀满，至于发尽。发尽者，胀之极也。在下则不得隐曲，阴道不利也。四脏俱病，惟以胃气为主，土数五，五数尽而死矣。二阳，手阳明大肠、足阳明胃也。十日者，肠胃生数之余也。

精明五色

夫精明五色者，气之华也。赤欲如白裹朱，不欲如赭；白欲如鹅羽，不欲如盐；青欲如苍璧之泽，不欲如蓝；黄欲如罗裹雄黄，不欲如黄土；黑欲如重漆色，不欲如地苍。五色精微象现矣，其寿不久也。夫精明者，所以视万物，别白黑，审短长。以长为短，以白为黑，如是则精衰矣。

【解】精明现于目，五色显于面，皆五气之精华也。视精明，察五色，以此参伍，决死生之分也。白裹朱，隐然红润而不露也；赭，代赭也，色赤而紫，此火色之善恶也。鹅羽白而明，盐色白而暗，此金色之善恶也。苍璧之泽，青而明润；蓝色青而沉晦，此木色之善恶也。罗裹雄黄，光泽而隐；黄土之色，沉滞无神，此土色之善恶也。重漆之色，光彩而润；地之苍黑，枯暗如尘，此水色之善恶也。此皆五色精微之象也，凶兆既现，寿不远矣。五脏六腑之精气，皆上注于目而为之精，故精聚则神全；若其颠倒错乱，是精衰而神散矣，岂久安之兆哉？

五官五阅

黄帝问于岐伯曰：余闻刺有五官五阅，以观五气。五气者，五脏之使也，五时之副也。愿闻其五使当安出？岐伯曰：五官者，五脏之阅也。黄帝曰：愿闻其所出，令可为常。岐伯曰：脉出于气口，色见于明堂，五色更出，以应五时，各如其常，经气入脏，必当治里。帝曰：善。五色独决于明堂乎？岐伯曰：五官以辨，阙庭必张，乃立明堂。明堂广大，蕃蔽见外，方壁高基，引垂居外，五色乃治，平博广大，寿中百岁，见此者，刺之必已。如是之人者，血气有余，肌肉坚致，故可苦以针。黄帝曰：愿闻五官。岐伯曰：鼻者肺之官也，目者肝之官也，口唇者脾之官也，舌者心之官也，耳者肾之官也。黄帝曰：以官何候？岐伯曰：以候五脏。故肺病者喘息鼻张，肝病者眦青，脾病者唇黄，心病者舌卷短、颧赤，肾病者颧与颜黑。黄帝曰：五脉安出，五色安现，其常色殆者如何？岐伯曰：五官不辨，阙庭不张，小其明堂，蕃蔽不见，又埤其墙，墙下无基，垂角去外，如是者虽平常殆，况加疾哉？黄帝曰：五色之见于明堂，以观五脏之气，左右高下，各有形乎？岐伯曰：腑脏之在中也，各以次舍，左右上下，各如其度也。

【解】此谓刺法当知脏气。欲知脏气，当于五官五阅而察之。官者，鼻口耳舌五官也。阅，外候也。使，所使也。副，配合也。五脏藏于中，五官见于外，内外相应，故为五脏之阅。可为常者，常行之法。五脏之脉，察于气口；五脏之色，察于明堂。明堂者，鼻也。色应其时，乃其常也。然色现于外而病在内，是为经气入脏，故当治里。阙，眉间也。庭，颜也。张，布列也。蕃，颊侧也。蔽，耳门也。壁，墙壁也。基，骨骼也。引垂居外，谓明显开豁也。此于五色之外，而言其部位之隆厚也。五色乃治者，形色皆佳，是为寿具，故中百岁也。若见此者，是为血气充实，形色坚固，故刺之则病已，而可苦以针也。然则血气内虚、形色外弱者，其不宜用针可知。鼻为肺之窍，目为肝之窍，口唇为脾之窍，舌为心之窍，耳为肾之窍。官者，职守之谓，所以司呼吸、辨颜色、纳水谷、别滋味、听声音者也。此虽以五脏之色见于五脏之官为言，然各部有互现者，又当因其理而变通之。夫安出安现者，言脉色安然无恙也。常色殆者，谓色本如常而身亦危也，此又何知其故？若此者，部位骨骼既无所善，则脉色虽平，不免于殆，尚何疾之能堪哉？是以人之寿夭，尤当以骨骼为主。五色现于明堂，而明堂居面之中，故五脏之色，亦仍当有各部之辨。腑脏居于腹中，各有左右上下之次舍，而面部所应之色亦如其度也。

色脏部位，脉病易难

雷公问于黄帝曰：五色独决于明堂乎？小子未知其所谓也。黄帝曰：明堂者鼻也，阙者眉间也，庭者颜也，蕃者颊侧也，蔽者耳门也。其间欲方大，去之十步，皆现于外，如是，寿必中百岁。

雷公曰：五官之辨奈何？黄帝曰：明堂骨高以起，平以直，五脏次于中央，六腑挟其两侧，首面上于阙庭，王宫在于下极，五脏安于胸中，真色以致，病色不现，明堂润泽以清，五官恶得无辨乎？雷公曰：其不辨者可得闻乎？黄帝曰：五色之现也，各出其色部。部骨陷者，必不免于病矣。其色部乘袭者，虽病甚，不死矣。

雷公曰：官五色奈何？黄帝曰：青黑为痛，黄赤为热，白为寒，是谓五官。雷公曰：病之益甚，与其方衰如何？黄帝曰：外内皆在焉。切其脉口，滑小紧以沉者，病益甚，在中；人迎气大紧以浮者，其病益甚，在外。其脉口浮滑者，病日进；人迎沉而滑者，病日损。其脉口滑以沉者，病日进，在内；其人迎脉滑盛以浮者，其病日进，在外。脉之浮沉及人迎与寸口气小大等者，病难已。病之在脏，沉而大者，易已，小为逆；病在腑，浮而大者，其病易已。人迎盛坚者，伤于寒；气口盛坚者，伤于食。

雷公曰：以色言病之间甚奈何？黄帝曰：其色粗以明、沉夭者为甚，其色上行者病益甚，其色下行如云彻散者病方已。五色各有脏部、有外部、有内部也。色从外部走内部者，其病从外走内；其色从内走外者，其病从内走外。病生于内者，先治其阴，后治其阳，反者益甚；其病生于阳者，先治其外，后治其内，反者益甚。其脉滑大以代而长者，病从外来，目有所见，志有所恶，此阳气之并也，可变而已。

雷公曰：小子闻风者，百病之始也；厥逆者，寒湿之起也。别之奈何？黄帝曰：常候阙中，薄泽为风，冲浊为痹，在地为厥，此其常也，各以其色言其病。

雷公曰：人不病卒死，何以知之？黄帝曰：大气入于脏腑者，不病而卒死矣。雷公曰：病小愈而卒死者，何以知之？黄帝曰：赤色出两颧，大如拇指者，病虽小愈，必卒死。黑色出于庭，大如拇指，必不病而卒死。

雷公再拜曰：善哉！其死有期乎？黄帝曰：察色以言其时。雷公曰：善乎！愿卒闻之。黄帝曰：庭者首面也，阙上者咽喉也，阙中者肺也，下极者心也，直下者肝也，肝左者胆也，下者脾也，方上者胃也，中央者大肠也，挟大肠者肾也，当肾者脐也，面王以上者小肠也，面王以下者膀胱子处也，颧者肩也，颧后者臂也，臂下者手也，目内眦上者膺乳也，挟绳而上者背也，循牙车以下者股也，中央者膝也，膝以下者胫也，当胫以下者足也，巨分者股里也，巨屈者膝膑也。此五脏六腑肢节之部也，各有部分。有部分，用阴和阳，用阳和阴，当明部分，万举万当。能别左右，是谓大道，男女异位，故曰阴阳，审察泽夭，谓之良工。沉浊为内，浮泽为外，黄赤为风，青黑为痛，白为寒，黄而膏润为脓，赤甚者为血，痛甚为挛，寒甚为皮不仁。五色各现其部，察其浮沉以知浅深，察其泽夭以观成败，察其散抟以知远近，视色上下以知病处，积神于心以知往今。故相气不微，不知是非，属意勿去，乃知新故。色明不粗，沉夭为甚；不明不泽，其病不甚。其色散驹驹然，未有聚；其病散而气痛，聚未成也。肾乘心，心先病，肾为应，色皆如是。男子色在于面王，为小腹痛，下为卵痛，其圆直为茎痛，高为本，下为首，狐疝㿉阴之属也。女子在于面王，为膀胱、子处之病，散为痛，抟为聚，方圆左右，各如其色形，其随而下至胝为淫，有润如膏状，为暴食不洁。左为左，右为右，其色有邪，聚散而不端，面色所指者也。色者，青黑赤白黄，皆端满有别乡①。别乡赤者，其色亦大如榆荚，在面王为不日。其色上锐，首空上向，下锐下向，在左右如法。以五色命脏，青为肝，赤为心，白为肺，黄为脾，黑为肾。肝合筋，心合脉，肺合皮，脾合肉，肾合骨也。

【解】黄帝之时，诸臣中惟雷公独少，故自称小子。发此一问，谓五色之决不独在于明堂也。夫颜为额角，即天庭也。蕃蔽者，屏蔽四旁，即藩篱之义。十步之外，而骨骼明显，其方大丰隆可知，故能寿终百岁。肺心肝脾之候，皆在鼻中；六腑之候，皆在四旁，故一曰次于中央，一曰挟其两侧。下极居两目之中，心之部也。心为君主，故曰王宫。惟五脏和平而安于胸中，则其正色自致，病色不现，明堂必然清润，此五官之所以有辨也。故不辨者，色失常度而变易无辨也。五色之现，各有其部，惟其部骨弱陷之处，然后易于受邪而不免于病矣。若其色部虽有变现，但得彼此生王，互相乘袭而无克贼之现者，虽病甚不死矣。

官五色者，言五色之有所主也。病之益甚者，言进也；方衰者，言退也。外内皆在，表里俱当察也。脉口者，太阴脏脉也，故曰在中而主五脏。人迎者，阳明腑脉也，故曰在外而主六腑。脉口滑②小紧沉者，阴分之邪盛也；人迎大紧以浮者，阳分之邪盛也，故病皆益甚。脉口为阴，浮滑者以阳加阴，故病日进；人迎为阳，沉滑者阳邪渐退，故病日损。损者，减也。脉口人迎，经分表里，故其沉滑浮滑而病日进者，有在内在外之辨也。人迎寸口之脉，其浮沉大小相等者，非偏于阴，则偏于阳，故病难已。

---

① 乡：通"向"。《荀子·成相》："武王怒，师牧野，纣卒易乡启乃下。"注："易乡，回也，谓前徒倒戈攻于后……乡，读为向。"
② 滑：原作"沉"，据《类经》卷六"色脏部位，脉病易难"及文义改。

病在脏者，在六阴也，阴本当沉而大为有神，有神者阴气充也，故易已，若沉而细小，则真阴衰而为逆矣；病在腑者，在六阳也。阳病得阳脉者为顺，故浮而大者病易已，若或浮小，亦逆候也。人迎主表，脉盛而坚者，寒伤三阳也，是为外感；气口主里，脉盛而坚者，食伤三阴也，是为内伤。

间甚，轻重也；粗，显也，言色有显而明，若沉夭者，其病必甚也。上行者，浊气方升而色日增，日增者病日重；下行者，滞气将散而色渐退，渐退者病将已。五色各有脏部，统言色脏所属，可①有分部也。外部言六腑之表，六腑挟其两侧也；内部言五脏之里，五脏次于中央也。故凡病色先起外部而后及内部者，其病自表入里，是外为本而内为标，故当先治其外，后治其内；若先起内部而后及外部者，其病自里出表，是阴为本而阳为标，故当先治其阴，后治其阳，若反之者，皆为误治，病必益甚矣。脉之滑大以代而长者，阳邪之脉也。阳邪自外传里，故令人目有妄见，志有所恶，此阳并于阴而然，治之之法，或阴或阳，或先或后，择其要者先之，可变易而已也。风病在阳，皮毛受之，故色薄而泽；痹病在阴，肉骨受之，故色冲而浊。冲，深也。至如厥逆，病起四肢，则病在下而色亦现于地。地者，面之下部也。此其常候，故可因其色以言其病。大气，大邪之气也。夫大邪之入者，未有不由元气大虚而后邪得袭之，故致卒死。如拇指者，成块成条，聚而不散也。此为最凶之色，赤者固不佳，而黑者为尤甚，皆卒死之色也。

察色以言时，谓五色有衰王，部位有克贼，色脏部位，辨察明而时可知也。庭者，即相家谓之天庭也。天庭最高，色见于此，上应首面之疾。阙上者，眉心之上者，其位亦高，故应咽喉之疾。

---

① 可：《类经》卷六"色脏部位，脉病易难"作"各"。

阙中者，中部之最高，故应肺。下极者，两目之间，相家谓之山根，心居肺之下，故下极应心。下极之下为鼻柱，相家谓之年寿，肝在心之下，故直下应肝。胆附于肝之短叶，故肝左应胆，而在年寿之左右也。年寿之下者，相家谓之准头，是为面王，亦曰明堂。准头属土，居面之中央，故以应脾。准头两旁为方上，即迎香之上，鼻隧①是也，相家谓之兰台廷尉。脾与胃为表里，脾居中而胃居外，故方上应胃。中央者，面之中央，谓迎香之外，颧骨之下，大肠之应也。挟大肠者，颊之上也。四脏皆一，惟肾有两；四脏居腹，惟肾附脊，故四脏次于中央，而肾独应于两颊。肾与脐对，故当肾之下应脐。面王，鼻准也。小肠为腑，应挟两侧，故面王之上，两颧之内，小肠之应也。面王以下者，人中也，是为膀胱子处之应。子处，子宫也。凡人人中平浅无髭者多无子，是正子处之应。以上皆五脏六腑之应也。颧为骨之本，居中部之上，故以应肩。臂接于肩，故颧后以应臂。手接乎臂也。目内眦上者，阙下两旁也，胸两旁高处为膺。膺乳者，膺胸前也。颊之外曰绳，身之后为背，故背应于挟绳之上。牙车，牙床也。牙车以下主下部，故以应股。中央，两牙车之中央也。胫接于膝，足接于胫，以次而下也。巨分者，口旁大纹处也。股里者，股之内侧也。巨屈，颊下曲骨也。膝膑，膝盖骨也，此盖统指膝部而言。部分既定，阴阳乃明。阳胜者阴必衰，当助其阴以和之；阴胜者阳必衰，当助其阳以和之。阴阳之用，无往不在，知其盛衰，万举万当矣。阳从左，阴从右，左右者，阴阳之道路也，故能别左右，是谓大道。男女异位者，男子左为逆，右为从；女子右为逆，左为从，故曰阴阳。阴阳既辨，又必能察其润泽枯夭，以决善恶之几，庶足谓之良工也。凡言内者，内主在里在脏，外主在表在

①　隧：原作"随"，据《类经》卷六"色脏部位，脉病易难"改。

腑，皆言色也。五色之现于面部者，皆可因此而知其病矣。不仁，麻痹无知也。浮者病浅，沉者病深；泽者无伤，夭者必败；散者病近，抟者病远。抟，聚也。上者病在上，下者病在下。神积于心则明，故能知已往来今之事。相气不微，气不能隐也。不知是非，无是非之惑也。属意勿去，专而无贰也。新故，即往今之义。色明不粗，言色之明泽不显，而但现沉夭者，其病必甚。若其虽不明泽，而亦无沉夭之色者，病必不甚也。稚马曰驹，驹驹然者，如驹无定，散而不聚之谓，故其为病尚散。若有痛处，因于气耳，非积聚成形之病也。水邪克火，肾乘心也。肾邪乘心，心先病于中，而肾色则应于外，其色现黑是也。不惟心肾，凡肝部现肺色，肺部现心色，肾部现脾色，脾部现肝色，及六腑之相克者，其色皆如是也。面王上下，为小肠、膀胱、子处之部，故主小腹痛下及卵痛。圆直者，色垂绕于面王之下也。茎，阴茎也。高为本，下为首，因色之上下而分茎之本末也。凡此者，总皆狐疝㿉阴之属。女子面王之部与男子同，而病与男子异者，以其有血海也。色散为痛，气滞无形也；色抟为聚，血凝有积也。然其积聚之或方或圆，或左或右，各如外色之形现。若其色从下行，当应至尾骶而为浸淫带浊，有润如膏之物，或暴因饮食，即下见不洁，此兼前后而言也。色现左者病在左，色现右者病在右。凡色有邪而聚散不端者，病之所在也。故但察面色所指之处，而病可知矣。色者，言正色也。正色凡五，皆宜端满。端谓无邪，满谓充足。有别乡者，言方位时日各有所主之正向也。别乡赤者，又言正向之外，而有邪色之见也。赤如榆荚见于面王，非其位也；不当见而见者，非其时也，是为不日。不日者，失其常度之谓。此单举赤色为喻，而五色之谬现者，皆可类推矣。其色上锐者，以首面正气之空虚，而邪则乘之上向也。下锐亦然，其在左在右皆同此法。夫五色五脏之配合，如青属肝，肝合筋，凡色青筋病者，即为肝邪，而察其所现之部，以参酌其病情。诸脏之吉凶，可放①此而类推矣。

脉色诸诊

目赤色者病在心，白在肺，青在肝，黄在脾，黑在肾；黄色不可名者，病在胸中。诊目痛，赤脉从上下者，太阳病；从下上者，阳明病；从外走内者，少阳病。诊寒热，赤脉上下至瞳子，见一脉，一岁死；见一脉半，一岁半死；见二脉，二岁死；见二脉半，二岁半死；见三脉，三岁死。诊龋齿痛，按其阳之来，有过者独热，在左左热，在右右热，在上上热，在下下热。诊血证②者，多赤多热，多青多痛，多黑为久痹，多赤、多黑、多青皆见者寒热。身痛而色微黄，齿垢黄，爪甲上黄，黄疸也。安卧，小便黄赤，脉小而涩者不嗜食。人病，其寸口之脉与人迎之脉小大等，及其浮沉等者，病难已也。女子手少阴脉动甚者，妊子。婴儿病，其头毛皆逆上者，必死；耳间青脉起者，掣痛；大便赤瓣③，飧泄，脉小者，手足寒，难已；飧泄，脉小，手足温，泄易已。四时之变，寒暑之胜，重阴必阳，重阳必阴，故阴生寒，阳生热，故寒甚则热，热甚则寒，故曰寒生热，热生寒，此阴阳之变也。故曰冬伤于寒，春生瘅热；春伤于风，夏生后泄肠澼；夏伤于暑，秋生痎疟；秋伤于湿，冬生咳嗽，是谓四时之序也。

【解】五脏六腑，目为之候，故目之五色，各以其气而现本脏

---

① 放：通"仿"。仿效，仿照。《周礼·天官·医师》："凡君之食恒放焉。"《广雅·释诂（三）》："放，效也。"

② 证：《灵枢·论疾诊尺》及《类经》卷六"色脉诸诊"皆作"脉"，下文【解】中亦作"脉"，义胜。

③ 瓣：原作"辩"，据《灵枢·论疾诊尺》及《类经》卷六"色脉诸诊"改。

之病。脾应中州，胸中者，脾肺之部也。足太阳经为目上纲，故赤脉从上下者为太阳病；足阳明经为目下纲，故赤脉从下上者为阳明病；足少阳经外行于锐眦之后，故从外走内者为少阳病也。此邪入阴分而病为寒热者，当反其目以视之，中有赤脉，形如红线，下贯瞳子，因其多少以知其死之远近也。龋齿，齿痛也。足阳明入上齿中，手阳明入下齿中，故按其阳脉之来，其脉太过者，其经必独热，而其左右上下，亦因其部而可察也。血脉者，言各部之络脉也。赤、黑、青皆现者，阴阳互胜之色，故或寒或热。黄疸，黄病也。疸有阴阳，脉小而涩者为阴疸。阴疸者，脾土弱也，故不嗜食。气口候阴，人迎候阳，故春夏人迎微大，秋冬寸口微大，此阴阳表里之分也。若寸口人迎大小浮沉相等者，非偏于阴则偏于阳，病之所以难已。手少阴，左寸心脉也，重甚者，女子现之，是为妊子。婴儿渐成，水为之本，发者肾水之荣。头毛逆上者，水不足则发干焦，如草之枯者必劲直而竖也，故以言死，此言既病。若无病而头毛逆上者，即非吉兆也。耳者，少阳胆之经。青者，厥阴肝之色。肝胆本为表里，青主痛，肝为筋，故为掣痛。赤瓣者，血秽成条成片也。赤瓣飧泄，火居血分，若脉小而手足寒，是为相反，所以难已。若止于飧泄而无赤瓣，非火证也，脉虽小而手足温，以脾主四肢而脾气尚和，所以易已。夫阴阳之气，极则必变，故寒极则生热，热极则生寒，此天地四时消长更胜之道也。

能合脉色，可以万全

夫脉之小大、滑涩、浮沉，可以指别；五脏之象，可以类推；五脏相音，可以意识；五色微诊，可以目察，能合脉色，可以万全。赤脉之至也，喘而坚，诊曰有积气在中，时害于食，名曰心痹，得之外疾，思虑而心虚，故邪从之。白脉之至也，喘而浮，上虚下实，惊，有积气在胸中，喘而虚，名曰肺痹，寒热，得之醉而使内也。青脉之至也，长而左右弹，有积气在心下支胠，名曰肝痹，得之寒湿，与疝同法，腰痛，足清，头痛。黄脉之至①也，大而虚，有积气在腹中，有厥气，名曰厥疝，女子同法，得之疾使四肢，汗出当风。黑脉之至也，上坚而大，有积气在小腹与阴，名曰肾痹，得之沐浴清水而卧。凡相五色之奇脉，面黄目青、面黄目赤、面黄目白、面黄目黑者，皆不死也。面青目赤、面赤目白、面青目黑、面黑目白、面赤目青，皆死也。

【解】脉小者，细小，阴阳俱不足也；大者，豁大，阳强阴弱也；滑者，往来流利，血实气壅也；涩者，往来艰难，气滞血少也；浮者，轻取，所以候表；沉者，重按，所以候里。夫如是者，得之于手，应之于心，故可以指而分别也。象，气象也。肝象木之曲直，而应在筋；心象火之炎上，而应在脉；脾象土之安静，而应在肉；肺象金之坚敛，而应在皮毛；肾象水之润下，而应在髓骨。凡若此者，脏象之辨，各有所主，皆可以类而推也。相，形相也；音，五音也，类如肝音角、心音徵、脾音宫、肺音商、肾音羽。若以胜负相参，臧否自现，五而五之，二十五变，凡耳聪心敏者，皆可意会而识也。五色音，即肝青、心赤、脾黄、肺白、肾黑，此其常色也。至于互为生克，诊有精微，凡目明智圆者，可以视察而知也。因脉以知其内，因色以察于外，脉色明则参合无遗，内外明则表里俱现，斯可万全无失矣。赤者，心之色。脉喘而坚者，谓急盛如喘而坚强也。心脏居高，病则脉为喘状，故于心肺二脏独有之。喘为心气不足，坚为病气有余。心脉起于心胸之中，故积气在中，时害于食。积为病气积聚，痹为脏气不行。外疾，外邪也。思虑心虚，故外邪从而居之矣。白者，肺色

---

① 至：原作"脉"，据《素问·五脏生成》改。

现也。脉喘而浮者，火乘金而病在肺也，喘为气不足，浮为肺阴虚。肺虚于上，则气不行而积于下，故上虚则为惊，下实则为积。气在胸中，喘而且虚，病为肺痹者，肺气不行而失其治节也。寒热者，金火相争，金胜则寒，火胜则热也。其因醉以入房，则火必更炽，水必更亏，肾虚盗及母气，故肺病若是矣。青者，肝色现也。长而左右弹，言两手俱长而弦强也。弹，搏击之义。是肝邪有余，故气积心下及于支肢，因成肝痹。然得之寒湿而积于心下支肢者，则为肝痹；积于小腹前阴者，则为疝气，总属厥阴之寒邪，故云与疝同法。肝脉起于足大指，与督脉会于巅，故病必腰痛、足冷、头痛也。黄者，脾色现也。脉大邪气盛，虚为中气虚。中虚则脾不能运，故有积气在腹中。脾虚则木乘其弱，水无所畏，而肝肾之气上逆，是为厥气。且脾肝肾三经皆结于阴器，故名曰厥疝，而男女无异也。四肢皆禀气于脾，疾使之则劳伤脾气而汗易泄，汗泄则表虚而风邪客之，故为是病。黑者，肾色现也。上言尺之上，即尺外以候肾也。肾主下焦，脉坚而且大者，肾邪有余，故主积气在小腹与阴处，因成肾痹。其得于沐浴清水而卧者，以寒湿内侵而气归同类，故病在下焦而邪居于肾。凡此色脉之不死者，皆兼面黄，盖五行以土为本，而胃气之犹在也。彼脉色之皆死者，以无黄色。无黄色则胃气已绝，故死。盖脉可以决死生也。

经有常色，络无常变

黄帝问曰：夫络脉之现也，其五色各异，青、黄、赤、白、黑不同，其故何也？岐伯对曰：经有常色，而络无常变也。帝曰：经之常色何如？岐伯曰：心赤、肺白、肝青、脾黄、肾黑，皆亦应其经脉之色也。帝曰：络之阴阳亦应其经乎？岐伯曰：阴络之色应其经，阳络之色变无常，随四时而行也。寒多则凝泣，凝泣则青黑；热多则淖泽，淖泽则黄赤，此皆常色，谓之无病。五色俱现者，谓之寒热。帝曰：善。

【解】五脏合于五行，故五色各有所主，而经脉之色亦与本脏相应，是为经之常色。络脉兼阴阳而言，故无常变。络有阴阳，而色与经应，亦有同异也。夫络有阴阳，深而在内者，是为阴络，阴络近经，色则应之，故分五行以配五脏，而色有常也。浅而在外者，是为阳络，阳络浮显，色不应经，故随四时之气以为进退，而变无常也。寒多热多，乃阳络之变色也。凝泣者，目泪为寒所凝也。淖泽者，濡而润也。如前五色之应五脏者，皆常色也。常色者，无病之色也。若五色俱现，则阴阳变乱，失其常矣，故为往来寒热之病。

新病久病，毁伤脉色

帝曰：有故病五脏发动，因伤脉色，各何以知其久暴至之病乎？岐伯曰：悉乎哉问也！征其脉小色不夺者，新病也；征其脉不夺其色夺者，此久病也；征其脉与五色俱夺者，此久病也；征其脉与五色俱不夺者，新病也。肝与肾脉并至，其色苍赤，当病毁伤，不见血已见血，湿若中水也。

【解】夫有故病者，旧有宿病也。五脏发动，触感而发也。若不辨脉色，则不知久病暴病之所至也。征其脉，乃验其脉也。脉小者邪气不盛，色不夺者形神未伤，故为新病。病久而经气不夺者有之，未有病久而形色不变者，故脉不夺而色夺者为久病也。脉与色俱不夺者，无论新病久病，表里俱无恙也。肝脉弦，肝主筋；肾脉沉，肾主骨。苍者，肝肾之色，青而黑也；赤者，心火之色，心主血也。脉见弦沉而色苍赤者，筋骨血脉俱病，故必当为毁伤也。凡毁伤筋骨者，无论不见血，已见血，其血必凝，其经必滞，气血凝滞，形必肿满，故如湿气在经而同于中水之状也。

五脏五色死生

故色现青如草兹者死，黄如枳实者死，黑如炱者死，赤如衃血者死，白如枯骨者死，此五色之现死也。青如翠羽者生，赤如鸡冠者生，黄如蟹腹者生，白如豕膏者生，黑如乌羽者生，此五色之现生也。生于心，如以缟裹朱；生于肺，如以缟裹红；生于肝，如以缟裹绀；生于脾，如以缟裹栝楼实；生于肾，如以缟裹紫，此五脏所生之外荣也。色味当五脏，白当肺辛，赤当心苦，青当肝酸，黄当脾甘，黑当肾咸。故白当皮，赤当脉，青当筋，黄当肉，黑当骨。

【解】色现青如草兹者，纯于青而色深也，此以土败木贼，全失红黄之气，故死。色黄黑如炱者，烟煤也，谓其色不泽，而衃血即死血，谓其色如赤紫而黑也。色白如枯槁，谓其无神也。凡此脏气败于中，则神色夭于外。五脏已败，其色必夭，夭必死矣，此之谓也。青如翠羽之类，谓五色之明润光彩，而现之者皆生也。夫生者，乃生气也。言五脏所生之正色也。缟，素绵也。以缟裹五物者，谓外皆白净而五色隐然内现也。朱与红皆赤，朱言其深，红言其浅也，绀，青而含赤也，凡此皆五脏所生之正色。盖以气足于中，而后色荣于外。又有五色五味之合于五脏者，皆五行之一理也。肺主皮毛，故白当皮；心主血脉，故赤当脉；肝主筋，故青当筋；脾主肉，故黄当肉；肾主骨，故黑当骨也。此五脏五色合五脉，生死全俱矣。

三卷 疾病阐疏

病 机

帝曰：夫百病之生也，皆生于风、寒、暑、湿、燥、火，以之化之变也。经言盛者泻之，虚者补之。余锡以方士，而方士用之尚未能十全，余欲令要道必行，桴鼓相应，犹拔刺雪污，工巧神圣，可得闻乎？岐伯曰：审察病机，无失气宜，此之谓也。帝曰：愿闻病机何如？岐伯曰：诸风掉眩，皆属于肝；诸寒收引，皆属于肾；诸气膹郁，皆属于肺；诸湿肿满，皆属于脾；诸热瞀瘛，皆属于火；诸痛痒疮^①，皆属于心；诸厥固泄，皆属于下；诸痿喘呕，皆属于上；诸禁鼓栗，如丧神守，皆属于火；诸痉项强，皆属于湿；诸逆冲上，皆属于火；诸胀腹^②大，皆属于热；诸燥^③狂越，皆属于火；诸暴强直，皆属于风；诸病有声，鼓之如鼓，皆属于热；诸病胕肿，疼酸惊骇，皆属于火；诸转反戾，水液浑浊，皆属于热；诸病水液，澄澈清冷，皆属于寒；诸呕吐酸，暴注下迫，皆属于热。故《大要》曰：谨守病机，各司其属，有者求之，无者求之，盛者责之，虚者责之，必先五胜，疏其血气，令其调达，而致和平。此之谓也。

【疏】百病之所生，多生于六淫。其所谓六淫者，风、寒、暑、湿、燥、火，乃天之六气也。气之正者为化，气之邪者为变，

---

① 疮：原脱，据《素问·至真要大论》补。

② 腹：原作"鼓"，据《素问·至真要大论》改。

③ 燥：通"躁"。《素问·至真要大论》："诸燥狂越，皆属于火。""燥"径改为本字。

故曰之化之变也。能明此变化之机，治病如拔刺雪污也，岂不犹工、巧、神、圣而至此哉？故《难经》曰："问而知之谓之工，切而知之谓之巧，望而知之谓之神，闻而知之谓之圣。"又所谓审察病机，无失气宜，盖病随气动，能察其所动之机，则治必得其要，是无失其气宜矣。诸风掉眩，皆属于肝也，风木盛，则肝太过而病化风。如木太过，发生之纪，病掉眩之类，俗谓之阳痓急惊等病，治以凉剂是也。燥金胜，则肝为邪攻而病亦化风。如阳明司天，燥气下临，病掉振之类，俗谓之阴痓慢惊等病，治以温剂是也。诸火热病，皆属于心也，热甚则心太过而病化火热。如岁火太过，病谵妄狂越之类，俗谓之阳躁谵语等病，治以攻剂是也。寒水胜，则心为邪攻而病亦化火热。如岁水太过，病躁悸烦心谵妄之类，俗谓之阴躁郑声等病，治以补剂是也。诸湿病皆属于脾也，湿土甚，则脾太过而病化湿。如湿胜则濡泄之类，仲景用五苓等剂去湿是也。风木胜，则脾为邪攻而病亦化湿。如岁木太过，病飧泄之类，钱氏用宣风等剂去风是也。诸气膹郁，皆属于肺也，燥金甚则肺太过而病化膹郁。如岁金太过，甚则喘咳之类，东垣谓之寒喘，治以热剂是也。火热胜，则肺为邪攻而病亦化膹郁。如岁火太过，病咳喘之类，东垣谓之热喘，治以寒剂是也。诸寒病皆属于肾也，寒水甚则肾太过而病化寒。如太阳所至，为屈伸不利之类，仲景用乌头汤等剂是也。湿土气胜，肾为邪攻而病亦化寒。如湿气变物，病筋脉不利之类，东垣用复煎散、健步丸等剂是也。其在太过而化之病为盛，盛者真气也；其在受攻而化之病为虚，虚者假气也。故有其病化者，恐其气之假，故有者亦必求之；无其病化者，恐其邪隐于中，如寒胜化火之类，故无者亦必求之。其病之化似盛者，恐其盛之未的，故盛者亦必责之；其病之化似虚者，恐其虚之未真，故虚者亦必责之。凡一十九条病机，皆用此一十六字为法，求之庶几，补泻即无差也。通篇之文，皆以"盛虚有无"四字贯之者，此先圣心传精妙所在，最为吃紧纲领。奈何刘完素未之详审，略其颠末，此一十六字，但以病化有者为盛，无者为虚，而不复究其假者虚者，是为未备也。夫病机为入道之门，为跬步之法，法有未善，而局人心目。初学得之，多致终身不能超脱，习染既久，流弊日深，其泻假热伐真虚，覆人于反掌间者，良可叹也！夫河间①当胡元之世，其风声气习本有不同，或因时制宜，故有此论。今世变风移，设欲率由其旧，恐冰炭钩绳②而不相符也，学者当慎之！

百病始生，邪分三部

黄帝问于岐伯曰：夫百病之始生也，皆生于风雨寒暑，清湿喜怒。喜怒不节则伤脏，风雨则伤上，清湿则伤下。三部之气，所伤异类，愿闻其会。岐伯曰：三部之气各有不同，其所不同者，或起于阴，或起于阳，请言其方。喜怒不节则伤脏，脏伤则病起于阴也；清湿袭虚，则病起于下；风雨袭虚，则病起于上，是谓三部。至于其淫泆，不可胜数。

黄帝曰：余固不能数，故问先师，愿卒闻其道。岐伯曰：风雨寒热，不得虚，邪不能独伤人。卒然逢疾风暴雨而不病者，盖无虚，故邪不能独伤人。此必因虚邪之风，与其身形，两虚相得，乃客其形，两实相逢，众人肉坚。其中于虚邪也，因于天时，与其身形，参以虚实，大病乃成。气有定舍，因处为名，上下中外，分为三员。是故虚邪之中人也，始于皮肤，皮肤缓则腠理开，开则邪从毛发入，入则抵深，深则毛发立，毛发立则淅然，故皮肤

---

① 间：原作"涧"，据《类经》卷十三"病机"改。
② 冰炭钩绳：冰炭，冰块和炭火。钩绳：木工用以正曲直的工具。比喻性质相反，不能相容，或比喻矛盾冲突。

痛。留而不去，则传舍于络脉，在络之时，痛于肌肉，其痛之时息，大经乃代。留而不去，传舍于经，在经之时，洒淅喜惊。留而不去，传舍于输①，在输之时，六经不通，四肢则肢节痛，腰脊乃强。留而不去，传舍于伏冲之脉，在伏冲之时，体重身痛。留而不去，传舍于肠胃，在肠胃之时，贲响腹胀，多寒则肠鸣飧泄，食不化，多热则溏出麋②。留而不去，传舍于肠胃之外、募原③之间，留著于脉，稽留而不去，息④而成积。或著孙脉，或著络脉，或著经脉，或著输脉，或著于伏冲之脉，或著于膂筋，或著于肠胃之募原，上连于缓筋，邪气淫泆，不可胜论。

黄帝曰：愿尽闻其所由然。岐伯曰：其著孙络之脉而成积者，其积往来上下，臂手孙络之居也，浮而缓，不能句积而止之，故往来移行肠胃之间。水凑渗注灌，濯濯有音，有寒则䐜胀满雷引，故时切痛。其著于阳明之经，则挟脐而居，饱食则益大，饥则益小。其著于缓筋也，似阳明之积，饱食则痛，饥则安。其著于肠胃之募原也，痛而外连于缓筋，饱食则安，饥则痛。其著于伏冲之脉者，揣之应手而动，发手则热气下于两股，如汤沃之状。其著于膂筋在⑤肠后者，饥则积见，饱则积不见，按之不得。其著于输之脉者，闭塞不通，津液不下，孔窍干壅。此邪气之从外入内，从上下也。

黄帝曰：积之始生，至其已成奈何？岐伯曰：积之始生，得

---

① 输：通"腧"。《史记·扁鹊传》："一拨见病之应，因五脏之输，乃割皮解肌，诀脉结筋。"唐·司马贞《索隐》："输音速注反。"唐·张守节《正义》："十二经皆以输为原，盖经穴也。"

② 麋：通"糜"。丹波元简："麋、糜古通用，乃糜烂也。"《甲乙经》卷八第二及《太素》卷二十七《邪传》皆作"糜"。

③ 募原：又称"膜原"。泛指膈膜或肠胃之外的脂膜。

④ 息：原脱，据《灵枢·百病始生》补。

⑤ 在：原作"有"，据《灵枢·百病始生》改。

寒乃生，厥乃成积也。黄帝曰：其成积奈何？岐伯曰：厥气生足悗，悗生胫寒，胫寒则血脉凝涩，血脉凝涩则寒气上入于肠胃，入于肠胃则䐜胀，䐜胀则肠外之汁沫迫聚不得散，日以成积。卒然多食饮则肠满，起居不节，用力过度则络脉伤，阳络伤则血外溢，血外溢则衄血；阴络伤则血内溢，血内溢则后血。肠胃之络伤则血溢于肠外，肠外有寒汁沫与血相搏，则并合凝聚不得散而积成矣。卒然外中于寒，若内伤于忧怒，则气上逆，气上逆则六输不通，湿①气不行，凝血蕴里而不散，津液涩渗，著而不去，而积皆成矣。

黄帝曰：其生于阴者奈何？岐伯曰：忧思伤心、重寒伤肺、忿怒伤肝，醉以入房，汗出当风，伤脾；用力过度，若入房汗出浴，则伤肾。此内外六②部之所生病者也。黄帝曰：善。治之奈何？岐伯曰：察其所痛，以知其应，有余不足，当补则补，当泻则泻，毋逆天时，是谓至治。

【疏】百病始生，无非外感、内伤，而复有上、中、下之分者。内伤五志之病，多伤于脏，发于阴，故起于中也；外感六淫之症，多感于腑，乘虚入客。假如寒湿属阴，多感于下，故清湿袭虚，阴邪之在表也；风雨属阳，多感于上，故风雨袭虚，阳邪之在表也。则其受病之始，虽在三部，至其浸淫流泆，则变有不可胜数矣。

凡风邪之伤人，必因其人之虚，而天之虚邪乃能伤之也，故云两虚相得，乃客其形也。若人气不虚，虽遇虚风，亦不能伤。故人有实气，天有实风，两实相逢，众人肉坚，而邪不能入也。其中虚邪者，因于天时，与其身形，参以虚实，大病乃成。病因

---

① 温：原作"湿"，据《灵枢·百病始生》改。
② 六：《灵枢·百病始生》作"三"。

在表，其邪从外而入；病因在里，其疾从内而出，或在阴在阳，在上下，在内外，总不离三部，故云上下中外，分为三员也。邪之中人，必由表入里，始于皮肤，渐次而入经络、血脉、脏腑。毛发竖立，淅然恶寒，皮肤作痛，皆寒邪得虚而袭，或阴或阳，或深或浅，察而治之。如邪在皮毛，当治其外。治之不去，必传舍于络脉，故痛于肌肉之间，或发肿热者，邪在络也，当治其肌表，治而不去，则邪将去络而深，故云大经代受之矣。络浅于经，而经隐而深，洒淅恶寒，神浮喜惊者，邪在经也。经气连脏，邪留不去，传舍于输。凡诸输穴，乃经气聚会之处，邪所留止，六经为之不通，肢节腰脊皆为痛强也。伏冲之脉在脊，而其最深，故名伏冲。邪入于此，则体重身痛，不能转侧之病见也。邪气自经入脏，传舍于肠胃之间，腹必胀满，澄澈清冷，水谷不分，肠鸣飧泄，皆寒邪之为病也；腹热浊垢下注，或溏或糜，臭秽如泥，乃热邪之为病也。邪亦有溢于肠胃之外、募原之间，此是皮里膜外，隐蔽曲折之所受邪，如疟痞、疝胀、痰块、气结之类是也。邪气之淫泆不可测，而其所著亦不可胜数也。

邪著孙络之脉而成积者，孙络、络脉①之细小者也，大肠小肠之络，皆孙络之类也。络浮而浅，缓而不急，故不能拘积而留止之，时移行于肠胃之间。若有水凑渗注灌，濯濯有声，其腹胀满，及雷鸣相引，时为切痛，皆寒邪之所著也。其著于阳明之经，著于缓筋，著于肠胃之募原，著于伏冲之脉，著于膂筋，著于输之脉，其所著不同，而见症亦异也。邪气之起于阳，必自外而至内，从上而至下也。

厥气，即寒之逆气也。寒逆于下，故生足悗。足悗，肢节疼

----

① 络脉：原作"脉络"，据《类经》卷十三"百病始生，邪分三部"乙转。

痛，步履不前也。寒由足胫而上，渐入肠胃，肠胃既寒，则阳气不能化，而为腹胀，肠外汁沫迫聚而不散，此阴邪外束而为病也。更有饮食起居失节，以致肠胃运化不及，则汁溢募外，与血相搏，乃成积聚，此必纵肆口腹，及举动不慎者多有之。有情志内伤，挟寒而成积者，此寒邪中于外，喜怒伤其内，气因寒逆，血因气逆，六经之输不通，遂成积聚，此情性乖戾者多有之。

凡内伤心者病在阳，伤肺者病在气，伤肝者病在血，伤脾者病在营卫，伤肾者病在真阴，故五脏之病皆生于阴也。总而言之，不外乎内外三部也。所称至治，必察其所痛之处，或阴或阳，或表或里，病应可知，虚补实泻，毋逆天时，如春气在肝及月廓空满之类是也。

邪变无穷

黄帝曰：有一脉生数十病者，或痛、或痈、或热、或寒、或痒、或痹、或不仁，变化无穷，其故何也？岐伯曰：此皆邪气之所生也。黄帝曰：余闻气者，有真气，有正气，有邪气。何谓真气？岐伯曰：真气者，所受于天，与谷气并而充身也。正气者，正风也，从一方来，非实风又非虚风也。邪气者，虚风之贼伤人也，其中人也深，不能自去。正风者，其中人也浅，合而自去，其气来柔弱，不能胜真气，故自去。虚邪之中人也，洒淅动形，起毫毛而发腠理。其入深，内抟于骨，则为骨痹。抟于筋，则为筋挛。抟于脉中，则为血闭不通，则为痈。抟于肉，与卫气相抟，阳胜者则为热，阴胜者则为寒，寒则真气去，去则虚，虚则寒，抟于皮肤之间。其气外发，腠理开，毫毛摇，气往来行，则为痒。留而不去则痹，卫气不行则为不仁。虚邪偏客于身半，其入深，内居营卫，营卫稍衰则真气去，邪气独留，发为偏枯。其邪气浅者，脉偏痛。虚邪之入于身也深，寒与热相抟，久留而内著，寒胜其热，则骨疼肉枯，热胜其寒，则烂肉腐肌为脓，内伤骨，内伤骨为骨蚀。有所疾前筋，筋屈不得伸，邪气居其间而不返，发为筋瘤①。有所结，气归之，卫气留之不得返，津液久留，合而为肠瘤②。久者，数岁乃成，以手按之柔。已有所结，气归之，津液留之，邪气中之，凝结日以易甚，连以聚居，为昔瘤，以手按之坚。有所结，深中骨，气因于骨，骨与气并，日以益大，则为骨疽。有所结，中于肉，宗气归之，邪留而不去，有热则化而为脓，无热则为肉疽。凡此数气者，其发无常处，而有常名也。

【疏】凡虚邪贼风，善行数变，其为病则变化无穷，故有真气、正气、邪气之别。所谓真气者，即元气也。气在天者，受于鼻而喉主之；在水谷者，入于口而咽主之，曰受于天，与谷气并而充身是也。所谓正气者，即正风也。正风得时之正者，其风徐而和，非实风之暴而烈也，实风与虚风对言。邪气者，即虚风之邪伤人也。虚风因其人之虚而中之，故其中也深，而其去也不易。正风原不能伤人，而实风之中人也浅，而其去也易。谓其邪不能胜真气，故当自去也。凡寒栗，或为骨痹，或为筋挛，或为血闭，为痛疽，阳胜则热，阴胜则寒，此虚邪深入之为病也。真气不虚，邪气不能自胜。真气者，阳气也。阳气既虚，则阴寒抟聚于皮肤之间矣。邪在皮肤间者，其气外发，或腠理开，则汗为不敛；或毫毛动摇，则毛悴而败；或气往来行，则流而为痒；或邪留不去，则痛而为痹。若卫气受伤，虚而不行，则不知痛痒，是谓不仁也。或邪中于半身，未深入于营卫，其中之浅，故只半身偏痛；若深入于营卫，则营卫衰，真气去，乃为偏枯也。邪中于外，则生外

---

① 瘤：原作"溜"，据《甲乙经》卷十一第九改。
② 瘤：原作"溜"，据《甲乙经》卷十一第九改。

寒，气畜于内，则必内热，寒邪与内热相抟，寒胜则伤阳，为痛为枯；热胜则伤阴，为脓为腐；其最深者，内伤于骨，是为骨蚀也。邪有所结，气必归之，故致卫气失常，留而不返，则蓄积于中，流注于肠胃之间，乃结为肠瘤也。积有久者，必数岁而后成，初按之虽柔，其气未结实也。久之邪气渐归，日甚一日，乃结为瘤。昔瘤者，非一朝一夕之谓也。有按之至深而坚者，邪气附于骨，骨与气所结，日以益大，名为附骨疽也。邪结于肉，肉主脾胃，夫胃阳明经也，邪留则为热，故能溃腐肌肉变为脓也。无热则聚而不散，故为肉疽也。由此言之，凡病之深浅，邪之去留，皆一脉一气所生，故其发无常处，发既无常处，则形证亦无常矣，此所谓邪之变化无穷也。

生气邪气皆本于阴阳

黄帝曰：夫自古通天者，生之本，本于阴阳。天地之间，六合之内，其气九州九窍、五脏、十二节，皆通于天气。其生五，其气三，数犯此者，则邪气伤人，此寿命之本也。苍天之气，清净则志意治，顺之则阳气固，虽有贼邪，弗能害也，此因时之序。故圣人传精神，服天气，而通神明。失之则内闭九窍，外壅肌肉，卫气散解，此谓自伤，气之削也。阳气者，若天与日，失其所，则折寿而不彰，故天运当以日光明。是故阳因而上，卫外者也。因于寒，欲如运枢，起居如惊，神气乃浮；因于暑，汗烦则喘喝，静则多言，体若燔炭，汗出而散；因于湿，首如裹，湿热不攘，大筋软短，小筋弛长，软短为拘，弛长为痿；因于气，为肿，四维相代，阳气乃竭。阳气者，烦劳则张，精绝，辟积于夏，使人煎厥。目盲不可以视，耳闭不可以听，溃溃乎若坏都，汩汩乎不可止。阳气者，大怒则形气绝，而血菀于上，使人薄厥。有伤于筋，纵其若不容。汗出偏沮，使人偏枯。汗出见湿，乃生痤痱。

高粱①之变，足生大丁，受如持虚。劳汗当风，寒薄为皶，郁乃痤。阳气者，精则养神，柔则养筋。开阖不得，寒气从之，乃生大偻。陷脉为瘘，留连肉腠。俞气化薄，传为善畏，乃为惊骇。营气不从，逆于肉理，乃生痈肿。魄汗未尽，形弱而气烁，穴俞以闭，发为风疟。故风者，百病之始也，清静则肉腠闭拒，虽有大风苛毒，弗之能害，此因时之序也。故病久则传化，上下不并，良医弗为。故阳畜积病死，而阳气当隔，隔者当泻，不亟正治，粗乃败之。故阳气者，一日而主外，平旦人气生，日中而阳气隆，日西而阳气已虚，气门乃闭。是故暮而收拒，无扰筋骨，无见雾露，反此三时，形乃困薄。

岐伯曰：阴者，藏精而起亟也；阳者，卫外而为固也。阴不胜其阳，则脉流薄疾，并乃狂。阳不胜其阴，则五脏气争，九窍不通。是以圣人陈阴阳，筋脉和同，骨髓坚固，气血皆从。如是则内外调和，邪不能害，耳目聪明，气立如故。风客淫气，精乃亡，邪伤肝也。因而饱食，筋脉横解，肠澼为痔；因而大饮，则气逆；因而强力，肾气乃伤，高骨乃坏。凡阴阳之要，阳密乃固。两者不和，若春无秋，若冬无夏，因而和之，是谓圣度。故阳强不能密，阴气乃绝；阴平阳秘，精神乃治；阴阳离决，精气乃绝；因于露风，乃生寒热。是以春伤于风，邪气留连，乃为洞泄；夏伤于暑，秋为痎疟；秋伤于湿，上逆而咳，发为痿厥；冬伤于寒，春必温病。四时之气，更伤五脏。阴之所生，本在五味，阴之五宫，伤在五味。是故味过于酸，肝气以津，脾气乃绝；味过于咸，大骨气劳，短肌，心气抑；味过于甘，心气喘满，色黑，肾气不衡；味过于苦，脾气不濡，胃气乃厚；味过于辛，筋脉沮弛，精

---

① 高粱：高，通"膏"；粱，通"粱"。清·朱骏声《说文通训定声·小部》："高，叚（假）借为'膏'。粱，叚（假）借为'粱'。"

神乃央①。是故谨和五味，骨正筋柔，气血以流，腠理以密，如是则气骨②以精，谨道如法，长有天命。

【疏】自古有生者，皆通于天元之气以为生也。天元者，阴阳而已，故阴阳有生之本。如至大为六合，至广为九州。人身之外有九窍，内有五脏，天有四时十二节，人有四肢十二经。凡物之形于外者，为仪象之流行；藏于内者，为精神之升降。幽明动静，孰匪③由天？故曰皆通于天气也。人本生乎阴阳，而禀分五行，故其生五也。阴阳衰盛，少太有三，故其气三也。有三有五，则生克强弱，变出其间矣。得其和则为正气而生物，犯其变则为邪气而伤物，其生其死，皆此三五耳，故为寿命之本也。夫苍天之气，本自清静，人能法天道之清静，则志意治而不乱，阳气固而不衰，虽有风邪，不能害之，此因时之序，善护其本者，故曰惟圣人能得天之精神，复天之元气，其神明可以与天通矣。凡人有以失之者，妄作起居，不保天真之气，失其真阳之化，致九窍肌肉闭塞，卫气解散也。卫气，即天之阳气，如有所伤，乃阳气受伤也。此非由天之降灾，乃人自作之耳。如天日不明，则为阴晦；人之阳气不固，则为夭折。所云天运当以日光明者，以天不自明，明在日月，月体主阴，得日乃明，此天运必以日光明是也。日者阳气也，清阳为天，包覆万物，故因于上而卫于外。人之卫气，亦犹是也。苟不知重，四时之邪，皆得以伤之也。凡因于寒，寒者得冬之气，冬宜闭藏，当使精神常运于中，而身无妄动。若起居不节，则神气外浮，无复中存，邪乃易入矣。暑者阳之气也，故为

---

① 央：通"殃"。祸殃，殃及，引申为受伤、损害。高士宗注："'央'作'殃'……筋脉阻弛，则阴经不濡于筋，神气不充于脉，故精神乃殃。"

② 气骨：《素问·生气通天论》作"骨气"。

③ 匪：通"非"。不，不是。《诗经·邶风·柏舟》："我心匪鉴，不可以茹。"按："非"古多作"匪"。

汗出烦躁，为喘，大声呼喝；即其静时而多言，盖热邪伤阴，神无所主，故言无伦次也。有因暑而得阴邪，体若燔炭，必须汗出，邪乃得散也。湿之中人，有内外上下之辨。湿伤外者，雨雾阴湿之属也；湿伤内者，酒浆乳酪之属也。湿在上，首如裹状，湿热不退；下及肢体，大筋受之则伤血，小筋受之则柔弱。伤血则拘挛不伸，是为软短也；柔弱则痿弱无力，是为弛长也，此总阳气失固也。卫气、营气、脏腑之气，皆阳气之别名也，一有不调，均能致疾。有因气而为肿者，四肢更迭而病者，皆阳气之所竭也。人以阳气为生，若劳役过度，则形气弛①张于外，精神竭绝于中，阳扰阴虚，病积至夏，其热益甚，如煎如熬，孤阳外浮，真阴内夺，气逆而厥也。目盲耳闭，是九窍将废也。溃溃、汩汩，是精气内竭，精神日销②，渐至衰败，不可得而绾③也。大怒伤肝，则气血皆逆，甚至形体血脉菀积不通，筋脉伤则纵缓不收，手足无措，其若不能容也。偏汗偏枯之患至矣，有汗出积聚而生痤痱者。痤，小疖疮也；痱，暑疹也。此皆由膏粱之人过食厚味，畜为内热，变生疮疖，甚至足生大疗。热侵阳分，感发最易，如持空虚之器以受物。有汗出当风，寒气薄之，液凝为皶。皶者，即疮而渐成小疖者是也，此皆阳气不固之使然。阳气之运用，稍有不固，则精不能养神，柔不能养筋，而神明乱，筋骨废。卫气失其所常，当开不开，当闭不闭，不得其宜，为寒气所袭，结于筋络之间，软急不伸，则形为偻俯矣。邪自筋络而陷入脉中，为瘘；邪结不散，留连肉腠，则蔓延日甚矣。邪若日甚，则自脉渐深，流于经

---

① 弛：原作"施"，据文义改。

② 销：通"消"，消散，消耗。《庄子·则阳》："其声销，其志无穷。"注："损其名。"

③ 绾：通"管"，控制。《史记·张仪列传》："奉阳君专权擅势，蔽欺先王，独擅绾事。"

俞，气化内薄则侵及脏腑，恐畏惊骇之病至矣。及至生痈肿者，皆邪气内陷，营气不从，逆于肉理乃至也。发为风疟者，或因汗出当风，风寒乘虚而薄之，俞穴随闭，邪气留止，郁而为疟，故名风疟也。盖风者为百病之始也。人惟守静，无过劳役，则腠理闭而阳气固，虽有大风苛毒，弗能害之矣。而不能害者无他，因其人得应四时之气序也。如始病因风，久必传化，及至上下不并，则阴阳相离，水火不能相济，虽有良医，弗可为也。以其邪畜于阳分，积而不行，阳亢无阴，其病故当死矣。阳气之生发，昼则升于外，夜则藏于内，故谓平旦阳气生者，以日初升也；日中阳气隆者，以日当午也；日西阳气虚者，以日渐降也。故人之卫气，亦如天之阳气，日则行于阳分二十五度，至日暮则阳气之门闭，而行于阴分二十五度矣。故人之能应乎时，而保守阳气者。暮时阳气藏于阴分，故动宜收敛，以拒虚邪。无扰筋骨，则阳不耗于内；无见雾露，则邪不侵于外。若劳扰不分朝暮，反此三时，则阳气失养，形体劳困衰薄矣。

夫阳气固宜谨守，阴气亦所当重，所谓天有阴阳，人有血气，不可偏举而言也。阳虽主外而为卫，所以固气也；阴则主内而藏精，所以起亟也。故阳卫外而阴为固也。如阴阳稍有相胜，则阴不胜阳，而阳不胜阴之病至矣。是以圣人陈阴阳者，而不使偏胜也。如不偏胜，则筋脉骨髓无不和调，而血气无不从顺。血气从顺，内外调和，邪不能害，耳目聪明，而神气之不立者无有也，故曰气立如故。有失其调和之道，则筋骨血气之病作矣。风淫之气客之者，风木生火，淫气化热，热则伤阴，精乃消亡也。邪伤肝者，为风邪通于肝，故先伤于肝也。有风气既淫于外，又因饱食以伤其内，故筋脉横懈，病为肠澼、为痔。肠澼者，下痢脓血是也。甚至气逆者，因大饮酒，而酒挟风邪，致伤肺也。肺既伤，则阳气不得下降，而其下必虚矣。若强力者，其伤在骨，骨伤则肾气亦伤，肾气既伤，又强力入房，遂伤精髓，精髓耗伤，则腰骨足胫坏而不为用也。阳为阴之卫，阴为阳之宅，必阳气闭密于外，无所妄耗，则邪不能害，而阴气完固于内，培养得法，此即阴阳之要，和调之道也。阴阳两者不和，若春无秋，若冬无夏，此岁气之乖戾，而生生之道废也，惟圣人能法天而和之，是为圣度也。故孤阳独用，不能自密，则阴气耗而竭绝矣。人生所赖，惟精与神也，精而生阴，神从阳化，故阴平阳秘，则精神乃得而治矣。有阳无阴则精绝，有阴无阳则气绝，两相离决，非病则亡，正所以见阴阳不可偏废者如是也。阴阳不独以偏废致病，稍有不和，则阴阳相薄，而寒热并作矣。春伤于风为洞泻，夏伤于暑为痎疟，秋伤于湿为痿厥，冬伤于寒为温病，此皆阳气之不外固，而四时之气得以伤之也，故曰四时之气，更伤五脏。夫五脏精阴之气，其所以生者在五味，其所以伤者亦在五味也。是故味过于酸，酸从木化，木实而克土，故脾气乃绝也；味过于咸，咸从水化，水胜则克火，故心气抑①也；味过于甘，甘从土化，土胜则水病，故黑色现于外，肾气不衡于内也；味过于苦，苦入于心，其心受伤，而脾亦失所养，故气乃不濡也。胃气乃厚者，为胃气留滞，有所胀满也。味过于辛，辛入肺，则肺气乘肝，而筋脉沮弛也。辛散气，则精神耗伤也。凡五味入口，藏于胃以养五脏之气，故当谨和五味，则骨正筋柔，气血以流也。腠理而密者，缘阴阳表里，原自相依，不惟阳密足以固阴，而阴强乃能壮阳也。故在帝之所言者，言阳气以发通天之大本也；在伯之所言者，言阴气以备阴阳之全义也。前所以言气，则气本于天以养阳也；后所以言味，则味本于地以养阴也。所以详言阴阳者，盖欲分表里，阐

---

① 抑：原作"溢"，据文义及《类经》卷十三"生气邪气皆本于阴阳"改。

明精气，辨邪正之本末耳。故篇首曰"通天"，中曰"服天气"，末曰"长有天命"。所重在天，则其重阳气可知矣，故言地者无非天也，言阴者无非阳也。通篇大义，全重阳气，是以人之卫气，即天之阳气，不可不慎固也。

十二经病

黄帝曰：肺，手太阴也。是动则病肺胀满，膨膨而喘咳，缺盆中痛，甚则交两手而瞀，此为臂厥。是主肺所生病者，咳上气喘渴，烦心胸满，臑臂内前廉痛厥，掌中热。气盛有余则肩背痛，风寒汗出，中风，小便数而欠。气虚则肩背痛寒，少气不足以息，溺色变。为此诸病，盛则泻之，虚则补之，热则疾之，寒则留之，陷下则灸之，不盛不虚，以经取之。盛者寸口大三倍于人迎，虚者则寸口反小于人迎也。

大肠，手阳明也。是动则病齿痛颈肿。是主津液所生病者，目黄口干，鼽衄，喉痹，肩前臑痛，大指次指痛不用。气有余则当脉所过者热肿，虚则寒栗不复。为此诸病，盛则泻之，虚则补之，热则疾之，寒则留之，陷下则灸之，不盛不虚，以经取之。盛者人迎大三倍于寸口，虚者人迎反小于寸口也。

胃，足阳明也。是动则病洒洒振寒，善呻数欠，颜黑，病至则恶人与火，闻木声则惕然而惊，心欲动，独闭户塞牖而处，甚则欲上高而歌，弃衣而走，贲响腹胀，是为骭厥。是主血所生病者，狂疟温淫汗出，鼽衄，口喎唇胗，颈肿喉痹，大腹水肿，膝膑肿痛，循膺、乳、气街、股、伏兔、骭外廉、足跗上皆痛，中指不用。气盛则身以前皆热，其有余于胃，则消谷善肌，溺色黄。气不足则身以前皆寒栗，胃中寒则胀满。为此诸病，盛则泻之，虚则补之，热则疾之，寒则留之，陷下则灸之，不盛不虚，以经取之。盛者人迎大三倍于寸口，虚者人迎反小于寸口也。

脾，足太阴也。是动则病舌本强，食则呕，胃脘痛，腹胀善噫，得后与气则快然如衰，身体皆重。是主脾所生病者，舌本痛，体不能动①，食不下，烦心，心下急痛，溏，瘕泄，水闭，黄疸，不能卧，强立股膝内肿厥，足大指不用。为此诸病，盛则泻之，虚则补之，热则疾之，寒则留之，陷下则灸之，不盛不虚，以经取之。盛者寸口大三倍于人迎，虚者寸口反小于人迎也。

心，手少阴也。是动则病嗌干心痛，渴而欲饮，是为臂厥。是主心所生病者，目黄胁痛，臑臂内后廉痛厥，掌中热痛。为此诸病，盛则泻之，虚则补之，热则疾之，寒则留之，陷下则灸之，不盛不虚，以经取之。盛者寸口大再倍于人迎，虚者寸口反小于人迎也。

小肠，手太阳也。是动则病嗌痛颔肿，不可以顾，肩似拔，臑似折。是主液所生病者，耳聋目黄颊肿，颈颔肩臑肘臂外后廉痛。为此诸病，盛则泻之，虚则补之，热则疾之，寒则留之，陷下则灸之，不盛不虚，以经取之。盛者人迎大再倍于寸口，虚者人迎反小于寸口也。

膀胱，足太阳也。是动则病冲头痛，目似脱，项如拔，脊痛腰似折，髀不可以曲，腘如结，踹如裂，是为踝厥，是主筋所生病者，痔疟狂癫疾，头囟项痛，目黄泪出鼽衄，项、背、腰、尻、腘、踹、脚皆痛，小指不用。为此诸病，盛则泻之，虚则补之，热则疾之，寒则留之，陷下则灸之，不盛不虚，以经取之。盛者人迎大再倍于寸口，虚者人迎反小于寸口也。

肾，足少阴也。是动则病饥不欲食，面如漆柴，咳唾则有血，喝喝而喘，坐而欲起，目䀮䀮②如无所见，心如悬若饥状，气不足

① 动：此后《灵枢·经脉》有"摇"字。
② 䀮䀮（huānghuāng 荒荒）：目不明。《玉篇·目部》："䀮，目不明。"

则善恐，心惕惕如人将捕之，是为骨厥。是主肾所生病者，口热舌干，咽肿上气，嗌干及痛，烦心心痛，黄疸肠澼，脊股内后廉痛，痿厥嗜卧，足下热而痛。为此诸病，盛则泻之，虚则补之，热则疾之，寒则留之，陷下则灸之，不盛不虚，以经取之。灸则强食生肉，缓带披发，大杖重履而步。盛者寸口大再倍于人迎，虚者寸口反小于人迎也。

心主手厥阴心包络也。是动则病手心热，臂肘挛急，腋肿，甚则胸胁支满，心中憺憺大动，面赤目黄，喜笑不休。是主脉所生病者，烦心心痛，掌中热。为此诸病，盛则泻之，虚则补之，热则疾之，寒则留之，陷下则灸之，不盛不虚，以经取之。盛者寸口大一倍于人迎，虚者寸口反小于人迎也。

三焦，手少阳也。是动则病耳聋浑浑焞焞①，嗌肿喉痹。是主气所生病者，汗出，目锐眦痛，颊痛，耳后、肩、臑、肘、臂外皆痛，小指次指不用。为此诸病，盛则泻之，虚则补之，热则疾之，寒则留之，陷下则灸之，不盛不虚，以经取之。盛者人迎大一倍于寸口，虚者人迎反小于寸口也。

胆，足少阳也。是动则病口苦，善太息，心胁痛不能转侧，甚则面微有尘，体无膏泽，足外反热，是为阳厥。是主骨所生病者，头痛颔痛，目锐眦痛，缺盆中肿痛，腋下肿，马刀侠瘿②，汗出振寒，疟，胸、胁、肋、髀、膝外至胫、绝骨、外踝前及诸节皆痛，小指次指不用。为此诸病，盛则泻之，虚则补之，热则疾之，寒则留之，陷下则灸之，不盛不虚，以经取之。盛者人迎大一倍于寸口，虚者人迎反小于寸口也。

---

① 浑浑焞焞（tūntūn 吞吞）：《类经》卷十四"十二经病"作"浑浑淳淳，不明貌。"《灵枢经校释》注："指听觉模糊，耳内出现烘烘的响声。"

② 马刀侠瘿：指瘰疬，生在颈项或腋下等部位。

肝，足厥阴也。是动则病腰痛不可以俯仰，丈夫㿗疝，妇人小腹肿，甚则嗌干，面尘脱色。是肝所生病者，胸满、呕逆、飧泄、狐疝、遗溺、闭癃。为此诸病，盛则泻之，虚则补之，热则疾之，寒则留之，陷下则灸之，不盛不虚，以经取之。盛者寸口大一倍于人迎，虚者寸口反小于人迎也。

【疏】十二经之受病，惟肺居最高，故首言太阴肺也。肺主气，喜静而恶动，其动则变常而为病。缺盆，是十二经之道路，而与肺尤近，故肺病则缺盆中痛也。甚至臂厥者，手太阴之脉由中府出腋下，而行肘臂间也。是以肺所生病者，气上喘渴，心烦胸满，臑臂内前廉痛厥，掌中热也。手太阴筋结于肩，脏附于背，故邪气盛则肩背痛。肺主皮毛，若有风寒在表，则汗出中风也。肺为肾母，肺受邪伤，则小便数而欠也。气虚则阳病，故肩背亦痛而为寒，怯然少气，不足以息也。金衰则水涸，故溺色变而黄赤也。盛泻虚补，虽以针言，药亦宜然也。热则疾之，气至速也。寒则留之，气至迟也。陷下则灸之，阳气内衰，脉不起也。不盛不虚，以病有不因血气之虚实而惟逆于经者，则当随经所在，或饮药，或刺灸以取之也。肺气盛者，寸口大三倍于人迎，虚则反小也。

大肠，手阳明经也。大肠与肺为表里，肺主气，而津液由于气化，凡大肠之或泻或秘，皆津液之所生病也。目黄口干，鼽衄，喉痹诸症，此热淫所胜，其病在金也。气有余，则脉过而为热肿，虚则寒栗不复。为此诸病，盛泻虚补，其治当从手太阴肺也。人迎主阳，大肠为肺之腑，其气盛，则人迎大三倍于寸口，虚则反小于寸口也。

胃，足阳明经也。胃属土，土病则洒洒振寒，木寡所畏，水反上溢，故善呻数而颜色黑也。病至而恶人恶火者，邪克阳明，热之盛也；闻木音而惊者，土恶木也；欲闭户而处者，阴胜于阳，不喜见人也；欲上高而歌者，阳胜于阴，四肢实也；弃衣而走者，热胜于身，故能善动也；肠胃雷鸣，所谓贲响也；足胫厥逆，是为骭厥。阳明多气多血之经，其所生病多主于血，故阳明热胜则狂，风胜则疟，温气淫泆则汗出，鼽衄、口㖞、唇胗等证，皆阳明经脉之所及也。胃在中焦，土病则不能制水，故大腹水肿诸证现也。胃气盛则消谷善饥，不足则寒栗胀满也。

脾，足太阴经也。脾与胃为表里，其脉连于舌本，脾受病则舌本强，甚至胃脘痛，腹胀而为噫也。脾气通则快然，不通则身体皆重也。身体不能摇动，其心痛、溏泻、癥瘕之病作矣。脾病不能制水，土衰则为水闭，故为黄疸而不能卧也。脾脉起于足拇以上、膝股内廉，故为肿厥，大指不能用也。足太阴为足阳明之脏，故脾气盛者，寸口脉倍于人迎，虚者反小于人迎也。

心，手少阴经也。心火上炎则津液耗散，故嗌干心痛、渴而欲饮也，甚至目黄胁痛诸病作矣。心主手少阴，为手太阳之脏，故其脉之盛衰见于寸口也。

小肠，手太阳经也。小肠主泌闭清浊，病则水谷不分，而流衍无制。是主液所生病者，凡耳聋目黄诸病，皆小肠经之所及也。手太阳为手少阴之腑，故候在人迎。

膀胱，足太阳经也。周身筋脉，惟足太阳为多为巨。其下者，结于踵，结于腨，结于腘，结于臀；其上者，挟腰脊，络肩项，上至头目。故主筋所生病者，凡为挛、为弛、为反张戴眼之类，并痔、疟、狂癫疾诸病，皆足太阳之水亏所及也。足太阳为少阴之腑，故候亦在人迎。

肾，足少阴经也。肾虽藏阴，元阳所居，水中有火，为脾胃之有生气也。苟阴盛阳衰，脾胃受困，其为病虽饥而不能食矣。故主肾所生病者，面黑，咳血喘急，目多昏黑，心悬如饥，善恐，骨厥，口热舌干。

心，主手厥阴心包络之经也。心主血脉，是主脉所生病者，心热，手臂拘挛，心动，面赤目黄，喜笑，掌中热诸病现矣。手厥阴为少阴之里，故候亦在气口。

三焦，手少阳经也。三焦为水渎之腑，水病必由于气。是主气所生病者，目痛、耳聋、手臂痛、指用无力诸病见矣。手少阳为厥阴之表，故候在人迎。

胆，足少阳经也。胆味苦，而苦走骨，凡惊伤胆者，骨必软。胆之为病，是主骨所生病者，心胁痛不能转侧、头痛、汗出振寒、疟证诸病见矣。少阳为厥阴之腑，故候亦在人迎。

肝，足厥阴经也。是肝所生病者，丈夫㿉疝、妇人小腹肿，甚至嗌干呕逆、狐疝、癃闭诸症见矣。足厥阴为少阳之脏，故其候在寸口。由此观之，十二经为病，总不离阴阳、表里、脏腑、虚实而言也。

六经病解

太阳所谓肿腰脽①痛者，正月太阳寅，寅太阳也。正月阳气出在上，而阴气盛，阳未得自次也，故肿腰脽痛也。病偏虚为跛者，正月阳气东解地气而出也。所谓偏虚者，冬寒颇有不足者，故偏虚为跛也。所谓强上引背者，阳气大上而争，故强上也。所谓耳鸣者，阳气万物盛上而跃，故耳鸣也。所谓甚则狂巅疾者，阳尽在上而阴气从下，下虚上实，故狂巅疾也。所谓浮为聋者，皆在气也。所谓入中为喑者，阳盛已衰，故为喑也，内夺则为喑俳，此肾虚也。少阴不至者，厥也。

少阳所谓心胁痛者，言少阳盛也，盛者心之所表也，九月阳

---

① 脽（shuí 谁）：臀部。《说文·肉部》："脽，尻也。"《广雅·释亲》："臀谓之脽。"

气尽而阴气盛，故心胁痛也。所谓不可反侧者，阴气藏物也，物藏则不动，故不可反侧也。所谓甚则跃者，九月万物尽衰，草木毕落而堕，则气去阳而之阴，气盛而阳之下长，故谓跃。

阳明所谓洒洒振寒者，阳明者午也。五月盛阳之阴也。阳盛而阴气加之，故洒洒振寒也。所谓胫肿而股不收者，是五月盛阳之阴也。阳者衰于五月，而一阴气上，与阳始争，故胫肿而股不收也。所谓上喘而为水者，阴气下而复上，上则邪客于脏腑间，故为水也。所谓胸痛少气者，水气在脏腑也，水者阴气也，阴气在中，故胸痛少气也。所谓甚则厥、恶人与火、闻木音则惕然而惊者，阳气与阴气相薄，水火相恶，故惕然而惊也。所谓欲独闭户牖而处者，阴阳相薄也，阳尽而阴盛，故欲独闭户牖而居。所谓病至则欲乘高而歌、弃衣而走者，阴阳复争而外并于阳，故使之弃衣而走也。所谓客孙脉则头痛、鼻衄、腹肿者，阳明并于上，上者则其孙络太阴也，故头痛、鼻衄、腹肿也。

太阴所谓病胀者，太阴子也，十一月万物气皆藏于中，故曰病胀。所谓上走心为噫者，阴盛而上走于阳明，阳明络属心，故曰上走心为噫也。所谓食则呕者，物盛满而上溢，故呕也。所谓得后与气则快然如衰者，十一月阴气下衰而阳气且出，故曰得后与气则快然如衰也。

少阴所谓腰痛者，少阴者肾也，十月万物阳气皆伤，故腰痛也。所谓呕咳上气喘者，阴气在下，阳气在上，诸阳气浮，无所依从，故呕咳上气喘也。所谓色色不能久立久坐，起则目䀮䀮无所见者，万物阴阳不定，未有主也，秋气始至，微霜始下，而方杀万物，阴阳内夺，故目䀮䀮无所见也。所谓少气善怒者，阳气不治，阳气不治则阳气不得出，肝气当治而未得，故善怒，善怒者名曰煎厥。所谓恐如人将捕之者，秋气万物未有毕去，阴气少，阳气入，阴阳相薄，故恐也。所谓恶闻食臭者，胃无气，故恶闻食臭也。所谓面黑如地色者，秋气内夺，故变于色也。所谓咳则有血者，阳脉伤也，阳气未盛于上而脉满，满则咳，故血现于鼻也。

厥阴所谓癀疝、妇人小腹肿者，厥阴者辰也，三月阳中之阴，邪在中，故曰癀疝、小腹肿也。所谓腰脊痛不可以俯仰者，三月一振，荣华万物，一俯而不仰也。所谓癀癃疝肤胀者，曰阴亦盛而脉胀不通，故曰癀癃疝也。所谓甚则嗌干热中者，阴阳相薄而热，故嗌干也。

【疏】六经者，足三阳、三阴之经也。所谓正月者，正月建寅，三阳之月也。三阳者，太阳为首也。正月之候，三阳虽出，时令尚寒，阴气尚盛，阳气未有次第，以阴胜阳，故肿腰脽痛也。正月东风解冻，阳气尚微，足太阳病有或左或右偏虚为跛者，应三阳不足于下也。太阳之脉，下项挟背，若阳气大上而争，则与三阳之气上升者同，故为强上引背也。太阳从巅至耳上角，阳邪上盛，故为耳鸣。所谓甚者，言阳邪实于阳经，则阳尽在上，阴气在下，上实下虚，故狂癫之病现矣。阳者气也，气壅于上则为聋，入于中则为瘖①。声由气发，阳气盛则声大，阳气虚则声微，凡声之瘖哑者，内夺其精，病虽见于上，而体实废于下也。故元阳大亏，病本于肾，少阴者肾脉也，与太阳为表里。若肾气内夺，则阴虚无气，而无气则阳衰，阳衰则致厥也。

少阳之脉下胸中，循胁里，故心胁痛者皆少阳之邪盛也。然少阳属木，木以生火，故邪之盛者，其本在胆，其表在心也。阳不胜阴，则心胁为痛，故应九月之气也。九月万物尽衰，草木毕

① 瘖：通"喑"，哑。清·朱骏声《说文通训定声·临部》："喑，段（假）借为'瘖'。"《韩非子·六反》："人皆寐，则盲者不知；嘿，则喑者不知。"

三 卷 疾 病 阐 疏

一二三

落，是天地之气去阳而之阴也。人身之气亦然，故盛于阴分，阴邪凝结，藏伏阳中，喜静恶动，故反侧则痛，为病跳跃也。

五月阳气明盛，故阳明主之。夏至一阴初生，加以阳极之候，其病洒洒振寒者，乃阴气生于下，故胻肿而股不收也，亦应五月一阴之气。故阴邪自下而上，客于脏腑之间，乃化为水，水之本在肾，末在肺，标本俱病，是为上喘也。邪水之阴，非真阴也，阴邪在中，故为胸痛，为少气，少气则气短而喘矣。阴阳之气，正则相和，邪则相恶，阴邪薄于阳明，故惕然而惊也。有欲闭户而处静者，阳气衰，阴邪盛，从其气而为病也。有身热多躁，弃衣而走者，是寒邪外并于阳也。寒邪客于阳明，则在头为痛，在鼻为衄，在腹为肿，以阴气上行而并于本经之孙络，故为是病也。

所谓太阴者，言阴邪之盛，非阴经之谓也。太阴之经入腹，凡邪藏于中则病为胀，太阴脾之病，故应十一月之气也。脾脉络胃，故脾病必上走于胃，夫胃阳明络于心，故上走心而为噫也。脾胃相为表里，胃受水谷，脾不能运，则物盛满而溢，故为呕也。阳气出则阴邪散，故快然如衰。一阳下动，冬至候也，太阴脾应十一月之气。

少阴肾应十月之气，纯阴在下也。腰者肾之府，寒邪入肾则为腰痛也。阳根于阴，阴根于阳，互相倚也。若阴中无阳，沉而不升，则孤阳在上，浮而不降，无所依从，故为呕咳上气喘也。秋气至，微霜下，万物俱衰，阴阳未定，故内无所主而坐起不常，精气内夺则目𥆧𥆧而无所见也。阳和不治则肝气多逆，故善怒者，而为煎厥也。十月之时，阴气将藏未藏，而阳邪入之。阳邪一入，则阴阳相搏，其伤肾而为恐也。肾乃胃之关，肾中真火不足，不能温养化原，故胃气虚而恶闻食臭也。色者，阳气之华也。秋冬气藏，人色亦藏，其病于阴者，其面色黑也。阳气未盛于上而脉满，其所以满者，阴邪为病也。肾脉贯于肝膈，入于肺中，故咳则血现于口，衄则血现于鼻也。

厥阴者肝木也，木应季春，五阳一阴，阴气将尽，而阳气将振也。三月万物渐荣，其余寒尚在，阴气或胜而阳气复屈，故俯而不仰，病为腰脊痛也。阴邪盛则阳气不行，故癥疝肿胀诸病现矣。三月之阳盛，阳邪盛则薄于阴分，故为嗌干热中等病也。盖六经之为病，各应其时，而其脏腑之气与时相应，则病之也浅；与时相违，则病之也深。故时之当寒而不寒，当暖而不暖，寒燠不时，则脏腑不和而为病矣。

太阴阳明之异

黄帝问曰：太阴、阳明为表里，脾胃脉也，生病而异者何也？岐伯对曰：阴阳异位，更虚更实，更逆更从，或从内，或从外，所从不同，故病异名也。帝曰：愿闻其异状。岐伯曰：阳者，天气也，主外；阴者，地气也，主内。故阳道实，阴道虚。故犯贼风虚邪者，阳受之；食欲不节，起居不时者，阴受之。阳受之则入六腑，阴受之则入五脏。入六腑则身热不时卧，上为喘呼；入五脏则䐜满闭塞，下为飧泄，久为肠澼。故喉主天气，咽主地气。故阳受风气，阴受湿气。故阴气从足上行至头，而下行循臂至指端；阳气从手上行至头，而下行至足。故曰阳病者上行极而下，阴病者下行极而上。故伤于风者，上先受之；伤于湿者，下先受之。

帝曰：脾病而四肢不用何也？岐伯曰：四肢皆禀气于胃而不得至经，必因于脾乃得禀也。今脾病不能为胃行其津液，四肢不得禀水谷气，气日以衰，脉道不利，筋骨肌肉皆无气以生，故不用焉。

帝曰：脾与胃以膜相连耳，而能为之行其津液何也？岐伯曰：

足太阴者，三阴也，其脉贯胃属脾络嗌①，故太阴为之行气于三阴。阳明者表也，五脏六腑之海也，亦为之行气于三阳。脏腑各因其经而受气于阳明，故为胃行其津液。四肢不得禀水谷气，日以益衰，阴道不利，筋骨肌肉无气以生，故不用焉。

【疏】太阴阳明之异者，太阴脾也，阳明胃也。脾为脏，胃为腑，虽皆属土，太阴主静为坤土，阳明主动为戊土，其所受伤，自有不同耳。阳在上而主外，阴在下而主内，此阴阳之异位也；或虚更为实，而实更为虚，此阴阳之相更也。其所谓逆从者，病者为逆，不病者为从，此病名之亦异也。外邪多有余，故阳道易实也；内伤多不足，故阴道易虚也。盖贼风虚邪，阳先受之，而入于腑矣；饮食起居，其阴先受之，而入于脏矣。入于腑，则身热不能以时卧也。阳邪壅于上则为喘呼，阴邪滞于下则为胀满，久则飧泄肠澼也。人之咽喉，亦有天地阴阳之异。喉主肺系，其所受气上通于天，天阳也；咽为胃系，其受水谷下通于地，地阴也。阳分受病多属风邪，阴分受病多为湿中，是以风从阳、湿从阴，而各从其类也。阴气在下，无邪阻隔，必升于上；阳气在上，无邪阻隔，必降于下。稍有阻隔，阳病极，反陷于下而不升；阴病极，反溢于上而不降，失其升降，是其变也。故阴阳受病，自有先后，风湿中人，自由上下也。

夫脾禀气于胃，凡四肢之举动，俱赖胃气而为用。然胃气不能自至于诸经，必因脾气之运行，则胃中水谷之气化为精微，乃得四布也。若脾病因胃气不行，则各经脉道日以衰闭，而四肢且不能为用矣。此言脾胃之传化如是。

更三阳三阴，皆禀于脾胃之气者。太阴为诸阴之首，其气固行于三阴也；阳明居诸阳之中，故气行于三阳也。脏腑各得受气

---

① 嗌：《素问·太阴阳明论》作"隘"。

于阳明，则能为胃行其津液也。故凡四肢不能举动，不得禀水谷之气，日以衰败，则筋骨肌肉无生气行于其中，无气以生，故不能用焉。盖脾胃乃五脏六腑之主，一刻不可使之虚，一刻不可使之不运。脾胃气实，则五脏六腑皆充而实；脾胃气运，则四肢百骸皆运矣。

五脏虚实病刺

肝病者，两胁下痛引少腹，令人善怒。虚则目䀮䀮无所见，耳无所闻，善恐，如人将捕之。取其经厥阴与少阳①，逆则头痛，耳聋不聪，颊肿，取血者。心病者，胸中痛，胁支满，胁下痛，膺、背、肩胛间痛，两臂内痛；虚则胸腹大，胁下与腰相引而痛。取其经少阴、太阳、舌下血者，其变病，刺郄中血者。脾病者，身重，善肌肉痿，足不收，行善瘛，脚下痛；虚则腹满肠鸣，飧泄食不化。取其经太阴、阳明、少阴血者。肺病者，喘咳逆气，肩背痛，汗出，尻、阴、股、膝、髀、腨、胻、足皆痛；虚则少气不能报息，耳聋嗌干。取其经太阴、足太阴②之外，厥阴内血者。肾病者，腹大胫肿，喘咳身重，寝汗出，憎风；虚则胸中痛，大腹、小腹痛，清厥，意不乐。取其经少阴、太阳血者。

【疏】五脏之虚实，必见于形症之盛衰。谓其虚者当补，而其实者当泻。此不独针刺，其药饵亦然也。凡刺之道，其虚补实泻，取其经络之血，而平其有余不足之病，亦必度其形之肥瘦，调其气之虚实。故针刺之补泻，而药饵之攻补，其治虽异，其理乃一也。

---

① 阳：此后《素问·脏气法时论》有"气"字。
② 阴：《素问·脏气法时论》作"阳"。

气血以并，有者为实，无者为虚

帝曰：余已闻虚实之形，不知其所①以生。岐伯曰：气血以并，阴阳相倾；气乱于卫，血逆于经；血气离居，一实一虚。血并于阴，气并于阳，故为惊狂；血并于阳，气并于阴，乃为炅中。血并于上，气并于下，心烦惋善怒；血并于下，气并于上，乱而喜忘。

帝曰：血并于阴，气并于阳，如是血气离居，何者为实？何者为虚？岐伯曰：血气②者，喜温而恶寒，寒则泣不能流，温则消而去之。是故气之所并为血虚，血之所并为气虚。

帝曰：人之所有者，血与气耳。今夫子乃言血并为虚，气并为虚，是无实乎？岐伯曰：有者为实，无者为虚。故气并则无血，血并则无气，今血与气相失，故为虚焉。络之与孙脉俱输于经，血与气并，则为实焉。血之与③气并走于上，则为大厥，厥则暴死，气复返则生，不返则死。

帝曰：实者何道从来？虚者何道从去？虚实之要，愿闻其故。岐伯曰：夫阴与阳皆有俞会，阳注于阴，阴满之外，阴阳匀平，以充其形，九候若一，命曰平人。夫邪之生也，或生于阴，或生于阳。其生于阳者，得之风雨寒暑；其生于阴者，得之饮食居处，阴阳喜怒。

帝曰：风雨之伤人奈何？岐伯曰：风雨之伤人也，先客于皮肤，传入于孙脉，孙脉满则传入于络脉，络脉满则输入于④经脉，血气与邪并客于分腠之间，其脉坚大，故曰实。实者外坚充满，

---

① 所：《素问·调经论》作"何"。
② 气：原作"虚"，据《素问·调经论》改。
③ 与：原作"于"，据《素问·调经论》改。
④ 于：此后《素问·调经论》有"大"字，疑脱。

不可按之，按之则痛。

帝曰：寒湿之伤人奈何？岐伯曰：寒湿之中人也，皮肤不收，肌肉坚紧，荣血泣，卫气去，故曰虚。虚者聂辟，气不足，按之则气足以温之，故快然而不痛。

帝曰：善。阴之生实奈何？岐伯曰：喜怒不节则阴气上逆，上逆则下虚，下虚则阳气走之，故曰实矣。

帝曰：阴之生虚奈何？岐伯曰：喜得气下，悲则气消，消则脉虚空，因寒饮食，寒气熏满，则血泣气去，故曰虚矣。

【疏】气为阳，故乱于卫；血为阴，故逆于经。阴阳不和，血气偏胜，则为并也。血并于阴，则重阴也；气并于阳，则重阳也。重阴者癫，重阳者狂，故为惊狂也。血并于阳，阴溢于表也；气并于阴，阳客于里也，故为热中。血并于上，则阴邪抑心，故烦惋；气并于下，则火动于肝，故善怒。血并于下，则阴气不升；气并于上，则阳气不降。阴阳离散，故神乱喜忘矣。

夫血之与气，其体虽异，而其性则同，故皆喜温而恶寒也。寒则凝泣而留滞，温则消散而运行，故阴阳不可偏胜。其有所偏者，皆不相济也。气与血原不相失之物，或血气并走于上，则阳盛阴脱，变为大厥而死也。若气极而返，阴气渐回，故可以复苏。有一去不返者，则死而不能复生矣。人身阴阳和，气血匀，故谓之平人。若夫为风雨寒暑所感，即曰病生于阳也；为饮食起居所伤，即曰病生于阴也。阴阳喜怒，内外之别也，外感多有余，内伤多不足，又当辨其有无而考其虚实。

夫外感之生实也，邪实则为痛，甚至坚而必满，此邪流于中，其可按者为虚，拒按者为实矣。外感之生虚也，凡寒湿中人，必伤卫气，其皮肤不收，肌肉瘦削，足弱不能行，诸症皆为元气本虚，复因外邪所伤。其虚而作痛者，故可以温之，为虚得温则快然痛止也。

内伤之生实也，必由喜怒。怒则气逆于上，阳邪凑之为实也；喜则气下，阴邪并之为实也。然则实因于虚，此所以内伤多不足矣。内伤之生虚也，悲喜内动，必伤元气，其精神耗散，脉气空虚，寒气熏满，诸症皆为情志怫郁，复因饮食失节，故致血泣气去，中外皆虚，则不足之甚也。经所谓有者为实，无者为虚，不但在血气之并为虚实。或风寒以客，致伤元气，此即外感中之虚证也；或内伤饮食，流滞不消，此即内伤之实证也。故有无当为详辨。

虚实之反者病

黄帝问曰：愿闻虚实之要。岐伯对曰：气实形实，气虚形虚，此其常也，反此者病；谷盛气盛，谷虚气虚，此其常也，反此者病；脉实血实，脉虚血虚，此其常也，反此者病。

帝曰：如何而反？岐伯曰：气虚身热，此谓反也；谷入多而气少，此谓反也；谷不入而气多，此谓反也；脉盛血少，此谓反也；脉少血多，此谓反也。气盛身寒，得之伤寒；气虚身热，得之伤暑。谷入多而气少者，得之有所脱血，湿居下也；谷入少而气多者，邪在胃，及与肺也。脉小血多者，饮中热也；脉大血少者，脉有风气，水浆不入，此之谓也。夫实者气入也，虚者气出也。气实者热也，气虚者寒也。入实者，右手开针空也；入虚者，左手闭针空也。

【疏】形立于外，气充于内，形气相合，是为和平。故气实则形实，气虚则形虚，此禀赋之常也。若形气相反，则偏虚偏实之病生矣。人受气于谷，谷入于胃，而传布各脏腑，故五脏六腑皆受气于谷也。故谷气之盛虚，当于人之血气相应，不相应者则反而为病矣。血气之虚实盛衰，又当于身形之相应，不相应者，又反而为病矣。如气虚者，阳虚也，当为身寒，而反见为热者，阴虚于内，阳盛于外，形与气相逆，故为之反也。谷气多而脏气当旺，而气少者反也；谷气少而脏气当微，而气多者反也。脉盛血少者，为阳实阴虚；脉少而血多者，为阳虚阴实，此皆反也。气盛身寒，得之伤寒者，寒伤形也；气虚身热，得之伤暑者，暑伤气也。胃热则善于消谷，凡脱血亡阴、湿热之病，食虽多而气自少矣。胃有客邪则不能食，凡肺气喘满之病，气虽旺而食自少矣。或饮食过度，中有积热，则脉小而血多也；或风邪为病，中焦无以生化，则脉大而血少也。凡虚实之病，其药饵治之不及者，不如用针之法可也。气实者充满于内，所以为实；气出者漏泻于外，所以为虚。阳实则发热，阳虚则发寒，故气实者热也，气虚者寒也。刺实而右手持针，摇开其道，故谓右手开针之空也；刺虚出针之后，而左手推闭其穴，是谓左手闭针之空也。开之邪气去，故实者可以泻之也；闭则神气存，故虚者可以补之也。

按：《热论》篇曰：人之伤于寒者，则必发热。此论以身寒者为伤寒，身热者为伤暑，其说若夫相反。夫伤寒四时皆有也，而惟伤暑则在夏月，其病之不同时者，自不必辨。惟于夏至之后，有感寒感暑而同时为病者，不可不详辨也。阴阳自异，寒暑有别，盖阴邪中人，寒集于表，气伏于内，故邪气盛实而身本因寒也。暑邪中人，热触于外，气伤于中，故正气疲困而因热无寒也。由此言之，以夏月寒暑之病，并言于此也，非谓患伤寒者尽皆身寒而无热也。经云：以正气分阴阳，是不可反，而寒暑分阴阳，则不可混。故知阴阳寒暑之理，则阴阳和，寒暑调，而大道得矣。

病气一日分四时

黄帝曰：夫百病之所始生者，必起于燥湿寒暑风雨，阴阳喜怒，饮食居处，气合而有形，得脏而有名，余知其然也。夫百病者，多以旦慧、昼安、夕加、夜甚，何也？岐伯曰：四时之气使然。

黄帝曰：愿闻四时之气。岐伯曰：春生、夏长、秋收、冬藏，是气之常也，人亦应之。以一日分为四时，朝则为春，日中为夏，日入为秋，夜半为冬。朝则人气始生，病气衰，故旦慧；日中人气长，长则胜邪，故安；夕则人气始衰，邪气始生，故加；夜半人气入脏，邪气独居于身，故甚也。

黄帝曰：其时有反者何也？岐伯曰：是不应四时之气，脏独主其病者，是必以脏气之所不胜时者甚，以其所胜时者起也。

黄帝曰：治之奈何？岐伯曰：顺天之时，而病可与期。顺者为工，逆者为粗。帝曰：善。

【疏】夫百病之生，必起于外感、内伤。外感者，燥、湿、寒、热、风、雨是也；内伤者，喜、怒、饮食、起居是也。气合而有形，脉症可据也。脏腑而有名，表里可察也。虽病有不同，以四时之气观之，四时之序，春生、夏长、秋收、冬藏之外，惟阴阳升降而尽之矣。自子时之后，太阳从左而升，升则为阳；自午时之后，太阳从右而降，降则为阴。大而一岁，小而一日，无不皆然，故一日亦分四时也。朝时太阳在寅卯，自下而上，在人应之，阳气正升，故病气衰而旦慧；日中太阳在巳午，自东而中，在人应之，阳气正盛，故能胜邪；阳气始衰，故邪气渐盛，而暮加重；夜半太阳在戌亥，自上而降，在人应之，阳气伏藏，邪气正盛，故夜则甚。盖邪气之轻重，由于正气之盛衰。正气者阳气也，升则从阳，从阳则生；降则从阴，从阴则死，天人之气一而已矣。

夫人不应四时之气者，以脏气独主其病，有所胜、有不胜也。所不胜者，如脾病畏木，肺病畏火，肾病畏土，肝病畏金，心病畏水，值其时日，故病必甚也。所胜时者，如脾病喜火土，肺病喜土金，肾病喜金水，肝病喜水木，心病喜木火，值其时日，故病当起也。故良工者顺天时，因时气之盛衰，知阴阳之虚实，盖气血之顺逆可验，而病之吉凶可期，此明哲之事也。彼粗工者，以是作非，以标作本，但有逆之而已，又恶足以知此？

按：一日而分四时者，以朝为春，日中为夏，日落为秋，夜半为冬，此四时之常序也。有寒燠不时，或朝当清凉而反燥热，或午当温暖而反寒凉，此时气之变也。气病即阳病也，阳病在朝则慧，在午则安，或反不安者。血病即阴病也，阴病在日落则慧，夜半则安，或反不安者。此脏气之变也。盖知其常，又当知其变，如此矣。

五脏病气法时

黄帝问曰：合人形以法四时五行而治，何如而从？何如而逆？得失之意，愿闻其事。岐伯对曰：五行者，金木水火土也，更贵更贱，以知死生，以决成败，而定五脏之气。间甚之时，死生之期也。

帝曰：愿卒闻之。岐伯曰：肝主春，足厥阴、少阳主治，其日甲乙。肝苦急，急食甘以缓之。病在肝，愈于夏；夏不愈，甚于秋；秋不死，持于冬，起于春。禁当风。肝病者，愈在丙丁；丙丁不愈，加于庚辛；庚辛不死，持于壬癸，起于甲乙。肝病者，平旦慧，下晡甚，夜半静。肝欲散，急食辛以散之，用辛补之，酸泻之。

心主夏，手少阴、太阳主治，其日丙丁。心苦缓，急食酸以收之。病在心，愈在长夏；长夏不愈，甚于冬；冬不死，持于春，起于夏。禁温食、热衣。心病者，愈在戊己；戊己不愈，加于壬癸；壬癸不死，持于甲乙，起于丙丁。心病者，日中慧，夜半甚，平旦静。心欲软，急食咸以软之，用咸补之，甘泻之。

脾主长夏，足太阴、阳明主治，其日戊己。脾苦湿，急食苦以燥之。病在脾，愈在秋；秋不愈，甚于春；春不死，持于夏，起于长夏。禁温食、饱食、湿地、濡衣。脾病者，愈在庚辛；庚辛不愈，加于甲乙；甲乙不死，持于丙丁，起于戊己。脾病者，日昳慧，日出甚，下晡静。脾欲缓，急食甘以缓之，用苦泻之，甘补之。

肺主秋，手太阴、阳明主治，其日庚辛。肺苦气上逆，急食苦以泄之。病在肺，愈在冬；冬不愈，甚于夏；夏不死，持于长夏，起于秋。禁寒饮食、寒衣。肺病者，愈在壬癸；壬癸不愈，加于丙丁；丙丁不死，持于戊己，起于庚辛。肺病者，下晡慧，日中甚，夜半静。肺欲收，急食酸以收之，用酸补之，辛泻之。

肾主冬，足少阴、太阳主治，其日壬癸。肾苦燥，急食辛以润之，开腠理，致津液，通气也。病在肾，愈在春；春不愈，甚于长夏；长夏不死，持于秋，起于冬。禁犯焠㶟、热食、温灸衣。肾病者，愈在甲乙；甲乙不愈，甚于戊己；戊己不死，持于庚辛，起于壬癸。肾病者，夜半慧，四季甚，下晡静。肾欲坚，急食苦以坚之，用苦补之，咸泻之。夫邪气之客于身也，以胜相加。至其所生而愈，至其所不胜而甚，至其所生而持，自得其位而起。必先定五脏之脉，乃可言间甚之时、死生之期也。

肝色青，宜食甘，粳米、牛肉、枣、葵皆甘；心色赤，宜食酸，小豆、犬肉、李、韭皆酸；肺色白，宜食苦，麦、羊肉、杏、薤皆苦；脾色黄，宜食咸，大豆、豕肉、栗、藿皆咸；肾色黑，宜食辛，黄黍、鸡肉、桃、葱皆辛。辛散，酸收，甘缓，苦坚，咸软。毒药攻邪，五谷为本①，五果为助，五畜为益，五菜为充，气味合而服之，以补精益气。此五者，有辛、酸、甘、苦、咸，各有所利，或散、或收、或缓、或急、或坚、或软，四时五脏，病随五味所宜也。

---

① 本：《素问·脏气法时论》作“养”。

【疏】五脏之气，合五行之道。五行，金木水火土也；五脏，心肝脾肺肾也。五行之道，当其旺则为贵，当其衰则为贱。五脏之气，从其时则和，不从其时则病。

夫肝主春，乃木脏也。肝与胆为表里，肝乙木也，胆甲木也。甲为阳木，乙为阴木，皆东方之干也。肝为将军之官，其志怒①，其气急，急则自伤，反为所苦，故宜食甘以缓之。病在肝，愈于夏者，谓夏属火，而木所生也，故肝病至夏当愈。夏不愈，甚于秋，为金气胜木也；以所胜己而不死者，得母气以养之，故可持于冬。而起于春，春木王之时也。病之生克，不独在年月，而日时亦然矣。肝气如风，而风邪必先通于肝，故禁当风也。肝木之性如风，则不宜郁，故肝欲散，急食辛以散之，乃顺其性也。顺其性为补，逆其性为泻，故辛为补而酸为泻也。

心主夏，乃火脏也。心与小肠为表里，心丁火也，小肠丙火也。丙为阳火，丁为阴火，皆南方之干也。心藏神，其志喜，喜则气缓而心虚神散，故宜食酸以收之。病之在心，愈在长夏者，长夏属土，而火所生也，故心病当愈于长夏。长夏不愈，甚于冬者，火不能胜水也；以所胜己而不死者，火得木而生，故可持于春；而起于夏，夏火王之时也。心气本热，而热邪必先受于心，故禁温热也。心属火而燥，则不宜热，故心欲软，急食咸以软之。咸从水化，为相济也，相济为补，不相济为泻，故咸软为补而甘缓为泻也。

脾主长夏，乃土脏也。脾与胃为表里，胃戊土也，脾己土也。戊为阳土，己为阴土，皆中宫之干也。脾以运化水谷，制水为事，湿胜之反伤脾土，故宜食苦温以燥之。病之在脾，愈在秋者，秋属金，乃土所生也，故脾病当愈于秋；秋不愈，甚于春者，土不

---

① 怒：原作"喜"，据《类经》卷十四"五脏病气法时"及文义改。

胜木也；至所胜己而不死者，土得火而生，故持于夏；而起于长夏，长夏土王之时也。脾病之生克，亦不在年月，而日时亦然矣。温饱寒湿，皆致脾病，故当禁之也。脾贵充和温厚，其性欲缓，故食甘以缓之；脾喜甘而恶苦，故甘为补，而苦为泻也。

肺主秋，乃金脏也。肺与大肠为表里，肺辛金也，大肠庚金也。庚为阳金，辛为阴金，皆西方之干也。肺主气，行治节之令，气病则上逆于肺，故宜急食苦以泄之。病之在肺，愈于冬者，冬属水，金所生也，故肺病主愈于冬；冬不愈，甚于夏者，金不能胜火也；至其所胜而不死者，金得土气以生，故持于长夏；而起于秋，秋金王之时也。肺病之生克亦不在年月，即其日时亦然矣。形寒饮冷则伤肺，故当禁寒饮冷衣也。肺既应秋，气必主收藏，故宜食酸以收之。肺气贵静不贵动，故酸收为补，辛散为泻也。

肾主冬，乃水脏也。肾与膀胱为表里，肾癸水也，膀胱壬水也。壬为阳水，癸为阴水，皆北方之干也。肾主藏精，精病则苦燥，故宜食辛以润之。病之在肾，愈于春者，春属木，水所生也，故肾病主愈于春；春不愈，甚于长夏者，水为土胜也；至其胜己不死者，水得金以生，故持于秋；而起于冬，冬水王之时也。肾病之生克，其不在年月，而日时亦然矣。肾恶燥烈，而煎炒烧爆之物所当禁也。肾主闭藏，气贵周密，故肾欲坚，宜食苦以坚之。苦能坚之，咸能软之，故苦为补，咸为泻也。

此五味之应乎五脏之生克也。由此观之，凡内伤外感之加于人者，外感六气，盛衰有时，内伤五情，微甚随脏，皆以其所胜加其所不胜者也。故欲知时气之逆顺，必须先察脏气；欲察脏气之所胜，必须先定五脏之病脉。五脉之有一独至者，是无胃气，则可验其生死之期矣。

五味之相宜者，肝宜食甘，心宜食酸，肺宜食苦，脾宜食咸，肾宜食辛，为其辛散、酸收、甘缓、苦坚、咸软也。非独五味之宜，即药饵亦皆然也。言毒药攻邪者，人之生病，必为阴阳之偏胜。欲救其偏，惟其气味之偏者能之，其五谷之类不及也。五谷气正无毒，药饵气偏有毒也。五脏之气，四时之用，各有所利，然变出不常。则四时五脏，或因时而病，因病而药，五味当随所宜也。盖五行、五脏、五味虽殊，而观其所合则一也。

宣明五气

五味所入：酸入肝，辛入肺，苦入心，咸入肾，甘入脾，是谓五入。五气所病：心为噫，肺为咳，肝为语，脾为吞，肾为欠、为嚏，胃为气逆、为哕、为恐，大肠、小肠为泄，下焦溢为水，膀胱不利为癃、不约为遗溺，胆为怒，是谓五病。五精所并：精气并于心则喜，并于肺则悲，并于肝则忧，并于脾则畏，并于肾则恐，是谓五并，虚而相并者也。五脏所恶：心恶热，肺恶寒，肝恶风，脾恶湿，肾恶燥，是谓五恶。五脏化液：心为汗，肺为涕，肝为泪，脾为涎，肾为唾，是谓五液。五味所禁：辛走气，气病无多食辛；咸走血，血病无多食咸；苦走骨，骨病无多食苦；甘走肉，肉病无多食甘；酸走筋，筋病无多食酸。是谓五禁，无令多食。五病所发：阴病发于骨，阳病发于血，阴病发于肉，阳病发于冬，阴病发于夏，是谓五发。五邪所乱：邪入于阳则狂，邪入于阴则痹，搏阳则为巅疾，搏阴则为喑，阳入之阴则静，阴出之阳则怒，是谓五乱。五邪所现：春得秋脉、夏得冬脉、长夏得春脉、秋得夏脉、冬得长夏脉，名曰阴出之阳，病善怒不治，是谓五邪皆同，命死不治。五脏所藏：心藏神，肺藏魄，肝藏魂，脾藏意，肾藏志，是谓五脏所藏。五脏所主：心主脉，肺主皮，肝主筋，脾主肉，肾主骨，是谓五主。五劳所伤：久视伤血，久卧伤气，久坐伤肉，久立伤骨，久行伤筋，是谓五劳所伤。五脉应象：肝脉弦，心脉钩，脾脉代，肺脉毛，肾脉石，是谓五脏之脉。

【疏】夫五味之所入，各从其类，同气而相求者也。如酸化木，入于肝也；辛化金，入于肺也；苦化火，入于心也；咸化水，入于肾也；甘化土，入于脾也。是谓五入，从其气类而入矣。

五气之所病，各从其声，声音之异可验也。心主火，火郁则为噫；噫者，噫气之声也。肺主金，金郁为咳；咳者，逆气之声也。肝主木，木清则能语，语出于肝，如木有枝叶，多委曲之象也。脾主土，土健则能吞，吞咽主于脾，如土能包容，为物所归也。肾属水，其主阴，阳未静而阴引之，故为欠；阳欲达而阴发之，故为嚏；凡阳盛者不欠，下虚者无嚏，则欠嚏由于肾可知矣。胃为水谷之海，胃有不和，则为气逆；胃有寒邪，则为哕症。恐者肾之志也，胃属土，肾属水，土邪伤水，则为恐也。大肠为传道之府，小肠为受盛之府，小肠之清浊不分，则大肠之传道不固，故泻利之病作矣。三焦为分注之所，气不生化，则津液不行，故溢于肌肉而为水也。膀胱为津液之府，其利与不利，皆由气化。膀胱有邪、气道不通而为癃者，肾气下虚、津液不化而为癃者，故癃闭之有虚实也。若下焦不能约束，而为遗溺者，以膀胱不固，其虚可知矣。肝胆相为表里，又肝取决于胆，其气皆刚，故胆为怒也。此谓脏腑之病，各有五。

更有五精所并，或并于心，则神有余，故其志为喜；并于肺，则肺盛而肝虚，故为悲；并于肝，则肝盛而脾虚，故为忧；并于脾，则脾实乘肾，故为畏；并于肾，则肾乘心之虚而为恐。此脏气之不足，所胜之气得以相并也。

五脏之所恶者，从其性而恶也。心火也恶热，肺金也恶寒，肝木也恶风，脾土也恶湿，肾水也恶燥，此五脏之所恶也。

五脏之化液者，心之液汗也，肺之液涕也，肝之液泪也，脾之液涎也，肾之液唾也，此五脏之化液也。

五味之所禁者，辛走气，而气病则禁食辛；咸走血，而血病则禁食咸；苦走骨，而骨病则禁食苦；甘走肉，而肉病则禁食甘；酸走筋，而筋病则禁食酸。凡有所禁者，为其人嗜之，而无令多食是也。

　　五病之所发者，肾阴中之阴也，主骨，故阴病多发于骨也；心阳中之阳也，主血，故阳病多发于血也；脾阴中之至阴也，主肉，故阴病多发于肉也。又阳病发于冬，阴病发于夏，冬阴盛则阳病也，夏阳盛则阴病也。故病于阴，病于阳，各有因也。

　　五邪之所乱者，邪入阳分则为阳邪，阳气盛则热炽盛而病狂；邪入阴分则为阴邪，阴气盛则血凝滞而病痹。邪入于阳则狂者，邪助其阳而阳实也；邪搏于阳则为癫疾者，邪伐其阳而阳虚也。邪入于阴而为痹，邪助其阴而阴实也；邪搏于阴而为瘖者，则阴气受伤，阴之虚也。是故为狂、为巅、为痹、为瘖，自有虚实存焉。阳入于阴，则阳敛而静也；阴出于阳，则阴发而怒也。盖阴阳之偏胜虚实，皆为邪之所乱也。邪之所现者，在五脉互胜，而辨其病之所在也。如春得秋脉，夏得冬脉，长夏得春脉，秋得夏脉，冬得长夏脉，皆邪胜正之脉也。阴出之阳，病善怒不治，谓阴盛阳衰，土败木贼，故病善怒。胃气存则可治，胃气绝则不可治也。

　　五脏有所藏，亦有所主，如精气之灵明藏于心，曰心藏神也；精气之质地藏于肺，曰肺藏魄也；神气之佐辅藏于肝，曰肝藏魂也；脾藏意，心有所忆，谓之意也；肾藏志，意之所存，谓之志也。心主血脉，应火之动而运行周身也；肺主皮毛，应金之坚而保护全体以御诸邪也；肝主筋膜，应木之柔而联络关节也；脾主肌肉，应土之厚而畜养万物也；肾主骨髓，应水之沉，为立周身之干，乃万化之源也。至其劳伤致病者，久视则劳神，久卧则阳气不神，久坐则血气凝滞，立久则劳在骨，行久则劳在筋。五劳各有所属，而五脉亦各有所应。肝脉弦应春、心脉钩应夏、脾脉代应四季、肺脉毛应秋、肾脉石应冬，此乃脉气应象，太和无病者也。

情志九气

帝曰：余知百病生于气也。怒则气上，喜则气缓，悲则气消，恐则气下，寒则气收，炅则气泄，惊则气乱，劳则气耗，思则气结，九气不同，何病之生？岐伯曰：怒则气逆，甚则呕血及飧泄，故气上矣；喜则气和志达，荣卫通利，故气缓矣；悲则心系急，肺布叶举而上焦不通，荣卫不散，热气在中，故气消矣；恐则精却，却则上焦闭，闭则气还，还则下焦胀，故气不行矣；寒则腠理闭，气不行，故气收矣；炅则腠理开，荣卫通，汗大泄，故气泄矣；惊则心无所倚，神无所归，虑无所定，故气乱矣；劳则喘息汗出，外内皆越，故气耗矣；思则心有所存，神有所归，正气留而不行，故气结矣。

【疏】气之在人，和则为正气，不和则为邪气。喜怒哀乐，逆顺缓急，无不由气而至。夫气本于情志，世所谓七情，经所谓五志，五志之外，更有三者，喜怒思忧恐惊悲畏是也。情志虽分为八，总不外五脏而言。如《阴阳应象大论》曰：心在志在为喜，肝在志则为怒，脾在志则为思，肺在志则为忧，肾在志则为恐。此五脏五志之分属也。至若五志有相通为病者，如喜生于阳，心肺皆为阳脏，故喜出于心，而移于肺，所谓心肺皆能喜也。怒发于阴，肝气虽强，而取决于胆，有阳为阴盛，病及于心，发怒甚，伤阴而邪侵于肾，是肝胆心肾皆能病怒也。思则心有所存，神有所归，所以心脾之皆病于思也。忧则神伤，愁则意郁，故忧不独于肺，而心脾亦有病于忧也。恐惧则伤心，谓其神伤则恐也，又云肝气不足则怯而恐，故恐不独本于肾，而心肝亦皆病于恐也。有病悲者，悲哀动中则伤魂，此肝之伤于悲也；精气并于肺则悲，此金盛木衰，而肺之病于悲也；有神不足则悲，悲哀太甚，致伤包络，此心之伤于悲也。有病惊者，或病发惊骇，神形震动着，此肝之惊病也；有闻木音则惕然惊者，肝邪乘胃，此胃之惊病也；惊则心无所倚，神无所归，此心之惊病也。故惊不独本于心，而肝胃亦有病于惊也。有病于畏者，精气并于脾则畏，脾气盛则伤于肾，肾主恐，则畏由恐而生也。情志之伤，虽五脏各有所属，求其所由，皆为一气所使，无不从心而发也。故心为五脏六腑之主，而总统魂魄，兼赅志意。盖忧动于心，则肺应之；思动于心，则脾应之；怒动于心，则肝应之；恐动于心，则肾应之。所以五志惟心所使，惟气所发。设能善养此气，谨守此心，喜怒不移，惊恐不动，忧思不伤，悲畏不乱，婉然从物而不争，与时变化而无碍，更有何病之有，而邪安能侵之也哉？

风　证

黄帝问曰：风之伤人也，或为寒热，或为热中，或为寒中，或为疠风，或为偏枯，或为风也，其病各异，其名不同，或内至五脏六腑，不知其解，愿闻其说。岐伯对曰：风气藏于皮肤之间，内不得通，外不得泄。风者善行而数变，腠理开则洒然寒，闭则热而闷，其寒也则衰食饮，其热也则消肌肉，故使人怢栗而不能食，名曰寒热。风气与阳明入胃，循脉而上至目内眦，其人肥则风气不得外泄，则为热中而目黄；人瘦则外泄而寒，则为寒中而泣出。风气与太阳俱入，行诸脉俞，散于分肉之间，与卫气相干，其道不利，故使肌肉愤䐜而有疡；卫气有所凝而不行，故其肉有不仁也。疠者有荣气热胕①，其气不清，故使其鼻柱坏而色败，皮

---

①　胕：通"腐"。腐烂；腐败。《素问·异法方宜论》："其民嗜酸而食胕。"王冰注："言其所食不芬香。"

肤疡溃，风寒客于脉而不去，名曰疠风，或名曰寒热。以春甲乙伤于风者为肝风，以夏丙丁伤于风者为心风，以季夏戊己伤于邪者为脾风，以秋庚辛中于邪者为肺风，以冬壬癸中于邪者为肾风。风中五脏六腑之俞，亦为脏腑之风，各入其门户，所中则为偏风；风气循风府而上，则为脑风；风入系头，则为目风眼寒；饮酒中风，则为漏风；入房汗出中风，则为内风；新沐中风，则为首风；久风入中，则为肠风飧泄；外在腠理，则为泄风。故风者百病之长也，至其变化，乃为他病也，无常方，然致有风气也。

帝曰：五脏风之形状不同者何？愿闻其诊及其病态。岐伯曰：肺风之状，多汗恶风，色𬳽①然白，时咳，短气，昼日则差，暮则甚，诊在眉上，其色白。心风之状，多汗恶风，焦绝，善怒吓，赤色，病甚则言不可快，诊在口，其色赤。肝风之状，多汗恶风，善悲，色微苍，嗌干，善怒，时憎女子，诊其②目下，其色青。脾风之状，多汗恶风，身体怠惰，四肢不欲动，色薄微黄，不嗜食，诊在鼻上，其色黄。肾风之状，多汗恶风，面庞然浮肿，脊痛不能正立，其色炱；隐曲不利，诊其③肌上，其色黑。胃风之状，颈多汗恶风，食饮不下，隔塞不通，腹善满，失衣则䐜胀，食寒则泄，诊形瘦而腹大。首风之状，头面多汗恶风，当先风一日则病甚，头痛不可以出内，至其风日则病少愈。漏风之状，或多汗，常不可单衣，食则汗出；甚则身汗，喘息恶风，衣常濡，口干善渴，不能劳事。泄风之状，多汗，汗出泄衣上，口中干，上渍，其风不能劳事，身体尽痛则寒。帝曰：善。

【疏】风之伤人，若惟一证，及其为变，则或寒或热，或表或

---

① 𬳽（pěng 捧）：浅白色。王冰注："𬳽，谓浅薄色也。"
② 其：《素问·风论》作"在"。
③ 其：《素问·风论》作"在"。

里，或在脏腑，或在经络，无所不至。盖风虽阳邪，气则寒肃，是风之与寒本为同类，但有阴阳之辨耳。风性动荡升举，善行数变，故为阳邪；寒性静藏凝肃，壅闭腠理，故为阴邪。腠理开则洒然寒者，风邪之为病也；腠理闭，烦①热而闷者，寒邪之为病也。饮食少进，肌肉消瘦，发为寒热者，风寒客于阳明，胃为病也。瘦人则肌肉疏浅，风寒犯之，阳气易泄，寒中而泣出也；肥人则腠理致密，邪不外泄，热中而目黄也。五脏六腑之俞皆附于背，邪气感人必行于诸脉之俞，而后散于肉分。肉分者，卫气之所行也。风与卫气相薄，并行于肉分之间，故气道不利，愤䐜、疮疡、不仁诸病现矣。风寒客于血脉，久留而不去，荣气化热，皮肤胕溃、疠、风、寒、热诸症现矣。风之应时而伤者，谓四时十二干之风，分属五脏。不在春必甲乙而伤肝，夏必丙丁而伤心也。一日之中亦有四时之气，十二时之中亦有十干之分，当以类求之，不可执泥。偏风者，风循经络脏腑之俞，随俞之左右而偏中之，则偏风也；风循而入于脑则脑风；入头目则为目风；或因酒气开其腠理而中风者，谓之酒风；因入房汗出而中风者，谓之内风；因新沐而中风者，谓之首风、湿风；风邪久滞肠胃，谓之肠风，其肠风热则下血，寒则飧泄；风在肌表则腠理开而汗出不止，谓之泄风。风之游移无定，或自上至下，自浅至深，至其变生他病，皆为风气之所致也。

恶风者，伤风恶风也。肺主气，在变动为咳，风邪迫之，故时咳短气也。昼则卫气在表，风亦随之，故觉其瘥；暮则卫气入阴，邪应于内，故为甚也。眉上乃阙庭之间，肺之候也，故肺病则白色现也。心属火，风薄于心，则木火合邪，神志溃乱，或为善怒，或为惊吓。心主舌，病甚则舌本强，故言不可快。心和则

---

① 烦：原作"项"，据《类经》卷十五"风证"及文义改。

舌能知味，故诊当在口。口者兼唇而言，色当赤也。肝病则肺气乘之，故善悲。色微苍，肝之色也；善怒，肝之志也；嗌喉，肝之脉也。肝气通于目，故诊在目下，色当青也。身体怠惰，四肢不用者，脾主肌肉四肢也。色薄微黄，土之色也。不嗜食，脾病不能化也。鼻为面王，主应脾胃，故色诊当现于鼻上，色当黄也。肾者，风邪入肾，则挟水气上升，故面为浮肿。肾脉贯脊属肾，故令脊痛不能正立。肾主水，故色黑如炲。肾开窍于二阴，故为隐曲不利。肌肉本主于脾，今其风水合邪，反侮乎土，故诊在肌上，色当黑色。胃主受纳水谷，而风邪居之，故食饮不下，隔塞不通。胃脉循腹里，故善满。失衣则阳明受寒于外，故为䐜胀；食寒则胃气受伤于内，故为泄泻。胃者肉之应，胃病故形瘦；腹者胃所居，邪实故腹大。首风即头风也，头风止作无时，当其受邪之先，治之必愈也。漏风、泄风，一者因饮酒中风，风邪夹酒，阳气散越，故多汗、寒热之证现矣；一者津液内结，不能任劳，故多汗、痛冷诸证现矣。

八风五风四时之病

黄帝问曰：天有八风，经有五风，何谓？岐伯对曰：八风发邪，以为经风，触五脏，邪气发病。所谓得四时之胜者，春胜长夏，长夏胜冬，冬胜夏，夏胜秋，秋胜春，所谓四时之胜也。东风生于春，病在肝，俞在颈项；南风生于夏，病在心，俞在胸胁；西风生于秋，病在肺，俞在肩背；北风生于冬，病在肾，俞在腰股；中央为土，病在脾，俞在①脊。故春气者病在头，夏气者病在脏，秋气者病在肩背，冬气者病在四肢。故春善病鼽衄，仲夏善病胸胁，长夏善病洞泄寒中，秋善病风疟，冬善病痹厥。故冬不

---

① 在：原脱，据《素问·金匮真言论》补。

按跷，春不鼽衄，春不病颈项，仲夏不病胸胁，长夏不病洞泄寒中，秋不病风疟，冬不病痹厥、飧泄而汗出也。夫精者身之本也，故藏于精者，春不病温。夏暑汗不出者，秋成风疟。此平人脉法也。

【疏】八风者，八方之风也；五风者，五脏之风也。八风不得其正，则发为邪气，其中于人，则入为五经之风，特以所伤之异，而明四时之所胜。所谓四时之胜者，春木、夏火、长夏土、秋金、冬水，五时五气，互有克胜。所胜为邪，则不胜者受之。天之运气，人之脏气，无不如是也。东风生于春，木气也，故病在肝，春气发荣于上，故俞应于颈项。南风生于夏，火气也，故病在心，南方之气主于前，故俞在胸胁。西风生于秋，金气也，故病在肺，肺居上焦，故俞应肩背。北风生于冬，水气也，故病在肾，腰为肾之府，故俞应腰股。脾病在脊，春病在头，夏病在脏，秋病在肩背，冬病在四肢。故春善病鼽衄，风邪在头；夏善病胸胁，胸胁近心也；长夏善病洞泄寒中，寒邪犯脾也；秋善病风疟，暑汗不出，风寒袭于肤腠也；冬善病痹厥，寒邪在四肢也。春夏秋冬各生其病，有固其脏气以应天时者，皆由三冬元气伏藏之时，不妄作动劳，精气而不外泄，故其水王则生木，木王则生火，火王则生土，土王则生金，金王则生水，盖可免四时之病矣。人身之精，乃真阴也，为元气之本。若精稍耗，则真阴虚矣，真阴虚则阳邪易犯，故至春则为病。冬得养固，何春病之有？夏月伏暑而汗不出，则暑邪内畜，至秋凉之时，寒热相争，乃病风疟也。由此言之，冬宜闭藏，夏宜疏泄。冬不藏精则病温，夏不出汗则病疟。阴阳启闭，时气皆然。此虽举冬夏而言，则春秋亦在其中矣。凡四时之气，顺之则安，逆之则病，是即平人之脉法。脉法者，言经脉受邪之由然也。

风传五脏

是故风者百病之长也。今风寒客于人，使人毫毛毕直，皮肤闭而为热，当是之时，可汗而发也；或痹不仁肿痛，当是之时，可汤熨及火灸刺而去之。弗治，病入舍于肺，名曰肺痹，发咳上气。弗治，肺即传而行之肝，病名曰肝痹，一名曰厥，胁痛出食，当是之时，可按若刺耳。弗治，肝传之脾，病名曰脾风，发瘅，腹中热烦心，出黄，当此之时，可按，可药，可浴。弗治，脾传之肾，病名曰疝瘕，少腹冤①热而痛，出白，一名曰蛊，当此之时，可按，可药。弗治，肾传之心，病筋脉相引而急，病名曰瘛，当此之时，可灸可药。弗治，满十日法当死。肾因传之心，心即复反传而行之肺，发寒热，病当三岁死。此病之次也。然其卒发者，不必治于传。或其传化有不以次，不以次入者，忧恐悲喜怒，令不得以其次，故令人有大病矣。因而喜大虚则肾气乘矣，怒则肝气乘矣，悲则肺气乘矣，恐则脾气乘矣，忧则心气乘矣，此其道也。故病有五，五五二十五变，及其传化。传乘之名也。

【疏】风寒之传变无穷，在其传之乘之也。传者以此传彼，乘者以强凌弱，故有传有乘之分矣。风寒客于皮肤，而腠理闭密，毫毛尽直；寒束于外，则阳气无所疏泄，故郁而为热。不急去之，则传入经络，或为诸痹，为不仁，为肿痛，当用汤熨灸刺之法以去之。治之弗去，邪必自表而入脏，肺合皮肤，为脏之长，故肺先受风寒而为肺痹，变则为咳，为喘逆也。肺邪不解则肺金乘木，故邪传于肝，则为肝痹，故厥逆、胁痛、吐食诸病作矣。肝病则

① 冤：通"郁"，郁积。《楚辞·九章·悲回风》："悲回风之摇蕙兮，心冤结而内伤。"姜亮夫《屈原赋校注》："冤结，即'宛结''郁结'一声之转。"

可按而可刺，刺之则厥逆散而肝气平也。肝邪不解则肝木乘土，风热入脾，病名脾瘅。脾瘅则腹中热而心烦，其外肌体出黄。治法可按，可药，可浴，是解肌表之风热也。脾邪不解则土邪乘肾，病名疝瘕。邪至下焦，则小腹冤热而痛，或白浊，或为蛊①，诸症现矣。可按，可药，以除内结热不散也。肾邪不解则肾水乘火，肾主血脉，心病则血燥，血燥筋脉，相引而急，邪气至心，其病亦急，此而不治，故不出十日死也。若肾传于心，未至即死者，邪未尽也，故当复传于肺，而金火交争，金胜则寒，火胜则热，故发为寒热也。凡风邪传变五脏，本当即死，其有不死者，而元气未败，势尤在缓。故肺复受邪，再一岁则肺病及肝，二岁则肝病及脾，三岁则脾病及肾，此三阴俱败，故当三岁而死矣。病有发于仓卒者，随其气为患，不必依次而治其传也。又五志之发无常，随触而动，故其生病亦不以次第而言也。喜则气下而心虚，心虚则肾气乘之；怒则气逆而脾虚，脾虚则肝气乘之；悲则气病而肝伤，肝伤则肺气乘之；恐则伤肾而肾气虚，则脾气乘之；忧则伤肺，而肺伤则心气乘之。此脏惟五，而五脏之传，故有二十五变，及其变化不出传之乘之而已。

伤 寒

　　黄帝问曰：今夫热病者，皆伤寒之类也，或愈或死，其死皆以六七日之间，其愈皆以十日以上者，何也？不知其解，愿闻其故。岐伯对曰：巨阳者，诸阳之属也，其脉连于风府，故为诸阳主气也。人之伤于寒也，则为病热，热虽盛不死；其两感于寒而病者，必不免于死。

三卷 疾病阐疏 —— 一四七

---

　　① 蛊：原作"鼓"，据《素问·玉机真脏论》及《类经》卷十五"风传五脏"改。

帝曰：愿闻其状。岐伯曰：伤寒一日，巨阳受之，故头项痛，腰脊强。二日阳明受之，阳明主肉，其脉侠①鼻络于目，故身热、目疼而鼻干，不得卧也。三日少阳受之，少阳主胆，其脉循胁络于耳，故胸胁痛而耳聋。三阳经络皆受其病而未入于脏者，故可汗而已。四日太阴受之，太阴脉布胃中，络于嗌，故腹满而嗌干。五日少阴受之，少阴脉贯肾，络于肺，系舌本，故口燥、舌干而渴。六日厥阴受之，厥阴脉循阴器而络于肝，故烦满而囊缩。三阴三阳、五脏六腑皆受病，荣卫不行，五脏不通，则死矣。其不两感于寒者，七日巨阳病衰，头痛少愈。八日阳明病衰，身热少愈。九日少阳病衰，耳聋微闻。十日太阴病衰，腹减如故，则思饮食。十一日少阴病衰，渴止不满，舌干已而嚏。十二日厥阴病衰，囊纵，少腹微下，大气皆去，病日已矣。

帝曰：治之奈何？岐伯曰：治之各通其脏脉，病日衰已矣。其未满三日者，可汗而已；其满三日者，可泄而已。

【疏】伤寒者，中阴寒杀厉之气也。寒盛于冬，中而即病者，是为伤寒；其不即病者，至春则名为温病，至夏则名为暑病。然有四时不正之气，随感随发者，亦曰伤寒之类也。巨阳，足太阳也，为三阳之表，而脉连风府，凡病伤寒者，多太阳始。太阳之经从头项下肩髆，挟脊抵腰，故其症头项痛、腰脊强也。邪传阳明，热愈甚者，阳明主肌肉，故身热尤甚，其症必烦躁不卧、目痛、鼻干也。少阳者，三阳已尽，将入太阴，故为半表半里之经。其经脉出耳前后，下循胸胁，故为胸痛、耳聋等症现也。三阳为表属腑，邪在表而未入于三阴之脏者，皆可汗而散。邪在三阳，失于解表，则传入三阴。太阴为三阴之首，从阳经传入，伤寒必

---

① 侠：通"挟"。《素问·举痛论》："寒气客于侠脊之脉，深按之不能及，故按之无益矣。"

自太阴始也。太阴之为病，腹满而吐，或自利嗌干，腹时痛也。邪至少阴肾经，水为热邪所涸，故口舌为之干渴也。邪至厥阴肝经，其热邪深入阴分，故为烦满，为囊缩也。伤寒邪在经络，本为表证，经尽气复，自当渐解。若六经传变而不退，则深入于腑，腑不退则深至于脏，故五脏六腑皆受病矣。邪盛于外则荣卫不行，气结于内则五脏不通，故六七日间致死也。

故善治者，必不使其邪气入内，亦不必使其脏气衰竭。故伤寒未满三日，其邪在表，可以汗已；已满三日，其邪在里，可以下已。然此言表里之大体耳。《正理伤寒论》曰：脉大浮数，病为在表，可发其汗；脉实沉数，病为在里，可下之。故日数虽多，但有表证而脉浮大者，犹宜发汗；日数虽少，但有里证而脉沉实者，即当下之。此汗下之法，但当以表里为据，有不可以执一论也。

两　感

帝曰：其病两感于寒者，其脉应与其病形何如？岐伯曰：两感于寒者，病一日则巨阳与少阴俱病，则头痛、口干而烦满；二日则阳明与太阴俱病，则腹满、身热不欲食、谵言；三日则少阳与厥阴俱病，则耳聋、囊缩而厥、水浆不入、不知人。六日死。帝曰：五脏已伤，六腑不通，荣卫不行，如是之后，三日乃死，何也？岐伯曰：阳明者，十二经脉之长也。其血气盛，故不知人；三日其气乃尽，故死矣。

【疏】两感者，言表里之俱病，而外邪之所传最逆之症也。然有未必尽然者，正以内外俱伤为两感也。如少阴先溃于内，而太阳继之于外者，即纵情恣欲之两感也。太阴受伤于里，而阳明重感于表者，即劳倦竭力、饮食失调之两感也。厥阴气逆于脏，少阳复病于腑者，必七情不慎、疲筋败血之两感也。人知两感为伤寒，而不知伤寒之两感，内外俱困，病斯剧矣。但伤有轻重，医有贤不肖，则生死系之矣。或谓两感之证不多见，盖亦见之未广，而义有未达耳。此言最切是病，诚发人之未发，深足指迷，不可不讲也。

阴阳交

黄帝问曰：有病温者，汗出辄复热，而脉躁疾，不为汗衰，狂言不能食，病名为何？岐伯对曰：病名阴阳交，交者死也。帝曰：愿闻其说。岐伯曰：人所以汗出者，皆生于谷，谷生于精。今邪气交争于骨肉而得汗者，是邪却而精胜也，精胜则当能食而不复热。复热者，邪气也。汗者，精气也。今汗出而辄复热者，是邪胜也。不能食者，精无俾也。病而留者，其寿可立而倾也。且夫《热论》曰：汗出而脉尚躁盛者死。今脉不与汗相应，此不胜其病也，其死明矣。狂言者是失志，失志者死。今见三死，不见一生，虽愈必死也。

【疏】阴阳交者，阳胜之极，阴被阳邪所交，阴气不能回复，故温病热退而脉不静，复为狂言不食。谷气乃精气也，故能食者，虽热甚亦无害也；不能食者，精无所使，阴气不复，病气留滞，胃气日败，必致损命矣。精气不胜病气者，如热病伤寒，汗出之后，脉当静解而反躁盛者，真阴内竭而邪气独胜，故狂言失志，多致立死也。有此三者，皆谓之阴阳交，必死之候矣。

移热移寒

黄帝问曰：五脏六腑寒热相移者何？岐伯曰：肾移寒于脾，痈肿少气；脾移寒于肝，痈肿筋挛；肝移寒于心，狂，隔中；心移寒于肺，肺消，肺消者饮一溲二，死不治；肺移寒于肾，为涌水，涌水者按腹不坚，水气客于大肠，疾行则鸣濯濯，如囊裹浆水之病也。脾移热于肝，则为惊衄；肝移热于心，则死；心移热于肺，传为膈消；肺移热于肾，传为柔痓；肾移热于脾，传为虚，肠澼，死不可治。胞移热于膀胱，则癃、溺血；膀胱移热于小肠，膈肠不便，上为口糜；小肠移热于大肠，为虙①瘕，为沉；大肠移热于胃，善食而瘦，又谓之食亦②；胃移热于胆，亦曰食亦；胆移热于脑，则辛頞③鼻渊，鼻渊者，浊涕不下止也，传为衄衊瞑目，故得之气厥也。

【疏】脏腑之寒热相移者，以此病而移于彼是也。肾中寒气移于脾者，乃为痈肿。凡痈毒之病，寒热皆能为之，热者为阳毒，寒者为阴毒。盖脾主肌肉，得寒则气聚而坚，坚而不散则为肿为痈也。脾中寒胜，则反传于肝。脾寒则肉寒，故为痈肿；肝寒则筋寒，故为拘挛。肝移寒于心，心主火，其藏神，受肝邪之寒逆，故神乱而为狂。心脉出属心系下膈，阳为阴抑，则气有不行，故隔塞不通也。心移寒于肺者，君火之衰耳。心火不足，则不能温养肺金；肺金不温，则不能行化津液，故饮虽一而溲则倍之也。肺消者，金受火邪所烁，门户失守，本原日竭，故死不能治矣。肺移寒于肾，则阳气不化于下，阳气不化，则水泛为邪。水者阴气也，其本在肾，其末在肺。夫肺为大肠之脏，故水气客于肠中，濯濯有声，是水之病也。寒之能移，热亦能移也。脾移热于肝者，反传所胜，热之甚也。肝藏血，病主惊骇，邪热薄之，则风火交作，故为惊，为鼻中出血也。心本属火，而肝以风热移之，木火相燔，犯及君主，故当死也。肺属金，其化本燥，心复以热移之，则燥愈甚而传为膈消。膈消者，膈上焦烦，饮水多而善消也。肺

① 虙（fú 服）：通"伏"。藏；埋伏。王冰注："虙与伏同。"
② 食亦：即食𭹤。
③ 頞（è 饿）：鼻梁。《说文·页部》："頞，鼻茎也。"

主气，肾主骨，肺肾皆热，则真阴亦消，故传为柔痉也。肾移热于脾者，阴火上炎也。邪热在下，真阴必亏，故传为虚损。肾本水脏，而挟热侮脾，故为肠澼，下利脓血而不可治也。胞者子宫也，胞宫移热于膀胱，小便不利为癃，甚则为溺血也。膀胱之热上行，则移于小肠，小肠之脉循咽下膈抵胃，受热故为膈肠不便，受热于咽颊间，上为口糜。小肠之热下行，则移于大肠，热结不散，则或气或血，留聚于曲折之处，是为虑瘕。虑瘕者，深沉不易取也。大肠移热于胃，燥热之气上行，故善于消谷。胃主肌肉，受热烁之，虽食而常瘦，故谓之食亦。阳明胃热而移于胆，则木火合邪，不生脾土，亦善食而瘦也。胆经①之脉起于目锐眦，上抵头角，下贯耳后，曲折布于脑，故胆移热于脑，则为辛颏鼻渊之病也。脑热不已，则传为鼻血。衄蔑者，皆鼻血也。瞑目者，目无血所养，羞明而不能开也。由此观之，移热移寒之症，皆由气之所逆，血之所亏而致也，故曰得之气厥是也。

诸经疟刺

足太阳之疟，令人腰痛、头重，寒从背起，先寒后热，熇熇暍暍然，热止，汗出难已，刺郄中出血。足少阳之疟，令人身体懈鰛，寒不甚，热不甚，恶见人，见人心惕惕然，热多汗出甚，刺足少阳。足阳明之疟，令人先寒洒淅，洒淅寒甚，久乃热，热去汗出，喜见日月光火气乃快然，刺足阳明跗上。足太阴之疟，令人不乐，好太息，不嗜食，多寒热汗出，病至则善呕，呕已乃衰，即取之。足少阴之疟，令人呕吐甚，多寒热，热多寒少，欲闭户牖而处，其病难已。足厥阴之疟，令人腰痛，小腹满，小便不利如癃状，非癃也，数便，意恐惧，气不足，腹中悒悒，刺足

---

① 经：原作"金"，据《类经》卷十五"移热移寒"改。

厥阴。肺疟者，令人心寒，寒甚热，热间善惊，如有所见者，刺手太阴、阳明。心疟者，令人烦心甚，欲得清水，反寒多，不甚热，刺手少阴。肝疟者，令人色苍苍然，太息，其状若死者，刺足厥阴见血。脾疟者，令人寒，腹中痛，热则肠中鸣，鸣已汗出，刺足太阴。肾疟者，令人洒洒然，腰脊痛宛转，大便难，目眴眴然，手足寒，刺足太阳、少阴。胃疟者，令人且病也，善饥而不能食，食而支满腹大，刺足阳明、太阴横脉出血。疟发身方热，刺跗上动脉，开其空，出其血，立寒。疟方欲寒，刺手阳明、太阴，足阳明、太阴。疟脉满大急，刺背俞，用中针，傍五胠俞各一，适肥瘦出其血也。疟脉小实急，灸胫少阴，刺指井。疟脉满大急，刺背俞，用五胠俞、背俞各一，适行至①于血也。疟脉缓大虚，便宜用药，不宜用针。凡治疟，先发如食顷，乃可以治，过之则失时也。诸疟而脉不现，刺十指间出血，血去必已，先视身之赤如小豆者，尽取之。十二疟者，其发各不同时，察其病形，以知其何脉之病也。先其发时如食顷而刺之，一刺则衰，二刺则知，三刺则已；不已，刺舌下两脉出血；不已，刺郄中盛经出血；又刺项已下侠脊者必已。舌下两脉者，廉泉也。刺疟者，必先问其病之所先发者，先刺之。先头痛及重者，先刺头上及两额、两眉间中出血。先项背痛者，先刺之。先腰脊痛者，先刺郄中出血。先手臂痛者，先刺手少阴、阳明十指间。先足胫酸痛者，先刺足阳明十指间出血。风疟，疟发则汗出恶风，刺三阳经背俞之血者。胕酸痛甚，按之不可，名曰胕髓病，以镵针针绝骨出血，立已。身体小痛，刺至阴。诸阴之井无出血，间日一刺。疟不渴，间日

---

① 至：原脱，据《素问·刺疟论》补。

而作，刺足太阳；渴而间日作，刺足少阳。凡疟症不出五十九刺①。

【疏】疟之一证，虽起于寒暑，则其为病而无所不到也。言暑者，言时之气也；言寒者，言病之气也。及邪气之变，自浅而深，郁寒成热，然终不免寒为本而热为标耳，故不可认疟为单暑而无寒也。或暑邪伏于腠理，遇秋凉之气束之，致表邪不能越泄于外，故阴欲入而阳拒之，阳欲出而阴遏之，阴阳相薄，而疟病作矣。然其浅者，病在三阳，故随卫气以为出入，而一日一作也；其深者，病在三阴，则邪气不能与卫气并出，故或间日，或三四日而作也。作之速者，其病易已；作之迟者，其病难已。是以疟之轻重，惟在阴阳之深浅也。经所谓寒疟、温疟、瘅疟，丹溪以下所谓痰疟、食疟、虚疟、癥疟及本篇有六经疟，刺之治，则其义总不出乎阴阳、寒暑之分也。故治疟者，但当察其邪之深浅，正之盛衰，或阴或阳，必令其自脏而之腑，自里而之表，引而散之，升而举之，使其邪气得出而元气乃复，此不易之法也。其刺疟之法，随其受邪之处而刺之。刺之出血者，亦泻其邪之有余，使其正之易复也。本文中刺之浅深，或一刺即衰者，邪在三阳经；二三刺而已者，邪在三阴经，此不离阴阳之浅深也。

动静勇怯喘汗出于五脏

黄帝问曰：人之居处动静勇怯，脉亦为之变乎？岐伯对曰：凡人之惊恐恚劳动静，皆为变也。是以夜行则喘出于肾，淫气病肺；有所堕恐，喘出于肝，淫气害脾；有所惊恐，喘出于肺，淫气伤心；度水跌仆，喘出于肾与骨。当是之时，勇者气行则已，

① 凡疟症不出五十九刺：《素问·刺疟论》作"温疟汗不出为五十九刺。"

怯者则着而为病也。故曰：诊病之道，观人勇怯，骨肉皮肤，能知其情，以为诊法也。故饮食饱甚，汗出于胃；惊而夺精，汗出于心；持重远行，汗出于肾；疾走恐惧，汗出于肝；摇体劳苦，汗出于脾。故春秋冬夏，四时阴阳，生病起于过用，此为常也。

【疏】动静自然，勇怯随性者，气之常也；动静不时，勇怯强应者，气之变也。喘主气之变，则其喘汗必至矣。故人夜行则劳骨伤阴，喘出于肾。肺肾为母子之脏，肾气淫则逆于肺，故喘出于肾，则病苦于肺也。有所堕坠而恐者，伤筋损血，故喘出于肝，肝气淫则害于脾，木乘土位也。惊恐则神气散乱，心藏神，故喘出于肺，而淫气伤于心也。凡有病者，因气有勇怯不同，勇可察其有余，怯可察其不足，骨可以察肾，肉可以察脾，皮肤可以察肺，望而知其情，即善诊者也。汗出五脏，各有所主。气之强弱有常度，若勉强过用，必损其真，病之所由起也。

脏腑诸胀

黄帝曰：脉之应于寸口，如何而胀？岐伯曰：其脉大坚以涩者胀也。黄帝曰：何以知脏腑之胀也？岐伯曰：阴为脏，阳为腑。黄帝曰：夫气之令人胀也，在于血脉之中耶？脏腑之内乎？岐伯曰：三者皆存焉，然非胀之舍也。黄帝曰：愿闻胀之舍。岐伯曰：夫胀者，皆在于脏腑之外，排脏腑而廓胸胁，胀皮肤，故命曰胀。

黄帝曰：脏腑之在胸胁腹里之内也，若匣匮之藏禁器也，各有次舍，异名而同处，一域之中，其气各异，愿闻其故。黄帝曰：未解其意，再问。岐伯曰：夫胸腹，脏腑之廓也。膻中者，心主之宫城也。胃者，太仓也。咽喉小肠者，传送也。胃之五①窍者，闾里门户也。廉泉、玉英者，津液之道也。故五脏六腑者，各有

---

① 五：原作"九"，据《灵枢·胀论》改。

畔界，其病各有形状。营①气循脉，卫气逆为脉胀，卫气并脉，循分为肤胀。三里而泻，近者一下，远者三下，无问虚实，工在疾泻。

黄帝曰：愿闻胀形。岐伯曰：夫心胀者，烦心短气，卧不安；肺胀者，虚满而喘咳；肝胀者，胁下满而痛引小腹；脾胀者，善哕，四肢烦悗，体重不能胜衣，卧不安；肾胀者，腹满引背央央然②，腰髀痛。六腑胀：胃胀者，腹满，胃脘痛，鼻闻焦臭，妨于食，大便难；大肠胀者，肠鸣而痛濯濯③，冬日重感于寒，则飧泄不化；小肠胀者，小腹䐜胀，引腰而痛；膀胱胀者，小腹满而气癃；三焦胀者，气满于皮肤中，轻轻然而不坚；胆胀者，胁下痛胀，口中苦，善太息。凡此诸胀者，其道皆一，明知逆顺，针数不失，泻虚补实，神去其室，致邪失正，真不可定，粗之所败，谓之夭命。补虚泻实，神归其室，久塞其空，谓之良工。

黄帝曰：胀者焉生？何因而有？岐伯曰：卫气之在身也，常然并脉循分肉，行有逆顺，阴阳相随，乃得天和，五脏更始，四时循序，五谷乃化。然后厥气在下，营卫留止，寒气逆上，真邪相攻，两气相搏，乃合为胀也。黄帝曰：善。何以解惑？岐伯曰：合之于真，三合而得。帝曰：善。黄帝问于岐伯曰：胀论言无问虚实，工在疾泻，近者一下，远者三下。今有其三而不下者，其过焉在？岐伯对曰：此言陷于肉肓而中气穴者也。不中气穴则气内闭，针不陷肓则气不行，上越中肉则卫气相乱，阴阳相逐。其于胀也，当泻不泻，气故不下。三而不下，必更其道，气下乃止，

---

① 营：原作"然"，据《灵枢·胀论》改。

② 央央然：《类经》卷十六"脏腑诸胀"："央央然，困苦貌。"

③ 濯濯（zhuózhuó 浊浊）：《类经》卷十六"脏腑诸胀"："濯濯，肠鸣水声也。"

不下复始，可以万全，乌有殆者乎？其于胀也，必审其脉①，当泻则泻，当补则补，如鼓应桴，恶有不下者乎？

【疏】内伤脾胃，流滞于中，则心腹胀满也。夫胀满之证，有阴有阳，在脏在腑之别，不可不辨。脉涩而坚者为阴，其胀在脏；脉大而坚者为阳，其胀在腑。故胀之一证，五脏六腑无不有之。大抵阳症多热，热者多实；阴证多寒，寒者多虚。其治必须察其阴阳之虚实可矣。

五癃津液别

黄帝问于岐伯曰：水谷入于口，输于肠胃，其液别为五。天寒衣薄则为溺与气，天热衣厚则为汗，悲哀气并则为泣，中热胃缓则为唾。邪气内逆，则气为之闭塞而不行，不行则为水胀，余知其然也，不知其何由生，愿闻其道。岐伯曰：水谷皆入于口，其味有五，各注其海，津液各走其道。故三焦出气，以温肌肉，充皮肤，为其津；其流而不行者为液。天暑衣厚则腠理开，故汗出；寒留于分肉之间，聚沫则为痛。天寒则腠理闭，气湿不行，水下留于膀胱，则为溺与气。五脏六腑，心为之主，耳为之听，目为之候，肺为之相，肝为之将，脾为之卫，肾为之主外。故五脏六腑之津液尽上渗于目，心悲气并则心系急，心系急则肺举，肺举则液上溢。夫心系与肺不能常举，乍上乍下，故咳而泣出矣。中热则胃中消谷，消谷则虫上下作，肠胃充廓故胃缓，胃缓则气逆，故唾出。五谷之津液和合而为膏者，内渗入于骨空，补益脑髓，而下流于阴股。阴阳不和，则使液溢而下流于阴，髓液皆减

---

① 脉（zhěn 诊）：《太素》卷二十九"胀论"、《针灸甲乙经》卷八第三并作"诊"。周学海曰："脉，即诊也。诊，即证也，即五脏六腑之胀形也。"

而下，下过度则虚，虚故腰背痛而胫酸。阴阳气道不通，四海闭塞，三焦不泻，津液不化，水谷并于肠胃之中，别于回肠，留于下焦，不得渗膀胱，则下焦胀，水溢则为水胀，此津液五别之逆顺也。

【疏】五液者，阴精之总称也。水谷入口，五液之所由生也。五味之入，各有所归。其所谓注其海者，人身有四海，脑为体海，冲脉为血海，膻中为气海，胃为水谷之海。五脏四海，各受水谷之气味，故津液随化而各归其道。三焦之气化为津液者，宗气积于上焦，营气出于中焦，卫①气出于下焦。达于表者，阳之气也，故气出以温肌肉，充皮肤而为津，津属阳也；营于里者，阴之气也，故周流于血脉之间，而不散行于外，注于脏腑，益于精髓而为其液，液属阴也。津液之为汗者，热蒸于表则津泄，故腠理开而汗出也。或寒邪所感则溢②凝，留③于肌肉之间，汁沫聚而为痛也。津液之为溺气者，腠理密则气不外泄，故气化为水，水必就下，故流于膀胱。然水之气也，水聚则气生，气化则水注，故为溺与气也。津液之为泣涕者，心总五脏六腑，为精神之主，故耳、目、肺、肝、脾、肾皆听命于心，是以耳之听，目之视，无不由乎心也。肺朝百脉，以主治节，故为心之相；肝主谋虑决断，故为心之将；脾主肌肉，护养脏腑，故为心之卫；肾主骨髓，立其形体，故为心之主外也。心既为脏腑之主，而五脏之系皆入于心。心之统系复上贯于肺，通于喉，而息由以出也。心悲则系急而肺叶举，液随之上溢，然心系与肺本不常举，故有乍上乍下，其气举于上者，则为咳为泣也。凡人之泣甚而继嚏者，正以气并

---

① 卫：原作"胃"，据《类经》卷十六"五癃津液别"改。
② 溢：《类经》卷十六"五癃津液别"作"液"，义胜。
③ 留：原作"流"，据《类经》卷十六"五癃津液别"改。

于上，而奔迫于肺耳。津液之为唾者，湿热所化，常居肠中，胃热则消谷，谷消则中空，虫行求食，或上或下，动作于肠胃之间，故气上逆，涎随而溢，故多唾也。津液为精髓者，津液和则为膏，以填补于骨空之中，故为脑为髓，为精为血，上至巅顶得以充实，下流阴股得以交通也。若阴阳不和，则阴阳混乱，精气俱病，气病则不摄，精病则不守，精气不相统摄，液溢于下而流泄于阴窍。精髓皆减，输泄过度，则真阴日虚，故为腰痛胫酸，劳瘵等病所由生也。或变为水肿者，亦阴阳之气道不通。三焦为决渎之官，膀胱为津液之腑，气不化则水不行，所以三焦不能泻，膀胱不能渗，而肿胀之病亦随而生。凡治此者，当以气化为主，试观水潦为灾，使非太阳照①临，则阴凝终不能散，泥泞终不能干。人之阳气即如天日，阳为阴邪所胜，即如天日为阴雾所晦。能知此义，则知阴阳气化之道矣。故阴胜阳则病于寒，阳胜阴则病于热；阴阳和则五液皆精而充实于内，阴阳不和则五精皆液而流溢于外，此其所谓逆顺也。苟不知逆顺之别，则不知阴阳之理；不知阴阳之理，则不知气化之道矣。

风水黄疸之辨

颈脉动，喘，疾咳，曰水。目裹微肿，如卧蚕起之状，曰水。溺黄赤，安卧者，黄疸。已食如饥者，胃疸。面肿曰风。足胫肿曰水。目黄者曰黄疸。

【疏】风水之为病，至其变为疸者，尤当辨之。夫风能上能下，其主于阳也；水能下不能上，其主于阴也。或水因风所激而上溢者，或风因水所淹而陷下者，水气上溢于肺，则喘急、咳逆之证现矣；风气下陷于肾，癃闭、飧泄之证现矣。水之为病，必

---

① 照：原作"炤"，避明武宗朱厚照讳。

先现于目，胞者目之上下，主属脾胃。若现微肿如卧蚕起之状，是水气淫及于脾胃也。脾胃至阴之脏，有水在腹中，目下必现肿者，脾主阴，目下亦属阴也。阴水主寒，阳水生热，湿热为病，必变黄疸，故身痛而色微黄，齿爪俱黄，其小便黄赤，此黄疸症也。疸症虽起于湿热，发于胆胃，亦有脏腑之别。食而复饥，善消谷食者，是胃热为疸，阳症也；食而不饥，不嗜谷食者，是脾湿为疸，阴症也。黄疸兼肿之病，头面俱肿，不独目下肿者，风邪为病也。头面主阳，风为阳邪，故头面先肿也，治当疏风为主。足胫浮肿，渐次至腹者，水邪为病也，治当利水为主。所以治疸与肿者，亦当察阴阳表里，从风从水则无误矣。

痹　证

黄帝问曰：痹之安生？岐伯对曰：风、寒、湿三气杂至，合而为痹也。其风气胜者为行痹，寒气胜者为痛痹，湿气胜者为著痹也。

帝曰：其有五者何也？岐伯曰：以冬遇此者为骨痹，以春遇此者为筋痹，以夏遇此者为脉痹，以至阴遇此者为肌痹，以秋遇此者为皮痹。

帝曰：内舍五脏六腑，何气使然？岐伯曰：五脏皆有合，病久而不去者，内舍于其合也。故骨痹不已，复感于邪，内舍于肾；筋痹不已，复感于邪，内舍于肝；脉痹不已，复感于邪，内舍于心；肌痹不已，复感于邪，内舍于脾；皮痹不已，复感于邪，内舍于肺。所谓痹者，各以其时重感于风寒湿之气也。凡痹之客五脏者，肺痹者，烦满，喘而呕。心痹者，脉不通，烦则心下鼓，暴上气而喘，嗌干，善噫，厥气上则恐。肝痹者，夜卧则惊，多饮，数小便，上为引如怀。肾痹者，善胀，尻以代踵，脊以代头。脾痹者，四肢懈墯①，发咳，呕汁，上为大塞。肠痹者，数饮而出

---

① 墯：通“惰”，懈怠，怠惰。《素问·上古天真大论》："今五脏皆衰，筋节懈墯，天癸尽矣。"

不得，中气喘争，时发飧泄。胞痹者，少腹膀胱按之内痛，若沃以汤，涩于小便，上为清涕。阴气者，静则神藏，躁则消亡，饮食自倍，肠胃乃伤。淫气喘息，痹聚在肺；淫气忧思，痹聚在心；淫气遗溺，痹聚在肾；淫气乏竭，痹聚在肝；淫气肌绝，痹聚在脾。诸痹不已，亦益内也。其风气胜者，其人易已也。

帝曰：痹，其时有死者，或疼久者，或易已者，其何故也？岐伯曰：其入脏者死，其留连筋骨间者疼久，其留皮肤间者易已。帝曰：其客于六腑者，何也？岐伯曰：此亦其食饮居处，为其病本也。六腑亦各有俞，风寒湿气中其俞，而食饮应之，循俞而入，各舍其腑也。帝曰：以针治之奈何？岐伯曰：五脏有俞，六腑有合，循脉之分，各有所发，各随其过，则病瘳也。

帝曰：荣卫之气亦令人痹乎？岐伯曰：荣者，水谷之精气也，和调于五脏，洒陈于六腑，乃能入于脉也，故循脉上下，贯五脏络六腑也。卫者，水谷之悍气也，其气慓疾滑利，不能入于脉也，故循皮肤之中，分肉之间，熏于肓膜，散于胸腹。逆其气则病，从其气则愈。不与风寒湿气合，故不为痹。帝曰：善。痹或痛，或不痛，或不仁，或寒，或热，或燥，或湿，其故何也？岐伯曰：痛者，寒气多也，有寒故痛也。其不痛不仁者，病久入深，荣卫之行涩，经络时疏，故不通。皮肤不营，故为不仁。其寒者，阳气少，阴气多，与病相益，故寒也。其热者，阳气多，阴气少，病气胜，阳遭阴，故为痹热。其多汗而濡者，此其逢湿甚也，阳气少，阴气盛，两气相感，故汗出而濡也。

帝曰：夫痹之为病，不痛何也？岐伯曰：痹在于骨则重，在于脉则血凝而不流，在于筋则屈不伸，在于肉则不仁，在于皮则寒，故具此五者，则不痛也。凡痹之类，逢寒则虫①，逢热则纵。

---

① 虫：《黄帝内经太素》卷二十八"痹论"，《甲乙经》卷十第一下均作"急"。

帝曰：善。

【疏】风、寒、湿三气杂至，则壅闭经络，致血气不行而遂成痹病者，亦因人之元气不固，外邪乃得而侵之也。病在外而久不去，则渐入经络，或复感风邪，气必更深，而入于脏矣。肺主气，肺气痹则为烦满。心主血，心气痹则为血枯。肝藏魂，肝气痹则魂不安。肾主精，肾气痹则善胀。脾主四肢，脾气痹则懈惰。大小肠痹则气道不化，清浊不分，或时发飧泄也。胞痹即膀胱气痹，下为小便涩，上为流清涕也。故痹之一证，不独尽在风寒湿三者为病也，如五志内伤，皆能为痹。五志者，即五脏之神也。五脏者，所以藏精神、魂魄、志意者也。人能安静其脏，血气无偏，邪气不干，故精神完固而脏气和平也。若躁忧妄动，则精气耗散，神志消亡，外邪得以乘之，故五脏之痹因而变生也。所谓淫气喘息，痹聚在肺；淫气忧思，痹聚在心；淫气遗溺，痹聚在肾；淫气乏竭，痹聚在肝；淫气肌绝，痹聚在脾者，此邪气乱其正气，皆因饮食起居所致也。夫水谷之寒热，感则害其六腑；居处之邪气，感则伤在六阳。故饮食起居为六腑致病之本，风寒湿为六腑受邪之标。盖治标当急，治本宜缓，此言外邪为标，内伤为本也。然外亦有标本，内亦有标本。能知阴阳、内外、标本、逆从之理者，则知治痹之方矣。

消瘅热中

帝曰：消瘅虚实何如？岐伯曰：脉实大，病久，可治；脉弦小坚，病久，不可治。

帝曰：夫子数言，热中、消中不可服高粱、芳草、石药。石药发癫，芳草发狂。夫热中、消中者，皆富贵人也，今禁高粱是不合其心，禁芳草、石药是病不愈。愿闻其说。岐伯曰：夫芳草之气美，石药之气悍，二者其气急疾坚劲，故非缓心和人，不可以服此二者。帝曰：不可以服此二者，何以然？岐伯曰：夫热气剽悍，药气亦然，二者相遇，恐内伤脾。脾者土也，而恶木，服此药者，至甲乙日更论。

【疏】消瘅者，三消之总称，谓内热消中而肌肤消瘦也。邪热在内，脉当实大者为顺，故病虽久，犹可治；若脉弦小，则阳实阴虚，脉证之逆也，故不可治。热中、消中者，即内热病也，惟富贵之人多有之。其厚味腥膻之物及芳草辛香之品、药石煅炼之类，三者皆能助热，皆能烁阴，凡有热病自所当禁，若不能禁者，必致伤其至阴。然至阴者脾也，脾伤则畏木，故至甲乙之日其证必甚。夫木旺则克土，亦必挟心火之势以克金，脾肺俱伤，则消渴之证成矣。

脾瘅胆瘅

帝曰：有病口甘者，病名为何？何以得之？岐伯曰：此五气之溢也，名曰脾瘅。夫五味入口，藏于胃，脾为之行其精气，津液在脾，故令人口甘也。此肥美之所发也。此人必数食甘美而多肥也，肥者令人内热，甘者令人中满，故其气上溢，转为消渴。治之以兰，除陈气也。

帝曰：有病口苦，取阳陵泉，口苦者病名为何？何以得之？岐伯曰：病名曰胆瘅。夫肝者中之将也，取决于胆，咽为之使。此人者，数谋虑不决，故胆虚气上溢，而口为之苦。治之以胆募俞，治在"阴阳十二官相使①"中。

【疏】瘅之为病，俱属于热，乃五味之所化也。脾主为胃行其津液者也，脾属土，其味甘，脾气通于口，故令人口甘也。甘者，

---

① 阴阳十二官相使：指《素问·灵兰秘典论》。

性缓不散，故能留中。热留不去，久必伤阴，其气上溢，故转变为消渴之病。兰草性味甘寒，能利水道，辟不祥，除胸中痰癖，其气清香，能生津止渴，滋润肌肉，故可除陈积畜热之气也。肝为将军之官，谋虑虽出于肝，而其决断必取于胆也。胆脉上挟咽喉，肝脉循喉咙，是肝胆之脉皆会于咽，故咽为之使也。有人数谋虑不决，则肝胆俱劳，劳则虚，虚则胆气上溢，故为口苦。胆募在筋，胆俞在背，足太阴之穴并阳陵泉诸穴，皆可以治之愈也。治在"阴阳十二官相使"中者，不过言其阴阳之偏胜，各有所主，并言其为病之异也。

血　枯

帝曰：有病胸胁支满者，妨于食，病至则先闻腥臊臭，出清液，先唾血，四肢清，目眩，时时前后血，病名为何？何以得之？岐伯曰：病名血枯。此得之年少时，有所大脱血，若醉入房，中气竭，肝伤，故月事衰少不来也。帝曰：治之奈何？复以何术？岐伯曰：以四乌鲗骨、一芦茹，二物并合之，丸以雀卵，大如小豆，以五丸为后饭，饮以鲍鱼汁，利肠中及伤肝也。

【疏】夫血枯与血隔混言者，误也。血枯一证与血隔相似，皆经闭不通之候，然而枯之与隔，其相反有如冰炭。夫枯者，枯竭之谓，血虚之极也；隔者，阻隔之谓，血本不虚，而或气或寒或积有所逆也。隔者，病发于暂，其证则或痛或实，通之则血行而愈，可攻者也；枯者，其来也渐，冲任内竭，其证无形，必不可通者也。常见今人之治此者，听其言，则明曰血枯经闭也；察其治，则每用四物加桃仁、红花，甚至硝、朴、棱、莪之类，多致血耗气散。夫血既枯，理当补养阴气，使其血渐充，此不必通而血自至矣。若勉强逼之，不但不能求其血之通行，将枯者愈枯，形几涸灭矣。凡医不知病情于枯与隔之别，漠然无辨于胸，乃强不知以为知者，求其无害于人必不可得，安望其有济于世哉？

阳厥怒狂

帝曰：有病怒狂者，此病安生？岐伯曰：生于阳也。帝曰：阳何以使人狂？岐伯曰：阳气者，因暴折而难决，故善怒也，病名曰阳厥。帝曰：何以知之？岐伯曰：阳明者常动，巨阳、少阳不动，不动而动大疾，此其候也。帝曰：治之奈何？岐伯曰：夺其食即已。夫食入于阴，长气于阳，故夺其食即已。使之服以生铁洛①为饮。夫生铁洛者，下气疾也。

【疏】阳气畅达则志得伸，阳气怫郁则火上逆。故怒狂之病，皆主于气而属于阳。其三阳之动脉而动之甚者，即厥阳狂怒之候也。狂怒当禁其食，饮食先入于阴而即长于阳，节夺其食，不使胃火上助阳邪也。治用重坠之物，如铁精、铁华粉、铁砂之类，能坠热气故也。

癫　狂②

帝曰：癫狂何如？岐伯曰③：脉搏大滑，久自已；脉小坚急，死不治。帝曰：癫狂之脉，虚实何如？岐伯曰：虚者可治，实则死。帝曰：人生而有病癫狂者，病名曰何？安所得之？岐伯曰：病名为胎病。此得之在母腹中时，其母有所大惊，气上而不下，精气并居，故令子发为癫疾也。

【疏】癫疾者，即癫痫也。其脉大滑者自已，小坚者不治。有人生下，不犯邪气即有癫疾者，在母胎中受病也。

---

① 洛：通"落"。生铁落，即炉冶间锤落之铁屑，治怒狂之药。
② 狂：原目录作"疾"。
③ 岐伯曰：此3字原无，据《素问·通评虚实论》补。

诸卒痛

黄帝问曰：余闻善言天者，必有验于人；善言古者，必有合于今；善言人者，必有厌于己。如此则道不惑而要数极，所谓明明也。今余问于夫子，令言而可知，视而可见，扪而可得，令验于己，如发蒙解惑，可得而闻乎？岐伯再拜稽首，对曰：何道之问也？帝曰：愿闻人之五脏卒痛，何气使然？岐伯对曰：经脉流行不止，环周不休。寒气入经而稽迟，泣而不行，客于脉外则血少，客于脉中则气不通，故卒然而痛。帝曰：其痛或卒然而止者，或痛甚不休者，或痛甚不可按者，或按之而痛止者，或按之无益者，或喘动应手者，或心与背相引而痛者，或胁肋与少腹相引而痛者，或腹痛引阴股者，或痛宿昔而成积者，或卒然痛死不知人，少间复生者，或痛而呕者，或腹痛而后泄者，或痛而闭不通者，凡此诸痛，各不同形，别之奈何？岐伯曰：寒气客于脉外则脉寒，脉寒则缩蜷，缩蜷则脉绌急，绌急则外引小络，故卒然而痛。得炅则痛立止，因重中于寒，则痛久矣。寒气客于经脉之中，与炅气相薄则脉满，满则痛而不可按也。寒气稽留，炅气从上，则脉充大而血气乱，故痛甚不可按也。寒气客于肠胃之间，膜原之下，血不得散，小络急引，故痛；按之则血气散，故按之痛止。寒气客于侠脊之脉，则深按之不能及，故按之无益也。寒气客于冲脉，冲脉起于关元，随腹直上，寒气客则脉不通，脉不通则气因之，故喘动应手矣。寒气客于背俞之脉则脉泣，脉泣则血虚，血虚则痛，其俞注于心，故相引而痛。按之则热气至，热气至则痛止矣。寒气客于厥阴之脉，厥阴之脉者络阴器，系于肝。寒气客于脉中，则血泣脉急，故胁肋与小腹相引痛矣。厥气客于阴股，寒气上及小腹，血泣在下相引，故腹痛引阴股。寒气客于小肠膜原之间，络血之中，血泣不得注于大经，血气稽留不得行，故宿昔而成积矣。寒气客于五脏，厥逆上泄，阴气竭，阳气未入，故卒然痛死不知人，气复返则生矣。寒气客于肠胃，厥逆上出，故痛而呕也。寒气客于小肠，小肠不得成聚，故后泄腹痛矣。热气留于小肠，肠中痛，瘅热焦渴则坚干不得出，故痛而闭不通矣。

【疏】治痛之法，有曰痛无补法者，有曰通则不痛、痛则不通，有曰痛随利减者，人相传诵，皆以此为不易之法，凡是痛证无不执而用之。不知痛而闭者，固可通之，所谓热结小肠，闭而不通之类是也；痛而泄者，不可通也，又谓寒客小肠，后泄腹痛之类是也。观王荆公解"痛利"二字曰：治法云诸痛为实，痛随利减，世俗以利为下也。假令痛在表者实也，痛在里者实也，痛在血气者亦实也。故在表者汗之则愈，在里者下之则愈，在血气者散之、行之则愈，岂可以利为下乎？宜作通字训则可。此说甚善，已得治实之法矣。然痛证亦有虚实，治法亦有补泻，其辨之之法，不可不详。凡痛而胀闭者多实，不胀不闭者多虚；痛而拒按者为实，可按者为虚；喜寒者多实，爱热者多虚；饱而甚者多实，饥而甚者多虚；脉实气粗多实，脉虚气少者多虚；新病壮年者多实，愈攻愈剧者多虚。痛在经者，脉多弦大；痛在脏者，脉多沉微。必兼脉证而察之，则虚实自有明辨。实者可利，虚者亦可利乎？不当利而利之，则为害不浅。故凡治表虚而痛者，阳不足也，非温经不可；里虚而痛者，阴不足也，非养营不可；上虚而痛者，心脾受伤也，非补中不可；下虚而痛者，脱泄亡阴也，非速救脾肾、温补命门不可。夫以温补而治痛者，古人非不多也，奈世俗不察阴阳、虚实、表里、寒热之异，只执泥于痛则不通，通则不痛，故尽舍温补而偏向攻伐。夫攻伐之法，气之实者受其福，气之虚者被其害。故近代薛立斋、汪石山之辈得温补之法，治人往往有验。后之学者有遵、有不遵者，又谓明哲莫过于丹溪，亦曰诸痛不可补气。是以惑人心意，即有两赴之见，故不能变通如是。

阴阳之逆，厥而为梦

雷公请问：气之多少，何者为逆？何者为从？黄帝答曰：阳从左，阴从右；老从上，少从下。是以春夏归阳为生，归秋冬为死；反之，则归秋冬为生。是以气多少逆皆为厥。问曰：有余者厥耶？答曰：一上不下，寒厥到膝，少者秋冬死，老者秋冬生。气上不下，头痛巅疾，求阳不得，求阴不审，五部隔无征，若居旷野，若伏空室，绵绵乎属不满日。是以少阴之厥令人妄梦，其极至迷。三阳绝，三阴微，是为少气。是以肺气虚则使人梦见白物，见人斩血籍籍①，得其时则梦见兵战；肾气虚则使人梦见舟船溺人，得其时则梦伏水中，若有畏恐；肝气虚则梦见菌香生草，得其时则梦伏树下不敢起；心气虚则梦救火阳物，得其时则梦燔灼；脾气虚则梦饮食不足，得其时则梦筑垣盖屋。此皆五脏气虚，阳气有余，阴气不足。合之五诊，调之阴阳，以在经脉。

【疏】阴阳之从逆，在血气之盛衰，老幼之上下言之。老人之气先衰于下，故从上者为顺；少壮之气先盛于下，故从下者为顺。盖天之生气，必从下而升，而人气亦然也。是以春夏阳盛之时，其脉症归之阳者为生，若得阴候如秋冬者，为逆为死也。秋冬阴盛之时，其脉症归之阴者为顺，若见春夏脉，固为阴中有阳，未必至害，然阳乃为阴之脉，至甚则仍不免矣。气有多少，是阴阳不和，致为厥为逆也。或阳逆于上而不下，则寒厥必到膝。老人阳气从上，膝寒犹可；少年阳气从下，膝寒为逆。少年之阳气不宜衰，若衰者反也。故最畏阴胜之时，老人阳气本衰，若衰者常也，故于秋冬无虑焉。厥之在人，谓其为阳本非阳盛，谓其为阴又非阴盛，故求之皆不可得。五脏隔绝，无征可验，若居旷野无

---

① 籍籍：纵横交错貌；众多貌。

所闻，若伏空室无所见，乃病则绵绵不解，势甚凋敝，若弗能终其日者也。心主阳，其藏神；肾主阴，其藏精。是以少阴厥逆，则心肾不交而精神散越，故为妄梦。及其至则令人迷乱昏昧矣。三阳隔绝则阴亏于上，三阴微弱则阳亏于下，阴阳不相生化，则少气不足以息。夫五脏气虚，即阴不足也，阴气不足则虚阳独浮。虚阳者，无根之阳也，所以为厥为梦。即肺虚梦白物兵战，肝虚梦菌草树木，肾虚梦登舟溺水，心虚梦火起燔灼，脾虚梦饮食垣屋。此五脏之阴气虚，而阳浮不附阴之所致也。盖合之五诊，则五脏之盛虚可察；调之阴阳，则六经之邪正可和。而在《脉经》者，谓其义如《灵枢》之《经①脉》篇也。

五逆缓急

黄帝曰：诸病皆有逆顺，可得闻乎？岐伯曰：腹胀，身热，脉大，是一逆也；腹鸣而满，四肢清，泄，其脉大，是二逆也；衄而不止，脉大，是三逆也；咳且溲血脱形，其脉小劲，是四逆也；咳，脱形身热，脉小以疾，是谓五逆也，如是者，不过十五日而死矣。其腹大胀，四末清，脱形，泄甚，是一逆也；腹胀便血，其脉大，时绝，是二逆也；咳，溲血，形肉脱，脉搏，是三逆也；呕血，胸满引背，脉小而疾，是四逆也；咳，呕，腹胀且飧泄，其脉绝，是五逆也。如是者，不及一时而死矣。工不察此者而刺之，是谓逆治。

【疏】病之为逆虽五，然阴与阳逆，血与气逆，脏与腑逆，表与里逆，皆谓之逆也。如身热脉大，加以腹胀，表里邪盛也，是为一逆；腹鸣而满，四肢清冷，兼以后泄，此为阴症，脉不宜大

---

① 之经：原作"经之"，据《类经》卷十八"阴阳之逆，厥而为梦"乙转。

而反大者，脉症俱悖也，是为二逆；鼻衄在阴，脉大主阳，阳实阴虚，是为三逆；咳且溲血形脱，脉小形脱者，正气已衰，脉小急者，邪气仍在，邪正相胜，是为四逆；形脱身热，真阴已亏，脉细疾数，邪盛正衰，是为五逆。患此五逆者，皆客强主弱，气移血败，故不过十五日而死。腹大胀者，最忌中虚，若见四肢清冷，脱形泻盛者，脾元败而阳气去，是又一逆；腹胀便血，阴之为病也，脉大时绝，孤阳将脱，是又二逆；咳而溲血，气血俱病，形肉脱则败在脾，脉气搏则败在胃，是又三逆；呕血胸满引背者，脏气连乎背也，脉现细小即数者，真元大亏也，是又四逆；上为呕咳，中为腹胀，下为喘泄，三焦俱病，而脉至乃绝者，有邪无正，是又五逆。此皆不及一时而死者，谓其病势之急于前五逆也。凡医不知五逆之病，不可治而强治之，非惟无益，适以致害，是谓下工。

十二经终

帝曰：愿闻十二经脉之终，奈何？岐伯曰：太阳之脉其终也，戴眼反折瘛疭，其色白，绝汗乃出，出则死矣。少阳终者，耳聋，百节皆纵，目睘①绝系，绝系一日半死。其死也，色先青白乃死矣。阳明终者，口目动作，善惊妄言，色黄，其上下经盛，不仁则终矣。少阴终者，面黑齿长而垢，腹胀闭，上下不通而终矣。太阴终者，腹胀闭，不得息，善噫善呕，呕则逆，逆则面赤，不逆则上下不通，不通则面黑皮毛焦而终矣。厥阴终者，中热嗌干，善溺心烦，甚则舌卷卵上缩而终矣。此十二经之所败也。

【疏】十二经者，手足六经，各分表里，即十二脏之气也。其所谓终者，脏腑之气尽，而十二经之败症俱见，乃验其必死之候也。

---

① 睘（qióng 穷）：字本作"瞏"。惊视的样子。《说文·目部》："瞏，目惊视也。"王冰注："瞏，谓直视如惊貌。"

四卷　六淫分类

风　门

中风　类中　伤风　痛风　风热　风寒约论①

夫风为天地之阳气，其性动而不静，其中人莫测，其为病多端，故风为百病之长也。然有治而多误者，在不明其南北之异、中风类中之别、表里虚实之宜也。所谓北方者，风气刚烈，真气空虚之人为风邪所中，卒然仆倒，身热头痛，不省人事，口眼歪邪，是八方之风所中。夫八风自外而入，故先有外证，不用大小续命等汤急解散风邪，而风邪何由得散？此乃先散风邪，而后调养血气者是也。若夫绝无外证，而忽病如风者，此风本五脏而生，非比外感八风之邪有余之症也。然既非外感，而经曰"诸暴强直皆属于风，诸风掉眩皆属于肝"，何也？盖肝乃东方木之脏，其藏血，其主风，血病则无以养筋，筋病则掉眩强直之类，诸变百出，此皆肝木之化，故云皆属于风。所谓其属者，以五气各有所主，如诸湿肿满皆属于脾之类，其义同也。抑有外感所中者，谓之真中风也；无风所中者，谓之类中也。故王道安有真中、类中之辨。夫所谓类中者，北方地气高厚，人秉②亦壮，间或有之；而南方风气和暖，绝无刚猛之风，而多湿热之气，质多柔脆，类中风者十居八九。其证亦卒然昏愦，不知人事，语言蹇涩，痰涎壅盛，此虽类中风而非中风也。不因痰热所致，即是阴

---

① 约论：此 2 字原无，据原目录补。

② 秉：通"禀"，禀性，禀赋。南朝·谢灵运《君子有所思》："所秉自天性，贫富岂相识。"

虚所发也。血气既虚，不用大补血气等药，其虚何自而复？此乃急补血气而释风邪者是也。夫类中虽无外感，亦有夹痰夹气之别，此非比纯虚之病，乃不足中有余之证也。又不可概用补法，故东垣有"中风非独外来风邪，乃本气自病"之说，丹溪有"痰湿生热，湿热生风"之论。后世不明此义，不惟以类中风概认为真中风，而且以内夺暴厥等证俱误认为风，良可叹也！夫外感者，邪袭肌表，阳实之证是也；内伤者，血气空虚，阴火内烁之证是也。故《脉经》有"虚虚实实"之警。夫所谓虚者，人知阴虚惟一，而不知阴虚有二。如阴中之水虚，则病在精血；阴中之火虚，则病在神气。盖阳衰则气去，故神志为之昏乱，非火虚乎？阴亏则形坏，故肢体为之废弛，非水虚乎？今以神离形坏之证，乃不求水火之源，而犹以风治，鲜不危矣。试以天道言之，其象亦然。凡旱则多燥，燥则多风，是风木之化从乎燥，燥即阴虚之候也。故凡治类风者，专宜培补真阴，以救根本，使阴气复则风燥自除矣。然外感者非曰绝无虚证，气虚则虚也；内伤者非曰必无实证，有滞则实也。治虚者，当察其在阴在阳而直补之；治实者，仍查其因痰因气而渐开之。此于内伤外感、虚实攻补之间，辨其有无微甚，而酌其治也。甚至有元气素亏，猝然仆倒，上无痰，下失禁，瞑目昏沉，此厥竭之证，尤与风邪无涉。使非大剂参、术极力挽回，安望其复真气于将绝之顷哉？他如伤风、痛风、风热、风寒，其治种种不同，若不察其虚实，但以风之为病当用风药，不知风药皆燥散之物，燥则伤血，散则伤气，以内伤作外感，以不足为有余，是促人以死也。班氏云"不服药为中医"者，正为此辈而发耳。

诸风约脉

风邪中脏，脉多沉伏；风邪中腑，脉多浮洪。风挟寒则脉迟，风挟暑则脉虚，风挟痰则脉滑，风挟火则脉洪。中风脉浮而弦，伤风脉浮而缓，风热脉浮而数，风寒脉浮而紧。

诸风约治

中风初起，昏倒不知人事，牙关紧急，涎潮壅塞，口眼㖞斜，半身不遂，精神恍惚。仓卒之际，急以手大指掐刻人中，即省。或急令人将病者两手两足从上而下，频频赶出风邪，则四肢痰气即散，免致攻心。

中风痰涎壅盛，口眼㖞斜，不能言语者，法当用吐，宜独圣散吐之。或口噤不开，用藜芦末少许，加麝香，灌鼻内，即吐也；一吐不已，再吐之。如气血虚，不可用吐法。

类中因气虚卒倒，当用参、芪、四君子补理元气；挟痰，以前药中加竹沥、姜汁；血虚，用四物汤调补荣血；有痰，四物汤以姜汁炒过，仍加竹沥、姜汁。

中风后左瘫右痪者，因气血虚而痰火流注也。血虚则痰火流注于左，而为左瘫，宜四物汤加白芥子、竹沥、姜汁；兼有死血，加桃仁、红花。气虚则痰火流注于右，而为右痪，宜四君子汤合二陈汤，加白芥子、竹沥、姜汁，或用荆沥尤妙。

中风饮食坐卧如常，但失音不语，俗呼为哑风，小续命去附子，加石菖蒲一钱，或诃子清音汤亦可。

中气亦似中风，但风中多痰涎，气中口中无涎；又风中身温，气中身冷；风中脉浮洪，气中脉沉涩。此七情内伤，气逆为病，治当顺气，用乌药顺气散、八味顺气散，或藿香正气散亦可。

中风头痛如破，语言蹇涩，小续命汤加羌活。

中风面目、十指俱麻，乃气虚也，宜补中益气汤加木香、附子、羌活、防风、乌药。

中风满身刺痛，宜四物汤加荆芥、防风、蔓荆子、蝉蜕、麦门冬、天门冬。

诸风约方

真中风①

通关散　治中风不语，不省人事，牙关紧急，汤水不及。

天南星五钱　半夏五钱　牙皂五钱　麝香五分

共为细末，每用少许吹鼻，有嚏可治，无嚏不可治。此方系是吹鼻通关之剂。

化风丹　治一切中风，痰厥风痫，牙关紧急，不省人事，及小儿惊风搐搦，角弓反张，发热痰嗽，喘促并治。

天南星二钱　天麻　防风　羌活　独活　荆芥穗　人参　细辛川芎各一钱

共为末，蜜和丸，如芡实大，朱砂为衣，薄荷汤研化服。

夺命散　治卒暴中风，痰气闭塞，牙关紧急，眼目上视。

南星五钱　葶苈五钱　白芷五钱　半夏五钱　巴豆三钱

共为细末，每服半钱，用生姜自然汁一呷调下。牙关紧急、汤水灌不下者，此药辄能治之。盖风痰顽结者，宜用此猛烈之剂也，虚人不宜。

独圣散　治中风痰迷心窍，癫狂烦乱，人事昏沉，痰壅盛及五痫心风等证。

甜瓜蒂

不拘多少，为末，每服五分，重者一钱，熟水调下，即吐；如不吐，须再进一服；倘吐不止，以白汤止之，或葱汤亦妙。或麝香少许，研水饮之，即解。

小续命汤　治卒暴中风，不省人事，半身不遂，口眼㖞斜，

---

①　真中风：此标题原无，据原目录补。

手足战掉，语言蹇涩，肢体麻痹，神情昏乱，头目眩晕，痰涎壅盛，筋脉拘挛及脚气缓弱，不能动履屈伸。

麻黄　杏仁　官桂　芍药　川芎　防己　黄芩　人参　甘草以上俱一钱四分　防风一钱　附子七分

每一剂用生姜五片，水二钟，煎一钟，去渣，通口服。

诃子清音汤　治诸风失音不语。

桔梗一两，半生半炒　诃子四十九个，半生半炮　甘草二钱，半生半炙

上为细末，每服七钱，用煎熟童便一大碗调服，甚者三四服，自效。

乌药顺气散　治男、妇一切风气攻注四肢，骨节疼痛，遍身麻痹，手足瘫痪，语言蹇涩，筋脉拘挛。

麻黄　陈皮　乌药各一钱　川芎　白芷　僵蚕　枳壳　桔梗各一钱　干姜炮，五分　甘草炙，三分

上锉一剂，生姜、枣煎服。

大秦艽汤　治中风外无六经之形证，内无便溺之阻隔，知血弱无以滋息于筋，故手足不能运动，舌强不能言语，宜养血而筋自荣。

秦艽一钱　甘草炙，一钱　当归一钱　白芍一钱　川芎一钱　细辛三分半　羌活　防风　黄芩各五分　石膏一钱　白芷五分　白术五分　独活一钱　茯苓一钱　生地黄五分　熟地黄五分

上锉一剂，生姜三片，水二钟，煎八分，不拘服；或加竹沥、姜汁同服。如心下痞满，加枳实一钱，能消胸中之虚痞。

清心牛黄散　治中风舌强，不能言语。

青黛二钱　硼砂二钱　冰片三分　牛黄三分　薄荷二钱

上为末，先以蜜水洗舌上，后以姜擦之，将药和蜜调稀，搽舌根上。

加味转舌丹 治中风瘫痪，舌塞不语，清火除风，神效。

连翘一两　栀子炒，五钱　桔梗五钱　玄明粉五钱　薄荷叶五钱　黄芩酒炒，五钱　防风五钱　川芎三钱　石菖蒲五钱　炙甘草五钱　犀角三钱　柿霜一两　大黄酒浸炒，五钱　远志甘草水泡，去骨，一两

上为末，炼蜜为丸，如弹子大，朱砂五钱为衣。每用一丸细嚼，薄荷汤下，食后临卧服。

类中风①

八味顺气散 治中气、类中风，服此药以顺其气。或夹风，随症加减。

白术二钱　茯苓二钱　青皮一钱　白芷一钱　陈皮一钱　乌药二钱　人参二钱　甘草炙，八分

上研细末，每服二钱，百沸汤调下，以气平为度；或加木香、南星以苏痰气；或痰盛，加半夏二钱，淡姜汤调下。

竹沥枳术丸 治脾胃虚弱，挟痰挟火者最妙。

枳实面炒，一两　白术二两　南星一两　茯苓一两　半夏用南星制，一两　黄芩酒炒，一两　黄连姜汁炒，五钱　苍术米泔浸，盐水炒，一两　白芥子一两　陈皮一两　当归五钱　山楂一两

上为末，以神曲六两，生姜汁一盏，竹沥一碗，煮糊一碗，为丸如梧桐子大。淡姜汤食远，每服三钱。

加减补阴汤 治类中阴血枯竭，忽然仆倒，痰涎壅盛。似中风者服此剂，至痰退血活乃止。

生地二钱　胆星一钱　白芍一钱五分　当归二钱　橘红八分　贝母一钱　天冬一钱五分　茯神一钱　黄芩一钱　川芎六分　秦艽二钱　远志八分　甘草四分

上水二钟，煎一钟服。

---

① 类中风：此标题原无，据原目录补。

加减八珍汤　治类中风血气俱虚，上无痰壅，下无失禁，瞑目昏沉，厥竭之证。

　　人参一钱五分　黄芪二钱　白术一钱五分　茯苓一钱　地黄二钱川芎一钱　当归一钱五分　白芍一钱五分

　　水二大钟，煎一钟，空心服。或血虚于气，倍四物汤；气虚于血，倍四君子；或夹痰，加橘红、贝母、胆星、白芥各八分；或夹热，加黄芩、麦门冬、天花粉、炒栀子各一钱。

　　加减六君子汤　治类中风脾气虚弱，饮食生痰，忽病似中风者。

　　白术一钱五分　茯苓一钱　半夏一钱　陈皮八分　人参一钱甘草六分　白芥八分　木香三分

　　水二钟，姜二片，煎九分，食远服。或脾胃湿热生痰，加川连、黄芩各一钱；或积滞，加砂仁、厚朴各八分。

　　加减补中益气汤见内伤

　　和肝清肺汤　治类中肝火刑肺，喘急痰壅，两胁疼痛，目红面肿等证。

　　贝母一钱五分　沙参一钱五分　茯神二钱　天冬二钱　生地黄二钱芍药二钱　黄芩一钱五分　柴胡一钱　甘草八分　天花粉一钱五分玄参一钱五分　川芎八分　胆星一钱

　　水二大钟，姜二片，煎一钟，温服，渣再煎，痰喘止为度。

　　加减八味丸　治类中精血枯竭，骨蒸潮热，手足痿痹，精神困倦诸证。

　　地黄四两，酒蒸熟　山药三两，微炒　石枣三两，酒洗　泽泻一两，盐酒炒　丹皮二两，酒洗　牛膝一两五钱，酒洗　茯苓二两，乳拌枸杞二两，酒洗　石斛二两五钱，酒洗　麦冬二两，酒炒

　　各制为末，炼蜜为丸，如梧子大。每服百丸，淡盐汤送下。

　　加减滋阴丸　治类中阴血大虚，变为痿症。

地黄四两，酒蒸熟　龟板二两，酥油炙　黄柏二两，盐酒炒　当归二两五钱，酒洗　川芎一两五钱，微炒　知母二两，盐酒炒　白芍二两，洗炒　茯苓一两五钱

各制为末，炼蜜为丸，梧子大。每服百丸，空心淡盐汤下。

伤　风①

羌活愈风汤　治一切伤风头痛发热，汗出恶风，四肢拘急，骨节疼痛。

羌活一钱　细辛五分　白芷八分　半夏一钱　防风八分　川芎八分　陈皮三分　甘草三分　桂枝四分　独活八分

水二钟，煎一钟，加姜三片，不拘服。

加减十神汤　治一切伤风发寒发热，风痰壅上，头痛恶风，咳嗽气喘。

紫苏一钱　白芷八分　香附八分　陈皮六分　半夏八分　川芎八分　麻黄七分　桔梗五分　甘草三分

上锉一剂，姜二片，水二钟，煎一钟，不拘服。

加减补中汤　治内伤夹外感发热，头痛恶风出汗，精神困倦，服十神汤不效者。

紫苏八分　当归六分　柴胡四分　白术五分　升麻三分　陈皮五分　甘草四分　防风五分　人参四分　白芷五分

上锉，姜三片，枣一枚，水二钟，煎九分，服。

参苏饮　治虚人感冒发热，伤风咳嗽，呕吐痰涎，胸膈不快。

紫苏一钱　前胡一钱　陈皮五钱　半夏一钱　干葛八分　茯苓八分　枳壳一钱　桔梗八分　甘草三分　人参八分

上姜二片，水一钟半，煎八分，不拘服。此剂乃治服发散药风邪不解，为其人元气虚弱，不能送药气通达肌表，故风邪不去，

---

① 伤风：此标题原无，据原目录补。

以人参扶元气，助药发散风邪也。

痛　风①

南星苍术丸　治上中下疼痛，风湿痛风。

南星姜制　苍术泔浸　黄柏酒炒，各二两　川芎一两　白芷五钱
神曲炒，一两　桃仁五钱　威灵仙酒拌，三钱　羌活三钱，走骨节
防风五钱，下行　桂枝三钱，行臂　红花酒洗，钱半　龙胆草五钱，
下行

上为末，曲糊丸，梧子大。每服百丸，空心白汤下。

益元酒糊丸张子元　血气虚，有痰，白浊，阴火痛风。

人参一两　白术　熟苄　黄柏炒黑，各二两　山药　海石　南星
各一两　龟板酒炙，二两　锁阳五钱　干姜烧灰，五钱，取其不走

上为末，粥丸。一云酒糊丸。

臂痛汤　治两臂疼痛不可忍者。

苍术一钱五分　半夏　南星　白术　黄芩酒炒　香附各一钱
陈皮　茯苓各五分　甘草三分　威灵仙三钱　别本加羌活一钱。

上作一服，入生姜二三片。

二妙散　治筋骨疼痛，两足痿痹。因气加气药，血虚者加补
血药，痛甚者加生姜汁，热辣服之。

黄柏炒　苍术米泔浸，炒

二味为末，沸汤入姜汁调服。二物气皆雄壮，表实、气实者，
加酒少许佐之。若痰带热者，先以舟车丸或导水丸、神芎丸下之，
后以趁痛散服更妙。

趁痛散　治久年风湿流注经络疼痛，百药不效者。

乳香　没药　桃仁　红花　当归　香附童便浸炒　地龙酒炒
牛膝酒浸　羌活　甘草　五灵脂酒淘，各三钱

---

① 痛风：此标题原无，据原目录补。

或①加酒芩、炒酒柏各三钱。为末，酒调二钱服。

乳香丸 治久年风气疼痛。

白附子炮　南星　白芷　没药　荆芥　骨碎补去毛　赤小豆
藿香去土　乳香各一两，另研　五灵脂　川乌泡，去皮脐尖　糯米炒，
各二两　草乌炮，去脐尖　京墨煅，各五两　松脂五钱，研

上为末，酒糊丸，桐子大。每服十丸至十五丸，冷酒吞下，
茶亦得，不拘时。忌热物。

虎骨散和剂 治风毒邪气乘虚攻注经络之间，痛无常处，昼静
夜甚，筋脉拘挛，不得屈伸。

苍耳子微炒，三两　五加皮一两　没药三两　当归去苗，三两
骨碎补三两　虎胫骨酥炙，三两　天麻一两　防风去苗　自然铜醋淬，
细研　肉桂去粗皮，各三两　败龟板酥炙，二两　麒麟竭细研　白芷
赤芍　白附子炮，各三两　槟榔一两　羌活去芦，一两　牛膝去苗，二两

上为末，入研，药令匀，每服一钱，温酒调下，不拘服。

天麻散秘方 治风湿疼痛，黄肿。

天麻　全蝎各四两　地黄　木瓜各二两　乳香　穿山甲　没药
各一钱　牛膝酒浸，二钱　川芎　乌头各二钱　当归三钱

上为末，每服三钱，空心，温酒调服。

通气防风汤《拔粹》 肩背痛不可四顾者，乃太阳气郁而不
行，以风药散之。脊痛项强，腰似折，项似拔者，此足太阳经受
病也。

羌活　独活各一钱　藁本　防风　甘草各五分　川芎　荆芥各三钱
水煎服。

苍术复煎散《拔粹》 治寒湿相合，脑痛，恶寒烦闷，脊骨
痹，眼痛，膝膑痛，脉沉洪等症。

---

① 或：《丹溪心法》卷四作"服上药不愈"。

苍术四两，水二碗煎至一碗，去渣，入下项药末，再煎一沸，温服

羌活　升麻一方无此　泽泻　柴胡　藁本　白术各五钱　黄柏三钱
红花少许

上为末，先煎苍术三分之二，后下众药同煎。切忌酒、面。

加减当归饮子《圣惠》　治暑天热郁经络，肩背忽发疼痛。

防风　当归　柴胡各一两五钱　芍药一两　生地黄一两五钱
黄连五钱　黄芩　人参各一两　甘草一两五钱　滑石六两　大黄一两五钱

上㕮咀，每服五钱，水二盏，煎一盏，去渣，食后通口服。

舒经汤　治臂痛不能举。有人常病左臂，或以为饮，或以为
风，为湿，诸药悉投，继以针、艾，俱不效，得此方而愈。盖是
气血凝滞，经络不行所致，非风，非饮，非湿。腰以下食前服，
腰以上食后服。一名通气饮子。

片子姜黄四两，无则用嫩莪术代之　甘草炙　羌活各一两　海桐皮
去外皮　当归　白芍各二两

上㕮咀，每服三钱，水一盏半，生姜三片，磨沉香水许，煎至
一盏，去渣，通口服。

蝉蜕散　治饮酒后遍身皮肤瘙痒，爬至血出而又痛。

蝉蜕去头足，一两　薄荷一两

上为末，每服二钱，食后汤调下。一方用消风散一两，蝉蜕
一两和合，茶调服。

祛风至宝丹　治诸风热等证。

防风一两五钱　独活一两　全蝎五钱　天麻一两　荆芥穗一两
细辛五钱　石膏一两　连翘五钱　黄芩一两　熟地黄一两　栀子一两
薄荷五钱　当归二两五钱　川芎一两五钱　白芍药一两五钱　人参一两

---

①　风热：此标题原无，据原目录补。

白术—两三钱　桔梗—两　黄柏五钱　川黄连五钱　滑石三两　麻黄
大黄　芒硝各五钱　甘草二两

　　上为末，炼蜜为丸，如弹子大，朱砂二两为衣。每一丸，细嚼，茶清任下，临卧服。有热，去人参、白术、川芎，加苦参、细茶、盐梅，薄荷汤下。疼痛甚，倍加苦参。

　　防风通圣散　治一切风热，大便闭结，小便赤涩，头面生疮，眼目赤痛；或热极生风，舌强口噤；或鼻生紫赤，风利瘾疹而为肺风；或成风厉而世呼为大风；或肠风而为痔漏；或肠郁而为诸热，语妄惊狂，并效。

　　防风　川芎　当归　白芍　大黄　芒硝　连翘　薄荷　石膏
桔梗　黄芩各八分　白术　荆芥　栀子各三分　滑石二钱四分　甘草
炙，一钱　麻黄不去节，二分

　　上锉一剂，生姜三片，水煎服。

　　加减防风汤　治夏天冒风头痛，恶风发热，咳嗽喉痛烦躁者。此剂乃清上焦之良剂也。

　　柴胡八分　黄芩八分　防风八分　薄荷八分　甘草五分　桔梗
六分　荆芥七分　连翘六分　花粉八分

　　上锉一剂，水二钟，煎九分，服。如痰嗽盛，加贝母、杏仁各一钱；若夹暑，舌红大渴，加黄连、香薷各一钱；如喉痛，面肿或发斑，加玄参、知母各一钱。

　　加减金花丸　治一切风热、郁热、发黄诸症。

　　黄连—两　郁金一两　花粉一两　黄芩一两　粉草六钱

　　水跌成丸，每服二钱，百沸汤不时送下。

　　知柏四物汤见火门

　　三黄连翘饮　治风热上攻头面，遍身发肿发热。

　　黄连一钱　黄柏一钱　黄芩一钱　防风六分　连翘八分　薄荷
六分　苦参一钱　粉草五分　木通六分

水二钟，煎九分，不时温服。

风寒①

消风散 治诸风上攻，头目眩昏，项背拘急，鼻嚏声重，耳作蝉鸣，及皮肤顽麻，瘙痒瘾疹，妇人血风，头痛肿痒，并皆治之。

防风 荆芥 川芎 茯苓 人参 藿香 甘草各一两 羌活一两 蝉蜕 僵蚕 陈皮 厚朴各五钱

上为末，每服三钱。头痛，鼻流清涕，茶清送下；遍身疮癣，酒送下。

加减羌活冲和汤 治冬天冒风，头痛恶寒，发热无汗，脊僵脉紧。此药乃治太阳经风寒之圣剂也。

羌活一钱五分 防风一钱 苍术一钱五分 川芎一钱 白芷一钱 细辛六分 甘草六分

上锉，姜三片，水二钟，煎一钟服。如胸膈饱胀，呕吐恶心，加藿香、厚朴各一钱；如兼伤生冷，呕吐泄泻，四肢冷痹，加干姜、砂仁各一钱；或咳嗽痰盛，加紫苏、陈皮、半夏各一钱；如春夏秋感冒，遍身骨节疼痛，仍加生地、黄芩各一钱，名为九味羌活汤。

桂枝麻黄汤 麻黄桔梗汤 理中汤俱见伤寒

加味香苏散 治冬天感冒风寒，头痛，发热恶寒，咳嗽气喘，时吐痰涎。

紫苏一钱 桔梗五分 白芷一钱 香附八分 干姜一钱 陈皮六分 半夏一钱 藿香八分 厚朴八分 甘草三分

上锉一剂，姜三片，煎服。

---

① 风寒：此标题原无，据原目录补。

暴　厥①

十全大补汤　治血气俱虚。见内伤

加减八珍汤　方见类中

人参附子理中汤　见伤寒

桂附八味汤　治暴厥神昏不省，手足厥冷。

当归二钱　黄芪二钱　白术一钱五分　熟地黄二钱　熟附子一钱
茯苓一钱　肉桂六分　甘草四分

水二钟，煎一钟，温服。手足温暖为度。

参芪附子回阳汤　治暴厥忽然仆倒，脉脱厥逆。

人参一两　黄芪一两　当归五钱　附子一两　粉草二钱

水二钟，煎钟半服，至脉回为度。

风门方多，不可尽述，只选其切于用者，取其约也②。

经验医按

一人六十岁患风症，半身不遂，言语蹇涩，精神昏愦，烦躁
自汗，口不知味，鼻不闻香，耳闻水音则惊怖，小便频数，大便
燥结。一医用大黄之类微下之，则饮食遂减；复用白术之类理脾，
则心腹饱闷，昼夜不得瞑。如此若有三月余，百药无效。忽一日
又冒风寒，遂加痰嗽，昏眊不省人事，召余诊视。余思《内经》
云：风寒伤形，忧怒伤气。气伤脏乃病脏，病形乃应。此不独风
邪陷入脏腑，其脏腑之气亦因之而病，故诸症互相出现，论治必
求其本。所谓求本者，升阳补益中气，平泻客邪是也，宜以加减
补中汤主之。用黄芪五钱，柴胡、升麻各三钱，当归、甘草各二
钱，黄柏、白芍各五分，陈皮、人参、半夏各三分。服三剂，人
事已省，痰壅已减，但昼夜不睡，心中烦躁，眼有红丝。余复诊

---

①　暴厥：此标题原无，据原目录补。
②　风……也：此19字原无，据原目录补。

其脉，见二寸脉洪数，谓其病者曰：此心火内动，上乘阳分，乃胃气不得交于至阴，须以朱砂安神丸和养之。用麦门冬二钱，玄参三钱，生地五钱，黄连三钱，天门冬三钱，茯神、枣仁各三钱，远志一钱五分，为末蜜丸，金箔、朱砂为衣，每次一丸，灯心汤化服。连服五日后得睡，三日不醒，惟呼吸有声。病人之兄曰：不得睡三月有余，今困睡不已，莫非又生他病否？余曰：不然。卫气者，昼行阳二十五度，夜行阴二十五度，此卫气交入阴分，循其天度，故得安睡，何他病之有？十日后，果精神复旧，惟眼白睛红丝，隐涩难开，以当归连翘汤洗之。用当归、甘草各三分，黄柏、连翘各五钱，煎汤，时时温洗。目疾虽愈，其半身不遂尚未能摇动，言语蹇涩，或早晨快利，午后复涩。余复以清肺饮子补肺气，养脾胃，滋心血，用白芍药、人参、麦门冬、茯神各五分，柴胡、黄芩各四分，玄参、黄柏、生甘草各三分，柏子仁、天门冬各五分，橘红三分，服至一月，语言便利。后用补中益气汤加黄柏、麦门各五分，计服百余贴，手足举动如常。此即东垣所言"本气自病，非外风邪所中"者是也。

本府管三尊为代觐劳苦。抵省半月，忽一日，口眼歪斜，语言蹇涩，口噤不言，四肢不举，痰涎壅盛，昏眊不省人事。一医用续命汤合防风通圣，欲发其汗；一医用吐法，欲吐其痰。纷纷议论，主治不一。余诊其脉，见左寸关脉弦急，右寸关脉洪数，复观其色，绝无外症。谓其长君曰：此非外来风邪，乃劳极伤神，肝血亏损；饮食不时，致伤脾胃，故变此症。其汗、吐之法，施于壮实真中风者则可，因虚劳所致则不宜也。用加减补阴汤，加竹沥、姜汁等十剂，痰涎便觉渐退，人事渐省，语言稍利，但四肢尚不能举动。余因往福唐别干，另召一医诊视。谓此症脉至浮弦，是必由外邪而起，尽弃前方。以南星、半夏、僵蚕、天麻辛燥祛痰等药，仅进三剂，诸症复作，较前尤甚。其长君仓皇无措，

本府管三尊为代觐劳苦。抵省半月，忽一日，口眼歪斜，语言蹇涩，口噤不言，四肢不举，痰涎壅盛，昏眊不省人事。一医用续命汤合防风通圣，欲发其汗；一医用吐法，欲吐其痰。纷纷议论，主治不一。余诊其脉，见左寸关脉弦急，右寸关脉洪数，复观其色，绝无外症。谓其长君曰：此非外来风邪，乃劳极伤神，肝血亏损；饮食不时，致伤脾胃，故变此症。其汗、吐之法，施于壮实真中风者则可，因虚劳所致则不宜也。用加减补阴汤，加竹沥、姜汁等十剂，痰涎便觉渐退，人事渐省，语言稍利，但四肢尚不能举动。余因往福唐别干，另召一医诊视。谓此症脉至浮弦，是必由外邪而起，尽弃前方。以南星、半夏、僵蚕、天麻辛燥祛痰等药，仅进三剂，诸症复作，较前尤甚。其长君仓皇无措，

特往福唐，召余归诊。余见其脉，六部细数。夫前脉弦急洪数者，夹痰夹火之脉也；今脉细数者，因辛燥之药走其真气，烁其阴血，乃虚极之脉也。主用八珍汤，倍参、芪，以回真气，少佑黄芩、黄柏、麦门冬以救真阴。服计半月，痰涎清降，语言便利，肢体亦能举动，惟两足酸软，拜跪不便，欲求速愈之方。余答曰：若外来风邪，则可以计日计月而愈，此脏气自病，须半载调摄乃可。其长君遂劝请告归楚，并求定丸药方。余即将前所服八珍药大剂为丸与之。离省未逾月余，书至，谢余曰：精神今已复元，手足亦得便利。嗟嗟！今之医师惟知有风碍于补，有痰利于行，岂知风亦有从虚而生，痰亦有从虚而致者乎！

　　泉州府刘太尊素有风疾，因试事过劳，痰涎喘急，语言塞涩，精神昏倦，小腹胀满，两足痿痹。差人抵省召余。未至，本地一医谓此证内伤饮食，外冒风寒，用防风汤合平胃散、香砂等剂。仅进五剂，前症愈剧，加口干烦躁，夜睡不安。余至诊脉，见左右俱数。叩其外症，两胁疼痛，目红面肿。夫两胁乃肝之分野，目亦肝之官窍，今两胁疼痛，系肝火有余，刑烁肺金，以致诸证变现。遂用和肝清肺汤十剂，痰喘即平，精神爽慧，两胁痛止，但小腹胀满未消，两足痿痹未减。余诊其脉，肝肺俱平，唯脾胃沉滞，继用加减六君子汤，倍参、苓，计服一月而愈。此类中之浅，因药而深者也。

　　戊寅芝山寺施医。一僧忽中风，半身不遂，精神昏愦，面红颊赤，耳聋鼻塞，语言不出。诊其六脉弦数，余思《肘方》云：中脏者多滞九窍，中腑者多着四肢。此僧耳聋鼻塞，精神昏愦，是中脏也；半身不遂，是中腑也，此脏腑表里俱受病。先用滚痰丸五服，行其壅滞，使清气得以上升；继服四物汤合二陈、竹沥、姜汁，养其荣血，清其痰热，使九窍得利。服十剂，声音渐出，语言稍利。后用至宝丹加减与之，计二月，大病皆去。后戒之节劳役，慎饮食。今精神日长，步履如旧，此乃类中之实症也。

寒　门

伤寒　中寒　寒热　温热约论①

夫寒为天地之阴气，其性凛冽而不动，其中人甚速，其为病亦莫测，故寒是为百病之总也。在古人垂训之多，何止百家千卷？其中立法之妙，无出仲景；用药之善，须逊节庵。凡于曲折精微，靡不详尽，余复何言？然犹有不能已者，在苦于条目之浩繁，而后学求之不易也。故陶氏曰：伤寒治法，得其纲领，即如拾芥；若求之多歧，支离破碎，如涉海问津矣。盖在其脉证与理考详焉。求其所谓纲领者，操其枢要，切于时用是也；所谓多歧者，检遍方书，无方可用是也；所谓脉证者，表里、阴阳、寒热、虚实是也；所谓理之一字，乃见之真、法之要是也，得其理，则治无所失矣。是以法必贵详，用当知约，详而不约，徒详何益？故余约言之曰：寒有伤寒、中寒、寒热、温热不同，治有汗、吐、下、温里、清、补之异也。夫伤寒，因天气严寒，阴厉之气甚，所感之病皆为外感，则可表散也。或当时而发者，或过时而发者，发必大热，头痛脊强，脉大或浮紧，烦躁不宁。此寒邪循经而入，以渐而深；或内有郁热，因寒邪外束。若不汗，寒邪从何而解？然表亦有三法：曰温散，曰凉解，曰平解。温散者，如寒邪胜时，阳气闭塞，表不易解，虽自有大热，亦必用辛温，勿以寒凉为佐，此即寒无犯寒之谓也。凉解者，如炎热炽盛，表里枯涸，则阴气不营，亦不能汗，宜用辛凉，勿以温热为佐，此即热无犯热之谓也。若病在阴阳之间，既不可温，又不可凉，则但宜平解，此即

---

① 约论：此2字原无，据原目录补。

血气和而汗自出之谓也。故解散利于外感，温里宜于中寒。夫中寒，皆人脉虚秉薄，仓卒感受，病发甚暴，寒邪不循经而入，无热可发，即脐腹疼痛，手足厥冷，身体拘急，唇青声失，此寒邪直入阴经。不急温里，而寒邪何自而除？然有客邪者，自外而入，温中兼辛散是也；气为阳，元气不足，寒生于中者，寒从里生，温中兼补理是也。直中阴寒，不尽由房事而得，苟必拘于房事，然后用参、附、温里等剂，岂不自取迟救之误乎？所谓下者，攻其内实之症也。夫寒邪从阳经传入，舌胎烦躁，狂乱谵语，肚腹热胀，脉实便闭，若不下，热邪内结从何而去？然表邪未尽，阳微脉弱，非有大满燥热坚结，或有热无结，又当用清解里热；若误下，则祸不旋踵，即大便结燥亦有阴虚，血不能润成结者，若概认为里实，执定承气诸汤而攻伐无过，安得不致人夭枉乎？夫吐有发散之意，可去胸中之实，可举陷下之气，若无实邪在上，胃气本虚之人，用之不可，所用既少，其法亦不详例。故舍吐之外，而切于用者，惟汗之、下之、温之、清之、补之五法而已。然不知此五法者，则不知治伤寒之纲领矣。陶节庵曰：风寒之中人无常，或入于阴，或入于阳，皆无定体，非但始太阳，终厥阴也。或有初入太阳，不作郁热，便入少阴，而成真阴证者；或有直中阴经，而成寒证者；或太阳传阳明巡经者；太阳传少阳越经者；或太阳终始不传者；或传一二经而止者；或太阳传少阴为表里；或有太阳阳明合病者；亦有三阳与三阴合病，而为两感者。此皆经文所未发，其义多出于仲景。经所言者，传经之常；仲景所言者，传经之变。学者俱当详察，不可执一，斯无讹误①矣。

诸寒约脉

寒邪感脏，脉多沉紧；寒邪感腑，脉多浮紧。寒中少阴肾经，

---

① 讹（guà 挂）误：贻误。

则脉沉而紧；寒中太阴脾经，则脉缓而迟；寒中厥阴肝经，则脉弦而涩；寒伤于太阳膀胱经，则脉浮而紧；寒伤于少阳胆经，则脉弦而急；寒伤于阳明胃经，则脉长而浮。中寒脉沉紧而欲绝，伤寒脉浮紧而有力。外寒内热者，则脉浮虚而数；外热内寒者，则脉浮大而涩。更太阳脉虽浮洪浮紧，按之不数者，多不传经；若烦躁脉数而急者，将欲传经也。有二阳合病，表里、阴阳俱病者，例在治方。

诸寒约治

太阳、阳明、少阳，皆属阳症也。太阳者膀胱也，发热恶寒，头疼腰痛而脉浮也；阳明者胃也，不恶寒反恶热，濈濈①汗出，大便秘，潮热而脉长也；少阳者胆也，口苦咽干，胁下满，发热而吐，或往来寒热而脉弦也。麻黄汤、大青龙汤、桂枝汤治太阳伤风寒也，大柴胡汤、调胃承气、大小承气汤、石膏等汤治阳明伤寒也，小柴胡汤治少阳伤寒也，其他药皆发汗、吐、下后症也。若阳明独盛，阴气暴绝，即为阳毒，必发躁狂走、妄言、面赤咽痛、身班班②如锦纹、或下利黄赤、脉洪实或滑促，当以酸苦之药投之，令阴气复而大汗解矣。古人云：酸苦涌泄为阴。谓苦参、大青、葶苈、苦酒之类，皆复其阴气也。太阴、少阴、厥阴皆属阴症也。何谓太阴症？太阴脾之经，主胸膈膜③胀。何谓少阴症？少阴肾之经，主脉细心烦，但欲寐，或自利而渴。何谓厥阴症？厥阴肝之经，主消渴，气上冲心，心中疼热，饥不欲食，食则吐蛔，下之利不止也。三阴中寒微则理中汤；稍厥或中寒下利，即干姜甘草汤；大段重者用四逆汤；无脉者用通脉四逆汤。若阴气

---

① 濈濈（jī 汲汲）：水流貌。此处形容汗出。
② 班班：同"斑斑"。
③ 膜：原作"填"，据《医学纲目》卷三十"伤寒通论"及文义改。

独盛，阳气暴绝，则为阴毒，其症四肢逆冷、脐腹筑痛、身如被杖、脉沉实，病或吐或利，当急灸脐下，服以辛热之药，令复阳气而大汗解矣。古人云：辛甘发散为阳。谓桂枝、甘草、干姜、附子之类，能复其阳气也。若热极发厥，阳症似阴者；若阴极热燥，阴症似阳者，当以脉辨之。

伤寒烦渴欲饮水者，因内水将涸，欲得外水自救，即少与饮之；若禁绝不与，则内水一涸，不能救药；如强与过饮，则水气停流心下，变为结胸噎哕，又当戒也。

伤寒吐蛔，虽有大热，忌用凉药。盖胃中有寒，故蛔上出，此大危症。急用理中汤加乌梅肉、花椒各一钱，煎服。俟蛔定，仍用小柴胡汤。盖蛔酸则静，见苦则安矣。

伤寒口吐白沫，或流冷涎，俱是胃中有寒。宜用温理，如理中汤、真武汤、附子异功散之类，随症轻重用之。如犯凉药，祸不旋踵。

伤寒头痛发热，口干鼻出血，腹肚膨胀，午后昏沉，声哑耳聋，两胁疼痛，俗云血汗病也。宜用犀角地黄汤合小柴胡汤治之。如血盛，加茅根、韭汁同煎，俟汗出如雨，随瘥。

伤寒头痛身热，恶寒微渴，溅然汗出，身腿酸痛，精神困倦，其脉空浮无力，名曰劳力感寒。宜补中益气主之。如发其汗，必亡阳也。

中寒脱阳危症，或房事后内腑空虚，感冒寒邪；或食寒物；或素有脱精，元气虚弱；或吐泻后脾胃气虚，为寒邪所中，小腹绞痛，外肾搐缩，四肢厥逆，不省人事，冷汗自出，药不及进。急用葱白捣烂，炒热熨脐；复用葱汁、好老酒各半钟，温热灌下；俟阳气回，进理中汤。

中寒三阴经，一时昏不知人，口噤失音，类似中风。若误用中风药必死，宜用理中汤。或脉沉细欲绝，急用葱熨法，急灸关元、气海，或灸脐中。俟脉回、手足温热，然后随虚实投剂，始不失其次第之法。

伤寒症下焦虚寒之急，阳气不得归元，脉浮大而空虚，按之若紧而芤，上重下轻，面赤唇焦，口干烦躁，俗呼戴阳症，似阳非阳症也。可用理中汤煎熟，置水中浸冷，服之。此热因寒用，如用凉药必死。

诸寒约方

传经伤寒[①]

羌活冲和汤　治春夏秋感寒，头痛发热，恶寒无汗，脊强，脉浮紧，此足太阳膀胱经受邪，是表症，宜发散，不与冬时正伤寒同治。此方非独治三时暴寒，春可治温，夏可治热，秋可治湿。

羌活二钱　川芎一钱　防风一钱　白芷一钱　苍术一钱　黄芩一钱　地黄生，一钱　细辛三分　甘草三分

上锉一剂，生姜、葱白水煎，汗出热服，止汗用温服。冬去生地、黄芩。

麻黄汤　治足太阳膀胱头痛，发热恶寒，脊强无汗者。

麻黄去节，二钱　杏仁去皮尖，十个　桂枝一钱三分　甘草六分

上锉一剂，生姜三片，葱白三根，豆豉一撮，水煎，热服出汗。如果本经感寒深重，一服不得效者，再服二剂。无汗，加麝香半分，同药煎服，立时汗下如雨。

桂枝汤　治太阳伤寒夹风，脉浮缓，头痛，发热恶风。当实表散寒邪。

桂枝二钱五分　芍药一钱五分　甘草一钱　生姜三片　乌枣二枚

水煎，温服。如热不退，汗不止，加黄芪一钱；如胸中饱胀，

---

① 传经伤寒：此标题原无，据原目录补。

加枳壳、桔梗各八分。

大青龙汤 治太阳病头痛发热，腰疼，骨节疼痛，恶寒无汗，胸满而喘者。

麻黄去节，炮去沫，三钱　桂枝去皮，一钱　石膏火煅，一钱　甘草炙，一钱　生姜三片　大枣二枚　杏仁去皮尖，七粒

水煎，温服。汗出即止，不可过服，恐汗多亡阳也。

桂枝葛根汤 治伤寒项背强几几①，无汗恶风，寒热。

葛根二钱　桂枝一钱　白芍一钱　麻黄一钱二分　甘草六分　柴胡一钱　生姜五片　大枣三枚

上水二钟，煎一钟，温服，取汗为度。此治越经伤寒太阳、少阳合病之剂也。

大柴胡汤 治足阳明经受邪，发热恶热，口干，大便结燥，脉长面赤。

柴胡三钱　黄芩　半夏　大黄各一钱　芍药一钱　枳实一钱

上锉一剂，生姜二片，枣二枚，水煎，温服。

大承气汤 治阳明胃实，狂乱摇头，直视，便难，谵语潮热。

大黄五钱　厚朴一钱　枳实一钱　芒硝四钱

水二大钟，煎枳、朴至一大钟，入大黄煎至八分去渣，入芒硝再煎二三滚，温服。以便通为度，如未通再服。

小承气汤 治阳明谵语潮热，能食便燥，脉滑而疾者。

大黄五钱　厚朴一钱五分　枳实一钱

水二钟，煎一钟，温服。以便通为度，如未通再服。

调胃承气汤 治阳明潮热便难，烦渴谵语，合太阳症蒸蒸发热，人事昏乱者。

大黄五钱，酒浸　甘草二钱　芒硝四钱

---

① 几几（jǐnjǐn 紧紧）：紧固拘牵不柔和貌。

水一大钟,煎大黄、甘草至七分,去渣;入芒硝,再煎一滚,温服。如目黄、狂谵、腹痛、有畜血者,加桃仁三钱,桂枝一钱五分,名桃仁承气汤。

抵当汤 治太阳伤寒误温发狂,小腹胀满,小便自利,下血者。以其有瘀血在里故也。

水蛭炒,去子,杵 虻虫各十枚,炒,去足翅 大黄二两 桃仁七枚,去皮尖

水一盏,煎,温服。

凡仲景称太阳症脉沉者,皆谓发热恶寒,头项强痛而脉反沉也。其症兼发狂,小腹硬者为畜血。此条抵当汤是也。

白虎汤 治阳明经口苦舌干烦渴,目痛,发狂发谵。

石膏五钱 知母五钱 甘草一钱 老米一撮

上二钟,煎一钟,温服。虚,加人参二钱;烦,加竹叶二十片,名人参竹叶白虎汤;兼太阳症,加麻黄,名麻黄白虎汤。

小柴胡汤 治足少阳胆经受邪,血气虚弱,寒热往来,胸中饱满,目眩烦躁,欲吐不吐者。

柴胡五钱 黄芩二钱 人参一钱五分 甘草一钱 半夏二钱

姜五片,枣三枚,水煎,温服。如不呕吐,去半夏,加栝楼仁一钱;若渴甚,加天花粉三钱,仍加半夏;腹痛,去黄芩,加白芍一钱;心下惊悸,小便不通,加茯苓二钱;若肢节烦痛,微呕,心下支结,加桂枝、白芍各二钱。此方不独治伤寒取效,凡病在半表半里者,皆宜用之。

直中伤寒①

附子理中汤 治寒中太阴,胃脘疼痛,腹满自利,口噤失音,四肢强直,或脉沉细,手足厥冷。

---

① 直中伤寒:此标题原无,据原目录补。

人参去芦，二钱　白术土炒，三钱　干姜三钱　甘草炙，二钱
附子二钱

姜、枣煎，温服。

增味真武汤　治寒中少阴，筋惕肉瞤，小腹疼痛，自利清水，阴燥不宁，或表虚亡阳之症，并皆治之。

白芍药酒炒，三钱　白术二钱　茯苓二钱　甘草炙，一钱　人参二钱　附子二钱

上锉一剂，水煎，温服。

当归四逆汤　治寒中厥阴，小腹连阴疼痛，阴囊渐缩，手足厥冷，脉弦细欲绝，身如反弓。

附子三钱　甘草三钱　干姜三钱　当归二钱　吴茱萸二钱

上锉一剂，水煎，温服。取少汗乃愈。

姜附汤　治体虚中寒，昏不知人事，身体强直，口噤不语，手足厥冷及脐冷痛者。霍乱转筋，一切虚寒并治。

干姜五钱　附子去皮尖，六钱

上水煎，顿服。若肢节痛，加中桂；挟气攻刺，加木香；挟风不仁，加防风一钱；挟湿，加白术；筋脉牵急，加木瓜。

熨法　治三阴经危险之症，药进不及，先用此法。

葱细切，一斤　麦麸二升　盐一升

用水和匀，作二次，炒极热，用重绢包之，乘热熨脐。如冷，更易一包再熨。或脉未回，手足未暖，再用葱白、麦麸日夜熨之，俟脉回、手足暖方止。

麻黄附子汤　寒中少阴兼太阳，发热头痛，脊强，腰腹痛，脉沉而紧。

附子一钱　麻黄八分　甘草七分　细辛五分

上锉一剂，水煎，温服。一方有桂枝。

香砂理中丸　治太阴脾经虚寒，腹痛泄泻诸症。

黑干姜二两　白术二两　甘草一两　砂仁一两五钱　木香八钱
吴茱萸一两　茯苓一两　陈皮一两

上为末，米糊丸。每服百丸，白滚汤送下，痛止为度。

五积散　治太阴脾经积寒诸症。

白芷一钱　陈皮一钱　厚朴一钱　桔梗五分　枳壳五分　川芎
一钱　甘草五分　茯苓　苍术　当归各一钱　半夏八分　肉桂五分
干姜八分　麻黄六分

姜三片，水二钟，煎一钟，温服。

参附汤　治阳脱四肢厥逆危症。

人参一两　附子六钱

水二钟，煎一钟，灌下，渣连服。此剂追回元气生脉，直服
至有脉、四肢暖方止。

姜砂六君子汤　治太阴脾经积寒，腹胀泄泻，不思饮食或呕
吐清涎。

白术二钱　半夏一钱　甘草八分　茯苓一钱　陈皮一钱　黑姜
一钱五分　砂仁八分　香附八分

姜三片，水二钟，煎一钟，温服。

按：已上诸方，乃直中阴经，并传经等症之正方也。但古今气运
不同，人秉亦异，有是症，用是方，不可误用，尤不可过用。更有续
治之法，详例于后，学者当细心参究。

诸寒续治

伤寒续治法例此法，缪仲希所撰，乃用于仲景诸方之中，又
超于仲景诸方之外也①。

太阳病其症发热，恶寒恶风，头痛项强，腰脊强，遍身骨痛。

① 伤寒……也：此 32 字原无，据原目录补。

脉虽浮洪而不数，多不传经；烦躁脉数急者，是欲传经。宜先发汗以解表邪，其药以羌活汤为主。羌活三钱，前胡二钱，甘草八分，葛根二钱，生姜三片，枣二枚，杏仁九粒（去皮尖，研烂），水煎服。秋深冬月应用此方，亦可量加紫苏、葱白。如冬月天气严寒，感邪即病，服此药不得汗，本方加麻黄一钱，生姜四片共前七片。得汗勿再服。

如病人自觉烦躁，喜就清凉，不喜就热，兼口干，是即欲传入阳明也。若外证头疼，遍身骨疼，或带口渴鼻干，目疼不得卧，即系太阳阳明证。羌活汤中加石膏、知母、麦冬，大剂与之，得汗即解。

如自汗烦躁，头疼，遍身骨疼不解者，羌活一钱，桂枝七分，石膏一两二钱，麦冬六钱，知母三钱，竹叶一百二十片，白芍药二钱，甘草八分。如冬月即病太阳证，畏风头痛，遍身骨疼，自汗不渴，宜用桂枝八分，芍药二钱，甘草一钱，大枣二枚，生姜一片。太阳病不解，热结膀胱，其人如狂，或有血下，而下之即愈。其外证不解者不可下，当先解表，表证罢①，小腹急结者，乃可下之。有血，桃仁承气汤；无蓄血证，大承气汤。

正阳明证，正阳明者，胃家实热是也。其证不大便，自汗潮热，口渴咽干鼻干，呕或干呕，目眴眴②不得眠，畏人声，畏水声，畏火，不恶寒反恶热，或先恶寒，不久旋发热，甚则谵语狂乱，循衣摸床，脉洪大而长。宜急解其表，用竹叶石膏汤大剂与之。不呕无汗，与葛根汤，亦须大剂。若表证已罢，脉缓，小便利，是病解矣。若表证罢后，邪结于里，大便闭，小便短赤，宜

---

① 罢：通"疲"，疲软、疲弱。《过秦论》："（陈涉）材能不及中庸，非有仲尼、墨翟之贤，陶朱、猗顿之富，蹑足行伍之间，俯起阡陌之中，率罢散之卒，将数万之众，转而攻秦。"

② 眴眴（xúnxún 询询）：眼花。

用调胃承气汤或小承气汤下之。下后按其腹中不作痛而和，病即已解；如作痛，是燥粪未尽也。再用前药下之，以腹中和、二便通利为度。

阳明病不能食，若其人本虚，切勿轻议下。

阳明病头眩，咳而咽痛者，用葛根、甘草、桔梗、麦冬四味浓煎，数数与之。

阳明病衄血，此缘失于发汗。宜用荆芥二钱，葛根三钱，麦冬五钱，牡丹皮一钱五分，蒲黄二钱，茅根二两，侧柏叶二钱，生地黄三钱浓煎与之，兼饮童便。

阳明病心下硬满者，此邪未入于腹中，慎勿下之。用竹叶石膏汤加栝楼一个（捣碎），桔梗二钱，黄连一钱。

阳明病邪结于里，汗出身重，短气腹满而喘，潮热，手足漐然汗出者，此大便已硬也。六七日已来，宜下之；不行，换大承气汤，勿大其剂。若大便不硬者，慎勿轻下。

阳明病发汗不解，腹满急者，亟下之。

伤寒六七日，目中不了了，睛不和，无表证，大便难，宜承气汤下之。

阳明病下之早，外有热，手足温，不结胸，心中懊侬不能食，但头汗出，栀子豉汤主之。

阳明病发潮热，大便溏，胸满不去者，与小柴胡汤，去人参，加栝楼、黄连。阳明病自汗出或发汗后，小便利，津液内竭，大便虽硬，不可攻之，须俟其自通，或用蜜导胆导法通之。

大下后六七日，大便仍不通，复烦不解，腹满痛，本有宿食，宜再用承气汤下之。

食谷欲呕，属阳明，非少阳也。胸中烦热者，竹茹汤主之。竹茹三钱，麦门冬五钱，枇杷叶三大片，芦根三两。内无热证者，小便利，口不渴，此为阳明虚也，吴茱萸汤主之。吴茱萸二钱，人参三钱，生姜一钱五分，大枣三枚，水煎，日三服。

凡阳明病多汗，津液外出，胃中燥，大便必硬，硬则谵语，以小承气汤下之。若一服谵语止者，勿再服。

阳明病谵语发潮热，脉滑而数者，小承气汤主之。服药后腹中转气者，更与一服；若不转气者，勿更与之。若服药后次日不大便，脉反微涩者，里虚也，为难治，勿复议下。

阳明病下血谵语者，此为热入血室，汗止在头，用荆芥三钱，葛根三钱，黄芩一钱五分，麦冬五分，丹皮一钱五分，生蒲黄二钱浓煎，以童便对饮之。

阳明病脉浮紧，咽燥口苦，腹满而喘，发热汗出，恶热身重。若下之，则胃中空虚，客气动膈，心中懊恼，舌上有胎者，栀子豉汤主之。

若渴欲饮水舌燥者，白虎汤加人参主之。

阳明病协热下利者，宜六一散；心下痞者，以黄连栝楼汤调服之。

脉浮迟，表热里寒，下利清谷者，四逆汤主之，附子、干姜、甘草。

跌阳脉浮而涩，小便数，大便硬，其脾为约，麻子仁丸主之。麻仁十三两，芍药四两，枳实四两，大黄八两，厚朴三两，杏仁六两，蜜丸如梧子大，每用十丸，日三服。

阳明实则谵语，虚则郑声。郑声者，重语也。直视谵语喘满者死，下利者亦死。

发汗多，若重发其汗，谵语，脉短者死，脉和者不死。

若吐若下后不解，不大便，五六日或至十余日，晡时发潮热，不恶寒，独语如见鬼状。若剧者，发则不识人，循衣妄撮，惕而不安，微喘直视，脉弦者生，涩者死涩者阳症见阴脉也。微者，但发热谵语者，大承气汤主之。利勿再服。

阳明病发狂，弃衣而走，登高而歌，此阳明实也，以承气汤亟下之。如便不结者，大剂白虎汤灌之。石膏四两，麦冬二两，知母一两五钱，加大青一两，甘草七钱。

太阳、阳明病协热下利者，宜六一散，以黄连煎汤调服之。

太阳、阳明病六七日，表证仍在，其人发狂者，以热在下焦，小腹当硬满，小便自利，下其血乃愈，当用桃仁承气汤。

又二阳并病，太阳症罢，潮热汗出，大便难，谵语者，宜大承气汤。

少阳病其症口苦咽干，目眩，往来寒热，胸胁痛，胸满或痛，耳聋，脉法弦细，头痛发热者，属少阳。少阳不可发汗，发汗则谵语。胃和者当自愈，不和者则烦而悸。

伤寒三日，少阳脉小者欲已也。

凡太阳病不解，传入少阳者，胁下硬满，干呕不能食，往来寒热，未经吐下，脉沉紧，与小柴胡汤。柴胡二钱四分，人参九分，黄芩九分，甘草九分，半夏一钱五分，生姜九分，大枣二枚，水煎，日三服。

加减法：若胸中烦而不呕，去半夏、人参，加栝楼实一枚；若心下痞硬，去大枣，加牡蛎二钱五分；若渴者，去半夏，加人参、栝楼根。

若腹中痛者，去黄芩，加芍药三钱；若心下悸，小便不利者，去黄芩，加茯苓二钱；若不渴，外有微热者，去人参，加桂一钱夏勿用，温覆，取微汗愈。

若咳者，去人参、大枣，加五味子一钱，少佐以干姜。

阳明、少阳并病，必下利，脉滑而数，有宿食也，承气汤下之。

若吐下发汗，温针谵语，柴胡汤证罢，此为坏病。知犯何逆，以法治之。

三阳合病，脉大上关上，但欲睡眠，目合则汗。药用百合一两，麦门冬五钱，炙甘草一钱，知母二钱，竹叶五十片，栝楼根二钱，鳖甲（如法）三钱，白芍药二钱。

三阳合病，腹满身重，谵语遗尿，白虎汤加百合主之。

伤寒六七日，无大热，其人烦躁者，此为阳去入阴故也。

伤寒三日，三阳为尽，三阴当受邪，其人反能食而不呕，此为三阴不受邪也。

三阴病，其证有二。一者病发于解表，以致邪热传入于里，虽云阴分，病属于热。粪结宜下，腹满不可按宜下，有燥粪协热下利宜下。腹痛下利，宜芍药、黄芩、炙甘草以和之；如便脓血，即加滑石、黄连，佐以升麻、干葛。

如邪虽入里，粪犹未结，宜清其热。渴者用白虎汤、竹叶石膏汤；不渴或心下痞者，宜黄连、黄芩、芍药、枳壳、麦冬、栝楼辈以清之。

或邪未结于下焦，少腹不坚痛，而误用芒硝以伐真阴，洞泄不已，元气将脱，宜用人参、白术、炙甘草、大枣、干姜、芍药大剂与之；不止，佐以升提，升麻、葛根、柴胡之类。

若从无阳邪表证，从不头痛发热，寒邪直中阴经，此必元气素虚人，或在极北高寒之地，始有是证。法宜温补，以接其阳，附子、人参、干姜、官桂大剂与之。阳回寒退，即以平补之剂调之。勿过用桂、附，以防其毒。

三阴各经现证，悉从仲景伤寒论法治之。如少阴咽痛，咽中生疮，声不出，用苦酒汤，到咽即效。故知古人立法，非今人可及也。

经验医按

戊寅岁在芝山禅林施医。一人初病，伤寒发热，烦躁口渴。

时值六月中旬，天气炎热，医者认为冒暑，用白虎汤治之，其烦躁诸症悉除。但至夜间，自觉小便不禁，精神恍惚。次日，抬至寺中请诊，其面黑如墨，六脉沉细。在寺中诸医友皆谓误服白虎汤，非大热之药莫能急解。余就而诊之，见其脉虽沉细，指下隐隐而数，曾记东垣先生为西台葛君瑞治，亦存此案。遂谓诸友曰：此人寒邪感在经络，将变为热，故始有烦躁等症。白虎汤乃去脏腑燥热之剂，非行经络之药，今若投大热以求去其阴寒，则他症必起，非所以救白虎汤之良法也。遂用白术、陈皮、黑姜、砂仁、厚朴温中，升麻、防风、羌活、当归升阳行经，连进三剂，而脉立起。次减厚朴、黑姜，加半夏、人参，又用五剂，其面色如旧，而精神仍复元也。

一人因劳役过度，忽感冒寒邪，发热头痛，呕吐，耳鸣亦聋。局外一医认为少阳经症，以小柴胡治之。服至三剂，其热愈甚，遂自汗，神昏耳聋，目不见物。抬至寺中请诊。众友诊其脉，大如手指，按似有力。或者谓其痰火上壅，热与邪并发，故至九窍不通，仍宜用解表清里之剂。余曰：不然，大凡病之虚甚者，其脉益大，此非大乃出也，不大补元阳，莫能救疗。遂以黄芪、白术、茯苓、甘草、陈皮、熟附子作大剂与之，每剂加人参一钱。一日汗少，二日热减，耳有微闻，目能视物。服至四剂，精神渐旺。前药中减去附子，仍作小剂与服，六日而安。

一僧从支提山抵省，忽昏迷狂躁，渴欲引饮，手足冰冷。请余诊视，见其脉六部皆沉伏，虽知阳厥，又疑为暴厥之症，不敢用寒药。与众友商议治法，其中亦有言三阴真伤寒者，亦有言素虚积寒，今或暴发者，种种不同。挨至午后，病人狂欲饮水，莫能御止。余在寺起居，遂命以一小盏与之，见其饮水后，目精稍觉转运；又命以一小茶钟与之，又见其语言稍清便；又命以一大钟与之。如此连饮五钟，病人稍睡，众僧亦睡。是夜大雨骤至，病人复发狂躁，竟走雨中倒卧，被大雨淋至天明，众僧扶之，抵死不起。正在惊惶间，余至曰：此阳厥之证也。经云：厥深热已深。昨饮水狂躁复作者，似杯水救舆薪之火。今既卧雨中一夜，其热邪已尽解矣，可急扶起。次早遍身浮肿，又来请诊。余曰：此热邪退，乃雨湿作病也，可用白胡椒研末，每日用八分，白滚汤调下，半月而安。凡病至阴症似阳，阳症似阴者，最为难辨，于此稍误，则生死立判矣。

　　一人因房事感寒，头痛发热，时觉冷痹，二脚、头痛不可忍。一医认为直中伤寒，用四逆汤二剂，大觉燥渴狂越，引饮不止。又一医认为白虎热病，用石膏汤二剂，而热愈甚。其父到寺请诊。余诊其脉，浮大而数，按之无力。对其父曰：此原非热证，乃不当温而误温所致，名冤热病也。治宜和解，虽用一二味性寒之药，亦须用酒炒制，不可纯用苦寒，恐苦寒之药与内热相搏，变生他症不妙。当时傍有知药者，对病家曰：病势至此，不为不急，何可以迁缓为？又延一医，用三黄汤合白虎汤与服。是夜自觉胸膈之下涌涌而上，咳吐不绝。至天明视之，只见满地鲜红。父子惊慌失措，又到寺求救。余曰：此火极不能直拆，遇寒反剧者是也。仍用芩连酒浸炒，麦门、生地、白芍养血。三剂而血止，五剂而热退，七日而精神渐复。夫误温等病皆不足之证，非比传里热症，时行温热病，岂可一例施治哉！

　　丁卯岁友人往古田县应试，途中冒热，过饮冰水。回省忽头痛发热，面赤引饮，扬手掷足，神昏烦躁，左右脉浮数亦大。众医谓其途中感病，非因房事所致，又谓三阴无头痛，不烦渴，此必阳明经热症无疑，遂用石膏竹叶汤。此药煎熟，方欲入口，病人面色忽青，谵语撮空，循衣摩床，诸败证俱现。余至诊视，见其脉初数而大，按久渐觉微细。即谓病家曰：非真白虎阳明之症，乃阴症似阳，其热与渴似阴气陷下，阳气隔上，名阳隔之症也。

若误服前剂，则不可救药矣。旁有一二老成然余之言，遂求治法。余用大剂真武汤倍参、附煎熟，置水中令冷。一日一夜连服五剂，其渴方止，谵语诸症方定，热亦随减。夫参、附令冷与服者，是热因寒用，引其阳气归元者也。然其病虽减，而脉尚未回复。反复①思之，以脉乃血气之母，有气无血，亦不生发。以前药中加归、芍、地黄，连与三剂，其脉立回，而精神依然爽旺矣。

一友因起早感寒，头痛发热，腰痛脊强，烦闷不已。一医认为太阳症，用麻黄桂枝汤三剂，而汗不出，其病反增。延余诊视，见其脉浮紧未解，其症果属太阳，仍用前麻黄汤一剂，用水十五碗，煎至十二碗，辰时至午，强病者饮尽。病者饮至十碗，药满至喉，再强饮之，即发大吐，其汗如雨。次早诸病皆退，而元气亦未损伤，此乃吐中有发汗之意。因此人腠理密厚，寒邪不得发泄，吐则中气升发，能助药气而发表也。故汗、吐、下三法，医者不可不知。

一友因造坟感寒，头痛发热，遍身疼痛，亦有寒热往来，脉紧而浮。一医认太阳表症，用冲和汤二剂，其病反增，又加狂热，神昏困倦。又有认为手太阴冒风症，遂用十神汤二剂，其热愈剧。召余诊视，见其脉虽浮紧，寻则无力。谓其病家曰：此元气素虚，卒冒风寒，今既服发散药反增，当以扶元气药，兼发散寒邪。遂用补中益气去黄芪、白术，加防风、白芷、细辛等药。二剂而汗出，三剂诸症悉除，此即所谓平解之法也。

一友伤寒九日，咽干口苦，腹胀，下利清水，烦躁谵语，六脉沉细，手足厥冷。一医谓其症下利清水，又闻此人得病之初，为辛苦入房所致，非理中汤莫能救疗。病人亦疑为真伤寒，欲服温里之药。其兄颇知医理，召余诊视。见其脉虽沉细，按之鼓指。

① 复：原作"覆"，据文义改。

遂谓其兄曰：幸未服温里之剂，服则祸不旋踵矣。此症寒邪从三阳经传入，今热郁下焦，不得通达，故有此症，宜用承气汤下之。连进二剂，诸症悉除。古所云"通因通用"者，此类是也。

暑 门

中暑　伤暑　暑风　暑寒约论[①]

夫暑乃相火行令，其病多渴而烦，其脉多细而虚。盖暑热伤气，元气伤则脉虚而证烦也。古人用人参白虎汤、清暑益气饮、参麦、香薷等治之，其法不为不备矣。但中暑与暴厥相类，伤暑与中寒近似，尤当细辨其详也。夫伤暑之脉，本自虚细，其证面赤发热，烦躁揭衣，类似中寒、戴阳等证；或因房事内虚，得冒此症。世俗不辨寒暑，即用姜、桂、附子温热等剂，立致人自焚者，往往皆是也。中暑之脉，空大而软，其症忽然仆倒，恶热发渴，不省人事；或胸前火热，手足厥冷，近似暴厥、柔痉等症；或痰火内烁，因暑气冲激，偶发此症。世俗不察虚实，误用川乌、南星辛燥等剂，遂使人涸毙者，又岂少哉？夫人素有痰饮，被暑所激，热痰迷塞心窍；或内有伏火，因外火所冲，遂致眩倒不知人事者，此中暑之症也，治宜清暑益气，随其痰火微甚以治之。如痰甚壅塞，亦有用吐而愈者；火甚不降，用下而愈者，尤当辨其虚实焉。有暑夹痰夹火，其病如风，俗呼暑风之病，乃虚中之实证也。假若精气内夺，五脏空虚，卒然仆倒，昏不知人，无痰可吐，无火可降，此即暴厥之症，治宜大剂参、术，如八珍、十全大补方可挽回。苟不审其虚实，概以暑治，则必令人顷刻卒毙矣。如农夫行人时在日中劳役，忽冒暑热，发渴烦闷，头眩恶热，

---

① 约论：此2字原无，据原目录补。

或呕吐泄泻，肌肤如烁，治宜清解暑热。若膏粱子弟，避暑于深堂大厦之中，或凉台冷树之下，忽头痛恶寒，身体拘急，骨节疼痛，郁热大发，此为阴邪所遏，使周身阳气不得伸越，治宜温散寒邪。然劳役之人，亦有食生冷冰水致寒者，贵介亦有出入冒暑而成热症者，尤当审其真假焉。夫寒皆因暑所致，非因天时之所感，俗呼暑寒之病，乃暑症之变也。假令元气本虚，为房舍阴邪所中，遂发热阴躁，面赤脉浮，无汗可表，无积可消，此即戴阳之症，治宜大剂参、附，如理中、四逆等汤始保无虞。若不辨其真假，概认为暑，则必致人厥逆而死矣。盖一暑证，其变化种种不同，治法亦异。今之医师，不独误认非风为风，非寒为寒，非暑为暑，而且谓寒与暑相夹，风与寒并病，此误之甚者也。夫人既感暑热，其周身表里俱为热邪所困，则寒气从何而入？人既冒寒邪，其表里脏腑俱被阴邪所束，而暑气何能复侵？嗟嗟！风性动而为阳，寒气静而为阴，天地间阴阳可以相配，而水火原不相入，此理甚明，后世之人，何执迷之太甚！夫伤寒恶寒而脉实，伤暑恶热而脉虚，伤风有汗，伤寒无汗，可混言耶？或伤暑热，过饮冰水寒药，遂致变为里寒之症，用桂、附愈者有之；或食瓜果冷水，用燥热药过多，以致变为蕴热之证，用芩、连愈者有之。寒暑相夹，载在何书？谨续此以戒诞妄，质之前人，未必无少补云。

诸暑约脉

伤暑脉虚，伤寒脉实，中风脉大，中暑脉细。暑挟痰则脉滑而虚，暑挟火则脉洪而虚，暑挟风则脉浮而虚。脉浮大而虚，弦细而虚，此皆伤暑之脉也。反此者，皆因暑所致之症，切不可概认为暑可矣。

诸暑约治

治暑之法，大抵清心，利小便，益元气，解暑热为主。或暑客于表，头痛，肌肤发热，烦躁恶风，宜十味香薷饮、加减藿香正气散解散之。

暑邪中里，头眩，口干烦渴，腹痛，下血发黄，昏乱者，或发黄疸，或变滞下痢症，宜黄连解毒汤、金花丸、芍药汤、白虎汤、天水散分治之。

暑邪在半表半里，或寒热往来，泻利兼作，宜用柴苓汤，分理阴阳，内外兼治可也。

元气空虚，暑邪直中，即时昏闷，汗出如雨，脉脱而渴，身虽有大热，不可用清暑等药，急用大剂参麦汤，破格挽回。或黄芪六一汤并参麦汤合服，俟脉回人醒，方可歇药。此乃于将绝之顷，追回元气之法也。

伤暑吐泻，脉沉微者，不可用凉药，此皆因暑热多食冰水冷物，致脾胃气寒，宜温脾消食，行滞利水，如香砂平胃散、吴萸理中汤之类。主治者要识此意。

伤暑发热恶寒，身体疼痛，小便短涩，手足时冷，小有劳，身即发热，口开咽干，齿燥，其脉弦细而微数，此为表里中暍也，宜用补中益气汤加麦冬、黄柏。误用香薷饮，则津溢外泄，轻者必重，而重者必危矣。

暑热卒中于心，一时昏迷，切不可与饮冷水并卧湿地。其法先以热汤灌，或童便灌，及用布蘸热汤熨脐中气海，续续令暖气透彻腹内，候其苏醒，然后进药。若误以冰水灌之，即毙。

诸暑约方

清解暑热①

人参白虎汤 治夏月中暑，舌燥发渴，身热脉虚。

---

① 清解暑热：此标题原无，据原目录补。

人参一钱五分　知母二钱　石膏煅，五钱　甘草炙，一钱

上水二钟，粳①米一撮，煎一钟，温服。

清暑益气汤　治夏月暑热内蒸，肢体困倦并痛，或气高而喘，身热而烦，心下痞闷，小便黄数，大便溏泻，或利或渴，不思饮食。

黄芪一钱　升麻一钱　人参五分　白术五分　神曲四分　陈皮四分　泽泻四分　甘草三分　黄柏四分　当归四分　青皮三分　麦冬四分　干葛四分　五味七粒

上水二钟，煎一钟，不拘温服。或汗少体重，胸满不开，减麦冬、五味、当归，加苍术一钱五分。

生脉饮　治夏月精神困倦，身热烦渴，五心潮热，脉虚气短，并病夏元气虚弱之人，宜常服。

人参二钱五分　麦门冬二钱五分　五味八分

水不拘多少，煎服。

天水散　治中暑口渴烦躁，小便赤涩，六腑结热等症。

滑石一斤　朱砂二两

共研细末，用甘草水飞七次，阴干。此方不独中暑，即暑天无病之人亦宜常服，能解内热，清理肠胃，通利水道，殊有功也。

清暑芍药汤　治夏月潮热烦躁，心腹闷痛，似痢非痢，似疟非疟等症。

香薷一钱五分　白芍二钱　甘草一钱　黄芩一钱五分　茯苓八分
厚朴一钱　麦门冬一钱五分

水二钟，煎一钟，温服。

香连清暑汤　治伤暑口干烦躁，腹痛泻痢。

陈香薷二钱　黄连一钱五分　厚朴一钱　甘草一钱　茯苓一钱

---

① 粳：原作"粳"，据人参白虎汤组成改。

扁豆一钱五分　青皮三分

　　水二钟，煎一钟，服。

　　金花解暑汤　治中暑头眩口干，烦躁狂越，肌肤大热症。

　　郁金一钱　黄柏一钱五分　黄连一钱　花粉一钱五分　粉草八分
黄芩一钱　葛花一钱　麦门一钱

　　水二钟，煎一钟，温服。

　　柴平汤　治伤暑头痛发热，呕黄水，腹膨胀，疟痢并发症。

　　柴胡一钱五分　黄芩一钱五分　苍术一钱五分　半夏一钱　甘草
七分　人参八分　厚朴一钱　陈皮八分

　　水二钟，煎一钟，温服。

　　黄连解毒汤　治中暑头眩口渴，烦躁腹痛，下血发黄，诸般
热痢。方见火门

　　清暑补阴汤　治阴虚伤暑，潮热咳嗽，不思饮食，五心烦热，
口渴喜饮，神昏困怠。

　　当归一钱　黄柏一钱　麦门冬一钱　生地一钱五分　粉草八分
藿香①八分　白芍一钱　川芎七分　知母八分

　　水二钟，煎一钟，温服。

　　正香薷饮　治夏月冷热不调，腹肚疼痛，霍乱吐泻。

　　陈香薷三钱　厚朴二钱　扁豆二钱

　　水三钟，酒半钟，煎百滚，冷，不拘时服。若热服，反致泄
泻烦渴也。

暑风夹痰②

　　和肝清风饮　治因暑气冲激，痰火上攻，目肿胁痛，类若中
风等证。

---

　　①　藿香：原作"香藿"，据文义乙转。
　　②　暑风夹痰：此标题原无，据原目录补。

防风八分　胆星一钱　黄芩一钱五分　柴胡七分　甘草五分　龙胆草一钱　薄荷五分　橘红六分　麦门冬一钱　天麻二分

水二钟，姜一片，煎一钟，温服。

加减防风汤见风门①

天麻养荣汤　治暑风头眩呕吐，遍身麻木，发热等症。

天麻一钱　茯神一钱　甘草五分　川芎三分　当归一钱　橘红五分　白芍八分　防风七分　寄生八分

水二钟，姜一片，煎一钟，温服。

清痰解暑汤②

加减当归饮子见风门③

理痰饮子　治痰因暑气所中，遂至眩倒，不知人事，类若中风。

胆南星一钱　防风八分　贝母一钱　茯神一钱　黄芩一钱　僵蚕五个　橘红五分　天竹黄五分　羚羊角四分

水二钟，煎一钟，温服。

清心丸　治暑热攻心，谵语，烦躁等症。

生地黄一两　黄连一两　赤芍药五钱　茯神一两　柏子仁一两　粉草五钱　麦门冬一两　沙参一两　当归六钱　远志六钱　玄参六钱

上各制为末，炼蜜为丸，如芡实大。用朱砂五钱，金箔三十张为衣。每服一丸，嚼碎，灯心汤送下。

增补暑风汤　治夏月忽然卒倒，角弓反张，不省人事，手足发搐。此为暑风，不可纯作风治。

香薷一钱五分　厚朴一钱　扁豆一钱　黄连一钱　羌活一钱五分

---

① 加……门：此8字原无，据原目录补。
② 清痰解暑汤：此5字原无，据原目录补。
③ 加……门：此9字原无，据原目录补。

甘草六分

水二钟，煎一钟，温服。如脉虚汗多，加人参、黄芪各一钱；或暑风挟火，加黄芩、栀子各一钱；或暑风挟痰，加胆南星、制半夏、白附子、明天麻各八分。

因暑中寒①

香砂平胃散　治夏月过饮冰水、瓜果、冷物，致脾胃寒湿，腹痛泄泻，不思饮食，体重发热，宜服。

苍术二钱　厚朴一钱五分　陈皮一钱　木香五分　砂仁一钱

姜二片，水二钟，煎九分，服。如有痰，加半夏一钱；如小便不通，加茯苓、泽泻各一钱；如饱胀有积，加神曲、麦芽各一钱。

柴苓汤②　治夏月内伤生冷，外冒暑热，寒热乍发，或腹痛泄泻，口吐苦水。此少阳、太阴表里合病，又为半表半里之症，故宜柴苓汤分理之也。

柴胡一钱　半夏八分　甘草五分　人参八分　黄芩一钱　白术一钱　茯苓一钱　猪苓八分　泽泻八分　肉桂二分

水二钟，姜一片，煎九分，温服。如内伤生冷，急于五苓散中加干姜、砂仁，先治内寒；如外感急，单服小柴胡。

吴萸理中汤　治夏月过食生冷，或入房犯寒，心腹绞痛，呕吐泄泻，脉沉欲绝，手足厥冷。

白术二钱　干姜二钱　甘草一钱　吴萸一钱五分　陈皮五分

水二钟，煎一钟，温服。脉虚极，加人参、附子各一钱。

附子理中汤　香砂理中汤俱见伤寒。

---

①　因暑中寒：此标题原无，据原目录补。
②　柴苓汤：此前原目录有"加减"2字。

因暑冒寒①

加减五积散　治夏月因暑冒寒，遍身拘急，肢节疼痛，大热无汗。

白芷一钱　苍术一钱　川芎一钱　半夏一钱　藿香六分　紫苏一钱　桔梗六分　干姜六分　枳壳六分　甘草三分

水二钟，姜三片，枣一枚，煎服。或脚手冷痹，腹痛恶寒，加官桂六分。

十味香薷饮　治伤暑头痛发热，烦躁恶风。

香薷一钱五分　厚朴八分　茯苓一钱　葛根一钱二分　川芎六分　柴胡八分　陈皮七分　防风八分　甘草五分　紫苏一钱

水二钟，姜二片，枣一枚，煎一钟，温服。

藿香正气散　治伤暑发呕吐，恶风，腹胀腹痛。

藿香一钱五分　厚朴八分　茯苓一钱　半夏八分　大腹皮八分　白芷八分　紫苏一钱　桔梗六分　陈皮七分　甘草五分

水二钟，姜二片，枣一枚，煎一钟，温服。

因暑致厥②

黄芪六一散　治元气空虚，暑邪侵入，汗出脉细，发热口干。

黄芪一两　甘草一钱，俱蜜炙　麦冬三钱　人参三钱

水二钟，煎一钟，温服。

补中益气汤　治暑天元气虚弱，精神困倦，病夏等症。方见内伤门

生脉饮见伤暑

天黄补阴汤　治暑热伤血，遂至咳嗽红痰，精神困倦，五心潮热等症。

---

① 因暑冒寒：此标题原无，据原目录补。
② 因暑致厥：此标题原无，据原目录补。

生地黄二钱　地骨皮一钱五分　白芍一钱五分　当归一钱　天门冬二钱　大粉草一钱　香薷一钱　黄柏六分

水二钟，煎一钟，温服。

知柏四物汤　加减补阴汤俱见风门①

经验医按

戊寅岁芝山寺施医。一农夫日中劳役，忽冒暑热，遂觉痰涎壅盛，语言蹇涩，人事昏愦。病者误认为中风，遍求风药治之，其症愈剧。抬至寺请诊。余观其颜色焦枯，闻其气味腥臭，切其脉细数，谓道友李鼎台曰：此人脉数色焦，素必有痰饮，想为暑气冲激，痰因火动，以致人事昏昧，当以清暑益气汤清暑，加贝母、胆星、花粉理痰。若再用风药，重竭其津血，则危在旦夕矣。李友曰：善。此方与十剂，分五日服，其痰热顷清，诸症悉除。此乃夹痰伤暑之症，劳役之人多患此病，误作风治，宁不令人夭枉！

一人为中暑热，忽然谵语发狂，胸膈壅塞，欲吐不吐，烦躁不宁。扶至寺中请治。余诊其脉洪滑，观其面色，两眼赤而带紫，知其胸膈有热痰，遂用甘瓜蒂散吐之。其人吐浊痰斗许，人事立省。继服黄连香薷饮，五剂而愈。此乃痰因暑壅，治宜吐而愈者也。

一友因房事后冒暑，发热烦躁，头眩恶风。召一医诊视，认为伤寒，欲用桂、附。病者因天时炎热，不敢服。复召一医诊视，以脉细而数，症口渴而烦，谓此非中寒，乃伤暑之症，欲用十味香薷饮。病者为有房事，仍不敢服。正疑似之间，一相熟医至，此医与病人素所知信，亦谓此症宜服十味香薷饮。病者见两医意

---

① 知……门：此14字原无，据原目录补。

见相合，是日遂服香薷饮，至晚果见遍身微汗、精神顿爽。次日复召诊视，其医见脉尚有微数，谓其暑热未解，更宜用香薷饮。病者见前服有效，又服一剂，当晚汗出如雨，脚手厥逆，脉散神乱。其父兄惊惶无措，延数医诊视，皆曰初既因房劳所感，是失于温里，今非人参附子理中汤莫能救疗。余至，观其喘息甚促，有出无入，以为无法矣，复诊其脉，见左右细数，尚有些神气。谓其父兄曰：今汗出如雨，不独元气外泄，而津液亦将内涸，若用桂、附性悍之品，则速之危也，当以独参汤救之。用人参二两煎汤，时时与服，至天明人事渐复。继与补中汤而愈。

湿　门

中湿　风湿　湿热　湿痹约论①

　　夫湿之为病，所感有因：或因从外而感之者，或因从内而生之者。若坐卧湿地，与夫道途蒙犯雨雾，或勤作辛苦之人，澡浴涉水，此湿从外感者也；或恣饮酒、酪、湿、面，多食柑、橘、瓜果之类，积聚停饮，滞而不行，此湿从内生者也。二者虽有内外之别，然其受病之始，皆由脾气虚弱，湿邪乘虚而袭之。如湿入皮肤则为顽麻；入气血则为倦怠；入肺则为喘满；入脾则为湿痰肿胀；入肝则为胁痛而肢节不利；入肾则为腰疼胯痛，身如板夹，脚如沙坠；入腑则麻木不仁；湿入脏则舒伸不能，而肢体强硬，或为痿痹，或为黄疸，或为脚气，或为痎疟，或为濡泄，皆湿之为病也。故湿之为病多端，其治法亦不一。其脾本经受病，则脉缓而涩，治宜辛燥。如因热抑郁水道，不得宣通，以致肿满，或发肿痛，此湿因热生病，其脉缓而洪，治宜辛凉。如风湿相夹，

---

① 约论：此2字原无，据原目录补。

则一身尽痛，其脉缓而弦，治宜行湿去风。经云：诸湿肿满皆属于脾。其治法大约宜上下分消，理脾清热，通利小便，是其要也。

诸湿约脉

湿在表，脉浮而缓。湿在里，脉沉而缓。湿在表里之间，则脉缓而涩，或弦而浮，或缓而浮，皆风湿相搏也；或大而缓，或洪而缓，皆湿热相合也。

诸湿约方

清理诸湿①

除湿汤 治中湿身倦体重，腰腿酸疼，大便溏泻，小便短涩。

半夏曲　苍术　厚朴　赤茯苓各一钱　陈皮七分　藿香　甘草各五分

水二钟，姜三片，枣二枚，煎八分，食远温服。

二术四苓汤 治诸湿肿满，一身尽痛，发热烦闷，二便不利，或涩或滑。

白术　苍术各一钱　白苓　猪苓　泽泻各八分　黄芩　羌活　赤芍　栀子各七分　甘草四分

水二钟，姜三片，灯心一撮，煎八分，空心温服。

除湿羌活汤 治风湿相搏，一身尽痛。

羌活七分　防风　升麻　柴胡　藁本　苍术各七钱

上锉一剂，水煎，温服。

清湿汤 治忽冒雨湿，身体拘挛，四肢酸痛或冷痹蒸热，咳嗽吐痰。

苍术一钱五分　防风一钱　川芎一钱　陈皮六分　半夏八分　独活一钱　当归六分　赤苓一钱

---

① 清理诸湿：此标题原无，据原目录补。

上姜三片，水二钟，煎一钟，温服。

独活寄生丸　治肾气虚弱，坐卧湿地，腰背拘急，筋挛骨痛。

独活一两五钱　桑寄生二两　当归一两五钱　白芍一两五钱　川芎一两　人参一两　熟地黄一两　茯苓一两　牛膝一两，酒浸　杜仲一两，酒炒　细辛一两　秦艽一两，去芦　桂心一两　甘草一两，炙

上锉一剂，研末为丸。每服三钱，百滚汤空心送下。

防风胜湿汤　治中湿浑身疼痛，脚手拘急或发红肿等症。

防风二钱　桑寄生一钱五分　当归一钱　独活一钱　秦艽一钱　薏苡二钱　抚芎一钱　白芍一钱　甘草五分

上水二钟，姜二片，煎一钟，温服。

诸痹约方

热痹升麻汤　治肌肉热极，体上如鼠走，唇口反纵，皮色变。诸风皆治。

升麻二钱　茯神一钱　人参一钱　防风八分　犀角一钱　羚羊角一钱　羌活八分　官桂三分

水二钟，姜二片，煎一钟，少加竹沥同煎，温服，不计时候。

桂枝芍药知母汤　治肢节疼痛，身体尪羸，脚肿如脱，头眩短气，兀兀欲吐。

桂枝二钱　芍药一钱五分　甘草八分　麻黄八分　生姜三钱　白术三钱　知母二钱　防风二钱　附子八分

水二大钟，煎一大钟，分二次服。

芍药川乌汤　治胶①节不可屈伸，遍身疼痛。

麻黄三钱　芍药　黄芩各三钱　甘草一钱　川乌一个，去尖，炙炒

上锉一剂，水三钟，煎一半，加蜜一盏，再煎二三滚，不

---

① 胶：疑为"肢"字之误。

时服。

防风治痹汤　治行痹走注无定等症。

防风　甘草　当归　赤茯苓各二钱　杏仁一钱五分　黄芩一钱五分　秦艽　官桂各一钱　葛根　升麻各八分

上锉一剂，水二大钟，姜五片，枣二枚，煎一大钟，温服。

薏①苡散　治湿伤肾，肾不养肝，肝自生风，遂成风湿，流注四肢，筋骨拘挛，左肩髃肌肉疼痛，应左中指痛等症。

薏苡仁一两　当归　干姜　茵芋　甘草　小川芎　官桂　川乌　防风　羌活　人参　白术　麻黄　独活各五钱

上为细末，每服二钱，空心临卧酒调下，日三服。

龙虎丹　治走注疼痛，或麻木不遂，或半身疼痛。

草乌　苍术　白芷各一两

上研为末，水拌发热过，再入乳香二钱，当归、牛膝各半两，酒糊丸如弹子大，酒化下。

和血散痛汤　治两手十指一指疼了一指疼，疼后又肿，骨头里痛，或左膝痛了右膝痛，发时多则五日，少则三日，昼轻夜重，痛时觉日热行筋骨肌肉间，至发肿少解。此湿邪先伤血，后伤气，故先痛而后肿也。

羌活身　升麻　麻黄各五分　桃仁十个　柴胡一钱五分　红花一分　当归身二分　防风一钱　甘草二分，炙　独活五分　猪苓五分　黄柏一钱　防己六分　知母一钱　黄连五分，酒炒

上㕮咀，分作四服，每服水一大盏，煎至一半，去渣，空心热服。

麻黄羌活汤　治历节痛。

麻黄二钱　羌活二钱　黄芩三钱　细辛二钱　黄芪八钱

---

① 薏：此前原目录有"加减"2字。

上锉一剂，水二钟，煎八分，温服，遍身汗出为度。三四日有汗，当慎风。

四物苍术各半汤　治湿热流入四肢，历节肿痛。

苍术三钱　地黄二钱　当归一钱　防风一钱　寄生一钱五分　川芎一钱　白芍一钱　地骨皮一钱　甘草六分　柴胡一钱

上水二钟，姜二片，煎一钟，温服。

加减二妙丸　治肾虚脾湿，身重拘急，两足肿痛，鹤膝风①。

大苍术一斤，用米泔水浸二宿，洗净，去粗皮，先用盐水炒，次用人乳炒，又次用童便炒，又次用酒炒　厚黄柏八两，酒炒

上研细末，炼蜜为丸，每服三钱，白滚汤空心送下。或血虚，脉缓而大者，加四物养血；如气虚，脉缓而大者，加四君子养气；如血气俱虚，加八珍汤，兼补血气；如下焦湿重，加薏苡、防风、木瓜；如湿痰盛，加二陈、竹沥、姜汁；如痛甚，加防风、独活、秦艽。此方随症加减，有百发百中之妙，屡试屡验，其功不能尽述。

苍术复煎散　舒经汤　趁痛散　益元酒糊丸　南星苍术丸通气防风汤俱②见痛风

经验医按

戊寅芝山寺施医。一人五十岁，因福清抵省，途冒雨湿，当时不觉。月余，遍身发肿，皮肤间如虫行，服除湿诸药罔效。到寺求治。余见其脉浮缓，对病者曰：此风湿之病，凡湿自外入者，先伤肌表，而未至伤血气也，今当兼风药调之。盖风药之性，能鼓舞动荡，能疏达肌表。即与防风胜湿汤，二十剂而愈。经云风能胜湿者是也。

一人因涉水感湿，身如板夹，足如砂坠，求医经年罔效，两

---

① 风：原作"疯"，据文义改。
② 南星……俱：此 11 字原无，据原目录补。

膝渐肿，不能履地。医以鹤膝风药治之，其膝愈大，更加痰嗽发热诸症。到寺求治。余见其脉细数而涩，遂用二妙丸，每日与服两许，计服三斤乃愈。此湿热伤血气而病也。

燥　门

血燥　燥热　消渴约论①

夫燥，真阴暗耗，水液内涸，故燥气妄行，致阴气壅滞而不得通利，与火自有分别也。如肺燥则咽干鼻焦，皮肤皱揭，干咳烦躁；肝燥则筋痛爪枯，目涩畏光；心燥则舌干喜饮，面赤烦乱；脾燥则唇焦发渴，便结难通；肾燥则骨热便赤，消渴咽痛。此皆真阴为火邪所伤，而肾水失其生化之源也。经云：诸涩枯涸，干劲皱揭。《原病式》曰：涩，燥也；枯，不荣生也；涸，无水液也；干，不滋润也；劲，不柔和也；皱揭，皮肤启裂也。盖燥之为病，其来也渐，其变也不速，非比火性飞腾，遇物销铄也。故燥与火虽相类，其形症大有别也。

诸燥约脉

血燥则脉沉而涩，气燥则脉浮而涩，弦数急促之脉皆可以辨燥症也。

诸燥约方

滋润诸燥②

生血润肤饮　治皮肤拆③裂，指甲干厚，筋痛肉麻。

当归一钱　生地黄一钱五分　熟地黄一钱　黄芩一钱　桃仁五分

---

① 约论：此2字原无，据原目录补。
② 滋润诸燥：此标题原无，据原目录补。
③ 拆：通"坼"。裂开。《周易·解》："雷雨作，而百果草木皆甲坼。"

天门冬一钱五分　麦门冬一钱　五味七粒　红花一分

水二钟，煎一钟，温服。

通幽汤　治大便闭结，燥渴不安，幽门干涩。

生地黄一钱五分　当归一钱　桃仁研，一钱　红花三分　槟榔末五分　大黄一钱　甘草炙，三分

水二钟，煎一钟，温服。

天门冬膏　治血虚肺燥，皮肤皱揭及肺痿干咳，消痰。

天门冬鲜者，不拘多少，洗净，尽去皮心，捣烂，以布绞汁，滤去渣，用砂锅慢火熬膏。每早用三四茶匙，空心百滚烫调下。

四仙膏　治精血干枯，精神困倦，手足痿弱，肠胃枯涩，遍身筋痛，消渴诸症。

人乳一斤，雪梨汁一斤，藕汁一斤，用人参四两，去芦，泉水慢火熬浓汁，去渣取汁，合以上三汁，用鼎阴炼成膏。每早用三四茶匙，空心用白滚汤调下。

琼玉膏　治失血后干枯肉脱，日夜烦渴，小便短数。

地黄八两　人参四两　茯苓二两

用泉水不拘多少，置银鼎文火熬膏。每早三四茶匙，白滚汤调下。

人乳、牛乳、乳酪、玄明粉、天花粉、胡麻仁、火麻仁、柏子仁、郁李仁，凡此滋润之品皆治枯燥之剂，或其燥在脏、在腑，尤当审认明白，用他药引导之。

附消症议

经所谓消瘅者，即后世所谓三消证也。凡多饮而渴不止者为上消，消谷善饥者为中消，溲便频而膏浊不禁者为下消。河间《三消论》曰：五脏、六腑、四肢皆禀气于脾胃。若脾气和，胃气行，则能运其津液以濡润养之。然消渴之病，本于阴气衰极，阳

气太盛，治当补肾水之阴，泻心火之阳，除肠胃燥热之甚，济身中津液之衰，使道路散而不结，津液生而不枯，气血和而不涩，则病自已也。曰消中，曰消渴，曰肾消，一皆以燥热太甚，三焦肠胃膝理脉络怫郁壅滞，虽多饮于中，而不能浸润于外，荣①养百骸，故致消渴不止，小便多出或数溲耳。戴人云：三消之说，当从火断。夫火之为用，燔木则消而为炭，炼金则消而为汁，煅石则消而为灰，煎海则消而为盐，干汞则消而为粉，熬锡则消而为丹。故泽中之潦，消于炎晖；鼎中之水，干于壮火。盖五脏心为君火正化，肾为君火对化；三焦为相火正化，胆为相火对化。得其平则烹炼饮食，糟粕去焉；不得其平则燔灼脏腑，津液竭焉。夫一身之心火，甚于上为膈膜之消，甚于中为肠胃之消，甚于下为膏液之消，甚于中②为肌肉之消。上甚不已，则消及于肺；中甚不已，则消极于脾；下甚不已，则消及于肝肾；外甚不已，则消及于筋骨。四脏皆消尽，则心始自焚而死矣。故《素问》有消瘅、消中、消渴、风消、膈消、肺消之说，消之证不同，归火则一也。河间、戴人以三消从火之说，则其言不谓不详，然其中更有未尽者。夫消乃消耗之谓，阳胜阴能消阴，而阴胜阳独不能消阳乎？故消不在多饮多便，凡于精神血气、肌肉筋骨皆谓之消也。消有阴阳，不特尽称为火症。记此约言，为治消者鉴焉。

消瘅约方

上　消③

加味人参石膏汤　治膈消，上焦烦渴，不欲多食。

人参一两　石膏二两　知母一两　甘草五钱　花粉一两

---

① 荣：通"营"，营养。《灵枢·邪客》："化以为血，以荣四末。"
② 中：据上下文义，似当作"外"。
③ 上消：此标题原无，据原目录补。

每服五钱，水煎，食后温服。

加减地骨皮丹 治上消。

知母五钱　柴胡二钱　甘草三钱　麦冬五钱　地骨皮六钱　白芍
药五钱　茯神五钱　黄芪六钱　石膏五钱　黄芩五钱　桔梗三钱

上为细末，每服三钱，泉水煎，食远温服。

易老门冬饮子 治老弱虚人大渴。

人参一两　枸杞子一两　白茯苓四钱　甘草四钱　五味子三十粒
麦门冬一两

每服四钱，泉水煎服。

白术散 治虚热作渴，或痰涎隔其津液发渴者，神效。

人参一两　白术一两　白茯苓六钱　甘草三钱　干葛四钱　藿香
二钱

上为末，每服三钱，煎温服。如饮水多，与服之。

参术膏 治脾胃虚弱，饮食不生津液，泄泻烦渴。

白术一斤，去粗皮　人参四两，去芦

用泉水，文武火熬至成膏。每次用二三茶匙，百沸汤调服。

中　消①

猪肚丸 治消渴。

猪肚一个，用白糖洗净　黄连　栝楼根　麦门冬　知母各一两

上为细末，纳猪肚中，线缝，置甑中蒸极烂，乘热于石臼中
杵，可丸为度。如硬，加少蜜为丸。每服三十丸，渐加至四五十
丸，渴则服之。

黄连参苓散 治心火乘脾，口臭烦渴，或变滞下症。

黄连四两，去芦，微炒　人参四两，去芦　茯苓二两，乳拌蒸

共研细末，每服二钱，百沸汤调服。

---

①　中消：此标题原无，据原目录补。

调胃承气汤见伤寒

黄芪六一散　**天黄补阴汤**见暑厥

三黄丸见火门

顺利散　治中热在胃而能食，小便赤黄，微利至不欲食为效，不可多利。

厚朴二两　枳实一两　大黄三两

每服五钱，水煎，食远服。

参蒲丸　治食侁，胃中结热，消谷善食，不生肌肉。

人参一两　赤茯苓六钱　菖蒲三钱　远志一两　牛膝五钱

上为末，蜜炼丸，每服二十丸，米饮下。

下　消①

和阴汤　治口渴舌干，小便数，舌上赤裂。此药生津除燥，生肌肉。一名地黄饮子。

黄连一钱　桃仁五粒　生地二钱　红花三分　黄柏一钱　当归五分　甘草五分　升麻三分　知母一钱　防己五分　羌活四分　麻黄根三分

口干舌焦，加杏仁、甘草；小便赤，加栀子。

上哎咀，作一服，水煎去渣，温服。忌酒、面、房事。

清凉饮子　治消中，能食而瘦，口舌干，自汗，大便结，小便数。

羌活梢三分　柴胡梢五分　升麻梢三分　防风梢五分　甘草梢五分　当归五分　石膏一钱　知母一钱　红花三分　防己四分　龙胆草六分　黄柏一钱　桃仁五粒　杏仁五粒　生地一钱　黄芪炙，六分　黄芩四分

上水二盏，酒一小盏，煎服。

---

① 下消：此标题原无，据原目录补。

甘露膏 治消渴饮水极多，善食而瘦，自汗，大便结燥，小便频数。又名兰香饮子。

石膏一两　知母一两　甘草六钱　人参六钱　防风根三钱　半夏五钱　兰香三钱　白豆蔻四钱　连翘五钱　桔梗三钱　升麻三钱

上为末，水浸，蒸饼丸或捏剂作薄饼子，晒干，碎如米大。每用淡姜汤下二钱。一方去半夏、豆蔻。

千金地黄丸 治肾竭。

黄连四两　生地八两

上再为细末，炼蜜为丸。食后麦门冬汤下五六十丸。

麦门冬汤 治消渴，日夜饮水无度，饮下即溲。

麦门冬二两　黄连二两　冬瓜二两

上为粗末，每服五钱，水煎八分，去渣温服。若冬瓜无干者，用新冬瓜肉三斤去瓤，分作十二片为十二服，每服用瓜一片，劈破，水煎，每日三服。

冬瓜饮子 治消渴，能食而饮水多，小便如脂麸片，日夜无度。

冬瓜一个　黄连二两

上先以冬瓜破开去瓤，掺黄连末在内，却用顶盖定，于热灰中煨熟，去皮切细，烂研绞汁，每服一盏至二盏，日三服，夜一服。

滋阴丸　加减八味丸俱见类中①

经验医按

戊寅芝山寺施医。一人四十五岁，病消渴，舌上赤裂，饮水无度，小便数而带浊，服润燥诸药罔效。到寺请诊。余见脉沉涩，

① 滋……中：此12字原无，据原目录补。

询其症，腹时胀满，烦躁引饮，胁下急痛。观其色，面尘色黑，目白睛黄甚。先用甘露膏清理其脾，服半月余，目黄稍退，惟渴不解，面黑独存，继用千金地黄丸，服一月而愈。此脾肾二经之消症也。

一人口干便数，春末感受，因服药无效，至夏到寺求治。余诊其脉，左手涩，右手稍数不弦，重取似大。询其得病之原，平素喜用犬肉煎炒热物，忽一日过饮，遂觉胸膈烦闷，渐至消渴。余曰：此由饮食厚味所致，非津液干涸，乃脾胃痰热为病。遂用顺利散，每日与服三次。服至五日，计下宿垢腐烂之物如痰非痰，似积非积，其臭秽不可近闻者二桶余。继与猪肚丸服月余，其渴即止，而肌肉渐生，戒荤腥一年而愈。此因为饮食生痰，而痰热作消者也。

一人无病，肌肉日渐消瘦，四肢无力，皮肤皱揭，肌肉间见蒸蒸而热。病者不知，自以为劳伤血气，遍求调补。忽一日唇裂舌破，至寺请诊。余见其大肉已脱，浑身橘黄色。余对病人曰：知此病之危笃乎？答曰：不知。余曰：此消证也。病者曰：消症多渴，独小子不渴，何也？余答曰：消不在多饮多便，凡于精神血气、肌肉筋骨皆谓之消也。足下病积在脾，乃肉消症也，速服三黄丸，以救自焚。计服月余，乃愈。

火　门

君火　相火　虚火　实火　火郁约论①

刘宗厚曰：火之为病，其害甚大，其变甚速，其势甚彰，其死甚暴。盖火燔灼焚焰，飞走狂热，逢物销铄，莫可御者。谓其

---

① 约论：此2字原无，据原目录补。

游行于三焦虚实之间，有君火、相火、虚火、实火、火郁之别，瞀瘈暴喑，冒昧躁扰，狂越骂詈，惊骇气逆，如丧神守，战栗谵妄，血溢血泄，耳鸣耳聋，喘呕吐酸，目暗不明，筋惕肉瞤，皆火之变现为病。然药之所主，亦各有其属，乌可不辨？夫君火者，心火也。可以湿伏，可以水灭，或可以直折，惟黄连之属可以制之。相火者，龙火也。非水湿所可拆，当从其性而伏之，惟黄柏之属可以降之。泻火之法，岂止此哉？虚实多端，不可不审。以脏气司之，如黄连泻心火，黄芩泻肺火，芍药泻脾火，石膏泻胃火，柴胡泻肝火，知母泻肾火，此皆苦寒之味，能泻有余之火。若饮食劳倦，内伤元气，火不两立，为阳虚之病，以甘温之剂除之，如黄芪、人参、甘草之属；若阴微阳弦，相火炽盛，以乘阴位，为血虚之病，以甘寒之剂降之，如当归、地黄之属；若心火亢极，郁热内实，为阴强之病，以咸冷之剂拆降之，如大黄、朴硝之属；如肾水受伤，真阴失守，无根之火也，为阴虚之病，以壮水之剂制之，如生地、玄参之属；若右肾命门火衰，为阳脱之病，以温热之剂济之，如附子、厚桂之属；若胃虚过食冷物，抑遏阳气于脾土，为火郁之病，以升发之剂发之，如升麻、干葛、柴胡、防风之属。不明诸此类而求火之为病，施治何所据依？故于诸经约略其说，以备方之用，庶免实实虚虚之祸也。

按：经所谓一水不能胜五火者，以人五脏各有火，无五志所诱，其火不动。若七情六欲激之，则其火随起。盖大怒则火起于肝，醉饱则火起于胃，房劳则火起于肾，悲哀则火起于肺，惟心为君主之官，其火一起，则金石俱焚矣。嗟嗟！人生气交之中，嗜欲之来，皆为喜怒哀乐所使，故人日为火所用而不自知也。经云：十分分来一分寒。固知火之为病，似多于寒也，偏于用热者，要识此意。

诸火约脉

火浮炎心肺，则脉举之浮大，而按之损小。如潜伏肝肾，则脉按之洪数，而举之虚细。故浮数无力为虚火，沉实有力为实火。洪数见于左寸为心火，见于右寸为肺火，见于左关为肝火，见于右关为胃火。两尺为肾经命门之火，男子两尺洪大者，肾经命门之火盛也。热病有火者可治，脉洪是也；无火者难治，脉微是也。

诸火约治

火有所属，药有主治。黄连泻心火，柴胡泻肝火、黄连佐之，柴胡泻胆火、亦佐以黄连，白芍泻脾火，石膏泻胃火，知母泻肾火，黄柏泻膀胱火，一曰泻龙火。

郁火当看火在何经，不可直降，宜随其性而升之。夫火飞腾之物，惟动荡升举，始不失其本性，如郁于脾土中，是失其常也。若以水湿寒剂治之，则愈滞其性，而火愈不得升泄于外。经云：诸郁则达之。主治者亦从其性以达之可耳。

人有虚火炎盛者，用生姜汤令温，迟迟进之，使火性达于肌表，此为从治之法。若投冰水正治之，立死。

实火可泻可降。小便降火最速，有降火真阴自长，有补阴火邪自降。滋阴用六味地黄丸加知柏之类，降火用三黄丸加石膏之类。

火盛者不可骤用凉药，宜兼温散以佐之。如左金丸治肝火暴急，胁下疼痛，用黄连六两，吴茱萸一两，谓佐肺金以伐肝木是也。

火急宜缓之。夫缓非缓慢之缓，乃药性甘缓之缓，如甘草、人参、白术、黄芪皆甘缓药也。经云：甘能除大热。东垣曰：火与元气不两立之物。参、术、芪、草以扶元气，元气生则火邪自灭也。

火起有所从。从左边起者，属肝火；从脐下起者，属阴火；从脚下起热至于腹者，此虚之极，涸之甚矣。盖火起于九泉之下，必亡之道也。一法用附子末，津调塞涌泉穴，内用四物加知母、黄柏，或龟板更妙。所谓阴虚火动难治者，正言虚甚，补之不及也。

气有余即是火，此非谓元气有余。假如肝气甚，则挟心火之势，克肺金，乘脾土，是即有余之说也。举其一端，其余可类推矣。如元气已足，则火从何而有哉？

能食而热，口舌干燥，大便难者，实火也。以辛苦大寒之剂下之，泻热补阴。经云：阳盛阴虚，下之则愈，脉洪盛而有力者是也。

不能食而热，自汗气短者，虚火也。以甘寒之剂，泻热补气。经云：治热以寒，温而行之，脉虚弱无力是也。

诸火①约方

实　火②

加减凉膈散　退六经之火，减大黄、芒硝，加桔梗、甘草。一法加防风。同为舟楫，以膈与六经乃至高之分，此药浮载亦至高之剂，故施于无形之中，随高而清去胸膈中六经之热也。丹溪云：凉膈散，心肺肝胃药也。

栀子仁一两五钱　芒硝五钱　连翘　薄荷　黄芩　甘草各一两五钱
大黄五钱

上为粗末，每一两，水二钟，竹叶七片，同煎至一钟，去渣，入蜜少许，食后服，加姜煎亦得。去六经热，减大黄、芒硝，加桔梗、甘草、人参、防风。治肺经邪热，咳嗽有痰，加半夏。凉

---

① 诸火：此 2 字原无，据上下文例补。
② 实火：此标题原无，据原目录补。

膈与四物汤各半服，能益血泄热，名双和散。钱氏去连翘，加藿香、石膏，为泻黄散。

清凉饮　治大人、小儿五脏积热，烦躁多渴，唇裂喉闭，目赤鼻颔结硬，口舌生疮。阳明症伤寒发狂，见鬼谵语，大小便闭，一切风壅并皆治之。

　　栀子仁　甘草　赤芍各一两　大黄　朴硝　连翘　薄荷净叶
干葛各二两

　　上为散，每服二钱，水一钟，入竹叶七片，蜜三匙，同煎至七分，去渣，食后服。

黄连解毒汤　治大热烦躁错语，不得眠。

黄连三钱　黄柏二钱　栀子二钱　黄芩一钱

水二钟，煎一钟，温服。如热未止，再煎服。

重郁散①　治上焦火热，烦躁不眠。

山栀　大黄　郁金各一钱五两　生甘草一钱

水二钟，煎一钟，温服。

三黄丸　治男、妇三焦积热。上焦有热，攻冲眼目赤肿，头项肿痛，口舌生疮；中焦有热，心膈烦躁，饮食不美；下焦有热，小便赤涩，大便秘结。五脏俱热，即生痈疖疮痍，及五瘿痔疾，粪门肿痛，或吐鲜血，皆治。丹溪云：此三焦药也。

　　净黄连　黄芩去芦　大黄各十两

　　上为细末，炼蜜为丸，如梧桐子大。每服三十丸，熟水吞下。视脏腑虚实加减服之，小儿积热亦宜服。

麦门黄连汤　治心火传肺，口渴唇焦，烦热。

麦门冬五钱　黄连三钱

水三钟，煎钟半，三次服，火降为度。

---

　　①　重郁散：原目录作"郁黄散"。

火府丹 治心小肠经火，烦躁狂乱，昼夜不安。

黄芩一两　黄连一两　生地黄二两　木通三两

上为末，炼蜜为丸，如梧桐子大。每服二三十丸，临卧温水下。

柴胡饮子 治一切肌肤蒸热，寒热往来，及伤寒发汗不解，或汗后余热劳伤，或妇人经病不快，产后寒热，并宜治之。

黄芩　甘草　大黄　白芍　柴胡　人参　当归各五钱

上㕮咀，姜三片，煎温服。

虚　火①

益气清火汤 治气虚火郁，汗出发热，精神困怠，脉细而数。

黄芪一钱五分　白术一钱　人参一钱　甘草八分　柴胡六分麦门一钱　石膏一钱

水二钟，煎八分，温服。

滋阴清火汤 治血虚火燥，昼夜不眠，骨蒸潮热，脉大而虚。

生地二钱　白芍一钱五分　川芎一钱　当归一钱五分　黄柏一钱知母八分　地骨皮八分

水二钟，煎一钟，温服。

补阴丸 治酒色过伤少阳肾经之症。

黄柏一两五钱，炒　黄芩五钱　地黄一两五钱　龟板五两，酒煅

上为末，炼蜜为丸。每服三四丸，熟水空心送下。夏加砂仁三钱，五味五钱，冬加黑干姜三钱。

滋肾丸 治肾水干涸，口渴涌上发热。

黄柏二两，酒洗，焙　知母二两，酒洗，焙　肉桂二钱

上为末，熟水丸如鸡头大。每服百丸，加至二百丸，白沸汤空心送下。

---

① 虚火：此标题原无，据原目录补。

加减地黄丸 治阴虚憔悴，寝汗发热，五脏齐损，瘦弱虚烦，肠癖下血，骨蒸痿弱无力，不能运动，东垣云治脉沉而虚者。

熟地黄八两　山茱萸净肉　山药各四两　泽泻二两　牡丹皮二两
白茯苓三两

上为细末，炼蜜为丸，如梧桐子大。空心温酒服五十丸。如吐血，后阴虚火盛，潮热口干，加黄柏、知母；咳嗽潮热喉痛，加玄参、知母、贝母、百部；骨蒸潮热梦遗，加莲须、芡实、知母、枸杞、地骨皮，去泽泻；血虚发热，遍身疼痛，加当归、白芍、秦艽、苡仁；肾气不能生脾土，虚肿，加车前、附子；阴血不足，脉数肌热发渴，加麦冬、五味子；阴血损虚，腹痛气滞，加便制香附，酒炒白芍。此丸凡人脉数，阴血不足之人皆宜服，至久愈妙。

归芪汤 治元气大虚，脉细发热，服凉药愈甚，此汤主之。

黄芪一两，蜜炙　当归一钱，童便制

上水二钟，煎一钟，温服。

郁　火①

柴胡升阳汤 治热发如火燎火烧，扪之令人亦热。四肢主属脾，脾者土也。热伏地中，此病多因血虚而得；又因胃虚，过食冷物，冰水无度，郁遏阳气于脾土之中。经曰火郁则发之，此方是也。

升麻　葛根　独活　羌活各五钱　防风二钱五分　生草二钱
柴胡五钱　炙草二钱　人参五钱　白芍五钱

上咬咀，每服五钱，水三大盏，煎至一盏，去渣，稍热服。忌冷物、冰水月余。

郁火汤 治五心烦热，是火郁于地中，四肢土也，心火下陷

---

① 郁火：此标题原无，据原目录补。

在脾土之中，故宜升发之。丹溪云治手足心热，用东垣火郁汤者，此谓火郁必达之意，故用风药。

升麻　葛根　防风　炙甘草　柴胡根　白芍各五钱

上㕮咀，每服三四钱，水二大盏，入莲须、葱白三寸煎，去渣，温服。

清肝解郁汤　治肝气遏郁，两胁疼痛发热证。

柴胡一钱　青皮八分　白芍一钱　茯苓八分　黄连一钱　香附五分　甘草三分　防风五分

上水二钟，煎一钟，温服。

栀连越鞠丸　治郁火上冲，目痛、胁痛、呕吐诸症。

黄连炒，一两　神曲炒，五钱　栀子炒，一两　赤芍药六钱　抚芎五钱　藿香三钱　粉草五钱　茯苓一两

上研为末，炼蜜为丸。每服四十丸，食远百滚汤送下。

左金丸　治两胁疼痛不可忍者。

黄连一两，炒　吴萸一钱，泡

上研细末，水跌为丸。每服二钱，食远百滚汤送下。

达火丸　治手心、足心发热，极效。

栀子一两　香附五钱　苍术一两　白芷　半夏各五钱　川芎　黄连各四钱

上为末，炼蜜为丸，百滚汤送下。

附诸血从火①论

夫血者，水谷之精也。故饮食入于胃，而胃气平和，则不失生化之原，其血乃能荣养五脏，周流六腑，而行于脉也。故刘宗厚曰：血生化于脾，总统于心，藏受于肝，宣布于肺，施泄于肾，

---

①　从火：此2字原目录作"症约"。

灌溉一身。目得之而能视，耳得之而能听，手得之而能摄，掌得之而能握，足得之而能履，脏得之而能液，腑得之而能气。是以血之出入升降，濡润宣通者，皆由脾胃使然也。盖失血之症，五脏俱有之，然其受病之原，总不离火邪而致。治血之法，非止一端，而其药剂之宜，大抵近于清凉为善。血之妄行，必随气动，经云：气有余即是火。气降则火降，火降则气不上升，而气平则血无溢出上窍之患矣。若降火不得其法，徒用寒凉，反伤胃气。殊不知胃气一伤，则脾不得统血而行，则血愈不得归经矣。今之疗血者，有二大患焉：一则不审虚实，专用寒凉，如芩、连、栀子、青黛、知、柏之类，以致脾气渐败，而变脾泄不救者；一则不知寒热，妄用温燥，如黑姜、炒桂、荆芥、香附、人参之类，遂使肺气渐痿，而成咳逆难调者，良可叹也！且病各有所属，而治亦审所因：有因好食厚味，嗜饮火酒，积热吐血者，此属脾胃之血症，法当专清理脾胃是也；有劳倦伤脾，思虑伤心，而心火内郁，发为吐血者，此属心脾之血症，法当清心火理脾气是也；有因脾胃积热，上蒸于肺，致肺气壅滞，变为咳血者，此属肺脾之血症，法当清脾胃保肺金是也；有脾胃素虚，积怒伤肝，致肝火遏郁，发为呕血者，此属肝脾之血症，法当平肝气调脾胃是也；有醉饱行房，真阴耗散，致阴火上冲，遂成咯血者，此为内损之症，法当滋补肾水，调和脾胃，使真阴渐生，而虚火渐降可也；更有先吐血而后咳痰者，是肺胃火邪未清，其血虽止，而痰被火所阻，不得下降，乃痰因血枯而生，法宜清火养血，而痰自降矣；有先咳痰而后吐血者，是痰郁生热，而热邪动血，乃血因痰热而动，法宜清降痰火，而血自止矣。盖血症多端，除跌仆坠闪及六淫所感之外，即衄血溺血便血诸症，虽各有所属，则其所致，皆为起居不常，饮食不节，以酒为浆，妄作动劳，先伤脾胃，而后他脏因之而病也。余故曰：血之为病，五脏六腑无不有之，而其受病之原，总不离脾胃者也。夫脾属太阴经，真阴从此生焉。世所谓治血必补真阴，而补阴不顾脾胃，岂善治阴虚者乎？阴虚之症，无骤补之法，非多服药，不能取效。病家欲速其功，医者张皇无主，百药杂投，以致殒命，覆辙相寻而不悟，悲夫！

诸血约脉

失血之症，非止一端；所见之脉，亦非止一芤。夫血为心火而至者，其脉必洪而数；为肝火而至者，其脉必弦而急；为肺热而至者，其脉必浮而芤；为胃火而至者，其脉必长而大；为脾积热而至者，其脉必实而数；为肾火而至者，其脉必沉而数。如此诸脉，皆可验其血症之所属，一芤脉岂能尽之耶？又云，失血之脉，宜沉细而不宜浮大，此言其脉体之大略，非一定之言也。然有一定之言者，不在脉之大小，而在有胃气、无胃气而已。夫胃气即元气、神气之别名，故经曰：血者神气也。脉中神气在则存，神气失则亡，所以往往失血之人，亦有脉浮大而生者，亦有脉沉细而死者，是可验也。或失血过多而脉反大者，此谓病长乃逆脉也。余当诊胃气，以决其生死可耳。

诸血约治

血宜行不宜止。夫血不循经络者，气逆上壅也。夫血得热则行，得寒则凝，故降气行血，则血循经络，不求止而自止矣。止之则血凝，血凝必发热恶食及胸胁作痛，而病日沉痼矣。

衄血、吐血、齿舌上出血如血初至，其势涌甚，切勿用犀角、地黄、芩、莲、知、柏等止之，宜用童便少入姜汁调匀，徐徐与服。俟血势稍缓，诊脉属何脏腑，随症投剂，自无后患。夫童便降火，亦滋真阴，止血亦消积瘀也。

吐血、咯血、呕血、衄血、溺血、便血，其名色虽异，而其治大抵当从于火。世有妄言血属于寒者，误甚也。余诸戒勿用寒凉者，谓其病有深浅，胃有虚实不同耳。然亦有服温药而愈者，其血不由阴虚火炽所致，其百人中或仅有一二，岂可概而为例耶？

血虚宜补。夫血虚则发热，此既从虚治，宜甘寒、甘平、酸寒、酸温，以益荣血。其药为熟地黄、白芍药、牛膝、炙草、酸枣仁、龙眼肉、甘枸杞子、甘菊花、人乳之属。

血热宜清。夫血热则为痈肿，为鼻衄，为齿衄，为牙龈肿，为舌上出血，为舌肿，为血崩，为赤淋，为月事先期，为热入血室，为赤游丹，为眼暴赤痛，法宜酸寒、苦寒、咸寒、辛凉，以除是热。其药为童便、牡丹皮、赤芍药、生地黄、黄芩、犀角、地榆、大小苏、茜草、黄连、山栀、大黄、青黛、天门冬、玄参、荆芥之属。

血瘀宜通。夫积瘀必发热、发黄，作痛作肿及作结块癖积，法宜辛温、辛热、辛平、辛寒、甘温，以入血通行，佐以咸寒，乃可软坚。其药为当归、红花、桃仁、苏木、桂、五灵脂、蒲黄、姜黄、郁金、三棱、延胡索、干漆、自然铜、韭汁、童便、大黄、芒硝之属。盖血为荣，阴也，有形可见，有色可察，有证可审。病既不同，药亦各异，治之之法，要在合宜。倘失其宜，为厉不浅，差剧之间，可不谨乎！

诸血约方

吐　血①

二黄补血汤　治脾胃积热，口舌生疮，而血初至及血多者宜服。

生地黄二钱　黄连一钱五分　白芍药二钱　枳壳五分　生甘草

---

① 吐血：此标题原无，据原目录补。

七分　熟大黄一钱　桃仁六分

上水二钟，煎一钟，不拘温服。血不止，加生蒲黄一钱，丹皮八分；如虚，去大黄、桃仁，加山栀、赤苓。

犀角地黄汤　治热郁肝肺，其血随气涌泄，或沟道闭塞，流入于胃而吐清血者，宜服。

犀角镑，二钱　生地黄三钱　白芍药二钱　丹皮二钱　黄连一钱五分

上水二钟，煎一钟，温服。

止血立应散　治饮酒过度，心火乘脾，便闭发热，胸膈作痛，喉舌干燥宜服。

大黄五钱，酒蒸炒　青黛二钱　发灰五分　黑栀子三钱　丹皮二钱

上为细末，每服二钱五分，用童便和百滚汤调服。脾胃虚者忌之。

清火解毒汤　治阳明胃经积热，吐血、衄血等症。

干葛二钱　赤芍药二钱　生地黄四钱　丹皮二钱　黄连一钱五分　柴胡一钱　山栀子二钱　甘草一钱　连翘一钱五分　升麻一钱　黄芩二钱

上水三钟，姜一片，煎钟半，作二次，食远服。胃虚不宜。

归芍参麦汤　治酒色过度，真阴不足而吐血者宜服。

当归一钱五分　白芍药二钱　人参八分　麦门冬一钱五分　丹皮一钱　甘草五分　黄连一钱　茯神一钱五分

上水二钟，煎一钟，温服。

四生丸　治吐血衄血，阳盛于阴，血热妄行。

生薄荷二两　生艾叶一两五钱　生侧柏二两　生地黄二两五钱

上研烂，蜜为丸①，如鸡子大。每服一丸，水三钟，煎一钟，

---

① 丸：原脱，据《妇人大全良方》补。

滤过温服。

双荷散《圣惠方》 治卒暴吐血。

大藕节七个 荷叶顶七个

上同蜜擂细，水二钟，煎八分，去滓温服。或研末，蜜调下。

荆芥散 治外感风邪，郁久吐血宜服。

荆芥穗五钱 甘草一两 桔梗二两

上水二钟，姜一片，煎一钟，食远服。

茯苓补心汤 治思虑伤心，心气虚耗不能藏血，以致面色黄黑而吐血者宜服。

茯苓一钱 人参一钱 枳壳五分，面炒 陈皮六分 当归一钱 熟地一钱五分 柏子仁一钱 甘草 分 桔梗五分 白芍一钱

上水二钟，姜一片，枣一枚，煎八分，温服。

归脾汤 治思虑伤脾，不能统摄心血，以致妄行，或吐血下血，皆宜服之。方见内伤

麦门冬饮子《拔粹方》 治脾胃虚弱，气促气弱，精神短少，衄血吐血。

人参二钱 五味十五粒 紫菀一钱 黄芪一钱 芍药一钱 甘草六分 麦门冬二钱 当归一钱五分

上水二钟，煎一钟，食远服。

加减养荣汤 治见血后脾胃弱，精神少而血不止者宜服。

人参一钱 黄芪二钱 五味十三粒 芍药 甘草五分 当归五分 麦门冬五分

上水二钟，煎一钟，不拘服。如不止，再服。

侧柏散 治内损吐血，因酒太过，劳伤于内，血气妄行，其出如涌泉，口鼻皆流，须臾不救，服此即安。又治男子、妇人九窍出血。

侧柏叶一两五钱 人参去芦，一两 荆芥穗一两，烧灰

上为末，每服三钱，入飞罗面三钱拌和，汲水调糊相似啜服。

呕 血①

枇杷黄连汤 治内损脾胃，阴火上冲，呕血者宜服。

枇杷叶一钱　黄连一钱五分　茯苓八分　甘草六分　白芍一钱五分
丹皮八分　桔梗四分

上水二钟，煎八分，不拘服。

生地保命散 治劳伤心肺，积火呕血者宜服。

生地黄八两，酒浸，姜汁炒干　丹皮三两，酒洗炒　茯神二两
甘草一两　蒲黄二两，炒黑

上为末，每服三钱，食远童便和百滚汤调下。

芩连薏苡汤 治饮食伤脾，胃热呕血者宜服。

黄芩一钱　黄连一钱　薏苡二钱　当归一钱　白芍药一钱　茯苓
八分　甘草五分

上水二钟，煎一钟，不拘服。

藿香地黄汤 治脾胃热痰致血，呕唾不止者宜服。

藿香一钱　生地黄二钱　麦门冬一钱　竹茹五分　黄连一钱五分
半夏曲一钱　甘草五分　茯苓一钱

上水二钟，煎一钟，温服。

补阴止血汤 治劳心思虑，损伤精神，惊悸烦热，不时呕血
者宜服。

当归一钱　白芍药一钱五分　生地黄一钱　麦门冬一钱　人参八分
枣仁炒，一钱　茯神八分　甘草五分　远志四分　柏子仁一钱

上水二钟，煎一钟，不拘服。

咳 血②

百合贝母汤 治内伤咳嗽，先咳痰而后见血者宜服。

---

① 呕血：此标题原无，据原目录补。
② 咳血：此标题原无，据原目录补。

百合一钱　贝母一钱　枇杷叶五分　紫菀八分　黄芩一钱　甘草
五分　茯苓八分　枳壳四分　白芍药一钱　桔梗三分

上水二钟，煎一钟，不拘服。

芍药门冬汤　治内伤先见血而后咳痰者宜服。

白芍药　天门冬各二钱　茯神一钱　生地黄二钱　甘草五分
丹参一钱　当归八分　桑白皮六分

上水二钟，煎一钟，不拘温服。

黄连阿胶丸　治内伤血枯，咳嗽声哑喉痛者宜服。

黄连一两，酒炒　阿胶一两五钱，蒲黄炒成珠　茯神一两　人参
五钱，去芦　麦门冬一两，去心微炒

上研为末，炼蜜为丸。每服三钱，百滚汤送下。

天麦二冬膏①　治内伤咳嗽，痰中带血。

琼玉膏　治吐血后肺气虚弱，咳嗽不止。见燥门

二母止血汤　治内损痰火，酒色过度，致伤肺肾，咳唾痰血
不止者宜服。

知母　贝母　生地各二钱　甘草一钱　黄柏一钱五分　茯苓一钱
石枣一钱五分　白芍一钱

上水二钟，煎一钟，不拘服。胃虚，加人参五分；骨蒸热，
加地骨皮八分；嗽甚，加桑白皮八分；肺虚，加阿胶一钱。

衄　血②

河涧生地汤③　治郁热于肺，鼻衄者宜服。

枸杞一钱　柴胡六分　黄连一钱　地骨皮　天门冬　白芍各八分
甘草五分　黄芩　黄芪各八分　生地黄　熟地黄各一钱

---

① 天麦二冬膏：原目录作"天门冬膏"。
② 衄血：此标题原无，据原目录补。
③ 河涧生地汤：原目录作"河涧地黄汤"。涧，疑为"间"之误。

上水二钟，煎一钟，不拘服。

茜根散 治鼻衄不止者。

茜根 阿胶蒲黄炒 黄芩各一两 侧柏叶一两 生地黄一两
甘草五钱

上研末，每服三钱，童便和百滚汤调服。

黄芩芍药汤 治肺脾积热，鼻衄不止。

黄芩三钱 芍药三钱 甘草二钱

上水二钟，煎一钟，温服。

干葛防风汤 治内热夹风变为鼻衄。

干葛二钱 防风一钱 桔梗五分 白芍一钱 甘草五分 玄参八分
麦门冬一钱

上水二钟，煎一钟，食远服。

止衄散 治鼻衄不止。

黄芪五分 赤茯苓二钱 白芍药二钱 当归一钱五分 生地黄二钱
阿胶二钱

上为末，每服二钱，食远童便和百滚汤调下。

芎黄汤 治风热郁脑。见痰饮

清肺饮 治上热鼻衄。

黄芩二钱 玄参一钱 生地黄二钱 麦门冬一钱 甘草五分
桔梗六分

上水二钟，煎一钟，食远服。

三白人参汤 治肺虚鼻衄。

白芍药二钱 白术一钱五分 白茯苓一钱 人参八分 麦门冬一钱
甘草六分 桑白皮一钱

上水二钟，煎一钟，食远温服。

参麦饮 见伤门①

天门冬膏 见燥门

山栀子散 治鼻衄不止。

山栀子不拘多少，烧灰为末少许，吹入鼻中即止。不止再吹。

黄连散 治大人、小儿盛热乘于血，血随热气，散溢于鼻者，谓之鼻衄。凡血得寒则凝涩结聚，得热则流散妄行。

黄连二钱　黄芩二钱　柏叶一钱五分　甘草一钱　豆豉二十粒

水二钟，煎一钟，食远服。

溺　血②

当归承气汤 治尿血，积热脾胃，大便闭结者。

当归一钱　厚朴五分　枳实八分　大黄一钱　芒硝八分　生地黄一钱五分　丹皮八分

水二钟，煎一钟，食前服。

当归琥珀散 治心小肠积热，小便出血。

当归一两　赤茯苓六钱　琥珀碎，三钱

上为末，每服二钱，灯心薄荷汤调下。

栀子木通汤 治小肠结热，膀胱癃闭，小便尿血。

山栀子二钱　黄连一钱　木通一钱　赤芍药一钱　生地二钱　丹皮一钱

上水二钟，煎一钟，食前服。

羚羊当归汤 治男妇小便出血，肝经郁热。

羚羊角锉碎，一钱　当归一钱五分　赤芍药一钱　生地一钱五分　银柴胡六分　生甘草四分　黑栀子一钱

上水二钟，煎八分，食前服。

---

① 门：原目录作"暑"。
② 溺血：此标题原无，据原目录补。

故子蒲黄散 治肾虚尿血。

补骨脂汤泡去辛味，炒，五钱 蒲黄炒，五钱 牡蛎灰三钱

上研末，每服二钱，空心温酒调下。此治虚脱之症，乃塞剂也。

鹿角胶丸 治房屋劳伤，小便尿血。

鹿角胶五钱 没药二钱，另研 柏子仁五钱，去油 茯神五钱
牛膝三钱 熟地黄五钱 淮山药五钱

上为末，炼蜜为丸。每服三钱，白滚汤送下。

加味地黄丸见火门

琼玉膏见燥门

黄连香薷②饮 治肠胃积热或冒暑气。

黄连二钱 香薷一钱 茯苓一钱 扁豆一钱五分 甘草七分
黄芪一钱 黄芩一钱 人参一钱 厚朴八分

水二钟，煎一钟，食前服。

槐花散 治脾胃有湿，胀满下血。

苍术 厚朴 陈皮 当归 枳壳各一两 槐花二两 甘草五钱
乌梅肉八钱

上研末，每服三钱，百滚汤调，食前服。

升麻和血汤 治肠癖下血作流，其血唧出有力而远射四散，或腹中作痛，此阴明气上冲，热毒所作也。当去湿毒，和血而愈。

生地二钱 牡丹皮 甘草 黄芪 当归各一钱 熟地一钱五分
白芍药一钱 升麻八分 陈皮五分 苍术四分 秦艽五分 肉桂二分

上水二钟，煎一钟，食前服。

---

① 下血：此标题原无，据原目录补。
② 薷：原作"茹"，据原目录改。

当归和血汤　治肠癖下血，湿毒下血。

槐花二钱　青皮一钱　当归身一钱　升麻一钱　白术六分　荆芥穗五分　熟地黄一钱　川芎四分　甘草四分

水二钟，煎一钟，食前服。

香连丸　治下血似痢。

芍药汤　治大便脓血。俱见痢积

补中益气汤　治劳倦下血，补心丹。

归脾汤　治心脾虚劳下血。见内伤

芍药黄连汤　治大便后下血，腹中痛，谓之热毒下血。

芍药二钱　黄连二钱　当归一钱五分　薄桂二分　甘草炙，五分
大黄一钱

上水二钟，煎至一钟，服。如痛甚，调木香、槟榔末一钱服。

黄连阿胶丸　治饮酒过多，下血不止。

黄连二两　赤茯苓　阿胶炒，各一两

上用黄连、茯苓为末，调阿胶，众手丸。每三十丸，食后米饮下。

凉血地黄汤　如饮食不节，起居不时者，阴受之。阴受之，则入五脏；入五脏，则填满闭塞，下为飧泄，久为肠癖者，水谷与血，另作一流唧出也。时令值夏，湿热大盛，正当客气胜而主气弱也，故肠癖之证甚，以此药主之。

熟地黄一钱　当归一钱　青皮五分　槐花炒，一钱　知母炒，六分
黄柏炒，八分

上水二钟，煎一钟，温服。如小便涩，脐下闷，或大便后重，调木香、槟榔末各五分，稍热空心服，或食前服。如里急后重又不去者，当下之。如有传变，随证加减。

竹茹汤　治妇人汗血，吐血，尿血，下血。

竹茹一钱　熟地黄二钱　人参八分　白芍药一钱　桔梗六分

川芎五分　当归八分　炙甘草五分　桂心三分

上水二钟，煎一钟，食后通口服。

剪红丸　治脏腑虚寒，下血不止，面色萎黄，日久羸瘦。

侧柏叶炒黄　鹿角火去毛，醋煮　附子炮，去皮脐　川续断酒浸　黄芪　阿胶蛤粉炒　当归去芦，酒浸，各一两　白矾枯，五钱①

上为末，醋煮，米糊丸，如桐子大。每服七十丸，空心米饮下。

经验医按

戊寅芝山寺施医。一人吐血，服犀角地黄汤不止，继服止血立应散，其血愈甚，身如火炙，烦躁不眠，饮食即吐。至寺求治。余诊其脉，洪大而无伦次，按之豁然而空。谓其父曰：此非胃火实证，乃荣气虚极之候也。夫荣气亦胃气之别名，若胃实内有积热，服地黄汤、立应散自然相宜，今服之病反见增者，似胃虚不能受也，法当用独参汤急补胃气。耐方云：血随气乱，必随气定。人参能定胃气，胃气定则血自止矣。其父曰：家清奈何？余思归芪汤以代之。服三剂而血止，五剂而诸症悉退。但脉按之尚空，行动气喘，汗出如雨。复用六味地黄丸倍加黄芪、当归、麦门，服一月而愈。

一妇人因恼怒吐血，服清火解毒汤，其血愈甚。改用犀角地黄汤，而大小便、鼻俱有血出，人事昏乱，寻衣撮空，惟有一气呼吸而已。召余诊视。余诊其脉，有八至余。即谓其病曰：此症胃气大败致血乱崩，急用独参汤救之，稍迟则不能挽回也。病家见服凉药反增，遂取人参一两煎服，其血仍然不止。傍人有曰：诸血症皆属于火，曾未见用人参止血者。余争曰：药未足耳。仍

---

① 白矾枯五钱：此5字原置于"当归"之前，据《丹溪心法附余》移正。

用人参一两，加熟附子五分，其血立止，精神亦顿复。此素无阴虚火盛之症，乃偶遇大怒吐血，因误服清火破气等药，遂致阳气耗散，故用纯阳之剂救之。若阴虚误用参、附，则祸不旋踵。学者当细审之，凡疑似之间，不可轻易用参、附。

一人五十岁，吐血发热，服止血诸汤，无一应效，患此症月余。召余诊视。余见其形色羸瘦，心脾二脉数而无神，谓此症是劳倦伤神，饮食伤脾所致，主服归脾汤而补心脾，以脾气运则能统血归经。病者不信，仍用清凉降火等剂。忽一日气喘，唾血愈甚，复至求治。余仍主服归脾汤，乃愈。

前任海道尊施四民宗师，每为政事劳心，饥饱失时，即发吐血，服诸药不验，惟服归脾汤即止。凡劳倦伤神，饥饱伤脾吐血者，惟归脾汤累试累验也。

一友姓郑，肝气素旺，易发恼怒，复好饮酒，嗜食煎炒。忽一日牙肉肿痛，流血不止。一医用犀角地黄汤不止，改用三黄汤、清火解毒汤，其血愈甚，患此症旬日不止。仓皇无措，召余诊视。余见其脉六部洪大，寸口急数，有七至余。谓其病者曰：此阳明胃积热症无疑，但火势已甚，恐不能直拆，仍用前三黄汤合地黄汤，少加炒黑肉桂从治，则其火必下降也。服二剂，其血立止。凡火症正治反增，必须从其性以治之，此乃先贤之秘方也。

一友患鼻衄，服地黄汤、茜根散、止衄散无效。召余诊视。余见其肺胃二脉举之浮数，按之损小，谓此症乃虚火，非实火也。主服参麦饮而血止，继服三白人参汤痊愈。

又一友患鼻衄，服地黄汤不止，改服栀子散，遂发呕吐昏眩。召余诊视。余见其脉，肺部浮数而大。谓病者曰：此乃风郁于脑，而至鼻中流血，非肺热作病，不宜用寒凉伤胃。主服干葛防风汤，二剂而愈。

一人小便出血，经年不愈，到芝山寺求治。余诊其脉，虚数无神。问其前服何药，答曰百色凉药皆已尝试。余曰：今肾气虚败，将为脱症，法当温理，不宜再用寒凉。遂与故子蒲黄散。服五早血止，继服八味丸二斤，乃痊。

一人忽然癫狂，如丧神守，小便出血，滋阴降火之剂愈服愈剧。召余诊视。见其面色、目下青黑，左寸心脉浮滑，右寸肺脉浮洪，遂用滚痰丸九钱，分三日与服。计下宿痰斗许，癫狂立止，惟小便血尚存。继用四物汤加二陈、竹沥、胆星之类，服一月而血止，二月而痊愈。此心包络热痰为病，非小肠膀胱本经积热也。

五卷　内伤条辨

内伤门①

伤气血　伤饮食　伤药饵约论②

王节斋曰：东垣论饮食劳倦，为内伤不足之证，治用补中益气汤。《溯洄集》中又论不足之中亦当分别，饮食伤为有余，劳倦伤为不足。余谓伤饮食而留积不化，以致宿食郁热，热发于外，此为有余之证，法当消导。东垣自有枳术丸等方，治法具于"饮食门"矣。其补中益气方论却谓人因伤饥失饱，致损脾胃，非有积滞者也，故只用补药。盖脾胃全赖饮食之养，今因饥饱不时，失其所养，则脾胃虚矣。又脾主四肢，若劳力辛苦，伤其四肢，则根本竭矣。或专因饮食不调，或专因劳力过度，或饮食不调之后加之劳力，或劳力过度之后继以饮食不调，故皆谓之内伤血气不足之证而宜用补药也。但须于此四者之间审察明白，略为加减，则无不效矣。

按：内伤乃本气自病，故为不足；外感乃客邪为病，故曰有余。盖不足、有余，以主客言之也。又云内伤有余、不足者，以伤血气为不足，伤饮食为有余。而东垣于伤血气，用补中益气汤加减；伤饮食，用枳术治中等治之，不为不悉矣。然饮食伤胃，而劳役伤脾，或服丹药致伤元气，种种不同尤宜详辨焉。夫饮食不节，醉饱伤胃，胃病则气短肌消、精神少而发热、火时上冲、面如火烘。胃既病，则脾无所禀受，故亦从而病焉，治宜清胃火。胃火既清，则脾土得其所禀

---

① 内伤门：正文版心标题作"脾胃"。
② 约论：此2字原无，据原目录补。

而安矣，如轻用黄连、重用石膏之类是也。若起居不常，形体劳役，则脾病。脾病则怠惰嗜卧，大便溏泻，行动气喘。脾既病，则胃不得独行津液，故亦从而病焉，治宜补脾气。脾气运健，则胃之津液自行，而阳明之气得以生发矣。如深用理中汤、建中汤，浅用六君子、异攻散之类是也。故其受伤有先后，而施治有重轻也。东垣云：胃气乃卫气、元气之别名，不可一日使之虚，尤不可一日使之不生发。盖伤饮食诸症，胃气实者，攻之即去，而疾犹易愈；胃气虚者，攻之不去，而疾自如。非药不能去病也，主气不能行药力也。故不独丹药偏胜之品能伤元气，即补血、补气之剂用之一不当，亦停滞而生病焉。所以东垣论脾胃谆谆不已，正以为后人不审虚实，而轻用克伐之剂者永戒也。

内伤约脉

不同。伤饮食脉独在右寸，大于左寸口；脾胃本部脉，或大、或弦、或滑，皆伤饮食之脉也。右寸口外侧浮大，或见外症，仍当以外感治之。其左右寸口，俱有内伤外感也。

内伤附脉

东垣曰：古人以脉辨内伤、外感，谓人迎脉大于气口为外感，气口脉大于人迎为内伤。此辨固是，但其旨有所未畅。外感风寒，皆有余之证，是从前客邪来也，其病必见于左手，左手主表，乃行阳二十五度。内伤饮食不节，劳役所伤，皆不足之病也，必见于右手，右手主里，乃行阴二十五度。故外感寒，则左寸人迎脉浮紧，按之洪大。紧者，急甚于弦，是足太阳寒水之脉，按之洪大而有力；中见手少阴心火之脉，丁与壬合，内显洪大，乃伤寒脉也。若外感风邪，则人迎脉缓而大，或大于气口一倍，或两倍、三倍。内伤饮食，则右寸气口脉大于人迎一倍。伤之重者，过在少阴则两倍，太阴则三倍，此内伤饮食之脉。若饮食不节，劳役过甚，则心脉变见于气口，是心火刑肺，其肝木挟心火之势亦来薄肺，经云侮所不胜，寡于畏者是也。故气口脉急大而数，时一代而涩也。涩者，肺之本脉；代者，元气不相接。若不甚劳役，惟右关脾脉大而数，谓独大于五脉，数中显缓，时一代也。如饮食不节，寒暑失宜，则先右关胃脉损弱，甚则隐而不见，惟内显脾脉，若大数而缓，时一代也。宿食不消，则独右关脉沉而滑。经云内脉滑者，有宿食也。

内伤约治

内伤不足，最忌妄用发散并克伐之剂。盖脾胃既虚，阴火即乘其位，致谷气塞闭，浊气隔于上焦，而清气潜伏于下焦，故九窍为之不利。胃经受病，则十二经元气皆因而不足，再误用克伐，不至轻者重而重者毙乎？东垣立补中益气汤、调中益气汤、和中丸、补脾丸、调胃丸、参苓散，皆补中求行，而行不损中气；行中求补，而补无碍积滞，乃调理脾胃、挽回中气之剂也。

内伤当辨虚实。经云：火邪盛则实，精气夺则虚。又曰：邪之所凑，其气必虚。凡言虚者，精气夺也；凡言实者，火邪胜也。是故虚则受邪，邪客为实，法先攻邪，邪尽扶本，是其治也。如邪犹未尽，又当审辨。若误补，则犯实实耳。精者，阴也；气者，阳也。倘为火所削夺，是五脏六腑之阴精阳气皆虚也，宜各从其类以补之。一切克伐攻击之药概不可施，犯之者，是谓虚虚也。经又曰：实实虚虚，损不足而补有余。如是者，医杀之，可不慎欤！

劳役伤气，酒色伤血，二者亦有恶寒发热，类似外感，切不可作外感有余症治之，当审血气多少。如伤血则宜补血，伤气则宜补气，如血气俱伤则双补之。然内伤恶寒，得就温暖即止；外感虽近，烈火不除。内伤发热，手心热甚；外感手心不热，此可验其内外之分也。

伤食必恶食，胸中满闷，宜用消导之剂。如谓之内伤夹外感，名为夹食伤风，宜用香苏散加平胃、山楂、麦芽、神曲之类，兼而治之。

伤饮，如酒水汤饮，皆无形之物，治宜发汗并利小便，使上下分消，五苓散、葛花解醒汤、生姜、半夏、枳实、白术之类是也。

伤食，如肉食瓜果，皆有形之物，宜损其谷，次宜消导，重者宜吐、宜下，枳术丸、保和丸、宽中丸、朴黄丸，量轻重择用之。

伤药饵，或阳虚误服补血药，致伤中气，饱闷呕吐，乍寒乍热，宜二陈汤加香附、砂仁、木香之类行滞开达胃气，不宜用燥补药。或阴虚误服补气药，致伤真阴，发热燥闷，口干喉焦，甚致咯血，宜枳、桔、黄连、竹茹辈降气清火，最忌寒滞药。

内伤，饥饱失时，忧思过虑，至于心头嘈杂，或发噫逆，或饥不食，此胃口有热痰，宜加减二陈汤主之。

积有新久，新者宜行，而久者宜补中求行，慎毋概用行药，恐伤中气。单行积滞，如意丸、宽中丸、保和丸之类；补中求行，白术丸、参苓散、治中丸之类。

内伤约方

伤血气方①

调中益气汤　治脉弦洪缓而沉，按之中空或得一涩。其证四肢满闭，肢节烦疼，难以屈伸，身体重烦，心不安，忽肥忽瘦，

---

① 伤血气方：此标题原无，据原目录补。

四肢懒倦，口失滋味，大小便清利而数，或上饮下便，或大便涩滞不行，一二日一见，夏月飧泄，米谷不化，或便后见血，见血脓，胸满短气，咽隔不通，安卧嗜睡，肢节无力，不思饮食。

升麻二分　黄芪一钱　甘草五分　苍术四分　木香一分　人参五分　柴胡二分　陈皮二分

上㕮咀一剂，水煎，食前热服。如时显热燥，是下元蒸蒸发也，加生地黄、黄柏；如大便虚坐不得，或大便了而不了，腹常逼迫，血虚血涩也，加归身。

治中汤《和剂方》　治脾胃不和，呕逆，霍乱中满，虚痞或泄泻。

人参去芦　甘草炙　干姜炮　白术　青皮去白　陈皮去白，各一两

上㕮咀，每服三钱，水一盏，煎七分，去渣，空心温服。呕吐不已，加半夏等分，丁香减半，名丁香温中汤。

补脾汤《三因方》　治脾胃虚寒泄泻，腹满气逆，呕吐，饮食不消。

人参去芦　茯苓去皮　草果去皮　干姜炮，各一两　麦蘖炒炙甘草各一两五钱　厚朴去皮，姜制　陈皮去白　白术各七钱五分

上㕮咀，每服四钱，水一盏，煎七分，去渣，空心温服。

白术和胃丸　治久病不能食，而脏腑或结或溏，此胃气虚弱也。常服则和中理气，消痰去湿，和脾胃，进饮食。

厚朴制　半夏各一两　白术一两二钱　陈皮八钱　枳实二钱五分木香一钱　人参七钱　甘草炙，三钱

上为末，生姜汁浸，蒸饼丸，如梧桐子大。每三十丸，温水食远服。

补脾丸《心法秘方》　治脾虚而恶汤药者。制此丸，用汤吞，

省口苦而易于从也。

白术半斤　苍术　茯苓　陈皮各三两　芍药五钱

上为末，粥糊丸，加润下丸可作催生用。上热甚者，加清金丸尤妙，与此药必无产患。

养脾丸《和剂方》　治脾胃虚冷，心腹胀闷，呕逆恶心，泄泻。

大麦蘖炒　茯苓去皮　人参去芦，各一斤　白术①半斤　干姜炮缩砂去皮，各二斤　甘草炙，一斤半

上为末，炼蜜为丸。每两作八丸，每服一丸，细嚼，姜汤下。

思食调中丸《御药院方》　治脾胃久弱，三焦不调，气滞胸隔，痞闷不食，呕逆恶心，或吐痰水。

神曲炒　麦蘖炒　陈皮去白　半夏曲　乌药各一两　槟榔人参各七钱　白术一两五钱　木香　沉香各五钱

上为末，蜜调，白面打糊丸，如梧桐子大。每服三十丸，米饮吞下。

道宁纯阳丹　治真元虚损，心肾不安，精神耗散，脾土湿败，不能化食，所食五味之物不生精液，皆成痰涎，聚于中脘，不能传导，以致大肠燥涩，小便反多而赤，或时呕吐酸水，久成翻胃结肠之症。

苍术坚实者，米泔水浸三日，再换净水浸洗，切晒干，以清盐水浸一宿莲肉好者去心取净，酒浸一宿，各四两

上大公猪肚一个，壁上揉，洗净，纳入前二味，以线缝密，用无灰酒煮烂，取起，入石臼中捣烂，捏成小饼，烘干，研为细末，入后药。

南星四两，净，切细，以姜汁一小钟浸一宿，以灶心土同炒，去土不用

---

①　术：原作"米"，据《太平惠民和剂局方》"养脾丸"改。

大半夏四两，用姜汁、竹沥浸炒，入前药，共研为细末，荷叶煮汁，打糊为丸，每服三钱，白滚汤食前送下

补中益气汤　治饮食劳倦所伤，始为火邪所中。盖人受水谷之气以生，所谓清气、营气、卫气、春生之气，皆胃气之别名也。夫胃腑为水谷之海，饮食入胃则生精气，上输于脾，脾气生发则上布于肺，通调水道，下输膀胱，水精四布，五经并行，合于四时、五脏、阴阳，揆度以为常也。若饮食失节，寒温不适，则脾胃乃伤，喜怒忧恐，损耗元气，脾胃气衰，元气不足，而心火独盛。心火者，阴火也，起于下焦，其系系于心，心不主令，相火代之。相火，包络之火，元气之贼也。火与元气不两立，一胜则一负，脾胃气虚，则肝肾阴火得以乘其土位，故脾症始见。夫脾胃受病，其症气高而喘、身弱而烦、头痛而渴，其脉空大，其皮肤不任风寒而生寒热。盖阴火上冲，则气高喘也，烦热头痛也，燥渴脉大也。脾胃之气下流，使谷气不得升浮，是春生之令不行，则无阳以护其营卫，故不任风寒，乃生寒热矣。此皆脾胃不足所致，与外感风寒之症颇同。然内伤脾胃，乃伤其气；外感风邪，乃伤其形。伤其外则有余，有余者泻之；伤其内则不足，不足者补之。汗之、吐之、克之之类，皆泻也；温之、和之、调之、养之之类，皆补也。内伤不足之病，苟误认作外感有余之症，而反泻之，则虚其虚也。实实虚虚，如此死者，医杀之耳。然则奈何？惟当以辛甘温剂，补其中而升其阳，甘寒以泻其火则愈矣。经曰：劳者温之，损者温之。又曰：温能除大热。大忌苦寒之药损其脾胃，脾胃之症始得其热中。今立法治始得之症也。

黄芪弱甚热甚者一钱　人参三分，有嗽去之　炙草五分　当归身二分，酒制　陈皮二分　升麻二分　柴胡二分　白术三分

上㕮咀，作一剂，水二盏，煎至一盏，食远服，渣再煎。病有远近，药有重轻，宜斟酌加减用之。如腹中痛，加白芍五分，甘

草三分；脉沉、冷痛，加官桂三分；脉浮、恶热、腹痛，加白芍、甘草各三分；不止，加黄芩五分，此治火病也。如头痛、脉虚浮，加蔓荆子、防风各三分；痛甚，加川芎三分。头顶痛，加藁本五分；痛甚，加细辛二分。如虚火上冲，加栀子五分。血虚，倍当归，加芍药四分。如身体疼痛，湿热相搏，加五苓散，去桂一钱五分；痛甚，加竹沥半盏，姜汁五茶匙，此火痰湿热夹虚之剂也。如久虚痰嗽肺热者，去人参，加贝母、天花粉各五分；如肺寒，加去节麻黄五分，紫苏五分。如病人能食，心下痞者，加黄连三分；不能食，心下痞或胁下痛者，加柴胡、青皮各三分，或枳实二分亦可。如阴虚火盛、脉数而虚者，加炒黄柏五分，麦门冬三分；骨热，加地骨皮五分，知母四分。如见太阳证头项痛、腰脊强，加羌活、防风、桂枝；阳明则身热目痛、鼻干不得卧，加葛根，倍升麻；少阳则胸胁痛而耳聋，加黄芩、半夏、川芎，倍柴胡。如太阴则腹满而嗌干，加枳实、黄连；少阴则口燥舌干而渴，加生甘草、麦门；厥阴则烦满、囊缩，加川芎。

四君子汤　治中气虚弱，不思饮食，面皮黄瘦，泄泻。

白术二钱　人参二钱　茯苓一钱五分　炙甘草一钱

水二钟，姜三片，枣一枚，煎一钟，温服。有去甘草，用黄芪二钱，名四大君子汤。

异功散　治脾胃虚弱，不思饮食，或病后中气虚，皆宜服。

人参一钱五分　白术一钱五分　茯苓一钱五分　陈皮六分　炙甘草一钱

水二钟，煎一钟，不拘服。加半夏，名六君子汤。

十全大补汤　治血气俱虚，六脉细数，精神困倦或产后暴厥，大病后虚脱诸症。

黄芪一钱五分　白术一钱五分　茯苓一钱　人参一钱五分　熟地黄一钱五分　白芍一钱五分　川芎一钱　当归一钱五分　肉桂五分　附子五分

水二大钟，煎一钟，食前服。一方去附子，加陈皮八分；一方去黄芪，加甘草八分，俱名十全大补。

四物汤　治阴血虚，脉洪缓，五心潮热，精神困倦。

当归一钱五分　白芍药一钱五分　川芎一钱　地黄二钱

水二钟，煎一钟，食前服，渣再煎。如吐血，加黑栀子、童便；发热，加丹皮、柴胡、黄芩；如血虚冒风发热，加防风、荆芥、薄荷；如产后瘀血，或跌仆打伤，心腹疼痛，发热狂谵，加大黄、红花、苏木、玄胡索；如热入血室，口干烦躁，发热，大便不通，加黄芩、蒲黄、丹皮；如血枯筋惕，遍身痛，加秦艽；如变证发瘛，加葛根、玄参及升麻；血伤挟痰，加半夏、竹沥，仍入姜汁传送。

补气汤　治劳倦辛苦，用力过多，预服免生内伤发热之病。

黄芪一两五钱　人参　白术　陈皮　麦门冬各一钱　五味十个
甘草炙，七分

上锉作一剂，生姜三片，枣二枚，水煎，食前服。劳倦甚，加熟附子五分。

补血汤　治劳心思虑，损伤精神，头眩目昏，心虚气短，惊悸烦热，并宜服之。

当归一钱　川芎五分　白芍炒，一钱　生地黄五分　人参一钱二分
茯神一钱　枣仁炒，一钱　甘草炙，五分　麦门冬一钱

上锉作一剂，水煎，温服。

参苓白术散　治脾胃虚弱，饮食不进，或致呕吐泄泻，及大病后调助脾胃，此方最宜。

白术　莲肉去心　人参　薏苡仁　甘草　砂仁　山药　茯苓
白扁豆　桔梗

上等分为末，每服二钱，白汤调下。

伤饮食方①

宽中丸　治伤肉食不消，胸膈饱闷或作痛。

山楂不拘多少，蒸熟去核，晒干

上研末，炼蜜为丸。每服二钱，白汤下。

大安丸丹溪秘方　治脾经消导之剂，辛平之药也。

山楂二两　神曲炒　半夏　茯苓各一两　萝卜子　连翘各五钱
白术二两

上为末，粥糊为丸。每服二钱，白汤下。

除湿益气丸　治伤食湿、面，心腹满闷，肢体沉重。

枳实麸炒　白术　黄芩各一两　萝卜子炒熟去壳，五钱　神曲炒，
一两　红花三钱

上为末，荷叶烧饭为丸，如绿豆大。每五六十丸，白汤送或
姜汤下。

白术丸　治伤豆粉、湿、面、油腻之物。

白术　半夏汤洗　神曲炒　枳实炒，各一两　陈皮七钱　黄芩五钱
白矾枯，二钱

上为末，汤浸，蒸饼为丸，如绿豆大一倍。每服五十丸，白
汤下。量所伤，加减服。

如意丸《济生方》　治气虚积冷，停食不消，心下坚痞，噫
宿腐气，及霍乱吐泻，水谷不消，一切食积之疾并治。

半夏汤洗七次　三棱　枳壳去白　槟榔　陈皮　干姜　黄连
蓬术各二两　巴豆三十七粒，连壳用，同前药醋煮

上除巴豆外，余药锉如豆大，用好酒煮干用。巴豆同药焙为
末，薄糊丸，如绿豆大。每服十丸，加至二十丸。用茶清、姜汤
任下，食后温服。孕妇不宜。

---

①　伤饮食方：此标题原无，据原目录补。

五卷　内伤条辨

二五五

混元邓山房神效感应丸 常服消食，除积滞，不动脏腑。

丁香　木香　檀香　陈皮　角沉香不见火　青皮　黄连　砂仁
香附去毛　三棱煨　半夏汤泡七次，去衣　莪术十分大者，用面裹煨

以上药各一两，净研为细末，外用肥乌梅一百枚去核，巴豆
三百粒肥白者去皮膜心。上用磁器一只，盛巴豆，以乌梅肉盖之，
却用陈米醋浸与乌梅肉平，于甑上蒸，以巴豆红色为度，即捣二
件，令极烂。次用糯米粽合前件诸药搜匀，捣千百下，以黑为度，
和丸如萝卜子大。每服十丸，饮食不消，陈皮汤下；气滞，茴香
汤下；酒后呕吐、痰涎，生姜汤下。

大枳壳丸《御药院方》 治一切酒食伤，胸膈闭闷疼痛，饮食
不消，两胁刺痛，呕逆、吐、恶心并治。

蓬莪术煨香熟　厚朴去粗皮，姜汁制　人参去芦　青皮　黑牵牛
炒　枳壳麸炒，去瓤　茯苓去皮　木香　陈皮　白术各一两　大黄
锦纹者，切，二两　半夏汤洗①七次　麦蘖微炒　神曲炒　三棱各一两

上为末，姜汁糊丸，如桐子大。每服三四十丸，姜汤下，常
服美食。一方有干生姜五钱。

葛花解酲②散《拔粹方》 治饮酒太过，呕吐痰逆，心神烦
乱，胸膈痞塞，手足战摇，饮食减少，小便不利。

白豆蔻　砂仁　葛花各五钱　木香五分　青皮三钱　陈皮　茯苓
猪苓　人参各一钱五分　白术　神曲炒　泽泻　干生姜各二钱

上为细末和匀，每三钱白汤调下，但得微汗，酒病去矣。论
云：此盖不得已用之，岂可恃此饮酒耶？是方气味辛温，偶因病
酒服之，则不损元气，何者？敌酒病故也。若频服之，损人天年。

葛黄丸 治饮酒过度，酒蕴积胸中，以致吐血衄血，并天暑

---

① 洗：原作"炮"，据《御药院方》改。
② 酲：《内外伤辨惑论》作"醒"，义胜。

地热，上焦积热，忽然吐血，脉数垂死者。

葛花二两　黄连四两

上为末，用大黄末水熬膏为丸。每服百丸，温水下。

解酒化毒丹　治饮酒过度，遍身发热，口干烦渴，小便少。

白滑石水飞，一斤　白粉葛三两　大粉葛三两

上为末，不拘时，冷水热汤调服二三钱，日进二三次。

鹿兔丸　治饮酒积热，熏蒸五脏，津血枯燥，小便并多，肌肉消烁，专嗜冷物寒浆。

鹿茸一两　菟丝子　山药各二两

上为末，蜜丸。每服三十丸，米饮或人参汤、盐汤酒任下。

朴黄丸　治一切宿积，肚腹饱胀，或作痛，或滞下，不通利。

川大黄四两，酒蒸熟　川厚朴一两，姜汁炒

上研末，炼蜜为丸，如梧桐子大。每服三四十丸，白滚汤下。量大小浅深与服。

六平汤　治久年积变成痰，吐酸、发哕、嘈杂诸症。

半夏一钱，姜汁炒　陈皮去白，一钱五分　甘草炙，五分　白茯苓八分　黄连八分，姜汁炒　枳实面炒，六分

上锉一剂，水煎，温服。

保和丸　治一切饮食所伤，胸膈饱闷，或积聚成痞。

白术五两，壁土炒　枳实一两，面炒　陈皮三两，去白　半夏三两，泡炒　茯苓二两　萝卜子二两，炒　黄连　黄芩各一两，酒炒　麦芽一两五钱，炒

上为末，姜汁糊为丸。每服五十丸，食远茶送下。

加减香苏散　治内伤饮食，外感风寒，胸膈饱闷，发热头痛诸症。

藿香一钱　紫苏八分　甘草三分　陈皮一钱　半夏八分　砂仁五分　山楂八分　茯苓八分　川芎六分　桔梗四分

水二钟，姜二片，煎九分，温服。

香砂平胃丸 治一切脾胃积湿，不思饮食，心腹疼痛。

苍术四两　川朴二两　陈皮二两　甘草一两　砂仁一两　木香六钱

上为末，米糊为丸。每服二钱五分，米饮送下。

诸　气

诸气约论①

经云：诸痛皆由于气，百病皆生于气。谓怒则气上，喜则气和，悲则气消，恐则气下，寒则气收，热则气泄，惊则气乱，劳则气耗，思则气结。夫气本一，为九者激之而动也。如怒气所激，则为呕血，为飧②泄，为胁痛，为食不下，为胸膈烦闷，为耳目盲闭；喜气所激，为笑不休，为心邪病，甚则癫狂；悲气所激，为筋骨拘挛，为肌肉麻痹，为阳事痿缩，男子为溲血，女子为血崩；恐气所激，为面热肤急，为肉瘦骨痿；惊气所激，为痴痫，为失神守，或不省人事，或口吐潮涎；劳气所激，为嗌噎病，为喘促咳血，为腰疼脚软，男子为少精，女子为不月；思气所激，为不眠，为嗜卧，为三焦痹涩，为咽喉不利；寒气所激，为上下清冷，或下利清白，或腹痛厥冷；热气所激，为烦闷呕吐，或郁热下滞。此皆一气之为病，而变化之多端也。沉香降气散、四七汤、四磨汤、沉香化气丸、苏子降气汤、木香流气饮、《指迷》七气汤、正气天香散，皆治气病之圣剂也。然气病亦有虚实寒热不同，施治又当详审焉。

---

① 诸气约论：此标题原无，据原目录补。
② 飧：原作"餐"，据文义改。

约治兼脉

云气有余便是火，固知气病寒少而热多也。或病人觉冷气自下而上，此非真冷，乃上升之气自肝而出，中挟相火自下而上，其热为甚，阳亢而阴微也。治宜急泻其阳，峻补其阴，如概用辛燥之剂则误矣。以四物汤加黄柏、知母并行气药主之。

云壮则气行，怯则气滞。谓正气甚者，则能运行邪气；正气怯，则易成积滞。或气怯之人，患痞闷壅塞气症，苟不用补法，其气何由得而行也？四君子、补中益气汤加行气药主之。

脉沉便知是气为病，或脉沉滑，胸膈郁闷，喘急吐痰，气兼痰饮者。二陈汤、桔梗半夏汤、四七汤主之。

脉弦虚，或滑大，或微弱，此饮食不节，妄作起居，至伤元气，或夏月暑热伤气。法当补中益气汤、调中益气汤、四君子汤加减主之。

脉结涩、或沉弦、腹胁腰胯疼痛、不能转侧，此七情郁滞，挫闪伤损。宜苏子降气汤、化气散、四磨汤选用。

诸气约方

正气天香散河间　治九气。

乌药二两　香附末八两　陈皮　紫苏叶　干姜各一两

上为细末，每服一钱匕，盐汤调服。

沉香降气散《约说》　治阴阳壅滞，气不升降，胸膈痞塞，喘促短气。又治脾胃留饮，噫醋吞酸，胁下妨闷。

沉香二钱八分　缩砂仁七钱五分　炙甘草五钱五分　香附盐水炒去毛，六两二钱五分

上为细末，每服二钱，入盐少许，白滚汤或淡姜汤不拘时调服。

四七汤《和剂》　治喜怒忧思悲恐惊之气结成痰涎，状如破

絮，或如梅核在咽喉之间，咯不出，咽不下，此七情所为也。中脘痞满，气不舒快，或痰饮、呕逆、恶心并皆治之。

半夏汤泡五次，一钱五分　茯苓一钱五分　紫苏叶六分　厚朴姜制，九分

水一盏，生姜七片，红枣二枚，煎八分，不拘时服。

指迷七气汤　治七情相干，阴阳不升降，气道壅滞，攻冲作疼。

香附二钱　青皮去白　陈皮去白　桔梗　蓬术　藿香　半夏汤洗七次　甘草炙，各一钱

水二钟，生姜三片，红枣二枚，煎一钟，食远服。

苏子降气汤《和剂》　治虚阳上攻，气不升降，上盛下虚，痰涎①盛，胸膈噎塞，并久年肺气至效。

紫苏子炒　半夏汤泡，各二钱五分　前胡去芦　甘草炙　厚朴去皮，姜制炒　陈皮去白，各一钱　沉香七分

水二钟，生姜三片，煎一钟，不拘服。虚冷人加桂五分，黄芪一钱。

四磨汤　治七情感伤，上气喘息，妨闷不食。

人参　槟榔　沉香　天台乌药

上四味，各浓磨水，取七分，煎三五沸，放温，空心服。或下养正丹尤佳。

木香流气饮《和剂》　治诸气痞塞不通，胸膈膨胀，面目虚浮，四肢肿满，口苦咽干，大小便秘。

半夏汤洗七次，焙，一两　青皮去白　厚朴姜制，去粗皮　香附子去毛，炒　紫苏子去梗　甘草炙，各二两　陈皮去白，三两　肉桂去粗皮，不见火　蓬莪术煨　槟榔　麦冬去心　木香不见火　丁香皮不见火

---

①　涎：此后《证治准绳·类方》有"壅"字。

大腹皮制　草果仁各六两　木通去节，二两　白芷　藿香叶　干木瓜
赤苓去皮　白术　人参去芦　石菖蒲各一两

上㕮咀，每服四钱，水一盏半，姜三片，枣二枚，煎七分服。

沉香升降散《御药》　治一切气不升降，胁肋刺痛，胸膈
痞塞。

沉香　槟榔各二钱五分　人参　大腹皮各五钱，煨，去核　白术
乌药　香附子炒　神曲炒　紫苏叶　厚朴去粗皮，姜制　麦糵炒，各
一两

上为末，每服二钱，食远、百沸汤调下。

沉香化气丸　专攻赤白青黄等色痢疾，诸般腹痛，饮食伤积，
酒积，痰积，血积，跌扑损伤，五积六聚，胸膈气逆痞塞，胃中
积热，中满腹胀，疟痞茶癖及中诸毒恶气，伤寒大便不通，下后
遗积未尽，感时疫气、瘴气，并诸恶肿、疮疡、肿毒及食诸般牛
畜等物中毒。不问妇人、男子、小儿，并皆治之。

大黄锦纹者　黄芩条实者，各一两　人参去芦　白术去芦，肥者，
各三钱　沉香上好角沉水者，四钱，另为末

上将前四味锉碎，用雷竹沥七浸七晒，候干，为极细末，和
沉香末再研匀，用竹沥入姜汁少许为丸，如绿豆大，朱砂为衣，
晒干，不见火。每服一钱，淡姜汤下。小儿六分。

四君子汤　治正气虚不能运行邪气而致脾胃痞塞。

调中益气汤　治中气不运，邪气滞塞，胸满气短，咽隔不通，
四肢无力，不思饮食。

补中益气汤[①]　治劳倦伤脾，致中气不得升降。三方俱见内伤
血气

分心气饮真方　治忧思郁怒诸气，痞满停滞，噎塞不通，大

---

① 补中益气汤：原目录作"五味异功散"。

小便虚秘。

　　紫苏叶一钱　　半夏一钱　　枳壳八分　　青皮五分　　大腹皮五分
桑白皮八分　　赤茯苓八分　　南木香五分　　蓬莪术五分　　麦门冬八分
槟榔五分　　木通去节，八分　　陈橘红五分　　桔梗五分　　辣桂五分　　香附
八分　　藿香八分　　甘草三分

　　上锉，水二钟，姜三片，枣一枚，灯心十条，煎八分，不拘
时服。此方不独治气疟胀，小便不通、或感山岚瘴气、作胀不食
皆宜服之。

诸　郁

诸郁约论

　　夫郁者，滞而不通之义，乃结聚而不得发越者是也。人身之
血气，不可一刻使之不行，盖行则合，不行则滞也。故丹溪曰：
血气冲和则百病不生，一有怫郁则百病生焉。郁之为病，虽云有
六，亦有因六淫所乘而为郁者，或因七情所感而为郁者，或因郁
而生病者，或病久而致郁者，或本非郁病、因嗜服补药而成郁者，
又有当升不升、当降不降、失其升降之宜而为郁者，此皆谓之郁
也。然岂止六者尽之哉？余每治久病，必兼治郁，以病久之人血
气必然凝滞，神情必至怫郁也。往往见用本病之药不得取效，遂
多方求变，而愈变愈讹致病转剧者，皆不知兼郁之病而用兼治之
法也，学者参之。

六郁治脉

　　气郁则胸胁痛，脉沉而涩，宜香附、苍术、抚芎；湿郁则周
身走痛，或关节痛，遇阴寒则发，其脉沉细，宜苍术、川芎、白
芷、茯苓；热郁则目瞀，小便赤，其脉沉数，宜山栀、青黛、香
附、苍术、抚芎；痰郁则其动即喘，寸口脉沉滑，宜海石、香附、

南星、栝楼仁；血郁则四肢无力，能食便红，其脉芤，宜桃仁、红花、青黛、川芎、香附；食郁则嗳酸，腹满不能食，其脉右寸紧盛，宜香附、苍术、神曲、山楂、缩砂。

诸郁约方

越鞠丸 解诸郁。

香附　苍术米泔浸一宿，炒　川芎各二两　山栀炒　神曲各一两五分
上为末，滴水丸，如绿豆大。每服百丸，白汤送下。

气郁汤 治因求谋不遂，或横逆之来，或贫窘所迫，或暴怒所伤，或悲哀所致，或思虑太过，皆为气郁。其状胸满胁痛，脉沉而涩者是也。

香附童便浸一宿，焙干，杵去毛，为粗末，三分　苍术　橘红　制半夏各钱半　贝母去心　茯苓　抚芎　紫苏叶自汗则用子　山栀仁炒，各一钱　甘草　木香　槟榔各五分

生姜五片，水二钟，煎一钟，温服。如胸胁作痛，此有血滞也，宜参血郁汤治之。

湿郁汤 治因雨露所袭，或岚气所侵，或坐卧湿地，或汗出衣衫，皆为湿郁。其状身重而痛，倦怠嗜卧，遇阴寒则发，脉沉而细数者是也。

苍术　白术　香附　橘红　厚朴姜汁炒　半夏制　茯苓　抚芎
羌活　独活　甘草五分

生姜三片，水二钟，煎一钟，温服。

血郁汤 凡七情郁结，盛怒叫呼，或起①居失宜，或挫闪致瘀，一应饥饱劳役，皆能致血郁。其脉沉涩而芤，其体胸胁常有痛如针刺者是也。

·①　起：原脱，据《证治准绳·类方》补。

香附童便制，二钱　丹皮　赤曲　通草　苏木　降真香　穿山甲　山楂　麦芽炒研，各一钱　红花七分

水、酒各一半煎，去滓，入桃仁（去皮泥）七分，韭汁半盏，和匀服。

热郁汤　有阴虚而得之者，有胃虚食冷物，抑遏阳气于脾土中而得之者，治法俱见发热条中。此则治夫非阴虚，非阳陷，亦不发热，而常自蒸蒸不解者也。

连翘四钱　薄荷叶　黄芩各一钱五分　麦门冬去心，三钱　甘草五分　郁金一钱　山栀仁二钱　栝楼去瓤，二钱

竹叶七片，煎。

问：何不用苍术、香附、抚芎？曰：火就燥，燥药皆能助火，故不用也。

寒郁汤　治过食生冷果物，寒气郁滞于脾胃间，胸腹饱胀，不思饮食，或恶心吐酸，泄泻。

苍术二钱　厚朴一钱五分　香附一钱五分　神曲一钱　赤茯苓一钱　砂仁一钱　陈皮一钱　干姜一钱五分

水二钟，姜三片，煎一钟，温服。

风郁汤　治感冒风邪，初失表散，郁滞于肺，胀热恶风。

紫苏一钱五分　抚芎一钱　防风一钱　白芷一钱　香附米一钱　薄荷八分　桔梗八分　杏仁一钱　甘草五分

煎法同上。

诸　痞

诸痞约论①

夫痞与胀不同，胀在腹中，而痞在心下；痞无形，而胀有形。

----

① 诸痞约论：此标题原无，据原目录补。

东垣云：痞者，心下满而不作痛，不能食是也。或伤寒下早变痞，则伤其血。仲景立黄连泻心汤，《活人》① 用枳桔汤。或酒积杂病，下之太过作痞，宜六君子汤、二陈汤调和其胃气，兼以血药治之。伤寒痞者，从血中来；杂病痞者，亦从血中来。虽俱为血症，大抵伤寒之症从外至内，从有形至无形。故无形气症，以苦泄之；有形血症，以辛甘散之。无形气症，以苦泄之者，枳实、黄连之类是也；有形血症，以辛甘散之者，仲景人参汤之类是也。夫仲景治痞，其效如响应桴，然其致病之由又不可一言而尽也。如外六淫之相感，内五邪之相乘，阴阳之偏负，饮食之失节，皆足以乱其元、伤其土也。其治法当各适其宜。如高者越之，下者竭之，上气不足推而扬之，下气不足温而行之；高者抑之，下者举之；郁者开之，结者解之；寒者热之，热者寒之；虚则补之，实则泻之。此随机应变以为治也。

诸痞约治兼脉②

无形气证，以苦泄之，枳实、黄连之类，大消痞丸、黄连消痞丸、失笑丸。

有形血证，以辛甘散之，枳实理中丸、人参汤、半夏泻心汤。

伤寒五六日，不论已下未下，心下痞满，泻心汤、小柴胡汤加枳、桔主之。

饮食伤脾痞闷，轻者大消痞丸、枳术丸、回金丸之类；甚者微下之、吐之。下之者，槟榔丸、煮黄丸；吐之者，二陈汤及瓜蒂散探吐之。

戴复庵曰：诸痞塞及噎膈，乃是痰为气所激而上，气又为痰

---

① 活人：即《活人书》，又名《南阳活人书》《类证活人书》等，北宋朱肱撰。

② 兼脉：此 2 字原无，据原目录补。

所隔而滞，痰与气搏，不能流通，并宜用二陈汤加枳实、砂仁、木香，或木香流气饮入竹沥、姜汁服。

因七气所伤，结滞成痰，痞塞满闷，宜四七汤或导痰汤加木香五分，或下来复丹。

脾胃弱而转运不调为痞，宜四君子汤。伤于劳倦者，补中益^①气汤。大病后元气未复而痞者，亦宜之。

脉之右关多弦，弦而迟者，必心下坚，此肝木克脾土，郁结涎闭于脏腑，气不舒则痞，木香顺气汤。挟死血者，多用牡丹皮、江西红曲、麦芽（炒研）、香附（童便制）、桔梗、川通草、穿山甲、番降香、红花、山楂肉、苏木各钱许，酒、童便各一钟，煎。甚者加大黄，临卧入韭汁、桃仁泥。此方一应大怒之后作痞者，皆可用。

诸痞约方

失笑丸（一名枳实消痞丸） 东垣 治右关脉浮弦，心下湿痞，恶食懒倦，开胃进食。

枳实 黄连各五钱 白术 人参 半夏曲各三钱 厚朴炙，四钱 干生姜 炙甘草 白茯苓 麦糵各二钱

上为细末，汤浸，蒸饼为丸，桐子大。每服五七十丸，白滚汤不拘时，量虚实加减服。

刘宗厚云：此方并半夏泻心汤加减法也。内有枳实汤、四君子、五苓、平胃等利湿、消痞、补虚之药也。

附子泻心汤 治心下痞，而复恶寒汗出。本以下之，故心下痞，与泻心汤；痞不解，其人泻而口燥烦，小便不利者，五苓散主之。

---

① 益：原脱，据《证治准绳·杂病》补。

大黄　黄连　黄芩各一两　附子一枚，炮，去皮，切，另煮取汁

上四味，切三味，以沸汤二升渍之，绞去滓，纳附子汁，分温再服。

生姜泻心汤　治伤寒汗出解之后，胃中不和①，心下痞硬，干噫食臭，胁下有水气，腹中雷鸣下利者。

生姜　半夏洗，各二两　炙草　黄芩　人参各一两五钱　干姜黄连各五钱　大枣六枚，擘

上八味，以水五升，煮取三升，去渣，再煎取一升半，温服半升，分三。

甘草泻心汤　治伤寒中风，医反下之，其人下利日数十行，米谷不化，腹中雷鸣，心下痞硬而满，干呕，心烦不安。医见心下痞，谓病不尽，复下之，其痞益甚。此非结热，但以胃中虚，客气上逆，故使硬，宜此汤治之。

甘草二两　半夏一两　黄芩　干姜各三两五钱　黄连　人参各五钱大枣六枚

上七味，以水五升，煮取三升，去滓，再煎取一升半，温服半升，分三。

半夏泻心汤　治下利②而不痛者，痞也。痛即为结胸。

半夏半升，泡　黄芩　干姜　人参各三两　黄连一两　甘草炙，二两　大枣十二枚

上七味，以水一斗，煮取六升，去滓，再煮取三升，分三温服。

黄芩利膈丸　除胸中热，利膈上痰。

黄芩生炒，一两　白术　枳壳　陈皮　南星各三钱　半夏　黄连

---

①　和：原作"化"，据《伤寒论》"生姜泻心汤"改。
②　下利：《伤寒论》"半夏泻心汤"作"心下满"。

泽泻各五钱　白矾五分

上为末，水浸，蒸饼为丸。每服三五十丸，白汤下，食远服。合加薄荷叶一两，玄明粉二钱。

理中丸　治胃寒而痞。

人参　甘草　白术　干姜各三两

上四味捣筛为末，蜜和丸，如鸡子黄大。以沸汤数合，和一丸研碎，温服之。日三四，夜二服。腹中未热，益至三四丸。

增损理中丸《伤寒》　治太阴下之胸满硬，诸结胸皆宜服。

人参　白术各一两　甘草　黄芩各五钱　枳壳十二片

上为细末，炼蜜丸，如弹子大。沸汤化一丸。渴①者加栝楼根，汗出者加牡蛎。

枳实理中丸《伤寒》　治寒实结胸。

茯苓　人参　白术　干姜　甘草各二两　枳实十六片

上为细末，炼蜜丸，如鸡子黄大。每服一丸，沸汤化下，连进二三服。

活人枳桔汤　治伤寒痞气，胸满欲绝。

桔梗　枳壳炒，各三两

上锉，水煎，分作二服。此手太阴经药也。《活人书》云：审知是痞，先用此汤，无不验也。缘枳壳行气下膈，故效。

平补枳术丸　调中，补气血，消痞清热。

白术三两　白芍酒炒，一两五钱　陈皮　枳实去瓤，炒　黄连姜汁炒，各一两　人参　木香各五钱

上为末，荷叶打米糊为丸，如桐子大。每服六七十丸，米饮下。

方广云：白术补脾气为君；白芍补脾血为臣；陈皮以和胃，

---

① 渴：原作"泻"，据《证治准绳·类方》改。

枳实以消痞，黄连清热为佐；人参以补元气，木香以调诸气为使。如此平补气血，廓清痰火，兼通气道，则病邪日消，而脾胃日壮矣。

茯苓杏仁甘草汤仲景，下同

茯苓三两　杏仁五十枚　甘草一两

上三味，以水一斗，煮取五升，温服一升，日三服。

枳实散　治胸痹①，心下坚痞，胸背拘急，心腹不利。

枳实面炒　赤苓去皮　前胡去芦　陈皮去白，各一两　木香五钱

上咬咀，每服五钱，水一大盏，姜三片，煎五分，去渣，食前温服。

半夏汤　治胸痹短气。

半夏汤洗，焙　柴胡各五钱　赤苓去皮　前胡去苗　官桂去粗皮　人参各七钱五分　甘草炙，二钱五分

上咬咀，每服五钱，水二盏，生姜五片，枣三枚，擘开，煎一盏，去渣，不拘时温服。

枳桂散　治胸痛及背痛。

枳实面炒，二两　官桂去粗皮，一两二钱五分

上为细末，每服二钱，温酒调服，橘皮汤调亦可。空心日午、临卧各一服。

大消痞丸东垣　治一切心下痞满，积年久不愈者。

白术　姜黄各一两　黄芩炒焦　黄连炒，各六钱　枳实麸炒，五钱　半夏汤洗七次　陈皮　人参各四钱　泽泻　厚朴　砂仁各三钱　猪苓二钱五分　干生姜　神曲炒　甘草各二钱

上为细末，汤浸蒸饼为丸，如梧子大。每服五七十丸至一百丸，食远百滚汤送下。

---

① 痹：原作"脾"，据《证治准绳·类方》改。

黄连消痞丸　治心下痞满，壅塞不散，烦热，喘促不宁。

黄连一两　黄芩炒，二两　半夏九钱　枳实炒，七钱　橘红　猪苓各五钱　茯苓　白术　甘草炙，各六钱　泽泻　姜黄各一钱　干生姜二钱

上制为末，水跌为丸。服法同大消痞丸。

人参汤　治脾虚不运，心下痞满。

白术三钱　人参二钱　干姜二钱　木香一钱　甘草一钱

水二钟，姜二片，煎一钟，不拘服。

四君子汤　五味异功散　治中汤　大安丸俱见内伤门

大黄厚朴汤　治积聚结痞。

厚朴二钱　大黄五钱　枳实一钱

水二钟，姜二片，枣一枚，煎一钟，不拘服。

三脘痞气丸　治三焦痞滞，水饮停积，胁下虚满，或时刺痛。

木香　白蔻仁　青皮各一两　橘红　半夏　槟榔　大腹子　砂仁各五钱　三棱六钱　沉香三钱

上为末，神曲煮糊为丸，如梧子大。每服五六十丸，食后陈皮汤送下。

水　肿

水肿约论①

何柏斋先生云：造化之机，水火而已，宜平不宜偏，宜交不宜分。水为湿为寒，火为燥为热，火性炎上，水性润下，故火宜在下，水宜在上，则易交也。交则为既济，不交则为未济，不交之极则分离而死矣。消渴证不交，而火偏盛也；水气证不交，而

---

① 水肿约论：此标题原无，据原目录补。

水偏盛也。制其偏而使之交，则治之之法也。小火不能化大水，故必先泻其水，后补其火。开鬼门，泻在表在上之水也；洁净府，泻在里在下之水也。水势既减，然后用暖药以补元气，使水火交，则用药之次第也。又云：卢氏以水肿隶肝肾胃而不及脾，丹溪非之似矣，然实则皆非也。盖造化生物，天地水火而已矣。主之者天也，成之者地也，故曰乾知大始，坤作成物。至于天地交合，变化之用，则水火二气也。天运水火之气于地之中，则物生矣。然水火不可偏盛，太旱物不生，火偏盛也；太涝物亦不生，水偏盛也。水火和平则物生矣，此自然之理也。人之脏腑，以脾胃为主，盖饮食皆入于胃而运以脾，犹地之土也。然脾胃能化物与否，实由于水火二气，非脾胃所能也。火盛则脾胃燥，水盛则脾胃湿，皆不能化物，乃生诸病。水肿之证，盖水盛而火不能化也。火衰则不能化水，故水之入于脾胃者，皆渗入血脉骨肉，血亦化水，肉发肿胀，皆自然之理也。导去其水，使水气少减，复补其火，使二气平和则病去矣。丹溪谓脾失运化，由肝木侮脾，乃欲清心经之火，使肺金得令，以制肝木，则脾土全运化之职，水自顺道，乃不为肿，其词迂而不切，故书此辩之。

按：《内经》曰：至阴者，肾水也；少阴者，冬脉也。其本在肾，其末在肺，皆能积水生病。又曰：诸湿肿满，皆属于脾。又：水无相火不溢。故卢氏有阴盛水溢之说，丹溪有脾虚不能制水之论，何公有水火偏胜之辩。此三家各执一理而言，实非诬忘之谈也。后之学者当于三家议论中参酌体认，不可偏废。且水之为病，有阴阳之别，有内外之分，感受不同，施治亦异，非一家之说所能尽也。

五　水

心水者，其身重而少气，不得卧，烦而躁，其阴大肿。

肝水者，其腹大，不能自转侧，胁下腹中痛，时时津液微生，小便续通。

肺水者，身肿，小便难，时时鸭溏。

脾水者，其腹大，四肢沉重，津液不生，但苦少气，小便难。

肾水者，其腹大脐肿，腰痛不得溺，阴下湿，其足逆冷，面黄而瘦，大便反坚。

十　肿

气短不得卧，为心水发肿；两胁紧痛，为肝水发肿；大便鹜溏，为肺水发肿；四肢苦重，为脾水发肿；腰痛足冷，为肾水发肿；口苦咽干，为胆水发肿；下虚上实，为大肠水发肿；腹急肢瘦，为膀胱水发肿；小便闭涩，为胃水发肿；小腹急满，为小肠水发肿。

阴水阳水①

水肿之脉，有阴有阳。其脉沉迟，其色青白，不渴而泻，小便青者，为阴。其脉沉数，其色黄赤，燥粪赤溺兼渴者，为阳。脉有沉而有力、沉而无力者，有浮而有力、浮而无力者，其浮沉之中，亦有有力、无力者。大抵无力宜补不宜行，有力宜行不宜补。夫水病之脉，多沉而下，以其阴气溢于上，阳气潜于下。若突然浮出者，仲景云死脉也。

按：仲景云：不足者，正气不足；有余者，邪气有余。凡邪之所凑，正气必虚，使以治不足之法，治有余则可；以治有余之法，治不足则不可。故治水诸方，须认脉症为本，然后量其轻重、虚实而施治，此守圣经之法耳。奈何今医欲急求一时之效，多以破气行水为功，不一二日其病复作。盖由竭其阴阳，绝其胃气，故轻者至重，重者必死，而不可救药矣。于是详摘诸家立治之法，愿与同志相参，毋厌简编之繁，实惟约而有据也。

---

① 阴水阳水：此标题原无，据原目录补。

水肿约治

仲景云：风水，其脉自浮，外证骨节疼痛，恶风。

风水，脉浮，身重，汗出恶风者，防己黄芪汤主之。

风水恶[1]风，一身悉肿，脉浮不渴，续自汗出，无大热，越婢汤主之。恶风者，加附子一枚，炮。

皮水，其脉亦浮，外证胕肿，按之没指，不恶风，其腹如鼓，不渴，当发其汗。皮水为病，四肢肿，水气在皮肤中，四肢聂聂动者，防己茯苓汤主之。

里水者，一身面目黄肿，其脉沉，小便不利，故令病水。假如小便自利，此亡津液，故令渴，越婢加术汤或甘草麻黄汤主之。

行人劳甚渡水，或冒雨湿，或沐浴感风，或坐卧湿地，或多饮汤水，以致湿邪侵灌肿胀，乃邪从外而入，与不循毫毛、腠理而入，水从内溢出于外者异也，治当发汗而愈。

有遍身之间惟面与两脚浮肿，早则面甚，晚则脚甚。经云：面肿为风，脚肿为水，乃风湿所致。须问其大小便通闭，别其阴阳二症，前后用药。惟除湿汤加木瓜、腹皮、白芷各五分；或以苏子降气汤、除湿汤各半贴煎之；或导滞通经汤，治面目、手足浮肿甚效，亦堪用之。

感湿而肿者，其身虽肿，而自腰下至脚尤重，两腿胀满，必[2]甚于身。气或急或不急，大便或溏或不溏，但宜通利小便为要。以五苓散吞木瓜丸，或除湿汤加木瓜、腹皮各半钱，炒莱菔子七分半。有因气而肿者，其脉沉伏，或腹胀，或喘急，宜分气香苏饮。饮食所伤而肿，或胸满，或嗳气，宜消导宽中汤。

遍身肿，烦渴，小便赤涩，大便闭，身热，脉沉数者，此属

---

① 恶：原作"急"，据《证治准绳·杂病》改。
② 必：《证治准绳·杂病》作"尤"，义胜。

阳水，以八正散主之。如遍身肿，不烦渴，大便溏，小便少不涩，身不热，脉沉者，此属阴水，以胃苓汤主之。

大病后浮肿者，此系脾虚，宜加味六君子汤。白术三钱，人参、黄芪各一钱五分，白茯苓二钱，陈皮、半夏曲、芍药、木瓜各一钱，炙甘草、大腹皮、砂仁各五分，姜、枣煎。小便不利，间入五苓汤。有脾肺虚弱，不能通调水道者，宜用补中益气汤补脾肺，六味丸补肾。有心火克肺金，不能生肾水，以致小便不利而成水证者，用人参平肺散以治肺，滋阴丸以滋小便。若肾经阴亏，虚火烁肺金，而小便不利者，用六味地黄丸以补肾水，用补中益气汤以培脾土。肺脾肾之气交通，则水谷自然克化。二经既虚，渐成水胀，又误用行气分利之药，以致小便不利、喘急痰盛，已成蛊证，宜加减金匮肾气丸主之。

不服水土而肿者，胃苓汤、加味五皮汤。有患生疮，用寒凉药太早，致遍身肿者，宜消风败毒散。若大便不通，升麻和气饮。大便如常，或自利，当导其气，自小便出，宜五皮饮和生料五苓散。若腹肿只在下，宜除湿汤和生料五苓散，加木瓜如泽泻之类。

水肿约方

防己黄芪汤仲景，下同

防己一两　黄芪一两二钱五分　白术七钱　炙甘草五钱

上锉，每服五钱，生姜四片，枣一枚，水盏半，煎八分，去渣温服，良久再服。腹痛，加芍药。一法，洁古用此汤调五花①散，治因湿为肿者。又治风水脉浮在表，其人或头汗出，表无他证，病者但下重，从腰以上为和，腰以下常肿，及身重难以屈伸，皆效。

---

① 花：《证治准绳·类方》作"苓"，义胜。

越婢汤　加术四两，即越婢加术汤。

麻黄一两五钱　石膏三钱　生姜一两五钱　大枣五枚　甘草五钱

水六钟，先煮麻黄，去上沫，纳诸药，取三钟，分三次服。

防己茯苓汤

防己　黄芪　桂枝各一两半　茯苓三两　甘草一两

水六钟，煮取二钟，分三次服。

甘草麻黄汤

甘草一两　麻黄二两

水五钟，先煮麻黄，去上沫，内甘草，煮取三钟，温服一钟，重覆汗出，不汗再服。慎风寒。

分气香苏饮

桑白皮炒　陈皮　茯苓　大腹皮　香附炒，各一钱　紫苏一钱五分桔梗　枳壳各八分　草果仁七分

水二钟，姜三片，煎八分，入盐少许，食前服。

消导宽中汤

白术一钱五分　枳实麸炒　厚朴姜制　陈皮　半夏　茯苓　山楂神曲炒　麦芽炒　萝卜子炒，各一钱

水二钟，姜三片，煎八分服。小便不利，加泽泻、猪苓。

胃苓汤

苍术　厚朴姜汁炒　陈皮　白术　茯苓各一钱五分　泽泻　猪苓各一钱　甘草六分　官桂五分

水加生姜，煎服。

加味五皮汤　即五皮散内，脚肿加五加皮、木瓜、防己；不服水土，入胃苓汤。

消风败毒散

人参　独活　柴胡　桔梗　枳壳麸炒　羌活　茯苓　川芎前胡　甘草　荆芥　防风各一钱

水二钟，姜三片，煎八分，食远服①。

麻黄附子汤

麻黄一两　甘草一两　附子半枚，炮

水七钟，先煮麻黄，去上沫，内二味，煮取二钟半，温服。当一日三次服。

五皮散《和剂》　治风湿客于脾经，气血凝滞，以致面目虚浮、四肢肿满、心腹膨胀、上气促急。兼治皮水、妊娠胎水。

五加皮　地骨皮　生姜皮　大腹皮　茯苓皮

各等分，每服三钱，水一钟，煎七分，热服，不拘时。一方用白术，磨沉香、木香入。

五皮散《澹②寮》　治他病愈后，或疟后身体、头目、四肢浮肿，小便不利，脉虚而大。此由脾肺虚弱，不能运行诸气，诸气不理，散漫于皮肤肌腠之间，故致肿满，此药最宜。

大腹皮　赤苓皮　生姜皮　陈皮　桑白皮炒

各等分，为粗末，每服五钱，水一大钟，煎八分，去渣温服，日三次。忌生冷、油腻、坚硬之物。

香苏散　治水气虚肿，小便赤涩。

陈皮去白，一两　防己　木通　紫苏叶各五钱

上为末，每服二钱，水二钟，生姜三片，煎一钟，去渣，食前温服。

除湿汤见中湿

实脾饮　治阴水发肿，用此先实脾土。

厚朴去皮，姜制　白术　木瓜去瓤　大腹子　木香不见火　草果仁　附子炮　茯苓去皮　干姜炮，各一两　甘草炙，半两

---

① 水……服：此12字原脱，据《证治准绳·类方》补。

② 澹：原作"淡"，据《证治准绳·类方》改。

上为末，每二钱五分，水二钟，生姜二片，煎一钟，温服。

导滞通经汤《宝鉴》　治脾湿有余，及气不宣通，面目手足浮肿。

木香二钱　白术三钱　桑白皮　陈皮各五钱　茯苓去皮，一两

上㕮咀，每服五钱，水二钟，煎一钟，去渣温服，空心食前。

《内经》曰：湿淫所胜，平以苦热，以苦燥之，以淡泄之。陈皮苦温，理肺气，去气滞，故以为主。桑白皮甘寒，去肺中水气、水肿、胪胀，利水道，故以为佐。木香苦辛温，除肺中滞气；白术苦甘温，能除湿和中，以苦燥之；白茯苓甘平，能止渴除湿，利小便，以淡泄之，故以为使也。

木瓜丸见中湿

升麻和气散《和剂》

干姜五分　干葛一两　大黄蒸，半两　枳壳熟，五分　桔梗　升麻　苍术熟，各一两　芍药七钱五分　陈皮　甘草各一两半　当归　白芷　茯苓　半夏各二钱

每服四钱，水一钟，姜三片，灯心十条，煎七分，食前温服。

补中益气汤见内伤

六味丸见火门

人参平肺散见喘

滋阴丸见火门

加减金匮肾气丸　治肺肾虚，腰重①脚肿，小便不利；或肚腹肿胀，四肢浮肿；或喘急痰盛，已成蛊证，其效如神。此证多因脾胃虚弱，治失其宜，元气复伤而变证者，非此药不能救。

茯苓三两　附子五钱　牛膝　官桂　泽泻　车前子　山茱萸　山药　丹皮各一两　熟地黄四两，捣碎，酒拌，杵膏

---

① 重：原脱，据《证治准绳·类方》补。

上为末，和地黄，炼蜜为丸桐子大。每服七八十丸，空心白汤下。《济生》以附子为君，此薛新甫①重定者。

调胃白术泽泻散《元戎》 治痰病化为水气，传为水鼓，不能食。

白术 泽泻 芍药 陈皮 茯苓 生姜 木香 槟榔

各等分，为末。一法加白术，本药各半，治脐腹上肿如神。心下痞者加枳实，下盛者加牵牛。

白术木香散 治喘嗽肿满变成水病者，不能食，不能卧，小便秘者宜服。

白术 猪苓去皮 槟榔 赤苓 泽泻各一钱五分 木香 甘草各一钱 官桂七分 滑石三钱 陈皮二钱

水二钟，生姜三片，煎一钟，食前服。

分气补心汤 治心气郁结，发为四肢浮肿，上气喘急。

木通 川芎 前胡去苗 大腹皮泡② 枳壳麸炒 白术 甘草炙，各一钱 香附去毛，炒 白茯苓 桔梗各一钱③ 细辛 木香各五分

水二钟，姜三片，红枣二枚，煎一钟，食前服。

防己散 治皮水肿，如里水在皮肤中，四肢习习然动。

汉防己 桑白皮 黄芪 桂心各一两 赤茯苓二两 甘草炙，五钱

每服五钱，水一大盏，煎五分，不拘时服。

导水茯苓汤 治水肿，头面、手足、遍身肿如烂瓜之状，手按而塌陷，手起随手而高突，喘满倚息，不能转侧，不得着床而

---

① 薛新甫：明代医家薛己（1487—1559），字新甫，号立斋。
② 泡：此后《证治准绳·类方》有"青皮"2字。
③ 钱：此后《证治准绳·类方》有"半"字。

睡，饮食不下，小便秘涩，溺出如割而绝少，虽有而如黑豆汁者，如喘嗽气逆，诸药不效，用此即愈。亦尝验其病重之人。煎此药时，要如熬阿刺吉酒相似，约水一斗，止服药一盏，服后小水必行时，即渐添多，直至小便变清白色为愈。

赤苓　麦冬去心　泽泻　白术各三两　桑白皮　紫苏　槟榔　木瓜各一两　陈皮　大腹皮　砂仁　木香各七钱五分

每服五钱，水二盏，灯心二十五根，煎八分，去滓，空心服。如病重者，可用药五两，再加麦冬二两，灯草五钱，以水一斗，于砂锅内熬至一大碗，再下小铫内煎至一大盏，五更空心服。渣再煎服，连进三服，自然利小水。一日添一日，则肿随日而消矣。

肿　胀

肿胀约论①

夫肿胀一证，观《内经》诸论，则五脏六腑皆有之。亦有寒热虚实、湿胜热胜种种不同。如《精微论》曰：胃实气有余则胀②。《病形》③篇曰：胃病者，肚腹䐜胀，胃脘当心作痛。《本神》篇曰：脾气实则腹胀，泾溲不利。《阴阳应象大论》曰：浊气在上，则生䐜胀。此皆实胀也。《太阴阳明》篇曰：饮食起居失节，五脏之气不运，虚而胀满者，此皆虚胀也。《经脉》篇曰：胃中寒则胀满。《方宜》④篇曰：脏寒生胀。《病风论》⑤曰：胃冒风寒，隔塞不通，则䐜胀。此皆寒胀也。《阴阳别论》曰：阴弱阳

---

① 肿胀约论：此标题原无，据原目录补。
② 胃实气有余则胀：《素问·脉要精微论》作"胃脉实则胀"。
③ 病形：即《灵枢·邪气脏腑病形》。
④ 方宜：即《素问·异法方宜论》。
⑤ 病风论：即《素问·风论》。

盛，发为胀满。又曰：诸胀肿满，胀大有声如鼓，皆属于热。此言热胀也。《至真论》曰：诸湿肿满，皆属于脾。太阴胜复，乃湿胜之胀也。又云：少阳胜复，则热胜肿胀。此火胜之胀也。《水热论》①曰：胀生于脾，其本在肾，其末在肺。又曰：肾者，胃之关，而关门不利，则聚水以作胀也。由此言之，则肿胀虽五脏六腑无不有之，然无不干于脾、肺、肾三脏。盖脾属土，主运化；肺属金，主气；肾属水，主五液。凡五气所化之液，悉属于肺，转输二脏之中，以制水生金者，悉属于脾，所以肿胀之生，无不由此三脏。但证有阴阳、虚实，如诸论之所云者，不可不辨。大都阳证多热，热者多实；阴证多寒，寒者多虚。先胀于内而后及于外者多实，先肿于表而后甚于里者多虚。小便黄赤、大便秘结者多实，小水清白、大便稀溏者多虚。脉滑数有力者多实，弦浮微细者多虚。形色红黄、气息粗长者多实，容颜憔悴、音声短促者多虚。凡是实证，必以六淫有余伤其外，或饮食怒气伤其内，故致气道不行，三焦壅蔽。此则多在气分，无处不到，故不分部位，而多通身浮肿。又或气实于中，则为单腹胀急。然阳邪急速，其至必暴，每成于旬日、数日之间，此惟少壮者多有之。当破其结气，利其壅滞，则病无不愈，此治实之道也。若是虚证，必以五志积劳，或酒色过度，伤其脾肾，日积月累，其来有渐。此等病候多染于中年之外。其形证脉气必有虚寒之候可察，非若实证之暴至，而邪热壅结，肝气悍逆之有因也。治实者本无所难，最难者在治虚耳。然虚有在气者，有在水者。在气者，以脾气虚寒，不能运化，所谓气虚中满者是也；在水者，以脾虚不能制水，则寒水反侮脾土，泛滥为邪，其始必从阴分渐次而升，按肉如泥，肿有分界，所谓水膨水胀者是也。然水虽制于脾，而实主于肾，

① 水热论：即《素问·水热穴论》。

盖肾本水脏，而元阳生气所由出焉。若肾中阳虚，则命门火衰，既不能自制阴寒，又不能温养脾土，阴阳不得其正，则化而为邪。夫气即火也，精即水也，气之与水，本为同类，惟在于化与不化耳。故阳王则化，而精能为气；阳衰则不化，而水即为邪。凡火盛水亏，则为病燥；水盛火亏，则为病湿。故火不能化，则阴不从阳，而精气皆化为水。所以水肿之证，多属阳虚，故经云寒胀多而热胀少也。善治肿胀者，必察其虚实、寒热，若果系壅塞为热，实邪为病，则直清理阳道，除之极易。凡属虚劳损伤，气虚中满，必从温补脾肾，使其元阳渐复，如此调治则万无所失矣。或临症之际，稍有虚实未明，疑似难决者，宁先以不足之法探治有余，若稍补而病即增，是不宜补也，不妨易辙，自无大害。倘若以不足认为有余，药未及病，而其病即毙者，其咎莫大焉。今之病者，苦于胀满，医师急于取效，或服行药，得一时之快，不一二日胀疾复作，为前服行药得快，今复求行药攻之，往往受害而不悟者，殊可悲也。故余详辨及此，欲救今时之弊，非好补而创言也。观者惟加洞察，则苍生幸甚！

肿胀约脉

夫脉盛而紧，坚大而涩，迟缓而滑，皆胀脉也。经云：脉迟为寒，涩为血不足，弦为有积，数为有热，浮紧为寒，沉涩为湿。凡此诸脉，胃气实则生，胃气虚则危。又云：肿脉浮大洪实者易治，沉细微弱者难治。腹胀身热，脉细，是逆也；腹胀，四末清脱，形泄甚，是逆也；呕咳、腹胀且飧泄，其脉绝，是逆也。更有少阴终者，面黑齿长，不治；太阴终者，善息噫哕，不治。

肿胀约方

厚朴七物汤　治湿气内甚，心腹胀满，大便滑泄，小便短涩等症。

厚朴三钱　甘草五分　大黄一钱二分　枳实八分　桂枝一钱
大枣二枚　生姜三片

水二钟，煎一钟。呕甚，加半夏一钱；泻甚，去大黄。

中满分消汤　治脾虚胀满。

吴茱萸六分　厚朴一钱　黄芪一钱　半夏五分　木香三分　陈皮
五分　干姜六分　草豆蔻八分　青皮三分　茯苓八分　人参五分

水二钟，煎一钟，不拘热服。忌房劳、酒、面、生冷。

中满分消丸　治中满热胀。有寒者不治。

黄芩去芦，炒，夏月宜加二钱　黄连净炒，各五钱　姜黄　白术
人参去芦　甘草炙　猪苓去皮，各一钱　白茯苓去皮　干生姜　砂仁
各二钱　枳实炒黄　半夏一①钱　厚朴一两，姜制　知母炒，四钱
泽泻　陈皮各三钱

上除茯苓、泽泻、生姜外，共为细末，入上三味和匀，汤浸
蒸饼为丸，如桐子大。每服一百丸，焙热，白汤下，食后服。量
病人大小加减。

木香顺气汤　治浊气在上则生䐜胀，两胁刺痛，脉弦而细者。

木香三分　苍术五分　厚朴五分　青皮三分　柴胡一钱　升麻五分
人参四分　陈皮三分　茯苓四分　半夏五分　吴茱萸二分

水二钟，生姜一片，煎一钟服。忌生冷、硬物。

香砂调中汤　治饮食所伤脾胃，呕吐，胸满嗳噫，或胸腹
胀痛。

藿香　砂仁各一钱二分　苍术二钱，米泔水浸，炒　厚朴姜汁炒，
八分　陈皮去白，八分　半夏姜汁炒，一钱　茯苓一钱　青皮六分
枳实麸炒，八分

水二钟，姜三片，煎一钟，食前服。大便泻，去枳实、青皮，

---

① 一：《证治准绳·类方》及《兰室秘藏》卷上皆作"各五"。

加神曲、山楂、黄连、白术。

藿香正气散 治外感风寒等胀。见暑门

木香流气饮 治气胀。见气门

苏子汤 治忧思过度，致伤脾胃，心腹膨胀，喘促烦闷，肠鸣气走，漉漉有声，大小便不利，脉虚紧涩。

真紫苏子炒，捶碎，一钱　大腹皮五分　草果仁五分　半夏制，八分　厚朴制，八分　木香三分　陈皮去白，五分　木通四分　白术炒，一钱　枳实麸炒，六分　人参五分　甘草炙，三分

上水二钟，姜五片，煎一钟，食远服。

大异香散 治伤饥失饱，痞闷停酸，蚤食暮不能食，名为谷胀。

三棱一钱　蓬术一钱　青皮八分　半夏曲一钱　陈皮八分　藿香一钱　桔梗五分　枳壳八分　香附一钱　益智八分　甘草三分

水二钟，姜三片，枣一枚，煎一钟，去①渣，食远服。

大半夏汤 治脾土受湿不能制水，水渍于肠胃，溢于皮肤，漉漉有声，怔忪喘息，名为水胀。

半夏二钱　陈皮一钱五分　茯苓二钱　桔梗一钱　甘草一钱
槟榔一钱五分

水二钟，生姜三片，煎八分，食前温服。

人参归芎汤 治烦躁喘急，虚汗厥逆，小便赤，大便黑，名为血胀。

人参一钱　辣桂五分　五灵脂八分　乌药一钱　蓬术煨，一钱
木香四分　砂仁炒，一钱　炙草五分　川芎八分　当归一钱　半夏八分

水二钟，姜二片，枣一枚，紫苏叶四叶，煎八分，空心服。

七气消聚散 治积聚相攻，或疼或胀。

---

① 去：原脱，据《证治准绳·杂病》补。

香附米炒，一钱五分　青皮　蓬术各炒，八分　枳壳面炒，八分
砂仁炒，一钱　厚朴姜汁炒，一钱　陈皮去白，六分　木香三分　炙甘
草三分

水二钟，姜二片，煎八分，食前服。

参术健脾汤　治积聚日久，元气虚，脾胃弱而胀者。

人参一钱　陈皮八分　半夏一钱　砂仁八分　白术二钱　白茯苓
一钱　厚朴姜汁炒，一钱　甘草三分

水二钟，姜三片，煎一钟，食前服。如更有积在脾胃，加麦
芽、山楂消之，尤妙。

化滞调中汤　治大病后饮食失调，脾胃受伤，运化且难而生
胀者宜服。

人参二钱　白术三钱　白茯苓一钱　半夏一钱　砂仁五分　陈皮
去白，八分　厚朴姜汁炒，八分　山楂肉八分　神曲炒，六分　麦芽各
炒，六分

水二钟，姜三片，煎一钟，食前服。

参苓白术散　治脾胃虚甚，不食作胀，或泻或呕。见内伤

补中益气汤　治劳倦伤脾，中气不足作胀者。方见内伤

六君子汤　治脾气虚弱，饮食生痰不生血作胀。见痰饮

除湿益气丸　治湿胜作胀。见内伤

当归活血散　治瘀蓄死血而作胀，腹皮上见青紫筋，小便不
利，脉芤涩者。

赤芍药一钱五分　生地黄炒，一钱五分　川芎　牡丹皮各八分
当归须一钱　桃仁去皮尖，一钱　红花酒洗，八分　玄胡索炒，一钱
香附童便炒，一钱　蓬术　三棱各炮，七分　青皮六分

水二钟，煎一钟，空心服。如积瘀内结，服此药不散，宜用
桃仁承气汤、抵当汤下之。方见伤寒蓄血

利痰丸　导痰汤　俱治痰胀方，见痰饮门

小温中丸　治脾虚不能运化，肚腹胀满，不可下者。

陈皮去白，二两　半夏姜制，二两　神曲炒，一两五钱　白茯苓一两五钱　白术炒，二两　香附子一两五钱　苦参炒，五钱　黄连炒，五钱　甘草三钱

上为末，醋、水煮糊为丸，如梧桐子大。每服三钱，淡姜汤送下。虚甚，用人参汤送下。病轻者服六两见效，病甚者服一斤见效。

木香化滞散　治滞气作胀，心下痞满。

木香二钱　姜黄三钱　青皮　砂仁各三钱　白术五钱　人参白豆蔻各二钱　大腹子　白茯苓各一钱五分　藿香叶　陈皮各一钱五分　白檀香一钱　桔梗六分　甘草五分

上为末，每服二钱五分，百滚汤食前调服。忌生冷、硬物。

温胃汤　治忧思聚结，脾肺气凝，阳不能正，大肠与胃气不平，胀满上冲，咳食不下，脉虚而紧涩。

附子炮，去皮脐，一钱五分　厚朴去皮，生用，一钱　当归一钱　人参八分　白芍药八分　甘草炙，五分　橘皮一钱　干姜一钱　川椒四分

上作一服，水二钟，姜三片，煎一钟，食前服。此治虚寒作胀之剂。

木通散　治胁肋刺痛膨胀，小便赤涩，大便不利或浮肿。

木通三钱　陈皮三钱　紫苏梗二钱　甘草一钱

水二钟，生姜二片，红枣二枚，灯心十条，煎一钟，不拘服。

参香散　治一切气，脾虚作胀，痞气。

人参一两　官桂三钱　甘草炙，二钱　桑白皮五钱　桔梗三钱　陈皮五钱　枳实五钱　麦门冬一两　半夏六钱　茯苓八钱　紫苏子六钱　香附米六钱　木香二钱

上为末，每服二钱五分，淡姜汤调服。

强中汤 治素啖生冷，过饮寒浆，有伤脾胃，遂成胀满，有妨饮食，甚则腹痛。

人参二钱　青皮一钱　丁香一钱　白术一钱五分　附子一钱　陈皮去白，一钱　干姜炮，八分　厚朴姜炒，六分　甘草炙，三分

水二钟，姜三片，红枣二枚，煎一钟，不拘服。呕，加半夏一钱。

甘露散 治肿胀。用下药得利后以此补之。

人参五钱　白术一两　茯苓一两　猪苓五钱　滑石飞，五钱　泽泻二钱　甘草炙，一钱

上为细末，每服三钱，百滚汤调下。

积聚　癥瘕　痞块

约论兼治①

夫积聚有阴阳之别，内伤外感之异。积者多起内伤饮食，饥饱劳郁所致，故其发有常处，坚而不移，知其病在脏，是为阴也。聚者多起外感风寒，六淫邪气所致，故其发无定处，聚而复散，知其病在腑，是为阳也。盖积之所生由五脏，聚之所成在六腑。《难经》谓五积，不过就其中折，五脏相传，分部位以立其名。肝之积名曰肥气，在左胁下，如覆杯，有头足，久不愈，令人发咳逆病疟，连岁不愈；心之积名曰伏梁，起脐上，大如臂，上至心下，久不愈，令人烦心；脾之积名曰痞气，在胃脘，覆大如盘，久不愈，令人四肢不收，发黄疸，饮食不泽肌肤；肺之积名曰息奔，在右胁下，大如覆杯，久不愈，令人洒淅寒热，发咳结为肺痈；肾之积名曰奔豚，在小腹，上至心下，若豚状，或上或下无

---

① 约论兼治：此标题原无，据原目录补。

定，久不愈，令人喘逆，骨痿少气。皆因阴阳不和，脏腑虚弱，风邪搏之，忧喜乘之，伤其五脏，违其四时，是以留结而成积聚也。其积聚之外，复立有癥瘕之名，亦不过寒温不调，饮食不化，脏气与邪气相搏而成。其腹中坚硬，按之应手者癥也；腹中虽硬，有可推移者瘕也。故癥瘕与积聚虽异，而其动静、阴阳则同也。更有痃癖痞块等证，总不离积聚而治。徐学士云：大抵治积，或以所恶者攻之，所喜者诱之，则易愈。如硇砂、阿魏治肉积，神曲、麦蘖治酒积，水蛭、虻虫治血积，木香、槟榔治气积，牵牛、甘遂治水积，雄黄、腻粉治痰积，礞石、巴豆治食积，各从其类也。若用群队之药，分其势则难取效，须要认得分明，是何积聚，兼见何证，然后增加佐使之药，不尔反有所积，要在临时通变也。治积当察其所痛，以知其病有余不足，可补可泄，无逆天时。详脏腑之高下，如寒者热之，结者散之，客者除之，留者行之，坚者削之，强者夺之，咸以软之，苦以泻之，全真气药补之，随其所积而行之，节饮食，慎起居，和其中外，可使必已。不然，遽以大毒之剂攻之，积不能除，反伤正气，终难复也，可不慎欤！

约　脉

积聚之脉，皆细而附骨是也。寸见之，积在胸；关见之，积在脐旁；尺见之，积在气冲。脉出在右，积在右；脉出在左，积在左；脉左右两出，积在中央。又云：沉而有力为积，脉浮而毛，按之辟易，胁下气逆，背相引痛，为肺积；沉而芤，上下无常处，胸满悸，腹下热，名心积；弦而细，二胁下痛，邪走心下，足肿寒重，名肝积；沉而急，若肾与腰相引痛，饥见饱减，名肾积；浮大而长，饥减饱见，腹满、泄呕、胫肿，名脾积。脉弦，腹中急痛，为瘕；脉细微弦，横胁下及腹微痛，为癥。脉左转而沉者，为气癥；右转不至寸口者，肉癥也。死脉不录。

积聚约方

大七气汤　治积聚癥瘕，随气上下，心腹疠痛，上气窒塞，小腹胀满，大小便不利。

京三棱一钱五分　蓬莪术一钱　青皮一钱　陈皮去白，八分　藿香叶去芦，一钱　益智仁一钱　桔梗去芦，五分　肉桂五分　甘草五分　香附一钱

上㕮咀，水二钟，煎一钟，食前温服。

肥气丸东垣　治肝之积在左胁下，如覆杯，有头足，久不愈，令人咳逆，痎疟①连年不已，其脉弦而细。

柴胡二两　黄连七钱　厚朴五钱　川椒炒去汗，去目　甘草炙，各四钱　广莪炮　昆布各二钱半　人参三钱　皂角去皮，弦子煨　茯苓各一钱半　川乌炮，去皮脐，一钱　干姜五分　巴豆霜五分

上除茯苓、皂角、巴豆外，为极细末，再另研茯苓、皂角为细末，和匀，方旋旋入巴豆霜，和匀，炼蜜丸，如梧子大。初服二丸，一日加一丸，二日加二丸，渐加至大便微溏，再从两丸加服，周而复始。积减大半，勿服。在后积药，依此法服之。春夏秋冬另有加减法在各条下，秋冬加厚朴一半，通前重一两，减黄连一钱半。若治风痫，于一料中加人参、茯苓、菖蒲各三钱，黄连只依春夏用七钱，虽秋冬不减，淡醋汤空心送下。

加减肥气丸　治同前。

柴胡　厚朴各六钱　人参　干姜各五分　川乌三钱五分　肉桂二钱　黄连一两　川椒　甘草各五钱　巴豆霜三钱

上除巴豆外，同为细末，旋入巴豆，研匀，炼蜜丸，如梧子大。初服二丸，一日加一丸，二日加二丸，渐加至大便微溏，再

---

①　痎（jiē 接）疟：疟疾的通称。《素问·生气通天论》："夏伤于暑，秋为痎疟。"

从二丸加服，淡醋汤空心送下。

鳖甲丸　治肥气，体瘦无力，少思饮食。

鳖甲一枚，可用重四两者，洗净，以醋和黄泥固济背上，量厚三分，令干　三棱炮，锉　枳壳麸炒微黄，去瓤，各三两　川大黄锉，酒炒，二两　木香不见火　桃仁汤浸，去皮尖双仁者，用麸炒微黄，细研如膏，各一两五钱

上除鳖甲外，捣为细末。后泥一风炉子，上开口，可安鳖甲。取前药末并桃仁膏内鳖甲中，用好米醋二升，时时旋取入鳖甲内，以慢火熬，令稠，取出药，却将鳖甲净洗去泥，焙干，捣为细末，与前药同和捣为丸，如桐子大。每服二十丸，空心温酒送下，晚食前再服。

息贲丸东垣　治肺之积在右胁下，大如覆杯，久不已，令人洒渐寒热，喘嗽发肺痈，其脉浮而毛。

厚朴姜汁制，八钱　黄连炒，一两三钱　人参去芦，二钱　干姜炮　茯苓去皮，另末　川椒炮去汗　紫菀去苗，各一钱半　桂枝去粗皮　桔梗各一钱　三棱炮　天门冬　陈皮　川乌炮，去皮脐，各一钱二分①　白豆蔻一钱　青皮五分　巴豆霜四分

上除茯苓、巴豆霜旋入外，余药共为细末，炼蜜丸，如桐子大。每服二丸，一日加一丸，二日加二丸，加至大便微溏，再从二丸加服，煎淡姜汤送下，食远。周而复始，积减大半勿服。秋冬加厚朴五钱，通前一两三钱，黄连减七钱，用六钱。

加减息贲丸东垣　仲夏合此。其积为病，寒热喘咳，气上奔，脉涩，失精亡血，气滞则短，气血凝冱②则寒热相参，气分寒，血分热。治法宜益元气，泄阴火破气，削其坚也。

---

①　二分：《证治准绳·类方》引"东垣试效方"无此2字，疑脱。
②　凝冱（hù 互）：凝结。

川乌　干姜　白豆蔻各一钱　桔梗八分①　紫菀　厚朴　川椒各一钱五分　天门冬　京三棱　茯苓各二钱　人参二钱五分　桂枝一钱五分　陈皮八分　黄连一两　巴豆霜四分　红花二钱　青皮七分

上为末，汤泡，蒸饼为丸，如桐子大。初服二丸，一日加一丸，二日加二丸，如至大便微溏为度。再从二丸加服，煎生姜汤送下，食前。忌酒、湿、面、腥、辣、生冷之物。

三因息贲汤　治同上。

半夏汤泡，一钱五分　桂心六分　人参去芦，一钱五分　吴茱萸汤泡，八分　葶苈八分　甘草　桑白皮各一钱，蜜炙

上作一服，用水二钟，生姜三片，红枣二枚，煎一钟，温服。

半夏汤　治肺积、息贲、咳嗽。

半夏汤泡去滑，焙干　细辛　桑根白皮蜜炙　前胡去芦②　桔梗　贝母　柴胡去苗　诃梨勒　人参去芦　白术　炙甘草③

上㕮咀，每服三钱，水二钟，生姜三片，枣三枚擘破，同煎至七分，去渣，温服。食后、临卧各一服。

伏梁丸东垣　治心之积，起脐上，大如臂，上至心下，久不愈，令人烦心，其脉沉而芤。

黄连去须，一两五钱　人参去芦　厚朴去粗皮，姜汁炒，各五钱　黄芩三钱　肉桂　茯神去皮　丹参炒，各一钱　川乌泡，去脐　干姜泡　红豆　菖蒲　巴豆霜各五分

上除巴豆霜外，为末，另研巴豆霜，旋入和匀，炼蜜为丸，如桐子大。初服二丸，一日加一丸，二日加二丸，渐加至大便微溏，再从二丸加服，淡黄连汤下，食远。周而复始，积减大半勿

---

①　八分：《证治准绳·类方》作"一钱"。
②　前胡：此后《证治准绳·类方》作"各一两半"。
③　甘草：此后《证治准绳·类方》作"各一两"。

服。秋冬加厚朴五钱，通前共一两，减黄连五钱，只用一两，黄芩全不用。

三因伏梁丸 治同上。

茯苓去皮，一两　人参去芦，六钱　厚朴去粗皮，姜汁制　枳壳去瓤，麸炒　三棱煨，各五钱　半夏汤泡七次　白术各一两

上为细末，面糊丸，如桐子大。每服五十丸，食远用米饮汤下。

半夏散 治伏梁积心下硬急满闷，不能食，胸背疼痛。

半夏汤泡去滑　鳖甲醋炙，各一两半　川大黄锉，炒　诃梨勒皮桂心　前胡当归焙　青橘皮去白　槟榔　木香　荆三棱炮，各一两

上为末，每服三钱，淡姜汤调服。或做汤药，每服亦三钱，水一钟，姜一小片，煎六分，不拘温服。

痞气丸东垣　治脾之积在胃脘，腹大如盘，久不愈，令人四肢不收，发黄疸，饮食不为肌肤，其脉浮大而长。

厚朴制，五钱　黄连去须，八钱　吴茱萸洗，三钱　黄芩　白术各二钱　茵陈酒制，炒　砂仁　干姜炮，各一钱五分　白茯苓另为末　人参　泽泻各一钱　川乌泡，去皮脐　川椒各五分　巴豆霜另研桂各四分

上除茯苓、巴豆霜另研为末旋入外，余药同为细末，炼蜜丸，桐子大。初服二丸，一日加一丸，二日加二丸，渐加至大便微溏，再从二丸加服，淡甘草汤下，食远。周而复始，积减大半勿服。

三因痞气丸 治同上。

赤石脂火煅醋淬　川椒炒去汗　干姜炮，各二两　桂心　附子炮，各五钱　大乌头炮，去皮脐，二钱五分

上为细末，炼蜜丸，如梧子大，以朱砂为衣。每服五十丸，食远米汤下。

鳖甲丸 治痞气当胃脘，结聚如杯，积久不散，腹胁疼痛，

体瘦成劳，不能饮食。

鳖甲三两，去裙襕，以米醋一小盏，化硇砂一两，用涂鳖甲炙，以醋尽为度　附子炮，去皮脐　京三棱炮　干漆捣碎，炒烟尽　木香各一两　吴茱萸半两，汤泡，微炒　川大黄二两，锉碎，醋拌，炒令干

上为细末，醋煮面糊丸，如梧子大。每服二十丸，空心温酒送下。

匀气汤　治脾积痞气，胃脘不安，肌瘦减食。

陈曲炒　麦蘖炒　桂心去粗皮　郁李仁半生半炒　白术　厚朴去粗皮，姜汁炒，各一两　大腹子二枚，连皮　牵牛一两，半生半炒　良姜炮，五钱　甘草炙，二两

上㕮咀，每服三钱，水一钟，姜三片，枣一枚，煎至七分，食远稍热服。

三因奔豚汤　治肾之积发于小腹，上至心下，若豚状。

甘李根焙　干葛　川芎　当归　黄芩　白芍药　甘草炙，各五分　半夏汤泡七次，二钱

水二钟，姜三片，煎一钟，食前服。

沉香石斛汤　治肾脏积冷，奔豚气攻，小腹疼痛，上冲胸胁。

沉香　石斛　陈曲炒，各一两　赤茯苓去皮　人参　巴戟去心　桂心去粗皮　白术　五味子微炒　芎劳各七钱半　木香　肉蔻各五钱

上㕮咀，每服三钱，水一钟，姜三片，枣三枚，煎六分，食前热服。

千金硝石丸　止可磨块，不令困人，须量虚实。

硝石六两　大黄八两　人参　甘草各三两

上为细末，以三年苦酒醋也三升置器中，以竹片作准，每入一升作一刻。先入大黄，不住手搅，使微沸，尽一刻，乃下余药；又尽一刻，微火熬，便可丸如鸡子黄大，每服一丸。或作梧子大，每服三十丸。服后下如鸡肝、米泔、赤黑色等物。下后忌风冷，

宜软粥将息。

醋煮三棱丸　治一切积聚，不拘远年近日，服之神效。

京三棱四两，醋煮，竹刀切片，晒干　川芎三①两，醋煮微软，切片　大黄半两，醋浸，湿纸裹，煨过切

上为末，醋糊丸，如梧子大。每服三十丸，不拘时，白汤下。病甚者一月效，小者半月效。

阿魏丸　去肉积。

阿魏　山楂各一两　连翘五钱　黄连六钱五分

上三味为末，以阿魏醋煮糊为丸，如桐子大。每服五六十丸，食前白汤送下。脾胃虚者，用白术三钱，陈皮、茯苓各一钱，煎汤下。

散聚汤　治九气积聚，状如癥瘕，随气上下，发作心腹绞痛，攻刺腰胁，小腹膜胀，大小便不利。

半夏汤洗七次　槟榔　当归各七钱半　陈皮去白　杏仁去皮，炒桂心各二两　茯苓　甘草炙　附子炮，去皮脐　川芎　枳壳去瓤，麸炒厚朴姜制　吴萸汤浸，各一两

每服四钱，水一钟，姜三片，煎七分，食前温服。大便不利，加大黄。

阿魏膏　治一切痞块，更服胡连丸。

羌活　独活　玄参　官桂　赤芍药　穿山甲　生地黄　两头尖大黄　白芷　天麻各五钱　槐柳桃枝各三钱　红花四钱　乱发如鸡子大一团　木鳖子二十枚，去壳

上用香油二斤四两，煎黑去粗②，入发煎，发化仍去粗。徐下黄丹，煎软硬得中，入芒硝、阿魏、苏合油、乳香、没药各五钱，

---

① 三：《证治准绳·类方》作“二”。
② 粗（zhā 渣）：渣滓。《广韵·麻韵》：“粗，煎药渣。”

麝香三钱，调匀，即成膏矣。摊贴患处，内服丸药。黄丹须用真正者效。凡贴膏药，先用朴硝随患处铺半指厚，以纸盖，用热熨斗熨良久，如硝耗，再加熨之，二时许方贴膏药。若是肝积，加芦荟末同熨。

痰 饮

痰饮分①论

夫痰之生，其由非一，其为治也，药亦不同。由于阴虚火炎，上迫乎肺，肺气热则熬煎津液，凝结为痰，是谓阴虚痰火。痰在乎肺，而本乎肾，治宜降气清热、益阴滋水，法忌辛温、燥热、补气等药。由于脾胃寒湿生痰，或兼饮啖过度，好食油面、猪脂，以致脾气不利，壅滞为痰，浓厚胶固，甚至流于经络及皮里膜外，或结为大块；或不思食；或彻夜不眠；或卒尔眩仆，不知人事；或发癫痫；或昔肥今瘦；或叫呼异常；或身重腹胀，不便行走；或泄泻不止，及成瘫痪，种种怪证，皆痰所为。故昔人云：怪病多属痰，暴病多属火。有以夫！此病在脾胃，无关肺肾，治宜燥脾行气，散结软坚，法忌滞泥、苦寒、湿润等药及诸厚味。由于风寒郁闭，热气在肺，而成痰嗽齁喘，病亦在肺，治宜豁痰除肺热，药中加辛热、辛温如麻黄、生干姜之属，以散外寒，则药无格拒之患，法忌温补、酸收等药。病因不齐，药亦宜异，利润、利燥及利发散，各有攸当，非可混施也。世以痰、饮混称，药亦混投，殊不知痰之与饮，其由自别，其状亦殊：痰质稠黏，饮惟清水。其色亦有异：或青或黄，或绿或黑，或如酸浆。或伏于肠胃，或上支胸胁，刺痛难忍，或流于经络四肢，则关节不利。夫

---

① 分：原目录作"约"。

饮上攻为心痛，为中脘痛，甚则汗出，为呕吐酸水、苦黄水等种种各异，或发寒热，不思饮食及不得安眠，皆其候也。此证多因酒后过饮茶汤，则水浆与肠胃饮食湿热之气凝而为饮；或因情抱抑郁，饮食停滞，不得以时消散，亦能成饮。总之，必由脾胃有湿，或脾胃本虚，又感饮食之湿，则停而不消，此饮之大略也。治宜燥湿利水，行气健脾，乃为得也。其药大都以半夏、茯苓、白术为君，佐以猪苓、泽泻以渗泄之，白豆蔻、橘皮以开散之，苏梗、旋覆花以通畅之。东垣五饮丸中有人参，其旨概可见矣。

约治兼脉

痰生于肝者，为风痰。其脉弦面青，四肢满闷，便溺秘涩，心多躁怒。水煮金花丸、川芎防风丸主之。

痰生于心者，为热痰。其脉洪面赤，烦热心痛，唇口干燥，多喜笑。小黄丸、小柴胡汤加半夏主之。

痰生于脾者，为湿痰。其脉缓面黄，肢体沉重，嗜卧不收，腹胀而食不消。白术丸、局方防己丸主之。

痰生于肺者，为气痰。其脉涩面白，气上喘促，洒淅寒热，悲愁不乐。玉粉丸、局方桔梗汤主之。

痰生于肾者，为寒痰。其脉沉，面色黧黑，小便急痛，足寒而逆，心多恐怖。姜桂丸、局方胡椒理中汤、《金匮》吴茱萸汤主之。

饮，其人素盛，忽然消瘦，似水走肠①间，沥沥有声，乃痰饮病也，脉沉而滑。治宜淡剂，理脾胃，清利水道，宜桔梗汤主之。

或饮即流在胁，咳吐引痛，大便闭涩，胸胁饱闷，乃悬饮病也，脉沉而弦。治宜辛润，十枣汤、大柴胡主之。

---

① 肠：原作"胸"，据《金匮要略·痰饮咳嗽病脉证并治》篇改。

或胸胁连背疼痛，咳嗽不休，气短发渴，肢节酸痛，脉沉伏而微，乃留饮病也。治宜辛凉，导痰丸、小黄丸主之。

或身体重痛，肌肤拘急，水溢于肌肉之间，欲汗而不汗，乃溢饮病也，脉浮而滑。治宜发汗，大小青龙汤、防风丸或川芎丸主之。

或咳嗽不休，气短难卧，形体发肿，乃支饮病也，脉大而数不治，脉弱而濡可治。其人本有支饮在胸，脉数，是湿盛生热，内邪旺，元气虚，故难治；脉弱，是元气尚存，而水未崩其土，故可治。

痰饮约方

水煮金花丸

南星　半夏各一两，俱生用　天麻五钱　雄黄二钱　白面三两

上为细末，滴水为丸。每服五十丸，先煎浆水沸，下药煮，令浮为度，漉出，淡浆水浸，另用生姜汤下。

防风丸《和剂》　治一切风及痰热上攻，头痛恶心，项背拘急，目眩旋运，心怔烦闷，手足无力，骨节疼痹，言语蹇涩，口眼眮动，神思恍惚，痰涎壅塞，昏愦健忘，虚烦少睡。

防风洗　川芎　天麻去苗，酒浸一宿　甘草炙，各二两　朱砂五钱，研，飞

上为末，炼蜜为丸，每两作十丸，朱砂为衣。每服一丸，荆芥汤化服，茶汤嚼下亦可。

川芎丸《和剂》　消风壅，化痰涎，利咽膈，清头目。治头痛旋运，心忪烦热，头项紧急，肩背拘倦，肢体烦疼，皮肤瘙痒，脑昏目疼，鼻塞声重，面上游风，状如虫行。

川芎　龙脑　薄荷叶焙干，各七十五两　桔梗一百两　防风去苗，二十五两　细辛洗，五两

上为细末，炼蜜搜和，每两半分作五十丸。每服一丸，腊茶清细嚼下，食后、临卧服。

小黄丸洁古　治热痰咳嗽。

南星汤洗　半夏汤洗　黄芩各一两

上为细末，姜汁浸，蒸饼为丸，桐子大。每服五七十丸，生姜汤食后下。

白术丸洁古　治湿痰咳嗽。

南星　半夏各一两，俱汤洗　白术一两五钱

上为细末，汤浸，蒸饼为丸，桐子大。每服五七十丸，食后生姜汤下。

玉粉丸洁古　治气痰咳嗽。

南星　半夏各一两，俱汤洗　橘皮去白，二两

上为细末，汤浸，蒸饼为丸，如桐子大。每服五七十丸，人参汤、姜汤食后下。

桔梗汤《和剂》　除痰下气。治胸胁胀满，寒热呕哕，心下坚痞，短气烦闷，痰逆恶心，饮食不下。

桔梗细锉，微炒　半夏汤洗七次，姜汁制　陈皮去白，各十两
枳实麸炒赤黄色，五两

上为粗末，每服二钱，水一中盏，入姜五片，同煎至七分，去滓，不拘时温服。

姜桂丸洁古　治寒痰咳嗽。

南星洗　半夏洗　官桂去粗皮，各一两

上为细末，蒸饼为丸，桐子大。每服三五十丸，生姜汤送下，食后服。痰而能食，大承气汤微下之；痰而不能食，厚朴汤主之。

胡椒理中汤《和剂》　治肺胃虚寒，气不宣通，咳嗽喘急，逆气虚痞，胸膈噎闷，胁腹满痛，迫塞短气，不能饮食，呕吐痰水不止。

款冬花去梗　　胡椒　　甘草炙　　荜茇　　良姜　　细辛去苗①　　干姜各四两　　白术五两

上为细末，炼蜜为丸桐子大。每服三十丸，加至五十丸，温汤、温酒、米饮任下。不拘时，日三次。

吴茱萸汤仲景

吴茱萸一升　　人参三两　　生姜六两　　大枣十二枚

上四味，以水七升煮取二升，去渣，温服七合。日三服。

大青龙汤仲景

麻黄六两，去节　　桂枝二两，去粗皮　　甘草二两，炙　　杏仁四十②粒，去皮尖　　生姜三两　　大枣十二枚　　石膏如鸡子大一块，捣碎如米

上七味，以水九升，先煮麻黄，减二升，去上沫，入诸药，煮取三升，去滓温服，每一升。

五饮汤　治五饮最效。

旋覆花　　人参　　陈皮去白　　枳实　　白术　　白芍药　　茯苓　　厚朴制半夏制　　泽泻　　炙甘草　　猪苓　　前胡　　桂心

上等分，每一两分四服，姜十片，水二盏，煎至七分，去滓，不时温服。因酒成饮，加葛根、葛花、砂仁。

利痰丸《玄珠》

南星　　皂角　　石膏　　牵牛头末　　芫花各二两

上为细末，用姜汁糊丸，桐子大。每服一二十丸，量人虚实用之，姜汤下。一方，加青盐五钱，巴豆少许，青礞石（硝煅如金色）五钱。若风痰壅塞，此药乃为先锋，服之痰即已。如寒不宜用。

---

① 苗：此后《证治准绳·类方》有"陈皮去白"4字。

② 四十：原作"十四"，据《伤寒论》卷第三及《证治准绳·类方》改。

芎黄丸　治膈上痰。

川芎二两，细锉，慢火熬熟　川大黄二两，蒸令干

上焙干为末，用不蛀皂角五七挺，温水揉汁，绢滤出渣，入罐中熬成膏，和前药为丸，桐子大。每服十五丸，小儿三丸，姜汤下。

导痰汤《济生》　治痰涎，胸膈留饮，痞塞不通。

半夏汤洗七次，四两　南星炮，去皮　枳实去瓤，面炒　赤苓去皮橘红各一两　甘草炙，五钱

上咬咀，每服四钱，水一盏，姜十片，煎八分，食后温服。

小半夏茯苓汤《和剂》

半夏　茯苓

上等分，每服五钱，水一盏半，姜五片，煎七分，不时服。

二陈汤　治痰饮为患，或呕逆恶心，或头眩心悸，或中脘不快；或食生冷，饮酒过度，脾胃不和，并皆服之。

半夏汤洗七次　橘红各五两　白茯苓三两　炙甘草一两五钱

上咬咀，每服四钱，水一盏，姜七片，乌梅一个，煎六分，不拘服。

六君子汤

人参　白术　茯苓　陈皮　半夏各一钱　炙草五分

水二盏，姜五片，煎一盏，去滓，不时温服。

理中化痰丸　治脾胃虚寒，痰涎内停，呕吐少食，或大便不实，饮食难化，咳唾痰涎。此属中气虚弱，不能统涎归源也。

人参　白术炒　干姜　甘草炙　半夏姜制　茯苓各等分

上为末，水丸，桐子大。每服四五十丸，白汤下。

橘皮汤　治胸膈停痰。

橘皮　茯苓　半夏各一钱五分

煎如常。

前胡半夏汤　治痰盛。

前胡　半夏姜制　茯苓各二钱　陈皮　木香　紫苏　枳壳
甘草各一钱

上，水二钟，生姜三片，乌梅一个，煎一钟，食远服。

枇杷叶散　治痰逆，亦能温胃，令人思饮食。

青皮去白，焙　草豆蔻各五钱　前胡　枇杷叶刮去毛，炙黄
半夏泡　茯苓去皮　人参　大腹皮　白术　厚朴姜汁炙，各一两

每服四钱，水一盏，生姜半分，煎六分，不时温服。

旋覆花散　治心胸痰热，头目旋痛，饮食不下。

旋覆花　甘草炙，各五钱　枳壳面炒　石膏细研，各二两　茯苓
麦门冬去心　柴胡去苗　人参各一两　犀角屑　防风　黄芩各七钱
五分

每服五钱，水一大盏，生姜半分，煎至五分，食远温服。

沉香堕痰丸　治宿食不消，咽膈不利，咳嗽痰涎，头目昏晕，
呕逆恶心，胸膈不快。

沉香　木香各二钱　青皮去白，二钱五分　槟榔大者二枚，用面裹
煨熟　半夏曲二两

上为细末，生姜汁浸，蒸饼和丸，如小豆大。每服二十丸，
不拘时，姜汤下。

法制清气化痰丸　顺气快脾，化痰消食。

半夏　南星去皮脐　白矾　皂角切　干姜各四两

上先将白矾等三味，用水五碗，煎取三碗，却，入半夏、南
星二味，浸两日。再煮至半夏、南星无白点为度，晒干。

陈皮　青皮去瓤　紫苏子炒　萝卜子炒，另研　杏仁去皮尖，炒，
研　葛根　神曲炒　麦蘖炒　山楂　香附各二两

上为末，蒸饼丸桐子大。每服五七十丸，食后、临卧茶汤下。
薛新甫曰：一男子素食厚味，胸满痰盛，内多积热，服此立效。
脾虚者不宜。

法制半夏《御药》 消饮化痰，壮脾顺气。

用大半夏汤洗泡七遍，以浓米泔浸一日夜。每半夏一斤①，用白矾一两五钱，研细，温水化，浸半夏，上留水两指许，频搅。冬月须放暖处，浸五日夜，取出焙干。用铅白霜一钱，温水化，又浸一日夜，通七日，尽取出。再用浆水慢火煮，勿令滚，候浆水极熟，取出焙干，以磁器收贮。每服一二粒，食后细嚼，温姜汤下。又一法，依前制成半夏，每一两，用白矾水少许渍半夏，细飞朱砂末，淹一宿，敛干用。

滚痰丸 治百端怪病痰疾，其效甚速，其功甚大。其症之深浅，药之轻重，俱录于下。

大黄酒拌蒸　黄芩去梗，各半斤　沉香五钱　青礞石一两，捶碎，朴硝一两，同入砂罐内，瓦片盖之，铁线缚定，盐泥固济，晒干，火煅红，候冷取出

一方加朱砂二两，碾细末为衣

上为细末，净水为丸，桐子大。每服三五十丸，量虚实加减，各随引下。

一切丧心失志，或癫或狂等证，每服百丸；人壮气实，能饮食，狂甚者，一百二十丸已上至二三百丸，以效为度。

一切中风瘫痪，痰涎壅塞，大便或通或闭者，每服八十丸；人壮气盛者，百丸。常服二三十丸，无大便之患，自得上清下润之妙。或饮食与痰胶结于内，涨满作痛，八十丸。

一切阳证风毒脚气，遍身游走疼痛，每服八九十丸，未效再加十丸。痰滞胃肺间，疼痛不可名状，似胃脘痛者，百丸。

一切无病之人，遍身筋骨平白疼痛不能名状者，每服七八十丸，以效为度。

---

① 斤：《证治准绳·类方》作"两"。

一切头痛非头风证，牙疼或浮或痒，非风蛀牙证者，每服七八十丸；或头眩喘急者，百丸。

一切噫气吞酸，至于噫逆膈气及胸闭，或从胸中气块冲上，呕吐痰饮，状如翻胃者，每服七八十丸。未效再服。

一切失饥伤饱，忧思过虑，至于心下嘈杂，或哕，昼夜饮食无度，或只虚饱中稍饥，并不喜食，每服八十丸。

一切新久痰气喘嗽，或呕吐涎沫，或痰结实热，或头目眩晕，每服八九十丸；虚老羸瘦者五六十丸，未效再加十丸。

一切急慢喉闭赤眼，每服八九十丸。腮颔肿硬，绕项结核，形若瘰疬者，宜服此丸。若年深多服之。口糜舌烂，咽喉生疮者，每五六十丸，同蜜少许，一处嚼破噙睡，徐徐咽之。此少口疮，如此噙一二夜即瘥。

皂角化痰丸 治劳风，心脾壅滞，痰涎盛多，喉中不利①，唾稠黏，嗌塞吐逆，不思饮食，或时昏愦。

皂角木白皮酥炙 白附子泡二次 半夏汤泡七次 南星泡三次，各一两 白矾煅枯，五钱 赤茯苓去皮 人参去芦，各一两 枳壳麸炒，一两五钱

上制研为细末，用生姜汁、面煮糊为丸，如梧子大。弱人每服二钱，壮人三钱，食前白滚汤送下。

金朱②化痰丸 治热痰，眩晕恍惚，心烦咳嗽。

郁金一两 天竺黄五钱，另研 半夏一两，炮 胆星一两 朱砂五钱，飞

上为细末，竹沥、姜汁煮糊为丸，如芡实大，用金箔为衣。每服一丸或二丸，食后淡姜汤送下。

---

① 利：此后《证治准绳·类方》有"涕"字，疑脱。
② 朱：原目录作"砂"。

咳嗽　附肺痿肺胀

约　论①

　　夫咳嗽证，必由于肺，而《内经》曰：五脏六腑皆令人咳。又曰：五脏各以其时受病，非其时各传以与之，则不独在肺矣。盖咳有内伤、外感之分，故自肺而传及五脏者有之，自五脏而传于肺者亦有之。如风寒暑湿伤于外，则必先中于皮毛，皮毛为肺之合，而受邪不解，此则自肺而后传于诸脏也；劳欲情志伤于内，则诸气受伤，先由阴分而病及上焦，此则自诸脏而后传于肺也。但自表而入者，其病在阳，故必自表而出之，治法宜辛、宜温，求其属而散去外邪，则肺气清而咳自愈矣；自内而生者，伤其阴也，阴虚于下则阳浮于上，水涸金枯则肺苦于燥，肺燥则痒，痒则咳不能已。治此者，宜甘以养阴，润以养肺，使水壮气复，而肺则宁也。大法治表邪者，药不宜静，静则流连不解，久必变生他病，故最忌寒凉收敛之剂，如《五脏生成》篇所谓肺欲辛者此也；治里证者，药不宜动，动则虚火不宁，真阴不复，燥痒愈增，病必日甚，故最忌辛香助阳等剂，如《宣明五气》篇所谓辛走气，气病无多食辛者此也。然治表者，虽宜从散，若形气、病气俱虚者，又当补其中气，而佐以温解之药；若专于解散，恐肺气益弱，腠理益疏，外感乘虚易入，而病益甚也。治里者，虽宜静以养阴，若命门阳虚，不能纳气，则参、姜、桂、附之类亦所必用；否则气不化水，终无济于阴也。至若因于火者宜清，因于湿者宜利，因痰者降其痰，因气者理其气，虽方书所载，条目极多，求其病本，则惟风寒、劳损二者居其八九。风寒者责在阳实，劳损者责

---

　　① 约论：此标题原无，据原目录补。

在阴虚，此咳证之纲领。其他治标之法，亦不过随其所见之证，而兼以调之则可，原非求本之法也。至于老人之久嗽者，元气既虚，本难全愈，多宜温养脾肺，或兼治标，但保其不致赢困则善矣。若求奇效，而必欲攻之，则非计之得也。夫治病本难，而治嗽者为尤难，在不得其要耳。故余陈其大略如此，观者勿谓治法不详而忽之也。

按：咳嗽一证，虽言风寒、劳损二者居多，然受病之先后，传变之轻重，亦当详辨之。夫咳有声而无痰者，肺气伤而不清，即咳久而有痰，此肺先受病，因咳而动脾湿，治当清肺理气是也；咳有痰而无声者，脾湿动而痰上，即嗽久而见声，此脾先受病，因嗽而伤肺气，治当理脾除湿是也。故外感轻者，风邪止留于肺，发为咳嗽；其重者，风邪不留于皮毛，而变生他病，即不为嗽也。内伤轻者，火邪未蒸于肺，故肺未伤而不嗽；其重者，脏气相胜，上攻其肺，即变为嗽也。是以外感得嗽为轻，而内伤有嗽为重也。苟不知轻重先后，其不误治者，未之有也。

约 治

凡风邪所伤，咳嗽声重，头痛寒热，宜发散风邪，消风散主之。

肺气虚，腠理不密，风邪易入，宜解表兼实肺气，加减参苏饮主之。

肺有火邪，则腠理不闭，风邪外乘，宜解表兼清肺火，麦门冬汤主之。

肺虚被邪所滞，不能输化，而小便短少、皮肤渐肿、咳嗽日增者，宜补脾肺，兼滋肾水，六君子汤、地黄丸主之。

喘急而嗽，面赤潮热，宜清火邪，黄连解毒汤、石膏汤主之。

咳而身热，故自汗口干、便赤烦躁，此因酒色过度，虚劳少血，津液内耗，心火自炎，遂使燥热乘肺，咯唾脓血，上气涎潮，其嗽连续而不已者，名劳嗽。甚至盗汗，寒热交作，又为阴虚火动而嗽，宜补阴清金，四物汤加黄柏、知母、紫菀、天门、麦门之类主之。

冷热嗽，或遇热亦嗽，或遇冷亦嗽，或饮冷亦嗽，饮热亦嗽，宜分理阴阳，应梦人参散，合二母散主之。

嗽而失声，或因咽疼，过进冷剂，而声愈不出者，宜以生姜汁调消风散，少少进之。嗽而失声，非独热嗽有之，其寒嗽亦有之。不拘寒热，用枇杷叶擦去其毛，生姜汁和蜜蒸晒五次，单一味煎汤服，更效。

肺痿咳吐涎沫，或不咳烦躁，欲饮水者，此肺痿也。若咳而口中自有津液，舌上胎滑，此为浮寒，非肺痿也。肺痿皆因津液内涸，主治滋补肺气，温养脾胃，甘草汤、保肺散主之。

肺胀而嗽者，动即喘满气急、身重者是，主治宜收敛，用诃子、海粉、杏仁、栝楼、青黛、香附之类主之。肺胀壅遏不得眠者难治也。

夏月嗽而发热者，谓之热痰，宜小柴胡汤、石膏汤主之。若冬月嗽而发寒热者，谓之寒痰，宜十神汤、小青龙汤主之。

丹溪云：上半日嗽多属胃火，下半日嗽多属阴虚，黄昏嗽甚。此火气浮于肺，宜敛而降之，不宜用凉药、发散药。

咳嗽毋论内外、寒热，凡形气、病气俱实者，宜散、宜清、宜降痰、宜顺气；若形气、病气俱虚者，宜补、宜调，或补中稍佐发散清火。若专求于补，必至肺气壅塞，或结肺痈，难治；专求解表，则肺气益虚，腠理益疏，外邪乘虚易入，而其病愈难治矣。

约 脉

咳嗽之脉，脉浮而伤风，脉紧为伤寒，脉数为伤热，脉细为受湿，脉紧则虚寒，沉数为实热，弦涩则少血，洪滑则多痰，虚涩则房劳，各视其部位，依脉投剂，无不应效。久嗽脉弱者可治，实大数者难治；嗽而喘急，脉数有热，不得卧者难治；上气喘，面浮肿，肩息脉浮大者难治；咳而脱形，身热脉小，坚急以疾，是逆也，咳嗽脉沉紧者不治；脉浮值浮软者可治；咳嗽羸瘦，脉形坚大者不治。此皆是不治之死脉也。

约　方

麦门冬汤　治火热乘肺，咳嗽有血，胸膈胀满，五心烦热。

麦门冬　桑白皮炒　生地黄各一钱　半夏　紫菀　桔梗　淡竹叶
麻黄各七分　五味子五分　甘草五分

水二钟，姜三片，煎一钟，食远服。

加减麻黄汤　治肺感寒邪咳嗽。

麻黄去节，二钱　杏仁去皮，炒　半夏姜制　陈皮各一钱　辣桂
四分　甘草五分　紫苏八分

水二钟，姜三片，煎一钟，去渣，不拘服。

加减参苏饮　治四时感冒，发热头痛，咳嗽声重，中脘痞满，呕吐痰水或鼻塞发热。

紫苏一钱五分　前胡一钱　桔梗一钱　枳壳八分　葛根一钱五分
陈皮　半夏各一钱　茯苓八分　甘草五分

上水二钟，姜三片，煎一钟，不拘服。肺寒咳嗽，加干姜八分；肺热咳嗽，加杏仁、黄芩、天花粉各一钱；食积咳嗽，加山楂、神曲、枳实、黄连各一钱；劳热咳嗽，加黄柏、知母、贝母各一钱；郁火咳嗽，加香附、黑栀子各一钱；肺燥咳嗽，咯痰不出，加栝楼仁一钱。

六君子汤　治脾胃虚弱咳嗽。见痰饮

滋肾丸见火门

黄连解毒汤 治肺胃积热嗽。见火门

知柏①四物汤 治阴虚嗽。见火门

小柴胡汤 治往来寒热咳嗽。见伤寒

易简杏子汤 治咳嗽，不问外感风寒，内伤生冷及虚劳咯血，痰饮停积，皆治疗之。

人参八分　半夏一钱　茯苓八分　细辛一分　干姜五分　甘草五分　桂枝五分　五味子八分　芍药一钱　杏仁一钱

上㕮咀，水二钟，姜三片，煎一钟，不拘温服。

济生橘苏散 治伤风咳嗽，身热有汗恶风，脉浮数，有热，服杏子汤不得者。

橘红八分　紫苏叶一钱　杏仁一钱　五味七分　半夏一钱　桑白皮一钱　贝母一钱　白术一钱　甘草五分

水二钟，生姜三片，煎一钟，不拘服。

宁嗽化痰汤 治感冒风寒，咳嗽鼻塞。

桔梗八分　枳壳一钱　半夏一钱　陈皮八分　前胡一钱　干葛一钱　茯苓八分　紫苏一钱五分　麻黄一钱　杏仁一钱　桑皮八分　甘草四分

水二钟，姜三片，煎一钟，食远服。

金沸草散 治肺感寒邪，鼻塞声重，咳嗽不已。

旋覆花去梗，七分　麻黄去节，七分　前胡去芦，一钱　荆芥穗一钱　甘草　赤芍药各五分　半夏泡，八分

水二钟，姜三片，煎一钟，食远服。

栀子仁汤 治郁火咳嗽，四肢烦热，胸膈饱胀。

郁金一钱　枳壳麸炒，一钱　升麻一钱　山栀仁一钱五分

水二钟，煎一钟，温服。

十神汤 治感冒风寒，咳嗽不止。见风门

---

① 柏：原目录作"母"。

麻黄汤见伤寒

华盖散　治肺受风寒，咳嗽声重，胸膈烦满，头目昏眩。

麻黄八分　紫苏子一钱　杏仁八分　桑白皮七分　赤茯苓一钱

橘红七分　甘草四分

水二钟，姜三片，红枣一枚，煎一钱，去渣，不拘时服。

小青龙汤　治感冒风寒，咳嗽不止。

麻黄一钱五分　芍药一钱　干姜一钱　炙甘草八分　细辛八分

桂枝八分　五味十粒　半夏八分

水二钟，姜二片，煎一钟，温服，渣再煎。

应梦人参散　治肺虚咳嗽。

甘草　桔梗　白芷各八分　青皮六分　干姜五分　人参　干葛

白术各一钱

水二钟，姜二片，枣一枚，不拘时服。

知母茯苓汤　治肺痿喘嗽不已，往来寒热，自汗。

知母一钱　白术　人参　桔梗各八分　茯苓　麦门冬　黄芩

各一钱　甘草　薄荷　川芎各五分　半夏七分　柴胡六分　五味子

十粒

水二钟，生姜三片，煎一钟，食后服。

紫菀散　治咳中有血，虚劳肺痿。

人参一钱　紫菀一钱　茯苓八分　阿胶一钱　桔梗八分　贝母一钱

知母一钱　甘草五分　五味十粒

水二钟，煎八分，食远服。

贝母散　治暴发咳嗽，肺火不退，日久不愈。

贝母去心，一钱　杏仁去皮尖，一钱　五味子十粒　桑白皮蜜炒，

八分　甘草五分　知母去皮毛，一钱　款冬花去梗，一钱

水二钟，姜一片，煎一钟，温服。

百合汤　治肺气壅滞，咳嗽喘闷，中脘不利，气痞多渴，腰

膝浮肿，小便淋涩。

　　百合一钱　茯苓八分　陈皮六分　人参八分　桑白皮八分　麦冬一钱　猪苓八分　枳壳六分　甘草四分　紫苏叶六分　大腹皮八分

　　水二钟，煎一钟，不拘时①温服。

　　天门冬丸　治肺脏壅热，咳嗽痰唾稠黏。

　　天门冬去心，二两　百合一两五钱　前胡一两　贝母去心　半夏泡，各八钱　桑白皮八钱　枳梗五钱　防己八分　紫菀一两　茯苓一两　淮地黄一两五钱　杏仁八钱

　　上为细末，炼蜜为丸，如梧桐子大。每服二钱，淡姜汤送下，一日服三次。

　　白术汤　治五脏受湿，咳嗽痰多，上气喘急，身体重痛，脉濡细。

　　白术二钱　茯苓一钱五分　半夏一钱　橘红一钱　五味十粒　甘草八分

　　水二钟，生姜五片，煎一钟，食远服。

　　茯苓甘草汤　治膀胱发咳而遗溺。

　　茯苓一钱五分　桂枝一钱五分　生姜五片　大枣三枚　甘草炙，一钱

　　水二钟，煎一钟，食远服。

　　清金汤　治远年近日咳嗽，上气喘急，喉中涎声，胸满气逆，坐卧不宁，饮食不下。

　　陈皮七分　苡仁一钱　五味十粒　阿胶一钱　茯苓一钱　紫苏八分　杏仁一钱　贝母一钱　百合一钱　粟壳蜜炒，五分　桑白皮八分　款冬花八分　半夏曲一钱　乌梅肉一钱　人参五分　甘草五分

　　水二钟，生姜二片，枣一枚，煎一钟，食后服。

---

　　①　时：原脱，据《圣济总录》卷六十六"百合汤"补。

清音散　治咳嗽失音不出。

杏仁—两五钱　木通五钱　桂心五钱　贝母—两　桑白皮—两
白蜜—两　细辛五钱　菖蒲五钱　生姜汁—盏

上研为细末，百沸汤调服，日进三次；或熬膏，每日服三次；
用三七含化更妙。

星香丸　治诸气生痰咳嗽。

南星　半夏各三两，用白矾—两煎水，浸一宿　陈皮五两，米泔水
浸，去白用　香附子三两，用黑栀—两煎汤浸一周时，晒干用

上四味，俱不见火，研为细末，姜汁煮面糊为丸，如梧桐子
大。每服五十丸，食后淡姜汤送下。

乌梅丸　治脾胃发嗽，嗽甚则呕，或吐长虫。

乌梅三十枚　细辛五钱　附子六钱　桂枝五钱　人参去芦，五钱
黄柏炒，六钱　干姜炒黑，—两　黄连炒，—两六钱　当归　蜀椒各四两

上为末，先用酒浸乌梅一宿，放饭上蒸，合前药与米饭捣如
泥为丸，如梧子大。每服三十丸，白滚汤送下。

补中益气汤　治虚损劳嗽。

异功散　治脾虚嗽不止。

四君子汤　加贝母、橘红、百合，治脾肺虚嗽。方俱见脾胃

人参养肺汤　治肺痿咳嗽，午后潮热，声音哑者。

贝母—钱　人参—钱　阿胶—钱二分　茯苓—钱　桔梗六分
杏仁六粒，炒　桑白—钱　枳实六分　甘草六分　柴胡—钱二分

水二钟，姜二片，枣一枚，煎一钟，不拘温服。

生①姜半夏汤　治肺胀喘嗽。

人参五钱　生姜—两　半夏五钱　甘草二钱　橘红—钱

水二钟，煎一钟，食远温服。亦有用越婢加半夏汤治者，大

---

①　生：原作"参"，据原目录及文义改。

抵肺胀之症难治也。

喘 急

喘急约论①

夫喘者，促促气急，喝喝息数，或口张抬肩，摇身撷肚，不能以息之谓也。此症非有余之病，是火入于肺，炎烁真气而为喘焉。故《活人》云：喘之状虽有余，其有余者非肺气实也，乃肺中之火也。此论不为不当。然喘为火所起，亦必有因其所起而从之，或其喘起于肾，则寒水之气从之；起于肝，则风木之气从之；起于脾，则湿气从之；起于心，则热气从之；起于肺，则燥气从之。而其所从者，得以火附之炎而逆也。所谓诸逆之气盛，而入于所胜之脏，或因火而径冲于肺，肺被五邪所干，而真气虚，火邪作喘也。其外亦有肺虚夹寒而喘者，肺虚夹痰而喘者，有水气乘肺而喘者，有忧怒气郁致伤肺气而喘者，有痰因火动而喘者，有阴虚火动而喘者，有胃虚积食积痰上壅而喘者，有脾虚积饮湿热蒸肺而喘者。大抵治喘之法，肺寒则当温之，虚则补之；肺热者当清之，实者当泻之；有水则当利水，有湿则当除湿；起于气者当先调气，起于痰者当先降痰；气郁者当解郁，阴虚者当滋阴；有积者当行积，胃虚者当温胃。至若伤寒发喘，表汗里下，脚气上冲，疏导行利，然其受病种种不同，其治法安可以一端尽之也？故经云谨守病机，要明其所属，如不明其所属，则必犯虚虚实实之祸矣。

喘急②约治

喘与胀相因。夫肺居最高，为五脏之华盖，故肺气即如天气，

---

① 喘急约论：此标题原无，据原目录补。

② 喘急：此 2 字原无，据原目录补。

或肺被六淫所侵，五邪所胜，则其气闭而不得下降。书云：天气不得下降，则地气不得通达。凡喘胀之症，其小便必不通利，盖治喘急俱要清肺金，实脾土，调气开郁，通利水道，是其治也。

喘暴作，或因外邪所感，必须发散攻邪为先，喘定之后方可用补。或内伤所致，当审其虚实。或久病后喘者，微发之初，即当扶正气为主；既发之后，当于扶正气药中加攻邪。或因痰除痰，或因火清火，往往有补于既发，而喘愈甚；攻于未发，而喘即至者，皆不明其内外、虚实、先后之序也。

喘与气短殊异。喘者，促促气急，声粗痰壅，张口抬肩，摇身撷肚是也，治宜攻多于补。气短者，气少而息微，出入之气似不能接续，呼吸气急亦无痰声是也，治宜补多于攻。二者之病既异，而其治可同例乎？

喘作于大病之后多危，上喘咳而下泄泻亦危。汗出如油，发润而喘不休者死症，直视谵语而喘者死症。

哮喘专主积痰，宜先用吐法，不可骤用寒凉补滞，必兼降痰发散。治哮须慎饮食，薄滋味，未发以扶元气为要，已发以攻邪为主。

喘急①约脉

喘脉浮滑而手足温者生，沉涩而手足冷者死，细数者亦死。脉随气升降，气既上喘，脉亦当浮起；反见沉涩细数，则脉症相反，为病败而形损也。凡喘皆属于肺，如右寸口脉按之有力，喘逆咽塞，此肺实之症也；寸口脉若按之不应手而无力者，必咽干无津少气，此肺虚之症也。诊者当辨虚实。

---

① 喘急：此2字原无，据原目录补。

喘急①约方

紫苏麻黄汤 治风寒发喘，头痛发热，喘急有痰声者。

紫苏一钱五分 麻黄一钱 杏仁一钱 半夏一钱五分 陈皮八分
枳壳一钱 白芷八分 桔梗七分 甘草五分

水二钟，姜三片，枣一枚，煎一钟，温服。

六君子汤 异功散俱见脾胃

参苏温肺汤东垣 治肺受寒而喘。

人参 肉桂 甘草 木香 五味子 陈皮 半夏 桑白 白术
紫苏叶各二两 茯苓一两

上咬咀，每服五钱，水一钟半，生姜三片，煎七分，去滓，食
后温服。如冬寒，每服不去节麻黄半分，先煎去沫，下诸药。

四磨汤 四七汤见气门

加减泻白散 治肺有伏火发喘。

桑白皮一两 地骨皮 知母 陈皮去白 桔梗各五钱 青皮去白
黄芩 炙草各三钱

上咬咀，每服五钱，水二钟，煎一钟，食后温服。

葶苈大枣泻肺汤 治肺痈，胸膈胀满，上气喘急，身面目俱
浮肿，鼻塞身重，不知香臭。

葶苈不拘多少，炒令黄

上研细末，水三钟，枣十枚，煎一钟，去枣，入药煎七分，
食后服。

半夏丸《保命》 治因内伤饮食，痰作喘逆，兀兀欲吐，恶
心欲倒。

半夏一两 槟榔 雄黄各三钱

---

① 喘急：此2字原无，据原目录补。

上为细末，姜汁浸，蒸饼为丸，桐子大。每服三五十丸，姜汤下。小儿丸如米大。

麦门冬汤①　治脾虚，肺有火邪作喘。

麦冬　半夏　人参　甘草　粳米　大枣

上六味，以水一斗二碗②，煮取六碗。每服一碗，日三次，夜一次。

天门冬丸《保命》　治妇人喘嗽，手足烦热，骨蒸寝汗，口干引饮，面目浮肿。

天门冬十两，去心　麦门冬八两，去心　生地黄三斤，取汁为膏

上前二味为细末，膏子为丸，如桐子大。每服五十丸，逍遥散下。逍遥散须去甘草，加人参。或与《王氏博济方》③人参荆芥散亦得。如面肿不已，经曰面肿因风，故宜汗。麻黄、桂枝可发其汗，后与柴胡饮子去大黄。《咳论》曰：治脏者治其腧，治腑者治其合，浮肿者治其经。治腧者治其土也，治合者亦治其土也，如兵围魏救赵之法也。

人参平肺散东垣　治肺受热而喘。

桑白皮炒，二钱　知母一钱五分　甘草炙　茯苓　人参　地骨皮　天门冬去心，各一钱　青皮　陈皮各六分　五味子三十粒，捶碎

水二钟，生姜五片，煎一钟，食远温服。如热甚，加黄芩、薄荷叶各一钱。

①　麦门冬汤：此方各味无用量。《证治准绳·类方》引《金匮》"麦门冬汤"作"麦门冬七升，半夏一升，人参二两，甘草二两，粳米三合，大枣十二枚"。

②　碗：《证治准绳·类方》引《金匮》"麦门冬汤"作"升"，下"碗"皆作"升"。

③　王氏博济方：又名"博济方"，三卷，宋·王衮撰。刊于1047年。收录500余方。济：原作"施"，据《证治准绳·类方》改。

安肾丸《和剂》 治肾经久积阴寒，膀胱虚冷，下元气惫，耳重唇焦，腰腿肿疼，脐腹撮痛，两胁刺胀，小腹坚疼，下部湿痒，夜梦遗精，恍惚多惊，皮肤干燥，面无光泽，口淡无味，不思饮食，大便涩结①，小便滑数，精神不爽，事多健忘。常服补元阳，益肾气。

肉桂去粗皮，不见火 川乌头炮，去皮脐，各十六两 桃仁麸炒 白蒺藜炒，去刺 巴戟去心 山药 茯苓去皮 石斛去根，炙 肉苁蓉酒浸，炙 萆薢 白术 补骨脂各四十八两

上为末，炼蜜为丸，如梧子大。每服三十丸，温酒或盐汤送下，空心食前。小肠气，茴香酒下。

加减泻白散 治阴气在下，阳气在上，咳嗽呕吐，喘促。

桑白皮一两 茯苓三钱 甘草 陈皮 青皮去白 五味子 人参去芦，各五钱 地骨皮七分②

上㕮咀，每服四钱，水一钟半，入粳米数十粒，同煎，食后温服。

杏参散 治坠空惊恐，或度水跌仆，疲极喘息。

杏仁炒，去皮尖 人参去芦 橘红 大腹皮 槟榔 白术 诃子面煨，去核 半夏汤泡 桑白皮 桂心不见火 紫菀洗 甘草炙，各一钱

上作一服，水二钟，姜三片，紫苏七叶，煎一钟，去滓，服不拘时。

五味子汤 治喘促，脉伏而数者。

五味子二钱 人参去芦 杏仁去皮尖 麦门冬去心 橘皮去白，各二钱五分

① 涩结：《和剂局方》及《证治准绳·类方》皆作"溏泄"，义胜。
② 分：《证治准绳·类方》作"钱"。

上作一服，用水二钟，生姜二片，红枣三枚，煎一钟，去滓，服不拘时。

九宝汤　治经年喘嗽通用。

麻黄去节　陈皮　桂枝　紫苏　桑白皮炒　杏仁去皮尖，炒　大腹皮　薄荷　甘草炙，各一钱六分

上作二贴，每贴用水二钟，姜三片，乌梅一枚，食远温服。

皱肺丸　治喘。

款冬花　知母　秦艽　百部去心　紫菀茸　贝母　阿胶　糯米炒，各一两　杏仁去皮尖，另研，四两

上为末，用羊肺一具，先以水灌洗，看容得水多少，即以许水更添些，煮杏仁令沸，滤过，灌入肺中系定。以糯米泔煮熟，研细成膏，搜和前药末，杵数千下，丸如梧桐子大。每服五十丸，食前用桑白皮煎汤下。

百花膏　治嗽喘不已，痰中有血。

百合蒸，焙　款冬花各等分

上为细末，炼蜜丸如龙眼大。每服一丸，食后细嚼，生姜汤送下，噙化尤佳。

三因神秘汤

紫苏叶　陈皮去白　生姜　桑白皮　人参各五钱　白茯苓去皮　木香各三钱

上㕮咀，水三钟，煎一钟，去滓，大温分三服。

六卷　杂症汇考

疟　门

诸疟约论①

疟之为病，其症多端，其治亦不同。经曰：夏伤于暑，秋必痎疟。其证大都多热多寒，或寒多热少，或热多寒少，或单热不寒，或单寒不热，或先寒后热，或先热后寒，或有汗无汗，或汗少汗多，或自汗盗汗，或头痛骨痛，或大渴引饮，口苦舌干，或呕吐不思食，或烦躁不得眠，或大便燥结，或泻利，或连日发，或间日发，或三日发，或发于阳，或发于阴，此皆中气不足，脾胃虚弱，暑邪乘虚客之而作。虽随经随证投药解散，必先清暑益气，调理脾胃为主。有食痰者兼豁痰逐饮，感瘴疠者兼消瘴疠，汗多者固表，无汗者解表，泄利者升发兼利小便，便燥者兼益阴润燥。病有阴阳，药分气血；证有缓急，治宜先后；人有虚实，法异攻补。久而不解，必属于虚。气虚者补气，血虚者补血，两虚者气血兼补，非大补真气，大健脾胃不得疗也。然疟亦分六经，学者宜详辨之，毋使施治之误。

足太阳经属膀胱，其证腰痛头痛，脊强头重，寒从背起，先寒后热，熇熇暍暍然②，热止汗出难已，或遍身骨痛，小便短赤。宜增补羌活汤。

足阳明经属胃，其证发热头痛，鼻干口燥，渴欲引饮，目眴

---

① 诸疟约论：此标题原无，据原目录补。

② 熇熇暍暍（hèhèyèyè 贺贺页页）然：炽热貌。《素问·刺疟论》："先寒后热，熇熇暍暍然。"王冰注："熇熇，甚热状。暍暍，亦热盛也。"

胸不得眠，甚则烦乱，畏火光、人声、木声。宜服竹叶石膏汤。

足少阳经属胆，其证往来寒热，口苦耳聋，胸胁痛，或呕。宜服小柴胡汤。

足厥阴经属肝，其证先寒后热，色苍苍然，善太息，甚者状如欲死，或头疼而渴。宜先服三黄石膏汤加柴胡、鳖甲、橘皮，以祛暑邪；后用当归养荣汤，和调肝血。

足太阴经属脾，其证先寒后热，或寒多。若脾疟，必寒从中起，善呕，呕已乃衰，然后发热，热过汗出乃已，热甚者或渴，否则不渴喜火。宜服桂枝汤、建中汤。病人虚甚，用参姜汤。

足少阴经属肾，其证寒热俱甚，腰痛脊强，口渴咽干，寒从下起，小便短赤。宜先服人参白虎汤加桂枝，以祛暑邪；后用鳖甲滋阴汤，以补其阴。

诸疟约治

疟病多挟痰。有热痰者须用贝母为君，自二钱至五钱，竹沥、竹茹、栝楼根、橘红、白茯苓佐之，甚者加石膏。如寒痰发疟，寒多不渴，用半夏、白术、橘皮为君，多加生姜皮佐之。

疟病多挟风。有风者必用何首乌为君，白术、橘红为臣，葛根、姜皮、羌活佐之。头不痛，除羌活。

暑邪盛，解散不早，陷入于里，则变为滞下，急投芩、连、芍药、车前、红曲、甘草，佐以葛根、升麻、柴胡，以表里分消之。脾胃薄弱者，加人参、扁豆、莲肉，大剂与之，以愈为度。滞下若愈，疟亦随止，即不止，其热必轻，仍随经随证以治之，不烦多药而自止也。

疟疾多热久不解者，其人必本阴虚，法当益阴除热，非鳖甲、牛膝不能除也。多寒而久不解者，其人必本阳虚，非人参、白术、黄芪不能除。

疟有山岚瘴气，停留饮而发者，古方类用常山、砒霜等吐之。今人误执其方，见疟辄用，不知二药有大毒，损人真血气，犯之多致危殆，慎之慎之！

凡疟方来，正发不可服药，当在于未发两时之先，否则药病交争，转为深害，当戒之。

疟后饮食少进，四肢无力，面色痿黄，身体虚弱，以四君子汤合二陈汤，加黄连（姜汁炒）、枳实（面炒）、生姜煎服。

凡疟后大汗出者，乃荣血不足之候，以人参养荣汤主之。

诸疟约脉

疟脉自弦，弦数者多热，宜解散之；弦迟者多寒，宜温理之。弦紧邪在下，宜下；浮大邪在上，宜吐。弦短者伤食，弦滑者多痰，虚微无力，洪数无力，皆虚疟脉也，宜调补之。其脉若代散则死矣。

诸疟约方

增补羌活汤 治太阳经疟。

羌活一钱五分　广陈皮去白，一钱　黄芩一钱五分　前胡一钱五分　猪苓一钱　知母一钱五分　炙甘草五分

上水二钟，煎一钟，不拘服。

若口渴者，即兼阳明，宜加石膏、麦门冬，倍知母；渴而汗少或无汗，并加葛根；因虚而无汗或汗少者，加人参一钱，麦门冬一钱五分，姜皮一钱，露一宿，发日五更温服；因虚汗多者，加黄芪一钱五分，桂枝五分，汗止即去桂枝，不可多服；若病人素有热者，勿用桂枝，以芍药、五味子代之。

竹叶石膏汤 治阳明经疟。

石膏五钱　知母二钱　竹叶二十片　麦门冬三钱

米一撮，水二钟，煎一钟，不拘服。

若无汗、汗少者，加干葛一钱五分；虚而作劳者，加人参；痰多，加贝母、橘红。

小柴胡汤　治少阳经疟。

柴胡三钱　黄芩二钱　半夏一钱五分　人参二钱　甘草一钱

上水二钟，煎一钟，不拘服。

若渴，去半夏，加石膏、麦门冬；肺家有热，去人参，加知母，倍麦冬；有痰不渴者，本方加贝母二钱，白术、茯苓各一钱五分，姜皮一钱。病人阴虚而有热者，虽呕吐，忌用半夏、生姜，误投则损人津液，令人声哑，宜用竹茹、橘皮、麦门冬、茯苓、乌梅以代之。

按：以上三方乃治三阳经客邪之剂，其证多热多渴，亦易解散，宜大剂急逐去之，毋使迟留，则病易愈。继以理脾开胃，大补真气，蔑①不瘳矣。

理脾健胃汤　治疟邪已尽，脾胃虚弱或呕恶泄泻，不思饮食。

陈皮一钱　白豆蔻五分　茯苓一钱五分　山楂一钱　麦芽一钱
藿香六分　白扁豆一钱五分　芍药一钱五分　人参一钱　白术一钱五分

水二钟，煎一钟，不拘服。

有肺火者，去人参、白术，加麦门冬、石斛各一钱二分；停食者必恶食，加山楂；伤肉食者，加黄连、枳实各八分；伤谷面食者，加麦芽、谷芽、莱菔子。如此药食消即已，多服则损真气也。

散邪汤　治秋感风寒，头痛发热，无汗，不因暑得者。

川芎八分　白芷八分　麻黄一钱　细辛八分　防风七分　荆芥七分
紫苏八分　羌活一钱　甘草二分

上锉一剂，生姜三片，葱白三根，水二钟，煎一钟，露一宿，

① 蔑：无，没有。

次早温服。有痰，加二陈；有湿，加苍术；夹食，加山楂、麦芽。

不二饮　治一切新久寒热疟疾。一剂截住，神效。

常山、槟榔（要一雌一雄，若重二钱，细切制炼）加知母、贝母各一钱，每四钱，酒一钟，煎至八分，不可过熟，熟则不效。露一宿，临发日五更温服。勿令妇人煎药。

露姜养胃汤　治久疟，三五日一发者，及感寒发疟。

苍术一钱　厚朴八分　陈皮五分　草果五分　人参五分　茯苓八分
藿香五分　半夏八分　甘草三分

上锉一剂，枣二枚，乌梅一个，煎。先以生姜四两，水二钟，煎一钟，捣汁，露一宿，次早合入煎药服。忌生冷、油腻。

清补汤

白贝母去心，二钱　人参一钱

水二碗，煎八分，临发日五更空心服。未全愈，再服三剂，即获全功矣。

桂枝羌活汤　治疟病处暑前后头痛项强，脉浮，恶风有汗。

桂枝一钱　羌活一钱五分　防风一钱五分　甘草一钱

水二钟，煎一钟，温服。

桂枝石膏汤　治疟无他症，隔日发，或先寒后热，或寒少热多，宜服。

桂枝一钱　石膏一钱五分　知母一钱五分　黄芩二钱

水二钟，姜三片，枣一枚，煎一钟，温服。

芍药桂枝汤　治疟寒热大作，不论先后，或太阳、阳明合病，发时大战者。谓之大争寒热，阳盛阴虚之证。

桂枝八分　黄芪一钱五分　知母一钱五分　芍药一钱五分　石膏一钱五分

水二钟，煎一钟，不时温服。

人参养胃汤　治脾胃虚疟，呕吐泄泻。

人参一钱　茯苓一钱　橘红八分　甘草五分　草果仁七分　藿香半夏各八分

水二钟，姜三片，乌梅半个，煎一钟，不时温服。脉弱无力或寒多者，加干姜、附子；如脉洪有力热多者，加黄芩、黄连、柴胡。

六君子汤　治虚疟。见痰饮

补中益气汤　治劳倦发疟。见脾胃

当归常山饮　治久疟不愈，服二剂即止。

当归二钱　常山二钱　甘草一钱五分　陈皮一钱五分　乌豆四十九粒，炒

此方无论血虚、气虚皆宜服，但热多寒少、脉洪大勿服。水、酒各一钟，煎一钟，疟前服。

鳖甲丸　治疟母，神效。

青皮去白，一两五钱　桃仁去皮尖，炒，二两　神曲炒，一两五钱　麦芽炒，一两五钱　三棱醋浸，炒，一两　鳖甲醋炙，二两　蓬术醋炒，一两　红花酒炒，一两　海粉一两　香附醋炒，一两　苍术姜炒，一两　茯苓一两五钱　半夏姜炒，一两

上为末，米糊为丸，如梧子大。每服五七十丸，白滚汤下。小儿疟疾痞块，减半或二三十丸，米饮下。

寒　热

约　论①

经曰：阳虚则外寒，阴虚则内热；阳盛则外热，阴盛则内寒。寒热往来，此乃阴阳相胜也，故寒气并于阴则发寒，阴气并于阳

---

① 约论：此标题原无，据原目录补。

则发热。寸口脉微为阳不足，阴气上溢阳中则恶寒；尺脉弱为阴不足，阳气下陷阴中则发热。阳不足则先寒后热，阴不足则先热后寒，阴阳不归其分则寒热交争也。又上盛则发热，下盛则发寒；阳胜则乍热，阴胜则乍寒；阴阳相胜，虚实不调，故邪气更作，而寒热往来，或乍寒乍热也。少阳胆者肝之腑，界乎太阳、阳明之间，半表半里之分，阴阳之气，易于相乘，故寒热多主肝胆经症，以小柴胡汤加减调之。若只见寒热，起居如常，久而不愈，及大病后元气未复，悉属阴虚生热，阳虚生寒，宜用八珍汤补之，甚者十全大补汤。有食积为病，亦令人寒热，用枳实丸消之；若兼呕吐、泄泻，用六君子汤；厥冷饮热，人参理中丸；作渴不止，七味白术散；食积既消而寒热尚作者，肝邪乘脾，所胜侮所不胜也，用异功散加柴胡、山栀。凡寒热症多类似疟，若以疟治则害不旋踵。后学者当慎之。

附东垣治寒热法

足太阳膀胱之经，乃热因寒用。盖膀胱本寒，老阳经也。太阳为标，有阳之名，无阳之实，谓其将变阴也。其脉紧而数，按之不鼓而空虚，是外见虚阳而内有真寒也。故仲景以姜附汤久久熟煎，不温服而寒服之，亦是寒治也。姜、附气味俱阳，加之久久熟煎，取重阳之热，泻纯阴之寒，是治其本也。不温服而寒服，此以假寒治太阳标之假热也，故为真假相对之治法。因药处治者，当知其脉之空虚，则是内伏阴寒之气，外显热症，大渴引饮、目赤口干、面赤身热、四肢热如火者，此浮阳将绝于外，而内则为寒所拒也。手少阴心之经，乃寒因热用，且少阴之经真阴，其心病根本是真火也，故曰少阴经标阴本热。是内则心阳为本，外则真阴为标。其脉沉细，按之洪大紧甚而盛者，心火在内则紧而洪大，真阴为标则得脉之沉细，寒水之体也。故仲景以大承气汤、酒制大黄，煎成热服之，以除标寒。用大黄、芒硝辛苦大寒之气味，以泻本热。以此用药，可以为万世法矣。

寒热治方

仲景曰：病人身大热，反欲得近衣者，热在皮肤，寒在内腑也。《活人》云：外热内寒者，先与桂枝汤治寒，次与小柴胡汤治热桂枝汤、小柴胡汤俱见伤寒。

仲景曰：病人身大寒，反不欲近衣者，寒在皮肤，热在骨髓也。《活人》云：先与人参白虎汤治热，次与桂枝麻黄各半汤以解其外。

麻黄各半汤

桂枝一钱二分　芍药八分　麻黄六分　甘草五分　杏仁去皮尖，七粒　生姜三片　枣二枚

水煎温服。

人参白虎汤加减

人参一钱　石膏二钱　知母一钱　粳米一撮　甘草六分　麦冬钱　柴胡六分

水二钟，煎一钟，温服。

《脉经》云：热病阳附于阴者，腰以下至足大热，腰以上至头皆寒，乃阴气下争也。此上寒下热，当先理上焦之寒，而后泻下焦之热。治法俱载针灸。

《脉经》云：阴附阳者，腰以上至头皆热，腰以下至足皆寒，乃阴气上溢也。仲景曰：膈上有热，丹田有寒，宜用附子泻心汤，引导汤气下行，而阴邪自去矣。

附子泻心汤

黄连二钱　黄芩一钱　大黄酒浸，二钱　附子一钱　甘草一钱　桔梗一钱　连翘一钱

水二钟，煎一钟，温服。

续寒热治方

加减补阴汤 治阴虚内热，劳役不节，房劳过度，五心发热，头眩困倦，或烦躁咳血。

生地一钱五分　白芍一钱五分　当归一钱五分　川芎一钱　黄柏一钱　知母一钱　甘草六分　丹皮八分　茯苓八分　麦门一钱

水二钟，煎一钟，温服。

加减补阳汤 治阳虚外寒，精神困倦，头眩背痛，汗出恶风，气短喘促，泄泻清水。

白术一钱五分　茯苓一钱　人参一钱　甘草炙，六分　陈皮五分　附子制熟，八分　肉桂五分　黄芪一钱

水二钟，姜三片，煎一钟，温服。

加减八珍汤 见中风

十全大补　异功散　补中益气汤　参苓白术散俱见内伤

六君子汤见痰饮

消痞丸见痞门

人参理中丸 治脾胃虚弱，四肢厥冷，喜饮热汤，时常呕吐，精神困倦，或乍寒乍热，宜服。

人参一钱　白术二两，炒　干姜一两五钱　甘草一两，炙　枣仁五钱，炒　山药二两，炒　厚朴一两，姜汁炒　苍术一两五钱，米泔水浸，炒

上为末，神曲煮糊为丸。每服四五十丸，食前白滚汤送下。虚极汗出，加黄芪（蜜炙）一两，倍人参一两。

参麦饮 治发热烦渴。见伤暑

生阳开郁汤 治郁火不得通达，乍寒乍热，类似疟症，宜服。或火邪内郁，五心烦热，亦皆治之。

升麻一钱　干葛一钱　香附八分　抚芎八分　黄连一钱　苍术一钱
甘草五分　柴胡五分

水二钟，煎一钟，温服。

柴胡饮子见风热

栀连汤见郁门①

发　热

约　论②

发热一证，有心、肝、脾、肺、肾五脏之异，有表里、阴阳之别，夹痰、夹风、夹湿、食积种种不同，当详察之，治始不误。五脏之发热，各有时候可验也：心热者，心主血脉，微按至皮肤之下、肌肉之上，轻手乃得，微按至皮毛之下则热少，加力按之则全不热，是热在血脉也。日中太甚，乃心之热也，其症心烦、心痛、掌中热而哕，以黄连泻心汤、导赤散、朱砂丸、安神丸、清凉散之类治之。肝热者，按之肌肉之下至骨之上，乃肝之热。寅卯时尤甚者，其脉弦，其病四肢满闷，便难转筋，多怒多惊，四肢困热，筋痿不能起于床，泻青丸、柴胡饮之类治之。两手脉弦者，或寅申发者，皆肝热也，俱宜用之。脾热者，轻手扪之不热，重按之筋骨又不热，不轻不重，在轻手重手之间，此热在肌肉，遇夜尤甚。其症必怠惰嗜卧、四肢不收、无气以动，以泻黄散、调胃承气汤，治实热用之；人参黄芪散、补中益胃汤，治中虚有热者用之。肺热者，轻手乃得，微按全无，瞥瞥然见于皮毛上，为肺主皮毛故也，日西尤甚，乃皮毛之热也。其症必见喘咳、洒淅寒热，轻者泻白散，重者凉膈散、白虎汤及地黄、地骨散之

---

① 柴……门：此13字原无，据原目录补。

② 约论：此标题原无，据原目录补。

类主之。肾热者，轻按之不热，重按之至骨，其热蒸手，如火如灸，其人骨苏苏然，如虫蚀其骨，困热不任，亦不能起于床，滋肾丸、六味地黄丸主之。此言五脏之热各有时候，然其虚实仍当辨之。实则面赤气粗，口燥唇肿，发渴饮冷，大小便难，或掀衣露体，狂躁暴叫，伸体而卧，睡不露睛，手足指热，宜用寒凉表散；虚则面色青白，神情恍惚，口气嘘冷，语言短涩，喜热恶寒，或泄泻汗出，乍凉乍温，怫郁惊惕，屈体而卧，睡不露睛，手足指冷，宜用调补温补。壮热者，身体大热，甚则发狂似痫；温热者，肢体微热，热之不已则发筋惕肉瞤。阴虚则内热，阳虚则外热。表热则热在皮毛、血脉之间，手背热手心和是也；里热则热在脏腑、筋骨之间，手心热手背和是也；热在半表半里者，则热在肌肉之间，手背手心俱微热是也。有发热恶风寒者，是元气不充于表，乃表之虚热也，治当以补中益气主之；有发热不恶风寒者，邪客于表，乃表之实热也，治宜用小柴胡合麻黄汤主之；有发热喜饮热汤者，津液不足，乃里之虚热也，治宜真武汤主之；发热喜饮冰水者，内火消烁，乃里之实热也，治宜承气汤主之。热而脉洪大，或滑或数，按之鼓指者，此热盛拒阴，其形症虽有似寒之状，而非真寒也，治宜小柴胡、大柴胡汤主之；热而脉浮大，或数或急，按之不鼓指者，此寒盛格阳，其形症虽有壮热之状，而非真热也，治宜人参理中汤主之。有发热烦躁，无汗目痛，大渴者，乃血虚发躁也，当补其血；有发热恶食，热时自汗，欲近衣被者，乃气虚作热也，当补其气。有身热汗出，脉缓有力者，风之为热也，治宜疏风；有热而身重，四肢痹痛，近似黄疸，脉沉而涩者，湿之为热也，治宜除湿；有发热或时恶寒，脉浮胸痞，类似疟症者，痰之为热也，治宜理痰；有发热头重，恶食喜呕，寸口脉有力者，食之为热也，治宜消积。由此言之，治热似不可不慎也。往往见发热之症，有误认为伤寒外感，卒用表药，表之不去，复用寒药。设若元气不甚虚者，尚能受之，如元气虚者，岂不立毙哉。又有知发热起于内伤多而外感少，然其用药而不知气血之分，或气虚而补血，或血虚而补气。不自究用药之不投，而反咎其病之不可救疗，良可叹也！故外感之与内伤，寒病之与热病，气虚之于血虚，如水火之相反，治之稍误，则轻病必重，重病必危矣，可不慎与①！

约　方

清热散火汤　治男妇四肢发热，肌表间热如火烙，此内阴血虚，外感风邪，血气俱郁之病。郁者宜发之也。

防风一钱五分　甘草一钱　干葛一钱　羌活一钱　升麻八分　柴胡八分　人参七分　橘红六分　栀子一钱，炒

水二钟，姜一片，煎一钟，温服。

清心莲子饮　治发热口渴，小便短赤，夜安静、昼发热，此热在气分也，宜此汤主之。

黄芩一钱　柴胡八分　茯苓一钱　麦门冬八分　人参一钱　甘草六分　黄芪一钱　地骨皮八分

水二钟，姜一片，煎一钟，温服。

清火养血汤　治烦躁，口干发热，血虚发热，昼则安静，夜则发热，此热在血分也，宜此汤主之。

当归一钱　黄连一钱　白芍一钱　生地黄一钱五分　甘草八分　丹皮一钱　川芎八分　黄芩一钱　麦门冬一钱

水二钟，煎一钟，温服。

四顺清凉饮　治风热结核，头面生疮，目赤咽痛，一切壅滞，壮热或泻。

---

① 与：语气词。后作"欤"，表示疑问，感叹。

赤芍药　当归　甘草　大黄各等分

每服三钱，水煎温服。

承气汤　大柴胡汤　治里实热。

小柴胡汤　治表里寒热不解。

麻黄汤　治表实热。俱见伤寒

补中益气汤　治表虚热。见伤寒

人参附子理中汤　治里虚热。

理中汤　治积寒作热。俱见中寒

升火汤　治五心烦热，是火郁于地中，四肢土也，心火下陷在脾土之中，故宜升发火郁。

升麻一钱　葛根八分　防风八分　柴胡根七分　炙草五分　白芍八分　玄参八分

上水二钟，入连须葱白二寸，煎一钟，温服。

加减泻白散　治肺热。

桑白皮一钱　白茯苓一钱　地骨皮一钱二分　甘草五分　黄芩八分　桔梗五分　白芍药一钱

上水二钟，煎一钟，不时温服。肺热有痰喘急，加贝母、天花粉各一钱。

柴胡饮子　治一切肌肤蒸热。

凉膈散①

三黄丸②

益气清火汤　治气虚郁火，汗出发热。

滋阴清火汤　治骨蒸潮热。

补阴丸　加减地黄丸俱见火门

---

① 凉膈散：此3字原无，据原目录补。

② 三黄丸：此3字原无，据原目录补。

苍连丸 治湿痰发热，胸膈嘈杂。

苍术去粗皮，炒，二两　黄连酒炒，一两五钱　香附炒，一两三钱八　黄芩酒炒，一两五钱　半夏曲炒，一两五钱

上为细末，水跌为丸，每服二钱五分。大便不通，加熟大黄一两；气喘，加枳壳一两；食积生痰发热，加山楂、神曲各一两。

黄芪六一汤　清暑益气汤俱见暑门①

附五蒸劳热治方

五蒸主治

肺蒸，鼻干，主乌梅、天冬、麦冬、紫菀；大肠蒸，右鼻孔干痛，主大黄、芒硝；皮蒸，舌白吐血，主石膏、桑白皮；肤蒸，昏昧嗜卧，主丹皮；气蒸，鼻干喘促，遍身气热，主人参、黄芩、山栀；心蒸，舌干，主黄连、生地；小肠②，下唇焦，主赤苓、生地、木通；血蒸，发焦，主生地、当归、桂心、童便；脉蒸，唾白浪语，脉络溢脉，缓急不调，主当归、生地；脾蒸，唇焦，主白芍、木瓜、苦参；胃蒸，舌下痛，主石膏、粳米、大黄、芒硝、干葛；肉蒸，食无味而呕，烦躁不安，主白芍；肝蒸，眼黑，主川芎、当归、前胡；胆蒸，眼白失色，主柴胡、栝楼；筋蒸，甲焦，主当归、川芎；三焦蒸，乍热乍寒，主石膏、竹叶；肾蒸，两耳焦，主生地、石膏、知母、寒水石；膀胱蒸，右耳焦，主泽泻、茯苓、滑石；脑蒸，头眩热闷，主生地、防风、羌活；髓蒸，髓枯骨中热，主生地、当归、天门冬；骨蒸，齿黑腰痛，足逆冷，疳虫食脏，主鳖甲、地骨皮、丹皮、生地、当归；臀蒸，肢细趺肿，腑脏皆热，主石膏、黄柏；胞蒸，小便赤黄，主泽泻、茯苓、生地、沉香、滑石。凡此诸症，皆火病后食肥甘、油腻，房事饮

---

① 黄……门：此14字原无，据原目录补。

② 肠：据上下文义，此后疑脱"蒸"字。

酒，犯之而成，久蒸不除，变成疳病，死期近耳。

五蒸约方

补天丸 治阴虚骨蒸发热，形体羸瘦。

龟板一两五钱，酥炙 黄柏一两五钱，酒炒 牛膝二两，酒洗 干姜二钱，炒 陈皮去白，五钱

各药共研细末，外用紫河①车一个，洗净，用布绞干，焙至极干，研末。合前药酒煮，米糊为丸。每服七八十丸，百滚汤送下。

防风当归饮子 治烦热，皮肤干焦，小便红赤，大便结。

柴胡一钱 黄芩一钱 人参八分 甘草五分 白芍一钱 当归一钱 大黄一钱 防风六分 滑石三分

水二钟，姜一片，煎一钟，食前温服。

五蒸汤 治五脏蒸热。

天门冬一钱 生地黄一钱 白芍药八分 知母盐水炒，八分 木通五分 甘草四分 前胡六分 麦门冬一钱 山栀八分

水二钟，煎一钟，食前温服。

补阴汤 治脏中虚，荣血热，脉按之不足，举之有余，阳亢阴衰之症。

茯苓八分 知母一钱 石膏一钱 地骨皮八分 人参八分 柴胡六分 生地一钱

水二钟，生姜二片，煎一钟，温服。

金花丸 治心、肺、肝三经发热。

知柏四物汤 治血虚骨蒸。见风热

柴胡饮子 治肝经蒸热。

滋肾丸 治肾经蒸热。

---

① 河：原作"荷"，据文义改。

参麦饮① **加减地黄丸** 治肝肾蒸热。俱见火门

琼玉膏 治虚劳发热。见燥门

地骨皮枳壳散 治骨蒸壮热,肌肉消瘦,力困多汗。

地骨皮一钱 秦艽八分 柴胡六分 枳壳六分 知母一钱 当归六分 鳖甲醋煅,一钱

水二钟,煎一钟,食前服。

秦艽鳖甲丸 治骨蒸壮热,肌肉消瘦,舌红颊赤,目倦盗汗。

柴胡一两 地骨皮一两 秦艽五钱 当归八分 知母六分 鳖甲醋煅,一两 生地黄酒炒,一两 白芍药八钱 白茯苓五钱 黄连炒,五钱 麦门冬一两

上为末,炼蜜为丸。每服六七十丸,食前白滚汤送下。

人参地骨皮汤 治元气虚弱,骨蒸潮热,四肢困倦,心烦汗出,少气。

人参一钱 地骨皮八分 生地一钱 黄连六分 茯苓五分 甘草五分 麦门冬一钱 枣仁八分 白芍药八分

上水二钟,竹叶二片,米一撮,煎一钟,不拘服。

犀角地黄汤 治心火蒸肺,汗出发热。

犀角一钱 生地一钱五分 丹皮八分 木通六分 赤芍六分 甘草五分 栀子八分

水二钟,煎一钟,食前服。

痢 门

约论并按②

滞下俗呼痢疾,其证腹痛,便脓血,或赤或白,或赤白相杂,

---

① 参麦饮:此3字原无,据原目录补。
② 约论并按:此标题原无,据原目录补。

或下纯血，或下紫黑血块，或如豆汁，或如鱼冻，或如屋漏水，或下纯黄积类，多里急后重，数登圊而不得便，小便短赤不利，或发热，或口渴，甚则呕恶不思食，此皆暑湿之邪与饮食积滞胶固肠胃而作。必先祛暑渗湿，安胃为主。伤气分则调气益气，伤血分则和血补血，挟瘀血则行血，药虽因证而设，治皆以补养胃气为急。故其证以噤口痢为最重，胃气一绝，则不可治矣。经曰：安谷则昌，绝谷则亡。俗治多藉口"迎而夺之"之说，轻用大黄、朴硝及误用巴豆、牵牛，以致洞泄肠开而毙；又有妄投诃子、粟壳、亚芙蓉、肉豆蔻收涩之剂，以致便闭腹胀，或湿热上攻，肢节肿胀拘挛，痛不可忍，难以救疗。慎之慎之！

按：古今治痢者皆曰热则清之，寒则温之，初起热盛则下，有表症则汗之，小便赤涩则分利之，此举世信用，若规矩准绳之不可易。予细思此五法，惟清热无忌，而余者皆犯大忌，必不可用也。夫痢之为病，由湿热蕴积，胶滞肠胃之间，清邪热，导滞气，行滞血，则其病可以速除。若不问虚实，即用参、术等温补，则热愈盛，气愈滞。久之正气虚，邪气炽，至于不可救疗者，乃辄投温补之祸也。痢因邪热胶滞肠胃而成，与沟渠壅塞相似，惟磨刮疏通，是其良法。若即以大承气汤下之，譬如以清水荡壅塞之渠，而壅塞不去，徒伤胃气，损耗真阴而已。正气一损，邪气必盛，强壮者犹可，怯弱者必危矣。痢有发寒发热，头痛目眩者，此虽似外感，仍内热毒熏蒸，自内达外，实非表邪为病也。若妄发其汗，则表虚于外，邪炽于内，鲜不毙矣。抑利小便者，治水泄之良法也，以之治痢则乖。痢因邪热胶滞，津液枯涩所致，若用五苓等剂分利其水，则津液愈枯，滞涩愈甚，遂至缠绵不已，则分利之为害可胜道哉？予素畏此症险恶，凡立一方用一药，必求肖病而施，毋敢犯此四忌。及己卯闱中亲患此症，愈加参究。今试验益精，颇堪自信，故备录之，敢与同志者共登斯世于仁寿之域，可也。

诸痢约治①

凡痢宜行气和血，开郁散结，泻脾胃之湿热，消脏腑之积滞。经云：热积气滞而为痢。其初起可行而竭之，或木香导气汤之类以推其邪，以澈其毒，皆良法也。痢下已久者不可妄下，以其胃虚故也。宜调中理气汤、加味香连丸之类，择便用之。

滞下非元气壮实、多啖能食之人，慎勿轻用大黄、巴豆、牵牛等下药。

噤口痢，胃中热甚，大虚大热故也。用人参二钱，黄连（姜汁炒）一钱，浓煎汁，终日细细呷之。如吐，宜再吃，但一呷下咽便开。又宜封脐引热下行，用田螺肉捣碎罨②脐中，入麝香少许。

痢凡后重逼迫而得不便者，为有物而然。今虚坐努责而不得大便，知其血虚也，故用当归为君，生血药佐之。

胎前滞下，宜用黄芩、黄连、白芍、炙甘草、橘红、赤曲、枳壳、莲肉，略用升麻。未满七月，勿用滑石。

产后滞下、积滞，虽多腹痛，其治不可用大黄等药行之，致伤胃气遂不可救，但用人参、白芍、当归、红曲、升麻、益母草、滑石末足矣。若恶露未尽，兼用乳香、没药、炒砂仁，久之自愈。血虚可加阿胶。

凡下痢纯红者，如尘腐色者，如屋漏水者，大孔开如竹筒者，唇如朱红者，俱死证也。如鱼脑髓者，身热脉大者，俱半生半死。

诸痢约脉

下利之脉宜微小不宜浮洪，宜滑大不宜弦急。身凉脉细者生，身热脉大者死，此乃大概言之。又当审其胃气，如有胃气，则脉

---

① 诸痢约治：此标题原无，据原目录补。
② 罨（yǎn 演）：覆盖。

虽大不妨，又不可以一途而论也。

诸痢约方

立效散 治赤白痢疾，脓血相兼，里急后重，疼痛，一服立止。

净黄连四两，酒洗，吴茱萸二两，同炒，去茱萸不用　陈枳壳二两，麸炒

上为末，每服三钱，空心黄酒送下。泄泻，米汤下；噤口痢，陈仓米汤下。

调中理气汤

白术一钱　陈皮七分　白芍一钱　木香四分　茯苓二钱　甘草五分　神曲八分　苡仁一钱五分　山楂八分

如红痢，白芍不煨，再加黄连钱半，条芩钱半；红甚者，倍芩、连。白痢只依本方。

加味香连丸

黄连去毛，炒，二两　木香二钱　白芍一两　白豆蔻一钱五分

秘方加乳香、没药各一钱。

上为细末，用乌梅二两，滚水泡，去核，捣和为丸，如梧桐子大。每服三十丸，白干姜汤送下。血痢，甘草汤；赤痢，干姜甘草汤；泄泻，干姜汤送下。

钱氏豆蔻香连丸 治泄泻不问寒热赤白，阴阳不调，腹胀攻痛，极有神效。

黄连三钱，炒　肉豆蔻　木香各一钱

上为细末，粟米饭丸米粒大。每服米饮下十九至二三十丸，日夜各四服，食前。

仲景下痢脓血，里急后重，日夜无度，宜**导气汤**。

白芍二钱　当归五钱　大黄　黄芩各二钱五分　黄连　木香　槟榔各一钱

上为细末，每服三钱，水盏钟，煎七分，去渣温服。如未止，再服，下后重即止。

陈曲丸　治腹中冷痛，磨积止痢。

陈曲一两五钱，炒　干姜炮　官桂　白术　当归　厚朴　人参　甘草炙，各五钱

上为细末，炼蜜为丸，如梧桐子大。每服三五十丸，酒送下或淡醋汤亦可，食前，一日三服。发时不拘增数。

槐花丸　治血痢久不止，腹中不痛，亦不里急后重者。

青皮　槐花　荆芥穗各等分

上为末，水煎，空心温服。

救命延年丸　治丈夫、女人一切重痢。

黄连　干姜　当归　阿胶

上为末，另用米醋煮阿胶，令消尽，后将药搜醋丸，如桐子大。每三十丸，米饮下。

又方：

茱萸　黄连　阿胶　白芍等分，同炒黄

上为末，面糊为丸，如桐子大。每服三十丸，陈米饮送下。小儿十丸。陈无择无阿胶，名戊己丸

黄连丸　治赤白痢。

吴茱萸　黄连

上用好酒同浸三日，各自为末，各自为丸。白痢，茱萸丸；赤痢，黄连丸，甘草汤下；赤白，煎服。

白术黄芩汤　服前药后痢已除，宜以此和之。

白术一两　黄芩七钱　甘草①

---

① 甘草：此后缺药量。《卫生宝鉴》卷十六"白术黄芩汤"条作"三钱"。

水煎温服。

附黄汤《本草》 治痼冷在脾胃间频年，腹痛泄泻，休作无时，服诸热药不效。宜先取去，然后调治，毋畏药以养病也。

厚朴 干姜 甘草 桂心 附子生，各五钱 大黄生，细切，水一盏浸半日，煎汁用

水二升半，煎八合，后下大黄汁，再煎六合，分三次温服。

白术散 治痢久服芩、连药过多，致脾气寒冷，滑泻不止，饮食不进者。

白术 木香 附子 人参各等分

上细末，每服二钱，水一钟，生姜三片，枣一枚，煎六分服。

行滞汤 治伤生冷果物，胸膈饱胀，腹痛痢下。

枳壳一钱五分 槟榔一钱 赤茯苓一钱 山楂一钱五分 砂仁七分
苍术一钱 厚朴八分 甘草五分

上，水二钟，姜一片，煎一钟，温服。

导气汤 治下痢脓血，里急后重，日夜无度。

芍药一钱 当归一钱 大黄八分 黄芩一钱 黄连一钱 木香三分
槟榔八分

上水二钟，煎一钟，温服。

朴黄丸 大枳壳丸见内伤饮食

三黄丸 参连散见火门

调中养胃汤 治痢久脾胃虚弱，里急后重。

扁豆一钱 茯苓八分 当归八分 木香三分 甘草五分 枳壳八分
人参六分 黄连八分 白芍一钱

上水二钟，煎一钟，食前服。

梅连丸 治肠胃热积，久痢不止。当酸以收之，苦以燥之。

黄连去芦，一两，酒炒 乌梅拌蜜，顿饭上蒸熟，取肉，一两

上二药共捣为丸，如绿豆大。每服二钱，百沸汤送下。

黄连阿胶丸　治脾胃气冷热不调，下痢赤白，状如鱼脑，里急后重，脐腹疼痛，口燥烦渴，小便不利。

黄连三两，去须　茯苓去皮，二两　阿胶三两

上各为末，水调阿胶，和众药为丸，如桐子大。每服二十丸，温米饮汤下。

参连汤　治胃虚积热，饮食不进，下痢不止。

人参一钱　黄连一钱五分

上水一钟半，煎八分，不时服。小便不通，加茯苓一钱。

五味异功散　治痢后泄泻，饮食不进。见内伤

六君子汤　治痢后有痰，不思饮食。见痰饮

香砂平胃散　保和丸见伤饮食①

补中益气汤　治痢后虚弱，不思饮食。见内伤

养阴调血汤　治热邪伤血，里急后重，坐努责而不得大便者，血虚也。

当归一钱　白芍一钱二分　生地一钱五分　桃仁八分　茯苓一钱
甘草八分　木香三分　枳壳六分　黄连八分

上水二钟，煎一钟，不时服。

加减六味地黄丸　治痢久阴虚，四肢烦热，肌肉消瘦。见火门

参苓白术散　四君子汤　治久痢脾虚，不思饮食。见内伤

加减黄芩芍药汤　治肺气结热，下利脓血，小便短涩。

黄芩二钱　芍药二钱　甘草一钱　枳壳一钱五分　赤苓一钱　木通八分　青皮五分

上水二钟，煎一钟，食前服。

黄连丸　治寒热不和，赤白痢疾。

吴茱萸泡去辛味，一两　川黄连去芦，二两　甘草梢五钱

---

① 香……食：此12字原无，据原目录补。

上用好酒将前药浸三日，晒干，共研细末，乌梅肉为丸。每服二钱五分，白滚汤食前送下。

地榆阿胶汤 治痢久阴虚，大便纯下血水者宜服。

阿胶蒲黄炒，二钱 地榆酒洗，一钱五分 甘草炙，一钱 白芍药炒，一钱 香附炒黑，八分 熟地黄二钱 陈皮三分 黄连酒炒，一钱五分 卷柏酒洗，五分

上水二钟，煎一钟，不拘服。

归黄丸 治积血肠胃，腹痛下痢者宜服。

归尾六钱 大黄五钱 枳壳六钱 赤芍三钱 桃仁四钱

上为末，炼蜜为丸。每服三十丸，白滚汤送下。

泄 泻

约 论①

泄泻一证，虽从风湿热论之，亦有冷热虚实之分，内伤外感之异，不可不辨。夫脾胃虚寒，或外感风寒，内伤生冷，水谷不化，下利澄清而冷，此冷泻也；脏中蕴热，积郁不通，大便黄赤而臭，此热泻也。有始病即热者，邪气胜而为实也；终变为寒者，真气夺而为虚也。虚当温补，实当清利。泻属于湿者，泻水而腹不痛是也；泻属于热者，泻水如热汤，腹痛是也；泻属于痰者，或泻或不泻，腹痛绵绵是也；泻属于积者，腹痛甚，泻后即减是也。经云：春伤于风，夏为飧泄。此风之为泻也。有泻久而反热者，此元气虚弱，内属寒而外假热也。治泻无他法，虚则补之，寒则温之，实则行之，热则凉之，风则散之，湿则燥之，下陷则提之，滑则涩之。亦有脾虚而积滞者，补脾行积是也；脾虚夹热

---

① 约论：此标题原无，据原目录补。

者，补脾清热是也；脾虚夹痰者，补脾豁痰是也。肺与大肠为表里，有肺气上结，大肠空虚而发泻者，当降其肺气。夫肺气即天气也，天气降则地道实，故泻自止也。治泻之要，孰有过此哉。

约　脉

凡泄泻之脉俱沉，其伤于风则脉浮，伤于寒则脉紧，伤于暑则脉微，伤于湿则脉缓；有积则脉弦，有痰则脉滑。脉沉弱微缓者生，弦急浮大者死。

约　方

加减理中汤　治脾胃虚冷，水谷不化，泻利清水，肚腹疼痛，脚手厥逆，脉沉少气。

白术炒，一钱　干姜炮，八分　人参一钱　炙草五分　茯苓八分　陈皮六分　白蔻仁八分　熟附子五分

上水二钟，姜一片，煎一钟，不时服，渣再煎。

加减清胃饮　治脾胃积热，中脘闷痛，口干身热，泻利稠黏，脉沉而数，小便短赤。

白术炒，一钱　黄连炒，一钱　茯苓八分　车前子八分　陈皮八分　黄芩炒，八分　扁豆炒，一钱　厚朴炒，五分　甘草三分

上水二钟，煎一钟，加姜一片，灯心十四条，不拘服。

健脾除湿汤　治脾胃积湿，四肢浮肿，胸腹饱满，泻利，不思饮食，喘急咳嗽。

苍术炒，一钱　白术炒，八分　赤苓八分　防风七分　泽泻八分　桔梗六分　陈皮七分　半夏一钱　猪苓七分

上水二钟，姜三片，煎一钟，不拘服。

建中升麻汤　治脾气下陷，不思饮食，泻利不止，精神困倦。

黄芪生用，一钱　人参八分　炙甘草五分　陈皮去白，七分　茯苓八分　升麻一钱　白术炒，六分

上水二钟，姜一片，煎一钟，食前服。

防风益黄汤　治脾胃冒风，胸腹胀满，肠鸣飧泄，脉浮汗出，恶风发热。

白术炒，八分　防风八分　陈皮七分　藿香八分　茯苓一钱　羌活八分　厚朴炒，八分　白芍一钱　桂枝四分

上水二钟，姜一片，煎一钟，不拘服。

降气汤　治肺气结实，大肠空虚，泄泻不止。

杏仁炒，一钱　桔梗八分　枳壳炒，一钱　甘草炙，八分　苏梗七分　茯苓八分　卜子八分　白术三分

上水二钟，生姜一片，煎一钟，不拘服。

加减胃苓汤　治冷热不和，致伤脾胃，腹痛泄泻，小便不利，水谷不化。

苍术米泔浸，一钱　厚朴姜汁炒，八分　陈皮去白，八分　炙甘草四分　砂仁炒，五分　白术炒，一钱　茯苓八分　猪苓七分　肉桂三分　木香三分，不见火　泽泻炒，七分

上水二钟，姜一片，煎一钟，不拘服。食积，加神曲、山楂各八分；积痰，加半夏、枳壳各八分；气虚，加人参八分；积热，炒黄连一钱；积寒，加黑姜八分。

五味异功散　治脾虚泄泻。见内伤

六君子汤　治脾虚痰饮，时常作泻。见痰饮

补中益气汤　治劳倦泄泻。见内伤

归脾饮　如治心火不能生脾土，精神困怠，时常泄泻。见内伤

八味丸　治肾虚泄泻。见火门

四君子汤　**参苓白术散**　治气虚脾泄，久泻不食。俱见脾胃

白术芍药汤　治脾湿水泻，体重腹满，困弱不食，水谷不化。此方和中、除湿、和水，凡泻之要药也。

白术　芍药各三钱　炙草二钱

上水二钟，煎一钟，不拘服。此方和丸亦可。

加减柴苓汤 治寒热往来，口干泄泻。此系外感暑热，内伤生冷，宜分表里治之也。

柴胡八分　黄芩六分　人参五分　甘草四分　半夏六分　白术五分　茯苓八分　猪苓　泽泻各五分　肉桂二分　防风四分　厚朴四分　藿香五分

上水二钟，姜一片，煎一钟，不时服。

瑞连丸 治元气虚弱，久泻不止，胃气不和，饮食不进。

淮山药微炒，二两　莲子去皮、心，二两　白茯苓一两五钱　人参一两　益智炒，去壳，一两　芡实二两　橘红一两　砂仁六钱　木香二钱　白芍酒炒，一两　炙草五钱

上为末，用猪肚一个洗净，将药末入猪肚内，用线缝密，蒸烂，捣千余下，使药与肚匀和为度。每服百丸，空心米饮送下。

霍　乱

约　治①

霍乱者，上吐下泻，挥霍变乱是也。或内伤生冷，或外感风寒，致阴阳不分，升降失宜，故心腹忽然作痛，呕吐下利并至也。发热、恶寒、头痛者，外感风寒，治当温散，五积散、藿香正气之类是也；发热无寒，口渴头眩者，外伤暑热，治当清解，五味香薷饮、清暑益气汤之类是也。有先吐而后泻者，此胃病及脾，治当调和胃气，而泄泻自止矣；有先泻而后吐者，此脾病传胃，治当温理脾气，而呕吐自止矣。有先腹痛而后吐泻者，是内伤食积，外感风邪，治当行积滞散风邪是也；有先吐泻而后腹痛者，

---

① 约治：此标题原无，据原目录补。

是元气空虚，积寒骤发，治当补元气温脾胃是也。有心腹齐痛，霍乱转筋，四肢将厥者，此寒气直中太阴经，亟用灸脐法使阳气回复，继用附子理中汤之类，迟则难救矣。霍乱亦有内伤、外感、表里、寒热之分，治不可忽也。

约 脉

霍乱之脉，其病发之甚骤，其脉见之亦异。凡结脉、促脉、代脉、滑脉，皆霍乱之脉也。若见微细，按之欲绝者，元气已脱，乃不治之脉也。故霍乱脉洪滑而大则易治，沉涩而细则难治耳。

约 方

加减正气散 治感四时不正之气，或瘟疫瘴气所中，忽然肚腹疼痛，上吐下泻，或饮食停滞，复冒风寒，胸膈痞闷，发为寒热吐泻，皆宜服之。

紫苏一钱　陈皮六分　半夏六分　苍术八分　厚朴八分　藿香八分　茯苓五分　桔梗四分　白芷六分　甘草三分　赤茯苓一钱

水二钟，姜二片，煎一钟，不拘温服。卒中寒邪，腹痛，四肢厥逆，加熟附子、干姜各八分；呕甚，加砂仁、丁香各五分；泻甚，加白术、黑姜各八分；腹痛饱胀，心下痞满，加枳实、山楂、神曲各六分；吐泻发热口干，加炒黄连、白芍药各八分；暑天湿热相搏，霍乱转筋，加香薷、黄连各八分。

薷苓汤 治中暑热，忽发吐泻，身热口干，或腹痛热病，皆宜服此。

香薷七分　干葛七分　黄连八分　白术五分　茯苓八分　猪苓五分　泽泻七分　甘草四分　麦门八分

上水二钟，姜二片，煎一钟，不时服。身体发热，耳聋，呕苦水，乃少阳胆经有热，加黄芩、柴胡各七分。

盐姜汤 治霍乱心腹卒痛，六脉沉微，欲吐不吐，非寒非热，欲泻不泻。

食盐一两　生姜五钱

二药同炒焦色，每服八钱，用童便二盏，煎一盏，不时温服，立止。

竹茹门冬汤 治霍乱已愈，复烦热多渴，小便不利，干呕。

竹茹六分　茯苓八分　麦门冬一钱　人参七分　甘草四分　橘红五分　乌梅一枚　半夏曲八分

水二钟，生姜三片，煎一钟，不拘温服。

藿香冲和饮① 治外感风寒，内伤饮食，发为吐泻，身体发热。

防风八分　川芎七分　羌活六分　紫苏七分　山楂五分　麦芽五分　厚朴八分　砂仁五分　陈皮五分　香附六分　炙甘草四分

上水二钟，生姜二片，煎一钟，不时温服。

香砂和胃散 治脾胃虚冷，上吐下泻，脉沉微无力。

白术八分　人参八分　茯苓一钱　砂仁七分　木香四分，磨用陈皮六分　黑姜六分　炙甘草四分

水二钟，煨姜三片，煎一钟，不时温服。此方凡脾胃虚寒，作泻作呕，无论新旧虚实，皆宜服。

木瓜附子汤 治中寒手足厥冷，霍乱吐泻，转筋，脉沉欲绝，腹痛唇青，直中伤寒，皆宜服。

木瓜炒，一钱　藿香八分　附子制，一钱　干姜七分　茯苓八分　陈皮六分　甘草炙，五分　白术炒，八分

上水二钟，生姜二片，煎一钟，不拘温服。

附子理中汤　四逆汤 治中寒霍乱。方见寒门

---

① 藿香冲和饮：此方中无"藿香"，疑有脱文。

分理四苓汤 治霍乱吐泻，腹中热痛，小便不利，发热口渴，筋肤急痛，似火烘炙。

干葛八分　柴胡七分　茯苓八分　猪苓六分　白术七分　泽泻六分　甘草四分　白芍药八分

水二钟，姜一片，灯心十四条，煎一钟，不时服。

黄连香薷饮　益元散 治伤暑热，腹痛泄泻，呕吐，发热口渴。

香砂平胃散 治夏月伤生冷果物。俱见暑门

经验医按

戊寅芝山寺施医。一人忽发吐泻，呼吸将绝，心闷不语，目畏日光。有诊其脉沉伏，按之不起，认为中寒症，与附子理中汤一剂，病势愈加。余至诊视，见其脉虽沉伏，而肝肾微数，以其脾虚不能生肺金，而肺金不能生肾水，而肾水不能生肝木，乃四脏不能相生为病也。用补中益气汤、六味地黄丸，连服十剂遂愈。夫补中益气补益脾肺，地黄丸滋补肝肾也。

一人盛暑吐泻，米谷不化，或时热渴，脉数。有用黄连香薷饮、益元散之类治之，遂腹胀作痛，手足厥冷。召余诊视，见其脾脉虚数，肝脉弦急，谓病人曰：此乃脾气虚，而伏阴在内，当温补脾气，不宜用寒凉。遂与五味异功散，加木香、砂仁，服二剂而痛止脉缓，五剂而全愈。此中气不守，积虚生寒，故当补理脾气。凡夏月吐泻，手足温热，发渴引饮者，皆属阳症，治宜清凉；手足微冷，作渴饮热者，俱属阴症，治宜温补。于此不辨，即倾人性命于反掌耳。

呕 吐①

约 治②

夫呕吐之症有三，气、积、寒是也，皆从三焦论之。上焦在胃口，上通天气，主纳而不出；中焦在胃脘，上通天气，下通地气，主腐熟水谷；下焦在脐下，下通地气，主出而不纳。是故上焦吐者，皆从于气，气乃天之阳也，其脉浮而洪，其症食而暴吐，渴欲饮水，大便燥结，气上冲胸，膈中发痛，治当降气和中，用藿香、枳壳、橘红、苓、草之类是也。中焦吐者，皆从于积滞，积有阴有阳，食与气相假，聚而为痛，其脉浮而弦，其症或先吐而后痛，或先痛而后吐，治当去积调气，用槟榔、木香、山楂、神曲、砂仁之类是也。下焦吐者，皆从于寒水，乃地之道也，其脉沉而迟，其症朝食暮吐，暮食朝吐，小便清利，大便闭而不通，治当温散寒气，用干姜、熟附子、丁香之类是也。此三焦受病，更有为饮食所伤，痰饮阻隔，暑气所干，寒邪暴中，或有积瘀，胃口火气上冲，皆能令人呕吐，虽所感不同，治法亦异，然总属于胃。而胃者水谷之海，主纳五谷，荣养百骸，故胃气和则呕吐不作。或有客邪所犯，本经受伤，则呕吐之病作矣。治当辨其阴阳寒热，药宜对症，不可乱也。

约 脉

呕吐之脉，寒则紧与迟，热则洪与滑，食积则右寸浮大，风寒则左寸浮急。脉滑而弱则易已，脉微涩不起则难治。身热脉微，手足厥冷，脉沉或绝，皆不治之症也。

---

① 呕吐：原目录作"呕吐恶心吐酸吞酸呕吐清水呕沫吐蛔"。
② 约治：此标题原无，据原目录补。

约　方

姜米饮　治脾胃虚弱，寒气客入，呕吐眩悸。

半夏曲二钱　橘红一钱　生姜五片　茯苓一钱五分　粳米一撮

水三钟，煎钟半，不时温服。

和中汤　治胃气不和，饮食不下，呕吐不止，或心下痞满，皆宜服。

陈皮去白，一钱　半夏姜汁炒，一钱五分　甘草四分　茯苓一钱　藿香一钱　黄连姜汁炒，八分　扁豆炒，二钱　厚朴姜汁炒，六分　人参八分

水二钟，生姜二片，煎一钟，不时服。呕吐甚，加伏龙肝一块同煎。

藿香枇杷散　治脾虚多渴，呕逆不止。

藿香一钱　橘红八分　半夏一钱　麦门冬一钱　竹茹五分　甘草八分　枇杷叶去毛，蜜炒，一钱　生姜二片

水二钟，煎一钟，温服。

半夏竹茹汤　治胃中湿热，呕吐不止，或饮酒过度，呕逆，或胃火上冲，热痰作呕，俱宜服。

半夏姜汁炒，一钱　青竹茹微炒，一钱　干葛一钱五分　白茯苓一钱　人参五分　甘草生用，四分

水二钟，姜二片，枣一枚，煎一钟，不时服。热甚，加炒黄连、白芍药各一钱。

黄连汤　专治胃火呕逆不止。

黄连生用，二钱　人参一钱　橘红五分　白芍一钱五分　麦门冬去心，二钱　白茯苓一钱

水二钟，煎一钟，不时温服。火甚，加知母、石膏各一钱。

异功散　四君子汤　治脾胃虚弱，不进饮食，时常呕吐，面

皮黄瘦，精神困倦。方见脾胃

柿蒂去哕汤　治伤寒下早，心烦呕哕。

柿蒂二钱五分　茯苓一钱　竹茹七分　甘草四分　陈皮一钱　生姜
三片

上水二钟，煎一钟，不拘温服。

透膈①汤　治脾胃不和，积滞不消，噎塞不通，胁肋刺痛，呕
逆痰涎，饮食不下。

槟榔一钱　枳壳　白豆蔻各八分　陈皮　半夏各一钱　大黄一钱
甘草四分　木香三钱　青皮八分

水二钟，姜二片，煎一钟，不时温服。大便燥结不通，加芒
硝八分，桃仁五粒。

独参汤　治胃虚呕吐，脉细不食。

人参二钱　生姜三片

上水二钟，煎一钟，不时温服。或虚极，加白术一钱五分，
茯苓一钱，粳米一撮。

丁香吴萸汤　治脾胃积寒，呕逆不止。

丁香五分　吴萸一钱　人参八分　茯苓六分　草豆蔻八分　半夏
一钱　苍术八分　干姜五分　甘草②

上水二钟，生姜一片，煎一钟，不时温服。

恶　心

生姜半夏汤　治病人胸中似喘不喘，似哕不哕，彻心中愦愦
然无奈者，用此汤治之。丹溪治恶心，皆用生姜，随症佐使他药。
以恶心多属痰、热、虚，生姜性温能补，味辛能散火、豁痰故也。

半夏八两，用矾水浸煮，去沫　生姜一斤，取汁，炒半夏至熟

---

① 膈：原作"隔"，据原目录改。
② 甘草：此后缺药量。《证治准绳·类方》引东垣方为"五分"。

每服四钱，水二钟，煎一钟，入蜜三茶匙，热服。不止再服。

茯苓汤 治胃气虚弱，积痰恶心。

白茯苓一钱　陈皮八分　麦芽炒，一钱　白术炒，一钱　神曲炒，一钱　甘草五分　半夏八分

水二钟，生姜五片，煎八分，不时温服。

吐酸吞酸

吐酸与吞酸不同，吐酸是吐出酸水如醋，平时津液随上升之气郁积而成。凡积聚既久，湿中生热，必从木化，故治吐酸当用辛凉。而治吞酸当用辛温者，谓积郁不得通达，复为风寒外束，内热外寒，而酸味伏在肺胃之间，咯不得上，咽不得下，或酸味吞下刺心。服辛温等剂而愈者，是肌表得温，腠理开发，津液得行，郁滞遂散。故吞酸、吐酸虽同一症，而其治亦有所异也。

咽醋丸 治酸气上攻，或吐酸、吞酸，皆宜服。

吴茱萸去梗，泡去辛味，五钱　陈皮去白，三钱　黄芩酒炒，五钱苍术米泔浸，炒，七钱　黄连陈壁土炒，一两

上为细末，神曲糊为丸，如梧桐子大。每服二钱，百滚汤送下。或壮人服至五钱亦可。

姜连二陈汤 治脾胃湿热，呕吐酸水，饮食不下。

黄连炒，一钱　干姜炒，八分　半夏一钱　陈皮七分　茯苓一钱甘草四分　桔梗五分

水二钟，生姜一片，煎八分，不时温服。

参萸丸 治胃虚积湿，痰饮作酸，服利水、开痰、清火等药不效，此药甚宜。

人参八分　茯苓一钱　吴茱萸七分　陈皮八分　黄连炒，一钱甘草五分　丁香三分

水二钟，姜三片，煎一钟，不时服。

藿香安胃散 治内有积郁，外冒风寒，酸气刺心，吞吐不得，

发热头痛，或时冷痹。

藿香一钱　半夏一钱　陈皮八分　厚朴一钱　苍术八分　甘草五分
桔梗六分

水二钟，姜三片，煎一钟，不时温服。或气喘头痛，外感重，加紫苏、川芎各一钱。

呕吐清水

茯苓饮　治心胸中有停痰宿水，时吐酸水，气满不能食。

茯苓一钱　人参一钱　白术一钱五分　陈皮五分　枳实七分　生姜三片

水二钟，煎一钟，不时温服。渣再煎。

呕　沫

半夏干姜散　治干呕，吐逆，吐涎沫，胃寒所致。

半夏　干姜各等分

上二味，杵为细末，生姜三片，皂角五钱，水不拘多少，煎数百滚，不时温服。

吐　虫

乌梅丸　治吐虫，或伤寒后脏寒吐蛔，一切虫症皆宜服。

乌梅十两　细辛一两　附子去皮尖，炮，一两　蜀椒炒，去汗、子，一两　黄柏　桂枝各一两　干姜炮，二两　黄连酒炒，四两　当归一两　人参九钱

上九味，共为细末，以苦酒浸乌梅一宿，去核蒸煮，杵成泥，和前药纳臼中，加炼蜜，不拘多寡，杵二千余下。每服十丸或二十丸，一日用三次，俱食前白滚汤送下。

参连汤　治呕吐饮食不进，或胃中虚热恶心，宜服。方见痢门

膈 气①

约 论②

夫膈气一症，乃阴阳拒格，不相荣运，以致真阴日衰，孤阳日亢。凡犯此者，皆因酒色伤精，劳倦伤神，或风寒外侵，七情内伤，积渐而至。非比气冷、气滞，卒冒风寒，可用辛香、燥热等药治之也。若不求其受病之原，概认翻胃、噎哕、嘈杂诸症为寒，遽用燥热、克伐之药投之，则不独不能去疾，而反耗其津液矣。夫胃中津液不行，其所进饮食必停滞而不化也。饮食不化，必积为痰饮，而痰饮一生，或朝食暮吐，或暮食朝吐，翻胃之症作矣；或痰在喉间，或胃脘枯槁，咽之不下，吐之不出，噎膈之症成矣；或结痞作痛，或吞酸嘈杂。其病虽不同，而叩其原，总不离亏其真阴所致。故治膈气诸症，皆当养血生精，清痰降火，润燥补脾，开郁和胃，不使其阴阳否绝变为乖赢离败，是为良工也。盖丹溪云翻胃、噎膈，其病大约有四：或血虚、气虚，或有热、有痰。血虚者当以四物汤养血，气虚者当以四君子补气，有痰者当以二陈汤、竹沥治痰，有热者当以芩、连、童便清热。此治膈气不易之法也，后学当于此参究之可矣。

约 治

老年犯此者，脏腑阴气尽脱，孤阳浮露于外，内津液枯槁，多致不治。即治，亦不过和养血气。其降气、清痰、清火等剂用之，愈速其毙也。

呕逆、大便不通，胸中觉有热气熏蒸，嘈杂闷痛，此乃好用

---

① 膈气：原目录作"膈气门翻胃噎哕嘈杂"。
② 约论：此标题原无，据原目录补。

煎炒厚味，积成膈热，或性急易怒，相火上炎，津液熬为浊痰，以致此症。浅用黄连、枳壳之类降之，深用熟大黄丸通之，此急则治其标也。积热稍除，仍用养血，如四物汤、童便、牛乳之类，滋补其真阴可也。

七情郁结，渐致气噎吃逆之症，宜用六郁汤、越鞠丸之类开达之。若仍用补血等药，则愈滞其气也。

翻胃、噎膈、哕逆、嘈杂等症，原主于气，而气病初起，宜用馨香辛凉气药，开达其滞气为紧。若遽用滋补血药，则必滞塞其气。夫血、气不相离之物，气通则血自得运行，气闭则血随之而滞，血气既滞，则阴阳自然隔绝。故膈气之症，而有先后、血气之别。苟不知先后，不分血气，偏用辛香燥之剂，或用寒凉滞塞之药，皆不善其治者也。

约 脉

膈气之脉浮缓者易治，沉涩者难治。脉数无力者血虚，脉缓无力者气虚。脉滑而数者有痰，脉数而洪者有热，脉弦而结者有郁，脉涩而沉者血气枯竭。《三难》① 曰："脉有太过有不及，有阴阳相乘，有覆有溢，有关有格，何谓也？然：关之前者，阳之动也，脉当见九分而浮。过者，法曰太过；减者，法曰不及。遂上鱼为溢，为外关内格，此阴乘之脉也；关以后者，阴之动也，脉当见一寸而沉。过者，法曰太过；减者，法曰不及。遂入尺为覆，为内关外格，此阳乘之脉也。"故仲景宗之曰：在尺为关，在寸为格。关则不得小便，格则吐逆是也。

约 方

大小承气汤 治胃中积热，脉实便结，朝食暮吐者。见伤寒

---

① 三难：指《难经》第三难。

三五二

厚朴丸 治翻胃吐逆，饮食噎塞，气上冲心，腹中诸疾，皆宜服。其药味与古方加减不同。

厚朴姜汁炒，二两 蜀椒去目，微炒，一两五钱 紫菀去土苗，一两五钱 吴萸汤泡，一两 菖蒲一两 桔梗一两 茯苓一两五钱 柴胡去苗，炒，一两五钱 官桂一两 皂角去皮，炙，一两 干姜泡，一两 人参一两 黄连酒炒，二两五钱

上为细末，入巴豆霜五钱，研匀，炼蜜为丸，如黑豆大。每服三丸，渐次加至五七丸，以利为度，生姜汤送下。

十膈散 专治十般膈气：冷膈、风膈、气膈、伏膈、热膈、悲膈、水膈、食膈、喜膈。或因忧惊，气滞不散；或因喜怒，食积不化；或冷热不调，饮食不节，渐至心胸噎塞，此皆膈气之病源也。

人参一两 茯苓一两五钱 官桂八钱 甘草炙，六钱 神曲炒，一两 麦芽炒，八钱 白术炒，一两 陈皮去白，一两 枳壳炒，一两 干姜炮，一两 三棱煨，一两 诃黎煨，去核，一两 厚朴姜炒 槟榔各五钱 木香三钱五分

上为细末，每服一钱，淡盐汤调下。脾胃不和，胸腹胀满，用水一钟，生姜五片，枣二枚，加盐少许，煎七分，和渣空心热服。

大黄汤 治冷涎翻胃。其症每发时，先流冷涎，然后吐食，此积热在胃，因劳而发，若不早治，危在旦夕也。

大黄一两

用生姜自然汁半茶钟，煮大黄干，微火焙为末。每服二钱，陈米一撮，葱白二根，水一大钟，煎至七分，调大黄末服此方。胃间积热，作胀作痛，或呕，或嘈杂，或发噎，病浅者五服即愈，深者十服除根。

人参利膈丸 治胸中不利，痰嗽喘满，并脾胃壅滞，大便秘

结。此方乃推陈致新，膈气中之圣药也。

木香七钱　槟榔一两　人参　当归各一两二钱　甘草六钱　藿香　枳实各一两　大黄酒煨，一两二钱　厚朴姜炒，一两

上为细末，滴水为丸，如梧桐子大。每服三五十丸，食后米饮送下。

香砂和胃丸　治胃气积滞，饱闷呕逆。方见霍乱

利痰丸　治积痰发噎。

六君子汤　治胃虚夹痰发噎。方俱见痰饮

五噎膈气丸　治忧劳思虑，致伤脾胃，胸膈不快，烦闷吐逆诸症。

远志四钱　麦门冬去心，五钱　人参四钱　半夏一两　桂心三钱　桔梗六钱　细辛二钱　枳壳五钱　干姜二钱五分

上为末，炼蜜为丸。每服三四十丸，淡姜汤食后、临卧时送下。

消痞丸　治痰积痞膈，心胸胀闷。方见痞门

吴茱萸丸　治寒在膈上，咽膈不通。此乃阴气溢上，阳气不能升发，以致咽膈不通，治当升清降浊。

吴茱萸二钱　草豆蔻一钱　陈皮　人参　黄芪　升麻各八分　木香　青皮各二钱　柴胡　泽泻各四分　甘草六分　麦芽一钱　当归六分

上为末，荷叶煮糊为丸，如绿豆大。每服三十丸，白滚汤不拘时送下。此药服后不宜多食汤水。

藿香安胃散　治胃气不和，呕酸发哕。见呕吐

滚痰丸　治气结生痰，停滞胸膈，胀闷作痛，变为噎哕。见痰饮

小承气汤　见伤寒①

---

① 小……寒：此7字原无，据原目录补。

哕　症

夫哕者，俗呼为吃逆是也，即气上逆也，气自脐下直冲，上出于口而有声。此症虽属于火，而有虚实不同。虚火发哕，法当补虚；实火发哕，法当降火。《内经》曰：诸逆冲上，皆属于火。东垣云：火与元气不两立。火即元气之贼，此正言其虚实也。人之阴气，以胃为养，若胃土伤损，则肝木侮之，木乃土之贼也。阴气被火所乘，不得内守，而火相挟，直冲清道而上，发为噎哕之声。盖哕症多发在吐利后，此由胃气虚，膈上热。言胃虚者，即阴虚也。病后见此，是为危症，即经所谓坏腑者，似此症也。

哕　方

陈皮竹茹汤　治胃中虚，膈上热，发哕逆者，神效。

陈皮二钱五分　竹茹二钱五分　甘草七分　人参三分　大枣二枚
生姜三片

水二钟，煎一钟，不时服。气逆甚，加枳壳五分，木香一分同煎；大便不通，脉实者，去人参，加桃仁七粒，大黄一钱，枳壳八分，便通即止。

丁香柿蒂散　治胃中虚寒，发哕。

丁香一钱　柿蒂一钱五分　青皮八分　陈皮去白，一钱　人参八分

水二钟，煎八分，去渣，不时温服。如脉不甚虚，气逆胸胀，去人参；如脚手厥逆，脉沉微不起者，加熟附子一钱，干姜八分。

经验医按

乙丑岁，有知友病呕吐，每夜食物至天明原物吐出，不见消化。数医用温胃之剂，罔效。召余诊。脉隐在肌肉之下，且微而弱，想前医所用之药，与病原不相远。是日反覆思之，未决。次日复为诊视，见脉沉迟而涩。谓其父曰：呕症虽属气、积、寒三种，然必从三焦论之，上焦呕者从于气，中焦呕者从于积，下焦

呕者从于寒。今脉沉且迟，暮食朝吐，小便利，大便秘结，此乃下焦呕也，法当通其秘，温其寒。先用透膈汤通大便，次用丁香吴萸汤散积寒，继用和中汤调之。服至一月，而饮食如常。即经所谓"寒淫所胜，平以辛温"是也。其见温剂罔效，遂用寒凉，以致不救者，自当一省。

戊寅芝山寺施医。一人腹中伏有气块，此块翻动，即觉气壅腹痛，嘈杂呕吐，或时呕饮食，或时呕黑水。诊其脉浮弦细弱。有医作痰治者，作脾血虚治者，又有作热治者，又有作寒治者，俱不中病。余以人参三钱，麦芽一钱，陈皮、藿香各五分，黄连六分，吴萸三分，每日一剂，服一旬余，诸症渐退，继用参苓白术散，服至半年而安。此症是脾气大虚，失其运健。吐饮食者，脾虚也；吐黑水者，因脾土虚不能制水也，故水邪乘虚侮之，即经曰"以不胜侮其所胜"是也。夫前医作痰治，必用二陈，二陈乃刚剂也，脾虚则不能生血，加以刚剂则脾血愈虚矣。作血虚治，必用四物，四物乃柔剂也，脾虚则气滞，加以柔剂则脾气愈滞矣。其作热治者，必用芩、连，脾气既虚，正畏水泛其土，安能复受苦寒助水之剂？其作寒治者，必用丁香、姜、桂，盖辛香之品皆伤肺气，肺金乃脾土之子，经云：虚则补其母，实则泻其子。今脾已虚，岂可复泻其子？故用药贵其对症，如不对症，不独无益，且愈损元气耳。

一村夫因食芋梗虀，咽纳间，忽发噎一声，遂致延年不退，百药不效。一日与叔伯争口，怒气壅胸，津唾亦咽不下。众拟不治，至寺中求治。余记王中阳有一案颇与此症相合。先用升麻、柴胡各一钱，人参三分，水一钟，煎六分与服，随以矾汤探吐之，果吐宿痰一升，但噎未止。继用白术一钱，白芍二钱，青皮一钱，木香、陈皮各七分，研末投入清米粥内，计煮一滚，令病者大口啜之，一吸而尽，连服三日，渐能饮食。此乃肝气遏郁，素有痰在喉口，因饮芋羹而噎。先用吐法，乃升举其肝气，后用药入粥内，是安平其胃气，即所谓“木郁则达之”“气逆则平之”之意也。

一友家颇殷厚，喜用煎炒，善发怒，时觉胸膈微痛，所进饮食自觉屈曲而下，形色日渐羸瘦。或时闻腥气上冲，即发噎吐食，右脉寸关俱见沉涩，左脉和平。一医用二陈、丁香、豆蔻等温胃理痰，胸膈遂闷涩作痛。一医用四物、芩、连等清火养血，胸中饱胀作呕。到寺求诊。余见其脉沉涩中有力，拟其胸中必有瘀血。用生韭汁和童便，令病人时饮细呷之。服至五日，见有一物在胸膈上下，欲吐不吐，后用盐汤探吐之。初吐痰血一盏，次日再吐黑血二碗，立愈。此乃瘀血致病，即所谓“血滞于气”是也。

一友病后发哕，日轻夜重，人事昏愦。数医用丁香、柿蒂、二陈、竹茹等剂，罔劾，以为不治。余见右手关脉沉迟带结。谓其病者曰：此病在血不在气，治当行血方效。用四物汤，加桃仁、红花，因其大便结燥，于前药中少加大黄、朴硝，急火煎服，二日而哕止。继用四君子汤加归、芍而痊。此非气滞发哕，乃积瘀发哕也。

腹　痛①

约　治②

东垣曰：心胃痛及腹中诸痛，皆因劳役过甚，饮食失节，中气不足，寒邪乘虚而入，故卒然而作大痛。经言：得炅则止。炅者，热也。以热治寒，治之正者也。然痛之一症，有虚有实，有寒有热，有死血积痰，种种不同。若绵绵痛而无减增者，有寒也；

---

① 腹痛：原目录作“腹痛肠鸣”。
② 约治：此标题原无，据原目录补。

时痛时止者，热也；每痛有处不行移者，死血也；痛甚欲大便，利后痛减者，食积也；痛而小便不利者，湿痰也；痛无定所，或上或下者，虫也。经云：腹痛按之不痛为虚，按之痛者为实。似不可概认为寒，一例①用热药治也。

约 脉

关脉弦，中焦作痛；尺脉弦，下焦作痛；亦有脉不弦而作痛者。假若紧为寒，数为热，滑为积，涩为湿。又云脉细而迟者生，大而急者死。此言其大概，然有腹痛而脉大不死者，往往有之，岂可执一论哉。

约 方

草豆蔻丸 治脾胃虚弱，心腹疼痛，或咽膈不通，肢体沉重，或吐涎沫，肠鸣泄泻，并感冒风寒，皆可治也。

草豆蔻面炒，捶碎，一钱四分　吴茱萸汤泡，微炒，八分　陈皮去白，八分　人参八分　青皮六分　桃仁去皮、尖，七分　白僵蚕一钱　当归身酒洗，焙干，六分　益智仁八分　甘草炙，六分　半夏制，七分　麦芽炒，一钱五分　黄芪八分　神曲炒，五分　泽泻二分　姜黄四分　柴胡炒，五分

上研末，内桃仁，另研如泥，合薄米糊为丸，如梧桐子大。每服三五十丸，白滚汤送下。

神圣复气汤 治腹痛，连腰背胸膈俱痛，口中流涎，目中流泪，或痰嗽耳鸣，两足无力，肩胛作痛，气少发喘。此乃寒水来复火土之仇也。

干姜泡，三分　人参五分　半夏制，七分　柴胡炒，一钱　藁本酒洗，八分　升麻七分　防风五分　羌活一钱　甘草六分　当归酒洗，七

---

① 一例：一概，一律。

分　桃仁去皮、尖，研，六分　陈皮三分　黄芪生用，一钱

水二钟，姜二斤，煎一钟，不时服。

温胃汤　治伤生冷并寒凉药，致脾胃虚寒，心腹疼痛。

白豆蔻三分　砂仁二分　陈皮七分　干姜四分　厚朴三分　人参五分　甘草二分　泽泻三分　官桂一分

水一钟半，煎七分，不时温服。

高良姜汤　治心腹绞痛，两胁支满不可忍。

高良姜三钱　厚朴姜炒，一钱　当归炒，八分　桂心炒，一钱　陈皮去白，五分

水二钟，煎一钟，不拘温服，以痛止为度。

桂术汤　治积寒腹痛，或寒湿所侵，身体沉重，胃脘①连腹痞满，时时作痛。

桂枝五分　草蔻仁六分　苍术二钱　陈皮一钱　白茯苓八分　红曲炒，六分　半夏七分　泽泻　猪苓各五分　甘草炙，二分

水二钟，煎一钟，去渣，食前热服。

香砂理中丸　**姜砂六君子汤**　治脾胃虚弱，积寒作痛，或呕吐泄泻，皆可治也。方见中寒

厚朴三物汤　治腹痛秘结，肚腹胀满，按之愈痛者，宜服。

厚朴二钱　大黄三钱　枳实一钱

上三味研末，用水二钟，煎数十滚，食前服。如大便不通，加桃仁一钱五分，去皮、尖，研泥，将前药汤调服，以大便通为度。

小建中汤　**附子理中汤**　**四逆汤**　治脾胃虚寒，或外寒直中三阴经，卒发腹痛。方俱见中寒

沉香降气丸　**四磨汤**　治脾气滞涩，痞闷作痛。方见气门

---

①　脘：原作"腕"，据文义改。

甘草芍药汤　治腹痛吐酸。夫酸者属木，甘者属己，甲己化土，乃仲景治腹痛之妙方也。

芍药三钱　甘草一钱五分

水二钟，煎一钟，不时温服。海藏①云：白芍收而赤芍散。谓辛苦缓，急食酸以收之，白芍是也；脾欲缓，急食甘以缓之，甘草是也。

升麻除湿汤　治湿痰停滞于脾胃间作痛，至阳气不得上升，形色痿黄，饮食少进，肢体沉重。

升麻一钱　陈皮八分　半夏一钱　柴胡六分　苍术一钱五分
防风五分　香附八分　紫苏八分　甘草二分

上水二钟，生姜二片，煎一钟，不时温服。

消瘀饮　治瘀血停滞心腹，其疼痛不可忍者，立效。

当归尾一钱　赤芍药炒，一钱五分　红花五分　苏木一钱　玄胡索炒，八分　生地黄一钱五分　甘草一分

上，水、酒各一钟，煎八分，不拘服。如大便不通，加大黄、芒硝各一钱。

心　痛②

约　治③

俗所谓心痛，即胃脘④痛是也。其痛虽有九种，而得病之由，

① 海藏：即元代医家王好古，字进之，号海藏老人。著有《阴证略例》《医垒元戎》《此事难知》《汤液本草》等书。
② 心痛：原目录作"心痛卒心痛"。
③ 约治：此标题原无，据原目录补。
④ 脘：原作"腕"，据文义改。

非因饮食积滞，外感寒邪，即因七情拂郁①，恼怒所触而起。其新病者，非积则寒，宜消导积滞，温散寒邪；其旧病者，非郁则痰，宜开通郁气，清降痰火。故王节斋②曰：凡治心腹疼痛，若是新病，须问曾服何饮食，因何伤感，有无积滞，便与和平消导之药。若日数已久，服过辛温燥热之药，呕吐不纳，胸膈饱闷，口舌干燥，大小便不通，或原有旧病因有所感而发，二者之病内俱有郁热，俱用开郁行气，降火润燥之药，如川芎、香附、炒山栀、黄连、姜汁之类。其甚者，再加硝、黄下之。又云：痛久而不止者，兼有伏火，须于温散药内加苦寒、咸寒之药，分而治之，此为温治其标，而寒治其本也。治痛之法，于新久标本中求之，似可谓尽善矣，然其痛必有所因：或身受寒邪，口食寒物，法当温之；或素有郁火，因感热气，法当清之；或有顽痰、死血作痛者，法当行消之；或有气壅、虫动作痛者，法当降伏之。更有太阴触犯心君，并污血冲心，其痛时手足遂青过节者，此真心痛也，朝发暮死，又非药物所能治者也。若执一论，不察其痛之所因而临治，宁无眩惑乎哉。

约 脉

凡脉弦细沉伏，俱属痛症。若脉坚实而大便不通者，此实痛也，宜下之；若脉空虚而手足厥冷者，此虚痛也，宜温之；脉动面青，唇红带紫，其痛时作时止者，是虫痛也，宜治其虫。痛，脉沉细而迟者易治，浮大而长者难治。

约 方

正气木香散 治胃气不和，停滞作痛。

---

① 拂郁：愤闷，心情不舒畅。拂，通"怫"。汉·焦赣《易林·比之咸》："杜口结舌，心中拂郁，去灾患生，莫所冤告。"

② 王节斋：即明代医学家王纶，字汝言，号节斋。著有综合性医书《明医杂著》六卷。

苍术一钱二分　陈皮八分　枳壳一钱　木香六分　甘草三分　青皮八分　茯苓一钱　藿香六分

水二钟，生姜三片，煎一钟，不时温服。

木香丸　治气不得升降，积滞胸膈间，刺痛或痞闷，吐酸呕吐，泄泻诸症。

木香一两　厚朴一两　丁香五钱　陈皮去白，六分　干姜泡，五钱　砂仁五钱　甘草炙，三钱　草豆蔻炒，一两

上为末，水滴为丸。每服三十丸，淡姜汤送下。

桂枝姜枳汤　治感冒风寒，并口食生冷，停流中焦，胃气闭塞，大发疼痛。

桂枝一钱　干姜泡，一钱　陈皮八分　川芎八分　桔梗五分　砂仁八分　紫苏一钱　枳壳一钱　甘草炙，三分

水二钟，姜三片，煎一钟，不拘温服。

温胃汤　治过饮冰水，胃冷作痛。

草豆蔻丸　治伤生冷、果、菜等物，胃脘发痛。方俱见腹痛

麻黄桂枝汤　治外感风邪，心脾发痛，呕吐不食。方见风寒

朴黄丸　治胃脘痛，胸膈痞满，大便不通。方见痢门

化虫丸　治一切虫痛神效。

干漆五钱，炒尽烟　桃仁四十九粒，去皮、尖　雄黄二钱五分　巴豆霜一钱　当归尾五钱　乌梅肉三钱

上为末，面糊为丸，如绿豆大。每服十二丸，用苦楝根皮煎汤送下。

玄胡索散　治死血流滞胃脘作痛，并女人产后瘀血未尽，停在心脾发痛诸症。

玄胡索醋炒，一两五钱　川芎炒，一两　红花炒，五钱　桃仁去皮尖，四十九粒　红曲炒，五钱　官桂炒，五钱　赤芍药酒炒，一两

上为细末，每服二钱，温酒送下。若不能用酒，艾汤送下尤妙。

栀子汤　治胃有伏火，膈有稠痰，或恶心呕吐，舌燥咽干，痛时自觉烘烘然热者，宜服。

栀子仁炒黑，一钱五分　枳壳炒，一钱　黄连酒炒，八分　小川芎炒，八分　香附醋炒，一钱　干姜炒黑，五分　陈皮去白，六分　甘草二分

水二钟，姜一片，煎一钟，不拘温服。一方用山栀仁一味炒黑，研末，每服二三匙，淡姜汤调下。又名仓卒散。

桂灵散　治卒心痛。

良姜面炒，一两　厚朴姜汁炒，一两　五灵脂明净者，醋炒，一两

上为细末，每服一钱，淡醋汤调下，其痛立止。

经验医按

戊寅岁芝山寺施医。一人心腹忽痛，脉沉似绝，手足厥冷，面青呕逆。诸医皆认为寒，用温胃汤、豆蔻丸不效，求余诊视。见其面青唇红，痛无定心，遂与化虫丸二十粒，其痛立痊。继与六君子汤加乌梅而愈。

一村妇心腹疼痛，吐出清涎如鸡蛋清状，其痛稍止，吐止又痛，诸药不能入咽。余诊其脉坚实而弦，按之且长。先用干姜五分，炒黄连一钱，研末与之细呷，其呕方定。继用朴黄丸、滚痰丸，下顽痰数升而愈。此是气结生痰，顽痰痛也。

顾兵尊向有胃脘痛疾，一日因恼怒，旧病忽发。众医亦有作气滞治者，亦有作郁火治者，其痛愈甚。召余诊视。见其胃脉芤，遂与玄胡索散三钱，用老酒送下，其痛立止。此因怒血壅胃脘，乃瘀血痛也。

一妇人素有心脾痛疾，痛时四肢厥冷，每用辛香桂、附之类，随服随止。一日前病复作，遂用前药，服之不效。改用豆蔻、木香、槟榔等丸，计百余粒，大便通后，其痛稍可。不一时痛来愈

甚，加下坠拘急，口燥干呕。召余诊视。见脉数有力，知其服香燥药太过。先与单栀子仁汤一服，口燥渐止而下坠亦减，继用黄连解毒汤而安。

头　痛①

约　治②

《金匮真言论》云：东风生于春，病在肝，俞在颈项，故春气者病在头。又诸阳会于头面，如足太阳膀胱之脉，起于目内眦，上额交巅，上入络脑，还出别下项，病冲头痛。又足少阳胆之脉，起于目锐眦，上抵头角，病则头角额痛。夫风从上受之，风寒伤上，邪从外入，客于经络，令人振寒头痛，身重恶寒。治在风池、风府，调其阴阳，不足则补，有余则泻，汗之则愈，此伤寒头痛也。头痛耳鸣，九窍不利者，肠胃之所生，乃气虚头痛也。心烦头痛者，病在耳中，过在手巨阳、少阴，乃湿热头痛也。如气上不下，头痛癫疾者，下虚上实也，过在足少阴、巨阳，甚则入肾，寒湿头痛也。如头半寒痛者，先取手少阳、阳明，后取足少阳、阳明，此偏头痛也。有真头痛者，甚则脑尽痛，手足寒至节，死不治。有厥逆头痛者，所犯大寒，内至骨髓，髓者以脑为主，脑逆故令头痛，齿亦痛。凡头痛皆以风药治之者，总其大体而言之也。高巅之上，惟风可到，故味之薄者，阴中之阳，乃自地升天者也。然亦有三阴三阳之异，故太阳头痛，恶风，脉浮紧，川芎、羌活、独活、麻黄之类为主；少阳经头痛，脉弦细，往来寒热，柴胡为主；阳明头痛，自汗，发热恶寒，脉浮缓长实者，升麻、葛根、石膏、白芷为主；太阴头痛，必有痰，体重，则腹痛为痰

---

① 头痛：原目录作"头痛偏头痛眉心痛头重"。
② 约治：此标题原无，据原目录补。

癖，其脉沉缓，苍术、半夏、南星为主；少阴经头痛，三阴三阳经不流行而足寒，气逆为寒厥，其脉沉细，麻黄、附子、细辛为主；厥阴头项痛，或吐痰沫，厥冷，其脉浮缓，吴茱萸汤主之。血虚头痛，当归、川芎为主；气虚头痛，人参、黄芪为主；气血俱虚头痛，调中益气汤少加川芎、蔓荆子、细辛，其效如神。白术半夏天麻汤，治痰厥头痛药也；青空膏，乃风湿热头痛药也；羌活附子汤，治厥阴头痛药也。如湿气在头者，以苦吐之，不可执方而治。先师尝病头痛，发时两颊青黄，晕眩目不欲开，懒言，身体沉重，兀兀欲吐。洁古曰：此厥阴、太阴合病，名曰风痰。以局方玉壶丸治之，更灸侠溪穴即愈。是知方者，体也；法者，用也。徒执体而不知用者弊，体用不失，可谓上工矣。

约　脉

凡诊头痛之脉，俱在两寸口候之。脉浮洪或数为风热，脉弦紧或缓为风寒，脉弦细而涩为气虚，脉弦数而大为血虚，脉浮滑为风痰，弦滑为痰厥，脉浮涩为湿热，沉坚为寒湿。又云：脉浮、洪、弦、急、紧、滑皆属于阳，则易治也；沉、涩、短、细、坚、实皆属于阴，则难治也。

约　方

大清空膏　治偏正头痛年深不愈者。善疗风湿热，头上壅损目反，脑痛不止。

川芎五钱　柴胡七钱　黄连炒　防风去芦　羌活各一两　炙草一两五钱　细挺子黄芩三两，去皮，锉，一半酒制，一半炒

上为细末，每服二钱七分，投入盏内，用茶少许，汤调如膏，抹在口内，少用白滚汤送下，临卧时服。如苦头痛，每服加细辛一分；如太阴脉缓，有痰，名曰痰厥头痛，减羌活、防风、川芎、甘草，加半夏一两五钱；如偏正头痛，服之不愈，减羌活、防风、

川芎一半，加柴胡一倍；如发热恶热而渴，此阳明头痛，只与白虎汤，加好吴白芷。

上清泻火汤

昔有人年少时气弱，尝于气海、三里灸之，节次约五七十壮。至年老，添热厥头痛，虽冬天大寒，犹喜寒风，其头痛则愈；微来暖处，或见烟火，其痛复作，五七年不愈，皆灸之过也。凡火邪上攻头面，宜服此汤。

川芎 荆芥穗各二分 黄连酒炒 地黄生 藁本 甘草各五钱 蔓荆子 当归 苍术各三分 升麻七分 黄柏酒炒 炙甘草 黄芪各一钱 防风七分 黄芩 知母各一两半 银柴胡五钱 羌活三钱 细辛 红花各少许

上锉如麻豆大，分作二服。每服水二钟，煎至一钟，去粗，稍热食后服。

羌活清空膏 治头痛风热。

蔓荆子一钱 黄连三钱 羌活 防风 甘草各四①钱 黄芩一②两

上为末，每服一钱，用茶调如膏，白沸汤下，食后临卧服。

川芎神效散 治头目不清利，风热夹火上攻。

川芎三分 生甘草 羌活 防风 藁本 升麻各一钱 炙甘草 地黄生，各二钱 柴胡七分 黄连炒 黄芩各四钱五分

上为细末，每服一钱或二三钱，食后茶清调下。忌酒、湿面。

半夏白术天麻汤

范天騋之内有脾胃症，时显烦躁，胸中不利，大便不通，而又为寒气怫郁，闷乱大作，火不伸故也。疑其有热，服疏风丸，

① 四：原脱，据《兰室秘藏》卷中"羌活清空膏"补。
② 一：原脱，据《兰室秘藏》卷中"羌活清空膏"补。

大便行，其病不减。恐其药少，再服七八十丸，大便复见两行，原证不瘥，增以呕吐，饮食不进，痰唾稠黏，涌出不止，眼黑头旋，恶心烦闷，气短促上喘，语言无力，精神颠倒，目不欲开，如在风雾中，头苦痛如裂，身重如山，四肢厥冷，不得安卧。余料前证是胃气已损，复下两次，则重虚其胃，故痰厥头痛并作，与此药治之。

黄柏三分，酒洗　干姜三分　泽泻　天麻　白茯苓　黄芪　人参　苍术各五分　半夏汤泡　麦蘖曲　橘皮各一钱半　神曲炒　白术各一①钱

上㕮咀，每服三钱，水二大盏，煎至一盏，去柤，食前热服，一服而愈。此头痛苦甚，谓之足太阴痰厥头痛，非半夏不能疗；眼黑头旋，风虚内作，非天麻不能除；黄芪甘温，泻火补元气，实表虚，止自汗；人参甘温，泻火补中益气；二术俱苦甘温，除湿补中益气；泽泻、茯苓利小便，导湿；橘皮苦温，益气调中升阳；神曲消食，荡胃中滞气；大麦曲宽中助胃气；干姜辛热，以涤中寒；黄柏大苦寒，酒洗以疗冬天少火，在泉发燥也。

碧云散　治头痛。

细辛　郁金　芒硝各一钱　川芎一钱三分　蔓荆子一钱三分　石膏一钱三分　青黛一钱五分　薄荷二钱　红豆一个

上为细末，口噙水，鼻内搐之。

大②川芎丸　治头风痛。

川芎炒，一两　白芷八钱　细辛五钱　黄芩酒炒，一两　大黄酒煮熟，一两半　石膏煅，一两　羌活八钱　甘草三钱

上为末，炼蜜和丸。每服一钱五分，食远白滚汤送下。

---

① 一：原脱，据《脾胃论》卷下"半夏白术天麻汤"补。
② 大：原作"又"，据原目录改。

顺气和中汤　治中气不和，痰气上逆，头痛头眩，胸膈胀满气急。

乌药一钱　枳壳炒，八分　半夏泡，一钱　陈皮去白，八分　黄连酒炒，一钱　藿香八分　茯苓六分　甘草三分

上锉一剂，水二钟，煎一钟，食远服。

白附子散　治膈中有痰，因感风邪，头重眩痛，或痛时昏迷，不省人事。

白附子三钱　胆南星二钱　橘红一钱五分　薄荷三钱　香白芷二钱五分　北细辛二钱

上为细末，每服一钱，淡姜汤食后送下。

补中益气汤　治饮食劳倦致伤血气头痛。见内伤

半夏泻心①汤　治痰饮头痛。见痞门

防风通圣散　治风热头痛。见风门

茯苓汤　治脾经积湿生热，湿热上攻头痛。

茯苓二钱　防己一钱　半夏八分　防风一钱　川芎炒，钱　桔梗六分　陈皮去白，八分　甘草三分

上锉一剂，水二钟，姜一片，煎一钟，不时服。

喉痹②

约　治③

夫喉痹之症，多因素有痰涎，或痰因火动而发，或痰因风激而发。夫风飞腾，火燔灼，俱能动痰上壅，致天气不通，地道闭塞。治疗之法，当先治其标，后治其本。治标者，吐其热痰，清

---

①　泻心：原作"细辛"，据原目录及文义改。

②　喉痹：原目录作"喉痹咽嗌痛喉喑"。

③　约治：此标题原无，据原目录补。

其火邪，散其风寒是也；治本者，清其天道，益其中气，补其阴血是也。若不审缓急，骤用寒凉峻治之剂，非徒无益，而且有害矣。

约 脉

喉主气，两寸脉浮而溢上鱼际者生，两寸沉微而伏者死。此症大端是火冲逆，脉至洪、滑、数、急，俱属本病，吉脉也。

约 方

碧雪散 治咽喉闭塞，一时不能言语，痰涎壅盛。

灯心灰二钱　硼砂一钱

上研细末，用鹅翎管吹入喉中，立效。

如圣碧玉丸 治心肺积热，上攻咽喉，肿痛闭塞，水浆不下，或生口疮，并宜服之。

青黛　盆硝　蒲黄　甘草各制

上同研匀，用沙糖为丸，每两作五十丸。每服一丸，嚼化，或用白汤徐徐送下，立效。

神效散 治急喉风。

白矾枯　僵蚕炒，煅丝　皂角末　硼砂枯

各等分，为细末。将少许吹入喉中，痰出即瘥。

桔梗汤 治咽喉疼痛如有物胀闷。

桔梗炒，五钱　半夏汤泡七次，切，焙干，一钱半　人参去芦　甘草炙，各一钱五分

上锉一剂，水二钟，煎一钟，不时温服。

诃子汤 治咽喉疼痛，声音哑塞。

诃子煨，三钱　薄荷二钱五分　甘草二钱　桔梗二钱五分　玄参二钱僵蚕一钱五分　升麻八分　牛蒡子一钱

上作二服，每服水二钟，煎一钟，不时温服。

润喉散 治气郁夜热，咽干硬塞。

桔梗二钱五分　粉草一钱　紫河车三钱　香附米二钱五分　栀子炒　百药煎各一钱五分

上为细末，每服不拘多寡，傅①口内咽下。

上清连翘散 治热毒上攻，咽喉肿痛，烦渴，大便自利，虚热不宁。

连翘去子　山栀子炒，各三钱　甘草生　防风各二钱　薄荷五分黄连酒炒　牛蒡子炒，各一钱五分

上锉作二服，每服水钟半，煎八分，食后温服。

利膈汤 治脾肺虚热上壅，咽喉肿痛。

荆芥穗　桔梗各八分　牛蒡子炒，四分　防风五分　人参　生甘草各四分　玄参五分　紫苏叶三分

上水二钟，煎一钟，不时温服。

增减如圣汤 治风热上壅，咽喉肿痛，或喉内生疮。

地黄生，二钱　玄参　升麻　桔梗各八分　黄芩酒炒　犀角各一钱木通去皮　甘草生，各八分

上水二钟，姜一片，煎一钟，食后温服。

发声散 治喉痛，声音不清。

诃子三钱　木通三钱　桔梗二钱　甘草二钱　生地黄三钱

各制半生熟，分为二剂，每服水二钟，煎一钟，不时徐徐咽服。

开关散 治喉痹不堪。

杨梅树皮向东者，晒干，去粗皮为末，加麝香少许，吹入鼻中，喷嚏即开。亦有用皂角者，俱效。

小续命汤 治风邪卒中，喉痹危症。

---

① 傅：通"敷"，敷布，布铺。《荀子·成相》："禹傅士，平天下，躬亲为民行劳苦。"按：《尚书·禹贡》作"禹敷士"。

和肝清肺汤　治恼①怒伤肝，肝火上冲喉痹。方俱见风门

茯苓半夏汤　治湿痰壅塞喉痹。方见痰饮

按：喉痹一症，古方言风热者，言热痰者，言脾肺积热壅塞者，言肝肾相火冲逆者，谓此症皆属于热。然亦有卒冒风寒而痹者，又当分别。热痹则肿塞不通，寒痹则紧缩而硬，寒当辛温以达散之，热当辛凉以清降之。可概用寒凉乎？

经验医按

戊寅芝山寺施医。一人患喉痹，浆水不入，津唾亦咽不下，危急无策，至寺求治。余语之曰：此系热痰壅塞于咽嗌之间，丸散不能吞下，须用吐法先吐其痰，次清其火可也。遂用枯矾汤，以鹅毛探之，吐顽痰数碗，喉间觉咽唾无碍。继与上清②连翘散，三剂而安。此痰因火动，乃因忿怒失常，肝火冲逆之症也，治宜清火吐痰。

本寺一僧自幼无病，为喜食煎炒，时有喉痛之疾。忽一日，喉肿似蛾，痰涎壅上，语言不出，浆水不入，急在旦夕。自拟为热，用凉膈散、上清丸不效。渐至咽喉紧闭，呼吸不通。至局求余诊视。见其两寸脉俱浮滑带紧，语之曰：此寒包热之症也，不可用寒凉。改用小续命汤，连进二剂，其痹立开。此热痰因风冲激而发，治宜去风豁痰。

一妇人常觉喉中有物，哽哽不能上下，自以为气郁痰滞。每发痛时，即进香砂汤一服遂通。一日痛极，并香砂汤亦不能下咽，至寺求治。余仍用香砂汤强饮，以手探吐之，吐出结痰，如鱼胶天门冬之状者六七枚，其痛即止。此痰因气郁凝结喉中，阴阳失次，气包痰聚所致也。

---

① 恼：原作"脑"，据文义改。

② 上清：原作"清上"，据前文方名乙转。

耳 门①

约 治②

夫耳者，以窍言之，肾水也；以声言之，肺金也；以经言之，手足少阳之脉会于其中也。耳虽属金、水二脏，而各经亦能客入为病也。更有左右之分，虚实之别，岂可一概论哉。耳之为病，因忿怒不节，动其肝胆之火，或多恐而耳聋者，肝虚也；多怒而耳聋者，肝实也。因色欲过度，动其膀胱之火，或面黑精脱而耳聋者，肾虚也；面黑发热而耳聋者，相火也。因嗜酒厚味，动其脾胃之火，面黄发热而耳聋者，脾虚也；面黄痰壅而耳聋者，胃实也；少气嗌干而耳聋者，肺虚也；面赤狂躁而耳聋者，心火也。心火上炎，宜犀角丸解之；肺病主气，宜清气汤平之；脾病多湿，宜豁痰汤导之；胃病多实，宜大柴胡下之；肾病多虚，宜肾气丸补之；相火多燥，宜地黄丸润之；肝病多郁，宜火郁汤开之；胆病多热，宜解热引清之。大都热则清之，风则散之，寒则温之，痰则开之，虚则补之，实则泻之。似不可不审虚实，而分经以施治也。

约 脉

耳病之脉非止二尺脉断之。左关脉弦数，属肝胆火，风热为病也；右关脉浮滑，属胃火，热痰为病也；肺脉浮而空大者，气虚为病也；心脉洪大而虚数者，火邪为病也。尺脉浮洪，或大或数，皆真阴虚而相火甚也；微涩，或沉或细，皆元阳虚而阴气滥也。

---

① 耳门：原目录作"耳聋耳鸣耳肿痛"。
② 约治：此标题原无，据原目录补。

约　方

槟榔神芎丸　治湿痰上壅而耳聋者。

大黄　黄芩各二两　牵牛　滑石各三两　槟榔四两

各制为末，水滴为丸。每服二十丸，白汤食远送下。

复元通气散　治元气虚弱，两耳虚鸣。

山药炒，三两　白茯苓二两　橘红一两　人参一两五钱　贝母
甘草各八钱　香附子　桔梗各二两

各制为末，每服二钱，食远百沸汤送下。

清痰养血汤　治血虚、痰甚、耳聋者。

半夏曲一钱　茯苓八分　天花粉一钱　当归八分　川芎　白芍药
各六分　天麻　胆南星各五分　甘草三分

上水二钟，煎一钟，不时温服。

羚羊清肝汤　治肝经风热，心火上冲而耳聋者。

羚羊角磨粉，一钱　白芍生用，八分　柴胡炒，一钱　茯神八分
麦门冬　薏苡仁各一钱　橘红　甘草各四分　薄荷五分

上水二钟，煎一钟，不时温服。

犀角地黄丸　治相火上炎，真阴虚竭耳聋者。

犀角屑洗净　白菊花各一两　前胡去芦　枳壳面炒，去瓤，各八钱
生地黄炒，二两　麦门冬去心，二两　木通去粗皮　石菖蒲各五钱
赤芍药炒，一两　牡丹皮一两　牛膝八钱　甘草八钱

上锉，各制为末，炼蜜和丸。每服三钱，百沸汤空心送下。

黄芪丸　治中气虚，两耳蝉鸣。

黄芪蜜炙，一钱　白蒺藜炒，八钱　当归酒洗　茯苓各五钱　黄柏
酒炒，四钱　芍药酒炒　石枣肉各一两　附子童便制，四钱

各制为末，炼蜜为丸。每服四十丸，白滚汤送下。

龙脑膏　治卒耳聋。

细辛去叶　蒲黄各一分　曲末炒　杏仁去皮、尖，各三钱　龙脑研

甘草各一分

上捣研匀合，绵裹枣核大，塞耳中，一日一易。

柴胡耳鸣汤　治污血耳聋，耳中耵聍而鸣者，最效。

柴胡三钱　连翘四钱　甘草炙，一钱　虻虫去翅足，三个　水蛭炒，另研，五分　当归一钱五分　人参一钱　麝香一分，研

上除虻虫、水蛭、麝香另研外，用酒水煎熟，去渣，方下已上三味，再煎一二滚，热服。

解热饮子　治气虚热壅，两耳聋闭及外肿痛，流脓水，肝胆血热。

犀角屑　赤芍药　木通　菖蒲　玄参各一两五钱　赤小豆一两　甘菊花一两　甘草四钱

上锉，每服四钱，水二钟，姜三片，煎八分，温服。

菖蒲开窍汤　治耳塞不通。

石菖蒲一钱　远志八分　防风五分　甘菊花八分　木通五分　炙甘草三分　茯神一钱

上水二钟，煎一钟，不时温服。

补中益气汤　治中气虚弱，两耳蝉鸣。见内伤

火郁汤　治肝火郁滞，耳聋多恐。见气门

大柴胡汤　治胃热痰上壅，耳聋。见伤寒

加减地黄丸　治相火上炎，两耳雷鸣。见火门

如圣豁痰汤　治痰火郁胸，两耳不能听者。

黑栀子一钱　大黄酒煮，八分　白芍药生用　贝母　枳壳各一钱　天花粉八分　黄芩酒炒，一钱　白茯神八分　甘草二分

上水二钟，煎一钟，不时温服。

鼻　塞①

约　治②

夫鼻塞不闻香臭，本经受病虽多，由心脾二经传入亦不少。夫阳气、宗气，皆胃中生发之气也，其名虽异，其理则一。有因饥饱失时，劳役不节，致损脾胃，生发之气既弱，其营运之气自不能上升，故邪塞孔窍，而鼻即不闻香臭③也。其治又宜养胃气为本。心主五臭，肺主诸气，或因卫气失守，火邪内伏，肺便受之，不能为用，故亦不闻香臭也。盖以窍言之肺也，以用言之心也。世俗皆以鼻塞为寒，概用辛温等药，致动心火伤损肺气，殊不知肺经多有伏火。夫火郁极甚，反喜热而恶寒，症虽似外感，实非外感也，若纯用辛热，则不知通变者矣。或一时偶感风寒而致鼻塞声重，时流清涕，此风寒为病，当以温散之。若时塞时通，内觉蕴热，此肺热为病，宜以清解之，清解非纯用寒凉，乃使心肺之气得以交通，脾肺之气不致间阻，而鼻塞自利，则香臭可以立闻也。

约　脉

左寸脉浮缓或浮紧，为伤风鼻塞；右寸脉浮滑或洪数，为肺热鼻塞。鼻衄、鼻血、酒齇、鼻渊，皆浮洪而数也。

约　方

丽泽通气汤　治寒邪客肺，鼻不闻香臭。

羌活　防风　干葛各八分　麻黄五分　苍术去粗皮，钱半　升麻

---

① 鼻塞：原目录作"鼻塞鼻渊鼻中息肉酒渣鼻"。
② 约治：此标题原无，据原目录补。
③ 臭：原作"鼻"，据文义改。

白芷各一分　川椒　甘草各七分

上水二钟，姜三片，枣一枚，葱白三寸，煎一钟，食远服。

温肺汤　治肺寒，目多眵泪。

升麻　黄芪各一钱五分　葛根　羌活各一钱　甘草炙，五分　防风
一钱　麻黄去节，一钱五分　丁香一分

上锉，水二钟，葱白二根，煎一钟，食远温服。

调卫补血汤　治血气俱虚，不思饮食，四肢倦困，行步不进，
膝冷脚痛，鼻塞不闻香臭，眼黑头痛，呵欠喷嚏。

苍术三分　升麻四分　生地黄五分　白术三分　黄柏炒，二分
当归　柴胡　牡丹皮各三分　甘草　桔梗各二分　白术一分　陈皮
一分五厘　桃仁去皮、尖，三个

上水二钟，煎一钟，食远服。

菖蒲散　治鼻内窒塞不通，不得喘息。

菖蒲　皂角各等分

上为末，每用一钱，绵裹塞鼻中，仰卧少时，即愈。

荜澄茄丸　治鼻塞不通。

荜澄茄五分　薄荷叶三钱　荆芥穗一钱五分

上为细末，炼蜜和丸，如樱桃大。每服一丸，嚼化。

防风汤　治胆移热于脑，则卒颎鼻渊，浊涕不止。如涌泉不
藏，久而不已，必成衄血之症，用此方主之。

防风一钱　黄芩　人参各一钱　甘草炙，八分　川芎炒，七分
麦冬去心，一钱

上锉，水二钟，煎一钟，不时服。

苍耳散　治鼻渊，流浊涕不止。

辛夷仁五钱　苍耳子炒，二钱五分　香白芷一两　薄荷叶五分

上为末，每服二钱，葱茶汤食远调服。

辛夷散　治鼻内壅塞，涕出不止，或气息不通，或不闻香臭。

辛夷仁五钱　细辛去土叶　藁本去芦　升麻各四钱　川芎　香白芷
各三钱　木通去节　防风各三钱半　甘草二钱五分

上为末，每服二钱，食后茶汤调服。

羊肺散　治肺虚，鼻塞生瘜肉，不闻香臭。

羊肺一具　白术四两　苁蓉　木通　干姜　川芎各一两

上五味为细末，以水量打稀稠和匀，灌肺中，煮熟焙干，细
研为末。每服二钱，食后米饮调下。

细辛丸　治肺寒鼻塞，清涕流出，脑冷所致。

通草　辛夷各五钱　细辛　甘遂　桂心　川芎　附子各一①两

上细末，蜜丸如绿豆大，绵裹纳鼻中密封，勿令气泄，微觉
少痛即效。

枇杷叶散　治齄鼻、红鼻。

枇杷叶一两，去毛阴干，新者佳　栀子五钱

上为末，每服二三钱，温酒调下。早晨服，先去左边；临卧
服，去右边，效如神。

大柴胡汤　治湿热、痰热上蒸于肺，鼻塞者，此方主之。见
寒门

齿　门②

约　治③

夫齿虽肾之标，骨之余，然其痛亦各有别。痛甚而齿摇动
者，恶寒腰痛，此肾之虚极也；上下齿龈肿痛者，恶热畏风，此
肠胃积热也。上齿龈痛多属胃，下齿龈痛多属大肠。手阳明大肠

---

① 一：原脱，据《千金方》卷六"细辛丸"补。
② 齿门：原目录作"齿痛齿摇龈露牙蛀"。
③ 约治：此标题原无，据原目录补。

也，故恶寒而喜热；足阳明胃也，故恶热而喜寒。其人肠胃素有湿热，上发于齿龈之间，适被风寒，或饮冷所郁，则湿热不得外达，遂作痛也。其虚痛宜补，实痛宜泻，痛既不一，治法亦宜通变。

约　方

当归龙胆散　治寒热牙痛。

升麻　麻黄各一钱　生地黄八分　龙胆草一钱　白芷五分　当归六分　黄连一钱　草豆蔻去壳，八分　羊胫骨灰，五分

上为细末，擦齿上，立效。

石膏清胃汤　治胃热，牙齿肿痛。

石膏煅，一钱半　升麻一钱　防风八分　白芷一钱　连翘去心，八分　黄连一钱　荆芥五分　羌活五分　大黄一钱

上水二钟，急火煎一钟，不时服。

细辛白芷饮　治风寒齿痛，连头目痛，寒热往来。

防风一钱　羌活　白芷各八分　细辛　甘草　陈皮各五分　升麻一钱　薄荷六分　藁本四分

上水二钟，姜一片，葱白二寸，煎一钟，不时温服。

独活散　治牙根肿痛。

川芎　独活　细辛　荆芥各五分　生地黄　防风　羌活各八分　薄荷六分

上锉，水二钟，煎一钟，不时服。

定痛散　治牙风疼痛，立效。

细辛生，五钱　白芷生　川乌头生，各一两　乳香三钱

上为末，每少许擦牙痛处，引涎吐之，须臾以盐水灌漱。一方无白芷、川乌，有全蝎、草乌。

立效散　治牙齿痛不可忍，及头脑项背痛，微恶寒饮，大恶

热饮。

防风一钱　升麻七分　甘草炙，三分　细辛二分　龙胆草酒洗，四钱

上锉，水二大盏，煎至一盏，去渣。以匙挑入口中，舔痛处，少时立止。如多恶热饮，更加龙胆草一钱。此方原无定据，寒热多少，临时加减。如更恶风作痛，加草豆蔻、黄连各五分，勿加龙胆草。

防风通圣散　治热风齿痛，连头脑痛。见风门

加减地黄丸　治肾虚齿痛。见火门

补中益气汤　治胃弱齿痛。见内伤

救苦散　治一切牙痛及风寒蛀牙疼痛。

草乌去皮　川乌去尖　桂花去梗　良姜各四钱　红豆　胡椒　荜茇　细辛各五分　石膏煅　官桂各三钱

上为细末，先用水漱口，将此药末干擦，涎出立愈。

治虫散　治大寒犯脑，牙齿疼痛及嘬风作痛、虫痛、胃经湿热肿痛。

麻黄去节　羌活　草豆蔻各五分　吴茱萸八分　藁本　白芷各三分　黄连　当归身　益智仁各四分　黄芪　升麻各一钱　桂枝一分　羊胫骨　熟地黄各二分

上研细末，先用温水漱口，方以此药擦之。

羌活防风汤　治风寒湿气犯脑，头项拘急，齿浮摇动，内龈袒脱，疼痛难忍。

麻黄去根节　白芷各三钱　羌活根一钱五分　防风根三钱　藁本　当归各三钱　升麻　细辛根　柴胡根　苍术各五钱　桂枝　草蔻各一钱　羊胫骨灰二钱五分

上研细末，先用温水漱口，净擦之，其痛立止。

腰痛门①

约论兼治②

夫肾之外候，腰脊是也。诸经之脉贯于肾，而络于腰脊，故肾气一虚，则腰脊便发痛矣。其痛有五：若脉按沉细，二便清利，恶寒腰痛者，此元阳不足，肾中之气虚也；脉举浮洪，二便结涩，烦热腰痛者，此真阴虚极，肾中之精虚也。精不足者补之以味，地黄丸之类是也；形不足者补之以气，肾气丸之类是也。此言本脏之阴阳，更有所感不同，为病不一者。风寒温燥皆能入客为痛，夫身重如沙坠闷，腰脊疼痛者，此感寒湿为病也；大便结涩不通，腰连季胁胀痛者，此湿热内滞为病也；背脊连腰痛，或时痛而时止者，此风热为病也。肾乃北方之水脏也，其所感之病，大抵寒湿多而风热少，治宜审其所痛之由，或内或外，或风或湿，或实或虚。从内而发者虚也，从外而感者实也，虚当补益，实当行散，岂可乱乎。

约　方

羌活胜湿汤　治风寒感入，腰背疼痛，腿膝酸痛，遍身拘急，行履艰难，不可俯仰。

羌活　防风各一钱　桂枝去皮　杜仲炒，各七分　五加皮酒洗，一钱　川芎八分　牛膝酒洗　附子制熟　续断酒炒　丹参酒洗，各七分　麻黄去节，五分　当归一钱

上锉，水二钟，姜二片，煎一钟，不时温服。

独活寄生汤　治肾气虚弱，喜卧湿地，腰腿拘急，筋骨挛痛，

---

① 腰痛门：原目录作"腰痛脊痛足痿"。
② 约论兼治：此标题原无，据原目录补。

冷痹麻木，腰痛牵脚俱痛。

独活　桑寄生各一钱　杜仲炒　牛膝各一钱　人参八分　秦艽酒洗，一钱　白茯苓　防风各七分　桂心八分　川芎　芍药　当归身各一钱　地黄二钱

上锉，水二钟，生姜五片，煎一钟，食前温服。

川芎肉桂汤①　治寒湿久客，腰痛不能转侧，或血因寒滞，积疼于中，致经络不活，此方神妙也。

羌活一钱五分　柴胡一钱　独活　防风各五分　汉防己四分　当归　苍术各一钱　川芎　炒曲各八分　甘草炙，五分　桃仁去皮尖，研泥，五个

上锉，水二钟，煎一钟，食远服。

杜丝丸　治腰痛脉大、肾虚极者，或遗精，脚腿酸软。

杜仲盐水炒，去丝，四两　菟丝子酒蒸，晒五次，八两　龟板酥油煅，一两五钱　黄柏酒炒黑色，一两二钱　枸杞子人乳拌，一两五钱　知母去毛炒，一两五钱　五味一两

上制为末，炼蜜为丸，每服四钱，空心淡盐汤送下。此方不独腰痛可服，凡肾虚皆宜服也。

归鹿膏　治精虚脉大，腰痛不能屈伸。

当归身五两，酒洗净，切片　大鹿茸五两，去毛蜜炙，切片

上用酒水各八碗，放铜锅内阴炼成膏，不可见火。每早用五六茶匙，百沸汤调下。久服大补元阳，乌须黑发，轻身延年。

八味肾气丸　治元阳不足，阳痿腰痛。

滋阴丸　治真阴不足，遗精腰痛。方俱见类中

寄生牛膝酒　治肾气虚，风热客入，或寒湿相侵，腰痛不可忍，并足痿、脚气诸症。

---

①　川芎肉桂汤：据此方名当有"肉桂"，疑脱。

桑寄生二两　牛膝　川芎　羌活　地骨皮　五加皮各一两
薏苡仁　海桐皮各二两　生地黄八两

　　上锉，以绢袋装裹，入好酒二十斗，浸十四日，夏天七日。每服只用一杯，一日饮三五杯，令酒气不辍行于经络，达于四肢为妙。

　　四物桃仁汤　治肾脉微弱，血气俱滞，膀胱虚冷，胸中饱闷，腰间空痛，或瘀血积聚不散作痛，皆效。

　　当归　川芎　生地黄　白芍各三两　桃仁去皮、尖　续断各二两
半石斛　川萆薢各一两半　牛膝　杜仲各三两　苏木　羌活各一两
泽兰花一两五钱

　　上锉，以绢袋装裹，用好酒四斗浸五宿。每服二杯，日服六杯，亦要其酒气不间断也。脚气服更效。

　　如神汤　治妇人经血不通，男子瘀血滞于腰胁间疼痛。

　　玄胡索醋炒　当归各一钱五分　桂心一钱　杜仲炒去丝，二钱

　　上锉，酒水各一钟，煎一钟，去渣，食前温服。

经验医按①

　　戊寅芝山寺施医。一人患腰痛，经年不愈，服补肾诸药，其痛愈剧。渐至饮食减少，骨瘦如柴，诸医谓不治之症。求余诊视。见其脉弦长而大，按之有力，小腹坚硬闷痛。当时以桃仁承气汤与服，大便遂通，黑粪半桶，其痛立止，继用桃仁酒服半月，全痊。有问者曰：腰乃肾之府，肾既虚而腰痛，服补肾药罔效，服下药汤愈者，何也？余答曰：此非真腰痛，乃季肋痛也。季肋属大肠，与肾相近。凡有积热于肠胃之间，郁伏不得通达，亦能发痛。今与通药，非治肾虚腰痛，乃治积热腰痛也。

---

　　①　经验医按：此标题原无，据原目录补。

一友腰痛不可转侧，六脉散大，重取之则弦小而长，服补肾剂半年不效。有欲改湿热治者，予以为恶血。病者曰：内有恶血，可以下否？予曰：脉细未可驱逐，且用归芪益母汤补之，然后用桃仁酒行之可也。服益母汤十剂而痛渐减，饮食亦进，遂与桃仁酒，饮一月而安。

归芪益母汤

当归二钱　黄芪生，三钱　益母草洗，一钱　苏木八分　香附五分

上水二钟，煎一钟，不时服。

胁 痛

约 治①

夫两胁乃肝之分野，其所以发痛者，肝火盛，木气实也。经云：肝气实则怒，肝气虚则恐。然胁痛善怒，小便红赤，肝脉弦急者，实痛也，当以龙荟丸泻其肝火；胁痛善恐，小便清利，调中顺气丸和其肝气。大抵暴怒伤触，悲郁内结，饮食失调，积痰、瘀血为痛者，发于内也；寒暑不避，风寒外袭，暑热相侵，风寒、暑热为痛者，感于外也。治内，清肝火，破结气，化痰和血为要；治外，散风邪，解暑热，辛凉顺气为主。

约 方

桂枝散　治肝虚胁痛，或因惊伤所致，痛连脊骨者，宜服。

枳壳一两，小者去瓤炒　桂枝五钱，去梗

上锉为细末，每服二钱，姜、枣汤调下。

匀气散　专治肝虚胁痛。

山栀子　熟地黄　川芎　细辛　桂心　白茯苓各等分

---

① 约治：此标题原无，据原目录补。

上研为末，加羊脂煎服。

沉香导气散 治一切气不升降，胁肋痞塞。

沉香二钱五分　人参五钱　槟榔二钱五分　紫苏叶　白术　乌药　麦蘖炒　神曲　大腹皮炒　厚朴制，各一两　姜黄　橘红　甘草各四两　诃子皮炮，五钱　香附泡，一两半　广莪泡，四两　益母二两　红花四两　京三棱二两

上为细末，每服二钱，食前沸汤调服。

调中顺气丸 治三焦痞滞，水饮停积，胁下虚满，或时刺痛。

白豆蔻去壳　木香　青皮炮　京三棱炮，各一两　大附子　陈皮各二两　缩砂去壳，五钱　制半夏汤泡七次，一两　沉水香　槟榔各五钱

上为末，煮面糊为丸，如桐子大。每服三十丸，渐加六十丸，食后陈皮汤送下。

薏苡丸 治胁痛如前，手足枯悴。

薏苡仁一两　石斛细者，二钱　附子五钱　牛膝　生地黄各三钱　细辛　人参　枳壳　柏子仁　川芎　当归各五钱　甘草　桃仁各一两

上为细末，炼蜜丸如桐子大。每服三四十丸，酒吞，一日服二次，更妙。

当归龙荟丸 治热在两胁，寅卯甚，多怒多惊，属肝病也。

当归　栀子　黄连　黄柏　草龙胆　黄芩各一两　大黄　芦荟　青黛各五钱　木香二钱五分　麝香五分，另研

上为末，炼蜜丸，如小豆大，小儿如麻子大。生姜汤送下二三十丸。此方不独治胁痛，如肝积发热，亦效。

左金丸见火门①

---

① 左……门：此6字原无，据原目录补。

枳壳煮散 治悲哀烦恼致伤肝气，两胁骨痛，筋脉拘紧，腰脚重滞，两股筋急，四肢不能举动。此药大治胁痛之剂也。

枳壳四两，先煎　细辛　桔梗　防风　川芎各一两　葛根一两五钱　甘草五钱

上为粗末，每服四钱，水一钟半，姜枣同煎至七分，空心温服。

大黄附子汤 治胁下偏痛发热，其脉弦紧，此寒痛也，当以此药下之。

大黄八分　附子炮，一钱五分　细辛去叶，一钱五分

上水二钟，煎八分，二次温服。

芎葛汤 治肺弱感冒，胁下疼痛。

川芎　干葛各八分　桂枝　细辛各五分　枳壳一钱　人参五分　芍药八分　麻黄六分　防风八分　甘草三分

上水二钟，姜二片，煎八分，温服。

诸　疝①㿗疝、狐疝

约　治②

疝痛属足厥阴肝经也，小腹亦肝经也，故疝痛与小腹痛同一治法。所谓疝者，睾丸连小腹痛也。其痛有独在睾丸者，有独在小腹偏于一边者，有睾丸如升斗者，㿗疝是也。又立卧出入往来者，狐疝是也。丹溪曰：疝痛之甚者也，或有形，或无形，或有声，或无声，或有形如瓜，有声如蛙者。《素问》以下历代名医皆以为寒，盖寒主收引，经络得寒收引不行，所以作痛，理固然也。有履霜雪，踢冰涉水，终身不病此者，素无热在内也。

---

① 诸疝：此后原目录有"小腹痛"3字。
② 约治：此标题原无，据原目录补。

按：此症始于湿热在经，郁而至久，又感寒气外束，湿热之邪不得疏散，所以作痛。若只作寒论，恐为未备。或曰：此症多客厥阴一经，郁积湿热，何由而致？予曰：大劳则火起于筋，醉饱则火起于胃，房劳则火起于肾，大怒则火起于肝。本经火积之久，母能令子虚，湿气便盛，厥阴属木系于肝，为将军之官，其性急速，火性又暴，为寒所束，宜其痛亦大暴也。愚见有用乌头、栀子等分作汤，用之其效亦敏。后因此方随症与形加减，用之无有不应。然湿热又须分多少而施治，但湿者肿多，癪疝是也。又有挟痛而发者，当以参、术为君，而以疏导药佐之。诊其脉不甚沉急，而大豁无力者是也，然其痛亦轻，惟觉重堕牵引耳。

约　方

丁香疝气丸　治脐下撮急疼痛，并脐下周身皆急痛，小便频数，脉急洪缓涩沉，按之皆虚，独肾脉按之不急，皆虚无力，名曰肾疝。

当归　茴香各五钱　甘草梢五钱　麻黄根节一钱　丁香五分全蝎十三个　玄胡索五钱　羌活梢三分　肉桂一钱　防己三钱　川乌五钱

上研末，酒糊丸如桐子大。每服五十丸，淡盐汤送下，空心服。

当归四逆汤见中寒①

玄胡苦楝汤　治脐下冷撮痛，阴冷大寒。

玄胡索二分　苦楝子三分　肉桂　附子各三分　甘草梢炙，五分熟地黄一钱　黄柏一钱

上水四钟，煎一钟，食前服。

上四方，桂、附治寒，玄胡、当归、川楝、茴香、丁香、木

① 当……寒：此8字原无，据原目录补。

香和血调气。盖寒症挟污血滞气者宜。

天台乌药散

乌药　木香　茴香炒　良姜各五钱　川楝子十个　槟榔三钱　巴豆十四粒　青皮五钱

上八味，先以巴豆打碎，一同楝子用麸炒，俟黑色，去巴豆、麸，为细末。每服一钱，温酒调下。痛甚，炒生姜热酒下。

木香楝子散　治小肠疝气，膀胱偏坠，久药不效者，服此其效如神。

川楝子三十个，巴豆三十粒，同炒黄色，去巴豆，将川楝子研为细末　草薢五钱　石菖蒲一两，炒　青木香一两，炒　荔枝核二十枚，炒

上研末，每服二钱，入麝香少许，空心炒茴香盐汤调下。

上以巴豆炒药例，许学士云：大抵此疾因虚而得之，不可以虚骤补。邪之所凑，其气必虚，留而不去，其病则实矣。故必先涤去所畜之邪热，然后补之。是以诸药多借巴豆气者，盖为此也。

茴香散　治膀胱气痛。

茴香　金铃子肉　蓬莪术　京三棱各一两　甘草五钱

上为细末，每服二钱，热酒调下。每发痛甚连日，只二三服立定。

沉香桂附丸　治中气①虚弱，脾胃虚寒，饮食不美，气不调和，退阴助阳，除脏腑积冷，心腹疼痛，胁肋膨胀，腹中雷鸣，面色不泽，手足厥逆，便利无度。又治下焦阳虚，及疗七疝，痛引小腹不可忍，腰痛不能伸，喜热熨稍缓。

沉香　附子炮，去皮脐　川乌炮，去皮脐　干姜炮　良姜炒　官桂去皮　茱萸汤洗　茴香炒，各一两

----

① 气：原作"风"，据《证治准绳·类方》引《卫生宝鉴》改。

上研末，醋煮面糊为丸，如桐子大。每服五十丸至七八十丸止，空心食前米饮汤下，日三次。忌物。

桂枝汤　治肝气不敛，小腹疼痛，自汗不止。见伤寒

香附散　治㿗胀。

用香附子不拘多少为末，每用酒一钟，海藻一钱，煎至半钟，先捞海藻嚼细，用所煎酒调末二钱服。

安息香丸　治阴气下坠痛胀，卵核肿大，坚硬如石，痛不可忍者。

玄胡索炒　海藻洗　昆布洗　青皮去白　茴香炒　川楝子去核马兰花各一两五钱　木香五钱　大戟酒浸三宿，切片，焙干，三钱五分

上为细末，另将硇砂、真阿魏、真安息香三味各二钱五分，用酒一钟，醋一钟，将硇砂、阿魏、安息香淘去沙石，用酒、醋各一钟熬成膏，再入麝香一钱，没药二钱五分，俱各另研细，入前药一同和丸，如绿豆大。每服十丸至十五丸，空心用绵子灰调酒下。

金铃丸　治膀胱肿硬，牵引疼痛，及治小腹气，阴囊肿，毛间出水，宜服。

金铃子肉五两　茴香炒　马兰花炒　菟丝子　海蛤　补骨脂海带各二①两　木香　丁香各一②两

上研末，糊丸，如桐子大。每服二三十丸，温酒、盐酒空心食前服。

小便不通　癃闭

约　治③

小便不通者，其因不一。或因气虚而不通者，当补其气，而

---

① 二：《普济本事方》卷第三"金铃丸"作"三"。
② 一：原脱，据《普济本事方》卷第三"金铃丸"补。
③ 约治：此标题原无，据原目录补。

气足则自能通矣；或因血虚而不通者，当补其血，而血运则自通矣；或血虚夹痰，当补血豁痰是也；夹热，当补血清热是也；或气虚夹痰，行痰补气是也；夹火，清火益气是也。若不分虚、实、痰、热，概以通利之剂投之，岂不竭其真阴而耗其元阳乎？故当分虚、实、痰、热而药之可也。

广按曰：淋症其感不一，或因房劳，或因忿怒，或因醇酒，或因厚味所致。夫房劳者，阴虚火动也；忿怒者，气动生火也；醇酒厚味者，醇成湿热也。积热既久，热结下焦，所以小便淋沥，欲去不去，又来而痛不可忍者。初则热淋、血淋，久生煎熬，水液稠浊，如膏、如沙、如石也。诸方中类多散热利小便，而于开郁行气，破血滋阴盖少焉。若夫散热利小便，治热淋、血淋而已，如膏淋、沙淋、石淋三者，必须开郁行气，破血滋阴方可也。古方用郁金、琥珀开郁药也，用青皮、木香行气药也，用蒲黄、牛膝破血药也，用黄柏、生地黄滋阴药也。东垣用药凡例小腹痛，用青皮、黄柏。夫青皮疏肝，黄柏滋肾。盖小腹小便，乃肝肾之部位也，学者不可不知。

约 方

清肺散 治肺经实热，小便不通。

黄芩炒，五钱 桑白皮蜜炙，一两 白茯苓五钱 白芍药炒 木通 栀子炒，各六钱 甘草梢生 地骨皮各五钱

上为末，每服二钱五分，灯心汤空心调下。

茯苓导赤汤 治心小肠实热，致小便淋滴不通。

茯苓一钱五分 生地黄二钱 赤芍药一钱 木通八分 甘草梢 黄连炒，各一钱

上水二钟，灯心十四条，煎一钟，空心温服。

滋阴丸 治肾经燥热，小便不通。方见火门

琥珀散 治老人、虚人小便不通。

琥珀研末，一两　人参去芦，一两　白茯苓去皮用心，一两五钱

上为细末，每服二钱五分，灯心汤空心调服。

导气除燥汤 治小便淋沥，欲去不去，又来而痛不可忍。

青皮　蒲黄各一钱　黑栀子一钱五分　木通八分　赤芍药　当归

滑石各八分

上水二钟，灯心十四条，煎一钟，不拘温服。

蒲灰散 治血淋并尿血不止。

蒲黄炒黑，一两　乱发烧灰，五钱　阿胶炒，一两

上为细末，入麝香少许，米醋汤调下。

猪苓汤 治诸般热淋。

猪苓一钱　茵陈五分　淡竹叶十片　木通　瞿麦各五分　甘草三分

滑石八分　山栀子一钱

上锉，水二钟，灯心七条，煎一钟，空心温服。

茯苓琥珀散 治血淋、砂淋、石淋。

赤茯苓　琥珀各一两　木通　当归各五钱　木香　郁金各四钱

滑石一两

鹿角霜丸 治膏淋，多因忧思失志，浊气干清，小便淋闭，黯如膏脂，疲剧筋力或伤寒湿，多有此症。

鹿角霜　秋石　白茯苓各等分

上为末，面糊丸如桐子大。每服五十丸，空心米汤下。

海金沙散 治诸淋急痛。

海金沙七钱　飞滑石五钱

上为末，每服二钱，木通、麦门冬煎汤送下。

火府丹 治心经蕴热，小便赤少及五淋涩痛。方见火门

清心莲子饮 治上盛下虚，心火炎上，口苦咽干，烦渴微热，小便赤涩不通。

石莲子去心，一钱　人参八分　麦门冬去心，一钱　甘草炙，五分
车前子　赤茯苓各七分　黄芩炒，五分　地骨皮六分　黄芪蜜炙，一钱

上水二钟，煎一钟，不时温服。如发热，加柴胡、薄荷各
五分。

参术木通汤　治老人、虚人气虚成淋。

人参去芦，一钱　白术去皮，一钱　木通八分　山栀子一钱　甘草
炙，三分

上锉，水二钟，煎一钟，空心服。

立效散　治下焦结热，小便淋闭作痛，有时尿血。

炙甘草二两　瞿麦穗一两　山栀子炒，六分

上为细末，每服三钱，姜葱汤调服，灯心亦效。

按：闭癃之症，合而言之，乃一病也；分而言之，犹二病也。有
新久之别，闭者新病，为溺闭，小便点滴，闭塞不出，俗呼小便不通
是也，当即通利主之。癃者久病，为溺癃，小便淋沥，点滴而出，或
一日数十次，或百次，俗名五淋病是也，宜升提主之。大抵溺闭乃膀
胱主之，膀胱藏溺而不出也；溺癃乃三焦主之，三焦出溺而不藏也。
故分其病，立为二门，学者不可不辨。

大便不通

约　治①

凡大便不通，皆为津液所主。夫肾主五液，若津液盛则大便
如常。或饥饱劳役，损伤胃气，及食辛热厚味，以致火邪内伏，
暗耗阴血，津液渐枯，大便渐结，此病老者多患之，总是气虚津
液不足也。经云：肾恶燥，急食辛以润之。此润肠丸之类是也。

①　约治：此标题原无，据原目录补。

约　方

润肠丸　治胃中伏火，大便闭涩，或干燥不通，全不思食，乃风结血秘，须润燥和血疏风，则闭自然通矣。

羌活　归梢各六钱　大黄煨，五钱　麻仁隔纸炒　桃仁去皮尖，各一两

桃仁、麻仁另研如泥，合前三药再研为细末，炼蜜为丸，如桐子大。每服三十五丸，空心白滚汤送下。

血燥者，加桃仁、大黄；风燥者，加麻仁、大黄、秦艽。大便闭结之症，虽属阴寒，当服阳药，亦须少加苦寒之剂，通其大便，使寒气得门而出，此治之大法也。

当归润肠汤　治精血枯结，大便不通。

升麻一钱五分　归梢　熟地黄各一钱　大黄煨　桃仁去皮尖　麻仁各一钱　甘草生，五分　生地黄二钱　红花四分

上锉，水二钟，煎一钟，空心热服。

麻仁汤　治大便不通。

麻仁（微炒）一钱，外用枳壳二钱，当归梢一钱五分，赤芍一钱，青皮八分，水二钟，煎一钟，热冲在麻仁内滤服，以大便通为度。

润肠橘杏丸　治大便闭结，而善降气润肠，服之，大肠自无涩滞之患也。

橘皮去白　杏仁去皮尖

各等分，研为细末，炼蜜为丸，如桐子大。每服三十五丸，空心白滚汤送下。

苁蓉润肠丸　治发汗过多，耗散津液，大便闭结。

苁蓉酒浸，焙，二两　沉香另研，一两

上为末，用麻仁汁打糊为丸，如桐子大。每服七十丸，米饮下。

导滞通幽汤 治大便艰难，幽门不通，吸门不开，噎塞不便。

当归身一钱　桃仁去皮尖，一钱　熟地黄　生地黄　升麻梢
甘草各五分　红花二分

上锉，水二钟，煎一钟，调槟榔末五分热服。

通关散 治卒闭不通，用食盐入脐中灸之，即通。此法即咸
能软坚之意也。

宣积丸 治大便不通，手心握药，其便即通也。

巴豆　干姜　韭子　良姜　白槟榔　甘遂　硫黄各等分

上为细末，研饭为丸，如龙眼大。先用椒汤洗手，又以麻油
涂手心，握药一粒，移时便泻。欲止以冷水洗手。

蜜煎导法 用蜜一钟，熬至滴水成珠，入盐五钱，乘热捻如
青果大，纳谷道中，一时蜜煎开化便通也。一法，用蜜煎不通者，
纯用盐吹入谷道中，亦妙。此法为人胃气已虚，不能用下药而
设也。

大黄牵牛丸 治相火之气游走脏腑，大便闭结。

大黄一两　牵牛五钱

上为细末，炼蜜为丸，每服三钱。如手足烦热者，白滚汤送
下；手足厥冷者，酒送下，以大便微通为度。虚人不可轻用。

疸症①黄汗、黑疸、目黄

约　治②

疸症有五种，而其病原皆由湿热所致。其中更有脏腑之异，
阴阳风水之别，又当辨之。夫食而复饥，善消谷食者，是胃热为
疸，属阳症也；食而不饥，不嗜谷食者，是脾湿为疸，属阴症也。

---

① 疸症：此2字原目录作"黄疸"。
② 约治：此标题原无，据原目录补。

阳症当清其热，阴症当燥其湿。黄疸亦有兼肿者，风水为病也。头面主阳，风为阳邪，故先感于头面也，治当疏风为主；两足主阴，水为阴邪，故先侵于足胫也，治当利水为主。所以治疸与肿，其治法大同而小异也。

约　方

茯苓除湿汤　治黄疸，气热呕吐，渴欲饮冷，身体、面目俱黄，小便不利，不得安卧，亦不思食。

白茯苓五分　泽泻　猪苓各三分　黄芩生　黄连各四分　茵陈蒿六分　山栀　防己　白术　苍术　青皮　陈皮各二分

上水二钟，煎一钟，空心服。

茵陈栀子汤　治脾胃湿热谷疸。

茵陈蒿一钱　黄芩六分　黄连　枳实炒，各三分　白术一钱五分　白茯苓六分　猪苓去皮　泽泻各二分　陈皮　防己各二分半　山栀子炒　苍术炒，各二钱　青皮一分

上锉，水二钟，煎一钟，食前服。此药治谷疸之神剂也。方中山栀、茵陈能泻湿热而退黄，故以为君。枳壳泻心下之痞满，黄芩泻肺中之伏火，二术、青陈皮除胃中之湿滞，防己去经络之湿邪，泽泻、猪苓、茯苓导膀胱中之湿闭。故药品不能增减一味也。

桂枝黄芪汤　治黄疸脉浮，腹中不胀饱而和者，当汗解之。此方能发邪汗而复正气者也。

桂枝　芍药各三钱　甘草　黄芪各二钱　生姜五片　大枣三枚

上水三钟，煎钟半，热服。服片时，可饮热粥一碗佐药力，取微汗为度。如未汗，再服。

栀子大黄汤　治酒疸，胸中愦懊，或发热疼痛。

山栀子二钱　大黄三钱　枳实一钱五分　豆豉一钱

上锉，水三钟，煎二钟，二次温服。

理中茯苓汤 治丹田有寒，浑身及目睛发黄，此皆寒湿为病，又不可认作湿热。

人参　白术　茯苓各一钱五分　甘草炙，一钱　干姜二钱

上水三钟，煎一钟半，二次冷服。此热因寒用，以假寒对足太阳之假热也。

谷疸丸 专治谷疸。

苦参三两　龙胆草一两　牛胆一个

上为末，入牛胆汁，加蜜少许为丸。空心姜汤送下，或甘草汤亦得。

葛根汤 治酒疸。

葛根二钱　枳实炒　山栀各一钱　豆豉　甘草各八分

上水二钟，煎一钟，不拘温服。

芪桂酒汤 治黄汗，身体肿，发热，汗出沾衣，其色与黄柏无异，脉沉者是也。

黄芪五两　桂枝三两　白芍药五两

上三味锉末，用苦酒一升，水七升相和，煮取三升，温服一升。初发当心烦，服至六七日乃解。若心烦不止者，恐苦酒所阻，用好酒代之亦可。

目黄者，独目黄而身不黄也。乃风热郁于内，不得发泄于外，治当清散风邪，除内结热，与黄疸治法稍异。

黑疸者，黄疸久而变为黑是也。不独肌肤、面目外黑，即大便亦黑，女劳疸、酒疸多变此症。宜急用土瓜根一斤，捣碎绞汁，顿服。小便有黄水出，便有生机，如黑未尽退，更宜服之。此症多死，非此药莫救。

经验医按①

戊寅芝山寺施医。一人五十余岁，患疸症，浑身发黄，目睛亦黄，小便黄赤而黑，身热又欲近火，服去湿热等剂愈剧。一日，服栀子茵陈汤，手足遂冷，振寒转栗，目昏暗，自以为不可救药，抬到寺中求诊。余见其脉，六部虚细若散，遂用理中茯苓汤，十贴而安。夫身热又欲近火者，热在皮肤而寒在骨髓也；小便黑，脉虚细者，寒湿胜也；振寒转栗，乃足太阴寒水之症也。此人服寒凉剂过多，致阴气大甚，阳气欲绝，若不用温中剂急救，何能挽回哉？此正所谓逐寇而伤君者是也。

一友病疸症，口渴身热，大小便闭塞，身黄如橘色。众医皆认为阳明症，欲与大柴胡汤服之。病者不敢信，到寺求诊。余见其脉沉而数，遂决之曰：此真湿热症也，不下何由得愈？即与黄连散二服，下结粪一斗。一夕而黄渐退而愈。

惊悸　怔忡　恐

约　治②

惊者，心卒动而不宁也；悸者，心跳动而怕惊也。怔忡，亦心动而不宁也。怔忡大概属血虚与痰，有虑便动者属虚，时作时止者痰因火动。瘦人多是血虚，肥人多是痰饮。觉心跳者，亦血大虚也。当临症辨脉，不宜执一而治可也。

约　方

四物安神丸　治劳役心跳大虚症。

朱砂一钱　当归身　白芍　侧柏　川芎各五钱　陈皮　川黄连

---

① 经验医按：此标题原无，据原目录补。

② 约治：此标题原无，据原目录补。

甘草各三钱

上为末，用猪心血为丸。每服二钱，百滚汤食远送下。

温胆汤　治心胆虚怯，触事易惊，或梦寐不祥，遂致心惊胆慑，气郁生涎，涎气搏，变生诸症，或短气悸乏，或复自汗，皆宜服也。

半夏汤洗　竹茹　枳壳炒，各二两　甘草炙，一两　白茯苓一两五钱

上为末，每服四钱，水一钟半，姜五片，枣一枚，煎七分，去渣，食前服。

半夏麻黄丸　治痰饮在心下惊悸者。

半夏　麻黄各等分

上为末，炼蜜和丸，如小豆大。每服三丸，一日三服，白滚汤送下。

茯苓甘草汤　治脾湿生痰，痰热发悸。

茯苓　甘草各一钱　远志　黄连各五分　半夏曲八分　枳壳
人参各三分

上水二钟，姜一片，煎一钟，温服。

朱砂安神丸　治惊悸。

朱砂五钱　远志　黄连各八钱　茯神　当归各一两　甘草　石斛各六钱　菖蒲四钱

上为末，炼蜜为丸，如梧桐子大。每服二十丸，灯心汤送。

辰砂远志丸　治惊悸，消风痰，安神镇心。

石菖蒲　远志　人参　茯神　川芎　麦门冬　山药　铁粉
天麻　半夏　白茯苓　南星各一两　细辛　辰砂各五钱

上为细末，生姜五两，取汁入水，煮糊为丸，如绿豆大，朱砂为衣。每服二十五丸，夜卧服，生姜汤下。小儿减服。

定志丸　治心气不足，惊悸恐怯。

菖蒲炒　远志去心　茯苓各二两　人参一两

上为末，蜜丸，如桐子大，辰砂为衣。每服五十丸，米汤下。

珍珠粉丸　治心跳大虚症。

珍珠五钱　茯神一两　朱砂四钱　人参五钱　当归身一两　甘草六钱　山药一两

上为末，炼蜜为丸，如弹子大，金箔为衣。每服一丸，临卧时嚼碎，灯心汤送下。

人参散　治虚惊。

人参一两　茯神六钱　淮山药一两　甘草五钱

上研细末，每服二钱，白滚汤送下

茯神丸　治虚痰，惊悸怔忡。

石菖蒲　辰砂各五钱　人参　远志各八钱　茯苓　真铁粉各四钱　茯神一两　胆星　夏曲各五钱

上为末，生姜四两，取汁和水，煮糊为丸，如桐子大，另用朱砂为衣。每服十丸，加至二十丸，临卧生姜汤送下。

补胆防风汤　治胆虚惊悸。

防风一钱　枳实　人参各六分　茯神　橘红各五分　半夏八分　甘草四分　白术五分

上水二钟，姜二片，枣一枚，煎一钟，不时温服。

梦遗　白浊

约　治[①]

夫心主阳，其藏神；肾主阴，其藏精。心肾不交，则精神散越，故为梦也。有梦而遗者，有不梦而遗者，有竟虚脱者，尤当

---

① 约治：此标题原无，据原目录补。

辨之。戴云：因梦交而出精者，谓之梦精；不因梦而自泄精者，谓之滑精，此皆属相火所动，或久虚则有之，寒则无也。王节斋曰：梦遗滑精，世人多作肾虚治，而用补肾涩精之药，往往不效者，殊不知此症多属脾胃所致，在饮酒厚味，痰火湿热之人多有之。盖肾藏精，精之所生，由脾胃饮食生化，而输归于肾。今脾胃伤于浓厚，湿热内郁，致中气浊而不清，则其所生化之精，亦变为浊也。肾主必藏，阴静则宁。今所输之精，既有浊气，则邪火动于肾中，而水不得宁静，故遗而滑也。此症与白浊同。丹溪论白浊为胃中浊气下流，渗入膀胱，而云无人知此也，其有色心太重，妄想过度而致精滑者，宜从心肾治之。但兼脾胃者多，更当审察。

约 方

金锁丹①　治遗精梦泄，关锁不固。

补骨脂　葫芦肉②　白龙骨各一两　茴香炒，八钱　平肾膏三对，取开，用盐五分同煮熟③

上五味，研成膏，用酒面糊为丸。每服三五十丸，淡盐汤空心送下。

固真丹　治精滑梦遗。

肉苁蓉　白茯苓　益智仁各一两　芡实肉二两　白龙骨　金樱子各一两五钱

上研细末，用鹿骨胶酒浸化为丸，如桐子大。每服五六丸，空心淡盐汤送下。

补阴玉露丸　治阴虚精脱，涌泉发热。

---

①　金锁丹：此方在《普济本事方》卷三中有胡桃肉、木香。

②　肉：《普济本事方》卷三作"巴"。

③　平……熟：《普济本事方》卷三作"羊石子三对破开，盐半两擦，炙熟，研如泥"。

熟地黄　山茱萸各二两　白龙骨水飞过　白茯苓各一两　菟丝子
莲花须各一两五钱

上研末，炼蜜为丸。每服四五十丸，温酒空心送下。

珍珠粉丸　治梦遗泄精，并精滑脱出不收。

厚黄柏一斤，盐酒浸，炒赤色　真蛤粉一斤，细研

上为细末，滴水为丸，如桐子大。每服六十丸，温酒空心送
下。此方黄柏味苦降火，蛤粉味咸补阴也。

丹溪云：便浊多属湿痰流注膀胱所致，宜用二陈汤加减，随
其新旧、虚实治之。

茯苓丸　治心气不足，思虑过伤，肾经虚损，小便白浊，梦
寐频泄。

菟丝子酒蒸，五两　石莲子去壳，三两　白茯苓去皮，二两

上为细末，酒糊为丸，如梧桐子大。每服三十丸，淡盐汤空
心送下。

萆薢分清饮　治白浊凝结如糊。

益智仁　萆薢　石菖蒲　乌药各等分

上锉，每服四钱，水一钟半，加盐少许，煎八分，食前温服。
一方加甘草、茯苓。

固精丸　治心神不安，肾虚精滑。

知母酒炒　黄柏酒炒，各一两　牡蛎煨，三钱　龙骨煅，二钱　芡
实肉　莲蕊各一两　茯苓　远志各四钱

上为细末，山药糊为丸，朱砂为衣。每服三五十丸，白滚汤
空心送下。

二陈四苓汤　治脾胃湿痰，白浊。

半夏姜炒　陈皮各一钱　茯苓八分　甘草三分　猪苓一钱　泽泻
八分　白术五分　车前八分

上水二钟，煎一钟，温服。

自汗 盗汗

约 治①

自汗者，汗无时而自出也；盗汗者，睡则出汗，寤则汗收也。自汗属阳虚，盗汗属阴虚。盖阳为卫气，阴为荣血。血之所主心也，所藏肝也；气之所主肺也，所藏肾也。或热搏于心，劳伤于肺，二者津液不能内敛，则外泄于皮肤也。夫人卧则静为阴，起则动为阳，故曰自汗属阳，盗汗属阴也。大抵阴虚当补其阴，阳虚当补其阳是也。

约 方

百解散 治感风邪，发热自汗。

荆芥 白芷各五分 陈皮三分 桂枝六分 白芍药一钱 苍术八分 甘草四分

上水二钟，姜二片，煎一钟，不时温服。

清燥汤 治自汗，因热邪致伤元气，大小便秘涩不通。

黄芪炙 苍术各五分 人参 陈皮各三分 白茯苓五分 地黄生，八分 猪苓 黄连炒 泽泻各二分 麦门冬 甘草各三分 神曲四分 五味五粒

上水二钟，煎一钟，不时温服。

当归六黄②汤 治血虚盗汗内热。

当归 熟地黄 黄芪各五分 黄连炒黑 黄柏炒黑 黄芩炒黑 生地黄炒，各三分

上水二钟，煎一钟，不时温服。

---

① 约治：此标题原无，据原目录补。

② 黄：原作"和"，据原目录及《证治准绳·类方》改。

参归散 治虚汗、盗汗，血气不足，精神恍惚。

人参三两，去芦　当归三两，炒

上二药为细末，入猪心内煨熟，再研细末，每服二钱，百沸汤送下。

白术散 治自汗、盗汗。

白术三两　小麦一合，炒

上水二钟半，煮干，去麦为末，以炒黄芪煎汤调服。忌萝卜、辛辣、炙煿①之类，乳母尤忌。

地黄丸　八珍汤　补中益气汤　四君子汤　归脾汤　导赤散　四物汤　茯苓补心汤　人参理中汤 此皆治自汗、盗汗之剂，方见各门，当随症施治可也。

眼科 内外障、风热、风寒

约　治②

经云：瞳子黑眼法于阴，白眼赤脉法于阳，故阴阳合转而精明。此则眼具阴阳也。又曰：五脏六腑之精气，皆上注于目而为之精。精之窠为眼，骨之精为瞳子，筋之精为黑眼，血之精为络，其窠气之精为白眼，肌肉之精为约束，裹撷筋骨气血之精而与脉并为系，上属于脑，后出于项中。此则眼具五脏六腑也。后世以内外皆属心，上下两睑属脾，白眼属肺，黑眼属肝，瞳子属肾谓之五轮，盖本诸此也。又有八廓之说，无义无据，不复参入焉。

约　方

明目细辛汤 治两目发赤微痛，羞明畏日，怯风寒，怕火，

---

① 煿（bó 搏）：煎烤。
② 约治：此标题原无，据原目录补。

眼睫成细眵糊多，隐涩难开，眉攒痛闷，鼻涕唾吐多如稠脓，大便微硬，喜食冷物。

麻黄　羌活各三钱　藁本一钱　川芎五分　蔓荆子六分　茯苓一钱　细辛少许　川椒八粒　防风二钱①　荆芥穗一钱二分　归梢一钱　地黄生，六分　桃仁二十粒　红花少许

上锉如麻豆大，分作四服，每用水二钟，煎一钟，去渣，稍热服。

洗肝散　治风毒上攻，暴作赤目，肿痛难开，隐涩眵泪。

薄荷去梗　当归　羌活　防风各去芦　栀子仁　甘草炙　大黄　川芎各二两

上为末，每服二钱，食后白滚烫调下。

四物龙胆汤　治目赤，暴作云翳，疼痛不可忍。

四物各三钱　羌活　防风各二钱　草龙胆　防己各一钱

上水二钟，煎一钟，食远温服。

菊花散　治肝肾风，毒气上冲，眼痛。

甘菊花　牛蒡子炒，各八两　防风三两　白蒺藜去刺，一两　甘草一两五钱

上为末，每服二钱，白滚汤调下，食后临卧服。

和血补气汤　治眼疾热壅，白睛红眵多泪，无疼痛而隐涩难开。此服寒药太过，而真气不能通九窍也，故眼昏花不明宜服。

防风七分　黄芪一钱　甘草炙，五分　蔓荆子　当归身洗，各五分　白芷二分　升麻七分　柴胡五分

上㕮咀，作一服，水一钟半，煎一钟，去渣，临卧温服。避风，忌冷物。

羌活除翳汤　治太阳寒水，翳膜遮睛，不能视物。

---

① 二钱：此 2 字原脱，据《兰室秘藏》卷上"明目细辛汤"补。

麻黄根一两　羌活一两五钱　防风一两　藁本七钱　薄荷二钱
当归根三钱　细辛少许　川芎三钱　川椒五分　黄柏四钱　生地黄
酒炒一①钱　知母酒炒，五钱　荆芥穗七钱，煎成药加之

上咬咀，每服三钱，水二大钟，煎一钟，入荆芥穗，再煎至八
分，温服。忌酒、湿面。

消翳散（一名龙胆饮子）　治眼翳不开。

青蛤粉五钱　龙胆草　羌活　黄芩各三钱　蝉蜕五分　谷精草
川郁金五钱　麻黄一钱五分　升麻二钱　甘草根炙，五分

上为末，每服二钱，食后温茶调下。

芩连汤　治肝胆经热，两目赤肿，疼痛难忍，发热诸症。

黄芩酒洗，炒，一两　黄连去须，酒洗，炒，七钱　草龙胆酒洗，炒
四次，一两　地黄生，酒洗，一两

上咬咀，每服二钱，水二钟，煎数沸，去渣，再煎至一钟，温
服。午后、晚间俱不可服，惟午饭时服之方效。

连柏益阴丸　治风热目痛，遍身骨痛。

羌活　独活　防风　甘草根炒　当归身　五味各五钱　黄连酒
洗，锉，炒火色，一两　石决明烧存性，五钱　草决明　黄芩　黄柏
知母各一②两

上为末，炼蜜和丸，如桐子大。每服五十丸，渐加百丸止，
临卧清茶送下。

羚羊角散　治水翳久不去者。

羚羊角　升麻　细辛各等分　甘草五分

上为末，一半炼蜜为丸，每服五六十丸；用一半为散，以泔
水煎，吞此丸，食后服。

---

① 一：原脱，据《证治准绳·类方》补。
② 一：原脱，据《证治准绳·类方》补。

滋阴地黄丸　治内障兼右目小眦青白翳，瞳子胀大，及丈夫因劳力后，两眼上星，右边独昏，此热伤血。

白术　归身尾　木通　黄连酒浸　黄芩炒　黄柏炒　生地黄各二两　甘草炙，一钱

分作三剂煎服。大热，加白芍药。

人参补胃汤　治劳役，饮食不节，内障眼病，此方神效。

黄芪根一两　人参一两　甘草炙，八钱　蔓荆子①　白芍　厚黄柏各三钱，酒洗四次，炒四次

上㕮咀，每服三四钱，水二大钟，煎一钟，去渣，温服。三五服后，两目光明，视物如常，惟两足踏地，不知高下，盖伏火升发故也。病减住服，七日再服。此药宜春间服之。

益气聪明汤　治饮食不节，劳伤形体，脾胃不足，内障耳鸣，或多年视物昏暗。久服此药，无内障、耳鸣、耳聋之患，又令精神倍常，饮食增进，身轻体健，耳目聪明。

黄芪五钱　甘草根炙，六钱　升麻根三钱　人参五钱　葛根三钱　蔓荆子一钱五分　白芍药一钱　黄柏一钱，酒洗四次，炒

上㕮咀，每二钱，水二钟，煎至一钟，去渣滓，临卧热服。五更再煎服，得睡更妙。如烦乱或有热，春月渐加黄柏，夏月倍之。如脾胃弱，去之，热减亦少用。但有热或麻木，或上壅头目，三两服后，其热皆除。又治老人腰以下沉重疼痛。此药久服，治人上重，反有精神，两足轻浮，不知高下。空心服，或少加黄柏，轻浮自减。

甘菊花丸　治男子肾脏虚弱，眼目昏暗，或见黑花。常服明目暖水脏，活血驻颜，壮筋骨。

甘菊花去土，三两　枸杞四两　熟地黄三两　干山药五钱

---

①　蔓荆子：此后缺药量。《证治准绳·类方》作"二钱半"。

上为末，炼蜜和丸，如桐子大。每服三四十丸，空心、食后各一服，白滚汤下。

五痫　健忘

五痫约治①

夫痫病虽分五种，其治法当祛痰顺气，清火平肝是也。其所发亦如中风，卒然仆倒，口眼相引，手足搐搦，背脊强直，口吐涎沫，声类畜叫，各应其属，食顷乃苏。原其所由，或因七情之气郁结，或为六淫之邪所干，或因受大惊恐，神气不守，或自幼小受之，或自长大因怒感触而成，皆属痰迷心窍，故当理痰也。

约　方

温胆汤　治眩晕诸痫之症。

陈皮　半夏各一钱　茯苓八分　甘草三分　枳实炒　黄连炒，各一钱　远志　菖蒲各八分　人参六分

上锉，水二钟，煎一钟，不时服。

寿星汤　治诸般痰痫，或风痰壅上，不知人事。

南星姜制　天麻各一钱　半夏姜制　防风各五分　荆芥穗三分　细辛二分　茯苓　薄荷各八分　前胡六分　甘草三分

上水二钟，生姜二片，煎一钟，不时温服。

清神丹　治痫病久年不愈。

石菖蒲去毛，二两　辰砂六钱，为末，水飞过，一半为衣

上研细末，猪心血打面糊为丸，如桐子大。每服三五十丸，百沸汤空心送下。

追风祛痰丸　治诸风痫暗风。世之患此病者甚多。

---

① 五痫约治：此标题原无，据原目录补。

防风去芦　天麻　僵蚕洗，去丝，炒　白附子面包煨，各一两　全蝎微炒　木香各五钱　牙皂一两　制半夏姜汁泡，炒，三两　南星炒　甘草炙，各一两五钱

上为末，竹沥、姜汁为丸，朱砂为衣。每服七八十丸，百沸汤空心送下。

清神牛黄丸　治一切癫痫怔忡，清火豁痰，开心定志。

牛黄一钱　琥珀二钱　辰砂六钱　雄黄一钱五分　胆南星一两　沉香二钱　犀角二钱　黄芩炒，二钱　大黄熟，一两半　青礞石煅，五钱　天麻炒，五钱　僵蚕炒，七钱　蝉蜕五钱，去头足　石菖蒲一两五钱

上为细末，猪心血合竹沥为丸，如绿豆大。每服六十丸，临卧时薄荷汤下。

天竺黄丸　治元气虚弱，痫病时发。

当归酒洗　茯神　枣仁炒，各一两五钱　生地黄酒洗　黄连酒炒　橘红各一两　牛黄一两　天竺黄五钱　真珠二钱　人参二钱

上为末，炼蜜为丸，朱砂为衣，如桐子大。每服三五十丸，白滚汤空心送下。

健忘约治①

夫健忘者，陡然而忘其事也。此属心脾二经，盖心主思，思虑过多，心血耗散，神不守舍。脾乃心之子，其母病则子亦病。调治之法，故当养心血，理脾气是也。

约　方

归脾散　即归脾汤，治思虑过度，劳伤心脾，令人转盼②遗忘，心下怔忡。方见内伤

---

① 约治：此2字原无，据上下文例补。
② 转盼（xì细）：转眼。比喻时间短。

聪明汤 治不善记而多忘者。

白茯神　远志肉　石菖蒲各等分

上为末，每服五钱，水二钟，煎一钟，食远去渣温服。

天王补心丹 治怔忡惊悸，宁心保神，益血固精，壮力强志，令人不忘。

地黄半生半熟，各两六钱四分　远志肉一两一钱　玄参炒　沙参各一两　白茯神八钱五分　酸枣仁炒，一两二钱五分　当归九钱　丹参酒洗，八钱　柏子仁去油，一钱　麦门冬去心，一两三钱　粉草一两黄连四钱五分　石菖蒲一两　天门冬去心，一两五钱三分　五味七钱

上为细末，炼蜜为丸，如弹子大，朱砂、金箔为衣。每服一丸，临卧细嚼，灯心汤下。此方乃天王寺石刻真方，非比诸书加减，混乱君臣，服之罔效者也。

本府太尊吴九见老师因阅童生卷过劳，精神虚耗，神不守舍，目花头眩，遂成怔忡惊悸，心中躁动不安，惕惕然如人将捕之状。服归脾汤不愈，服此药一月全安，精神日健。后即有大劳，不至困倦，皆其灵验也。

加减补心汤 治血虚心烦懊恢，惊悸怔忡，胸心气乱。

当归一钱二分　川芎七分　生地黄一钱一分　白芍一钱，炒　白术一钱　茯神一钱二分　枣仁八分，炒　麦门冬二钱，去心　远志八分黄芩一钱二分　玄参五分　甘草炙，三分

上锉一大剂，水三大钟，煎一钟半，分二次，食远时服。此方乃补养心脾之剂，不独病至时服，即常时用之，可免健忘、怔忡之病也。

定心丸 治心跳健忘。

朱砂五钱　人参一两　石菖蒲一两

各制为末，炼蜜为丸，如弹子大。每用一丸，临卧细嚼，灯心汤送下。

癫 狂①

约 治②

狂谓妄言妄走也，癫谓僵仆不省也，各自一症。有以狂入脾部，癫入肝部。然经有言狂癫疾者，有言狂互引癫者，又言癫疾为狂者，此则又皆狂癫兼病。今病有狂言狂走，顷时前后僵仆之类；有僵仆后妄见鬼神，半日方已之类，是以狂癫兼病者也。欲独闭户牖而处，阴不胜其阳，则脉流荡疾并，此乃独狂症也。

约 方

镇心丹 治心虚癫狂。

人参一两 朱砂四钱 枣仁一两 远志八钱 真珠五钱

上为末，炼蜜和丸，如弹子大，金箔为衣。每服一丸，白滚汤化下。

当归承气汤 治阳盛阴虚，大便闭结而狂者。

当归 大黄各一两 甘草五钱 芒硝七钱

上锉如麻豆大，每二两，水一大碗，姜五片，枣十枚，煎至一半，去渣温服。若阳狂奔走骂詈，不知亲疏，此阳有余阴不足。大黄、芒硝去胃中实热，当归补血益阴，甘草暖中，加姜、枣者，胃属土，此引入胃中也。经所谓"微者逆之，甚者从之"，此之谓也。以大利为度，安后用调心散、洗心散、凉膈散、解毒汤调之。

宁志膏 治脾胃俱虚。

人参 酸枣仁各一两 辰砂五钱 乳香一分

上为细末，炼蜜和丸如弹子大。每服一丸，薄荷汤送下。

---

① 癫狂：此2字原作"狂癫"，据正文版心改。
② 约治：此标题原无，据原目录补。

予族弟缘兵火失心，制此丸与之服，二十粒愈。亲旧多传之，服皆有验。

防己地黄汤　治病如狂状，妄行独语不休，无寒热，其脉浮。

防己一钱　桂枝　防风各三钱　甘草二钱

上四味，以酒一钟，浸一宿，绞取汁。生地黄二斤，咬咀，蒸之一炷香为度，以铜器盛其汁，更绞地黄汁和服。

惊气丸　治惊痫、积气痫，风邪发则牙关紧急，涎潮昏塞，醒则精神若痴。

附子　木香　白僵蚕　白花蛇　橘红　天麻　麻黄各五钱　干葛二钱　紫苏叶一两　朱砂一钱　南星洗，切，姜汁浸一宿，五钱

上为末，加脑麝少许，同研极匀，炼蜜为丸，如龙眼大，朱砂为衣。每服一丸，金银薄荷汤化下，温酒亦得。

戊申年，军中一人，犯法裼①衣，将受刑而得释，精神顿失如痴。与服一丸而寐，及觉，病已。提辖张载扬其妻因避寇，失心已数年，予授此方，不终剂而愈。又黄彦奇妻，狂厥者逾十年，诸医不验。余授此方，去附子，加铁粉，亦不终剂而愈。铁粉非但化痰镇心，至如摧抑肝邪特异。若多恚怒，肝邪大盛，铁粉能制伏之。《素问》云：阳厥狂怒。治以铁落饮，金制木之意也。此亦前人未尝论及。

苦参丸　治癫狂发作，披头大叫，不避水火。

苦参为末，蜜丸，桐子大。每服十丸，薄荷汤化下，立效。

牛黄膏　治热入血室，发狂不认人。

牛黄二钱五分　朱砂　郁金　牡丹皮各三钱　甘草　脑子各一钱

上为末，炼蜜丸，如枣子大。新汲水化下。

辰砂散　治风痰诸痫，狂言妄走，精神恍惚，思虑迷乱，乍

---

①　裼（chǐ尺）：古同"褫"。脱去，解下。

歌乍笑，饮食失常，疾发仆地，吐沫戴目，魂魄不守。

辰砂一两，须光明有墙壁者　酸枣仁五钱，微妙　乳香五钱，光莹者

上量所患病人饮酒几何，先令恣饮沉醉，但勿令吐。至静室中，以前药末作一服，温酒调下，作一盏调之，令顿服。如饮酒素少人，但随量取醉。服药讫，便安置床枕令卧，病浅者半日至一日，病深者三两日。令家人潜伺之，鼻息匀调，但勿唤觉，亦不可惊触使觉，待其自醒，即神魂定矣，万一惊悟，不可复治。

口　症①

约　治②

口者，脾之所主，胃、大肠脉之所挟。经云：中央黄色，入通于脾，开窍于口，藏精于脾。又云：脾主口，在脏为脾，在窍为口。又云：脾气③通于口，脾和则口能知五味矣。此脾之所以主于口也。

口苦者，胆病也。肝④主谋虑，胆主决断，胆盛汁七合，是清净之腑，取决于胆。胆或不决，为之恚怒，则上气逆，胆汁上溢，故口苦，或热甚而使然也。以龙胆泻肝汤主之。

约　方⑤

龙胆泻肝汤

柴胡一钱　黄芩七分　生甘草　人参　天冬去心　黄连　山栀　草龙胆　麦冬　知母各五分　五味子七粒

上㕮咀，作一服，水二钟，煎一钟，去渣，食远温服。忌辛热

---

① 口症：原目录作"口部口靡口疮口臭口苦口疳"。
② 约治：此标题原无，据原目录补。
③ 气：原脱，据《灵枢·脉度》补。
④ 肝：原作"脾"，据《证治准绳·杂病》改。
⑤ 约方：此标题原无，据原目录补。

物，大效。

口糜者，膀胱移热于小肠，膈肠不便，上为口糜，宜胡黄连散主之。

胡黄连散　治口糜。

胡黄连五分　藿香一钱　细辛三钱　黄连三钱

上为末，每用五分，干掺口内，漱吐之。

又方，治满口白澜。

荜茇一两　厚黄柏一两六钱

上为末，用米醋煎数沸，后调前药，涎出吐之，再用汤漱口即愈。重者二次。

必效散　治口糜。

白矾　大黄各等分

上为细末，临卧干贴，沥涎尽，温水漱之。

加减甘露饮　治男子、妇人、小儿胃家客热，口臭牙宣，赤眼口疮，一切疮疼已散、未散，皆可服之。

熟地黄　黄芩　天门冬去心　枳壳　甘草　枇杷叶去毛　茵陈生地黄　石斛各一①两　犀角二钱

上为末，每服二钱，水一钟，煎七分，食后、临卧温服。小儿一服。

加减泻白散　治劳心过度，肺气有伤，以致气出腥臭，涕唾稠黏，咽喉不利，口苦干燥。

桑白皮三钱　地骨皮　甘草炙，各一钱五分　知母七分　五味子二十一粒　麦门冬　黄芩各五分　桔梗二钱

上㕮咀，作一服，水二钟，煎一钟，食后温服，一日二次。忌酒、湿面及辛热之物。

---

① 一：原脱，据《普济本事方》补。

《难经》云：心主五臭，入肺为腥臭，此其一也。因洪饮大热之气所伤，从心火刑于肺金，以桑白皮、地骨皮味苦微寒，降肺中伏火，补气为君；以黄芩、知母苦寒，治气腥臭，清利肺气为臣；肺欲收，急食酸以收之，五味子酸温，以收肺气，麦门冬苦寒，治涕唾稠黏，口苦干燥为佐①；桔梗辛温，体轻浮，治痰逆，利咽膈为使也。

---

　　①　佐：原作"君"，据《证治准绳·杂病》及文义改。

七卷　女科正录

胎　前①

胎前一十八证

妊娠三两月胎动不安

夫胎血气调匀乃成，设若下血腹痛，缘子宫久冷，血海虚羸，致令胎堕，其危甚于正产。若有此症，可预服通灵散养胎。

通灵散

木香一钱　川芎二钱　黑附子一钱　白芍药　山药　白术　干姜　牡丹皮　熟地黄　黄芪　陈皮各二钱　甘草一钱

上锉，焙，每用四钱，糯米三七粒，水一钟半，煎一钟，温服。日二次，忌生冷。

白术散

白术　川芎各六钱五分　枳壳六钱，去瓤，麸炒　熟地黄蒸，一两二钱　糯米一合　牡蛎火煅，研，三钱　川椒去合口并目，二两，炒，放地上，用盏盖出汗

腹痛，加白芍药一钱五分。心下毒痛，加川芎一钱五分。心烦呕吐，加半夏五分，汤洗七次；细辛一钱五分，为细末，温酒或米饮调下。如渴，煎大麦汁调服，病虽愈，亦尽服。勿置味恶阻人，宜作丸子。治室女带下，亦治冷气胎寒腹痛，胎热多惊，举动腰痛，腹痛胞急，卒有所下，或因顿仆闪朒②，饮食毒物，或

---

① 胎前：此2字原无，据原目录补。
② 闪朒（nà 那）：又作"闪朒"。扭伤筋络或肌肉。

感时疾，寒热往来，致伤胎脏，并皆服之。

又神方

陈艾年久者佳，一两，洗

上锉细，醋炒干，投水五钟，煎二钟，并服。暖子宫，安胎，除鬼气邪毒，恶气冷气，心痛，霍乱转筋，崩漏带下，赤白血痢，吐血鼻洪，神效不能尽述。妇人多因血，久服必孕子。

胎动腹痛

夫胎动腹痛，其理不一，盖缘饮食冷热，动风毒物，或因再交，摇动骨节，伤犯胞胎。其候多呕，气不调和，或服热药太过，气血相干，急服顺气药安胎，不然，变成漏胎则难疗矣，如圣汤主之。

如圣汤

鲤鱼皮二钱　当归二钱，洗　川芎一钱五分　阿胶二钱，粉炒　竹茹一钱五分　熟地黄二钱　生姜一钱

上锉作四服，入苎根，水一盏半，煎一盏，温服。

胎泻经血妄行

夫妊娠成形，胎息未实；或因房室惊触，劳力过度，伤动胞胎；或食毒物，致令子宫虚滑，经血淋漓。若不急治，败血凑心，子母难保，日渐胎干，危亡不久。人参散主之。

人参散

人参　黄芪炙　阿胶粉炒　竹茹各六分　木香不见火　甘草炙，各三分　川芎一钱五分　陈皮一钱　苎根一钱　黑附子炮，五分　生姜炮黑，二钱

上锉末，每用四钱，糯米三七粒，水钟半，煎一钟，热服。忌生冷、鸡、鸭、鱼、面。

妊娠下血，宜四物汤加减。

加减四物汤

当归五钱　川芎三钱　白芍药三钱　地黄五钱　艾叶六十片　阿胶四钱

上锉作四服，水钟半，乌梅少许，同煎一钟，热服。

胎漏下血，腹痛不可忍，或下黄汁，稠黏如漆，如小豆汁者，用苎根汤。

苎根汤

野苎根二两，锉，炒，酒、水各一碗，加金银煎一碗，服。

治经血妄行及鼻衄不止，用地黄散。

地黄散

生地黄五两，酒擂取汁，用大者佳　薄荷一钱　生甘草一钱

上为细末，新汲水合地黄汁调，食后服。

佛手散　治鼻洪。方载第十八证

四物汤　加生地黄，治鼻衄。

妊娠面赤，口苦舌干，心烦腹胀

此缘恣情饮酒，因食瓜、桃、梨、李、羊、鸡、面、鱼腥、膻、毒物，致令百节酸痛，大小便结涩，可服节命散。

节命散

川芎　甘草炙　苎根各二钱　糯米半合　荆芥穗　白术　白芍　当归各一钱

上锉作四服，水钟半，煎一钟，入蜜一匙，温服。

大小便赤涩。

大腹皮　枳壳去瓤，炮　甘草炙，各一钱　赤茯苓三钱

上锉作二服，水钟半，煎一钟，用郁李仁（去壳尖）二钱，同煎五七沸，空心服，以通为度。如不通，必是大腑热极，宜用大黄枳壳汤。

大黄枳壳汤

枳壳去瓤，炮，一钱五分　大黄炮，二钱　甘草炙，一钱

上为细末，作三服，加葱白浓煎服。如通后小便复涩胀，烦热不得睡，而反倚息，以胞系戾不得溺者，病名转胞，宜服八味丸。方见风门

小便不利，身重恶寒，起则眩晕，及水肿。

冬葵子三钱　赤茯苓二钱

上为细末，每服三钱，米饮下，以小便通为度。如不通，恐是胞转，加发灰一钱，神效。

饮食如故，小便难。

当归　贝母　黄芩各四钱　滑石五钱　白芍药二钱

上为细末，炼蜜为丸。每服三钱，米饮送下。

鲤鱼汤　治娠妇腹胀，小便不利，吐逆，服温脾宽气药不效，即是胎将死腹中，服此可更生矣。

白术五钱　白芍药　当归各三钱　白茯苓四钱，去皮

上锉作五剂，将鲤鱼一头，不拘大小，破洗鳞肠，白煮，去鱼，每服用鱼汁一钟半，姜七片，橘皮少许，同煎一钟，空心服。如胎水去未尽，再服。

胎冷腹胀虚痛，两胁虚鸣，脐下冷疼，

欲泄不泄，小便频数，大便虚滑

夫胎气既全，子形成质，或食瓜果甘甜，生冷不时之物，当风取凉，受不时之气，则令胎冷，子身不能安处，皮毛疼痛，筋骨拘急，手足挛卷。有此危症，急宜服安胎和气散救之。

安胎和气散

生姜七钱，炒黄　熟地黄六钱　高良姜二钱　陈皮二钱，去白木香一钱五分，不见火　白芍药一钱五分　白粳米五钱，炒黑

上锉末，每服五钱，水钟半，姜三片，煎一钟，温服。忌生冷。

妊娠心神怔悸，睡里多惊，两胁膨胀，

　　腹满连脐急痛，坐卧不宁，气急逼逼胎惊

　　夫胎气既成，五脏安养，皆因气闷或为喧呼，心怔悸乱，致令胎惊，筋骨伤痛，四大不安。急煎大圣茯苓散，安保胎孕，则无虞矣。

大圣茯苓散

　　白茯苓一钱　木香五分　人参八分　川芎一钱　甘草炙，一钱
麦门冬去心，六分　黄芪一钱二分　当归一钱五分

　　上锉作四服，水钟半，煎一钟，温服。忌生冷。

　　胎气不和，心腹胀满疼痛，谓之子悬，可服紫苏饮。此剂安胎顺气宽中，养血扶脾，服十剂自有效矣。

紫苏饮

　　大腹皮二钱　人参一钱五分　川芎一钱五分　陈皮一钱　白芍二钱
紫苏叶五钱　当归三钱　甘草一钱五分

　　上锉末，每服六钱，水钟半，姜四片，葱白七寸，煎一钟，空心服。若发搐，名曰子痫，宜服防己汤，立效。

　　　　　怀孕月数未满欲生者，名曰①半产

　　此本因脏腑虚微，气血衰弱，病起相感，精气攻冲，侵损荣卫，有伤胞胎，以致损落，名曰半产。急宜补治，可保安宁。稍缓变成虚劳，不可医也，宜安宫散主之。

安宫散

　　黑附子炮，一钱半　阿胶炒　山药　黄芪炙　当归酒洗　熟地黄
赤芍各二钱　木香　五味各一钱　生姜五钱，炒黑　炙甘草一钱五分
糯米一撮，炒赤

　　上锉末，每服五钱，苎根三寸，水钟半，煎一钟，温服。

---

　　①　欲生者名曰：此5字原无，据原目录补。

妊娠小便淋沥

此本因调摄失理，子脏气虚，盖缘酒色过度，伤其血气，致令小便闭涩，遂成淋沥，宜服安荣散。

安荣散

通草一钱　滑石一钱，煅　灯心一钱　人参五分　当归二钱　炙草一钱五分　麦冬一钱，去心　细辛一钱，去叶

上为细末，每服三钱，麦冬汤调服。又有一症，谓之子淋，如安荣散不止，恐是此症，当服芍药槟榔汤。

芍药槟榔汤

赤芍药四钱　槟榔三钱

上锉，每服二钱五分，水二钟，葱白二寸，煎一钟，不时服。

小便遗失，此精血虚滑，宜阿胶散补塞之。

阿胶散

阿胶粉炒，二钱　牡蛎火炙，四钱　鹿茸酥炙，四钱

上锉，每服三钱，水一钟半，煎一钟，空心服。

单用桑螵蛸十二枚，炙，研细末，米泔调服，立效。

妊妇遗尿，自不知出。

白薇　芍药各三钱

上研细末，酒调服，立止。

妊妇下赤白痢

此痢因冷物伤脾，辛酸损胃，冷热不调，胎气不安，气血凝滞，下痢频频，时有时无，或赤或白，肠鸣后重，谷道疼痛，急服蒙姜黄连散。若缓变成洞泄，脱肛下血，连脐刺痛，日久必死矣。

蒙姜黄连散

蒙姜　川黄连　阿黎勒　川芎各一钱　白术一钱　龙骨五分
乳香研，二分

上为细末，用盐梅三个，取肉捣匀，丸如桐子大，每服五六丸。白痢，生姜汤下；赤痢，甘草汤下；赤白相兼，生姜甘草汤下。忌生冷、毒物。

妊娠腹中绞痛下痢，心下急满，宜用当归芍药汤。

当归芍药汤

当归酒洗　白芍药　白茯苓　白术各一钱　泽泻　川芎各七分

上为细末，每服三钱，温酒空心送下。

怀者下痢，绞刺疼痛不可言，用鸡黄散。

鸡黄散

黄鸡子一个，头上啄一窍，取去青白，却以黄丹一钱，同鸡黄搅匀，入壳内，厚纸裹，用黄泥固济，灰火煨热，取出焙干。乌鸡子尤妙。

上为细末，分作二服，米饮下。一服见效是男，两服见效是女，神异之妙如此。

妊娠伤寒，浑身壮热，眼晕头旋

夫寒气客于皮肤，伤于荣卫，或洗项背，或当风取凉，致令心脑烦闷，增①寒发热，时发狂躁。急先以大安散解其表，次调其里，血气调匀，其病自愈。

大安散

麻黄去节，一钱　干姜炮，一钱　石膏炒，一钱　干葛五分　山茵陈一钱　京芎五分　白术五分　甘草炙，一钱　人参二分半

上锉作三服，水一钟半，葱白三寸，煎一钟，不时服。

妊娠五七月，感时气，烦热口干，心躁头痛，麻黄散主之。

---

①　增：通"憎"，憎恶。《墨子·非命（下）》："我闻有夏人矫天命，于下帝或是增，用丧厥师。"清·孙诒让《间诂》引清·江声曰："增当读为'憎'。"

麻黄散

麻黄去节，一钱　赤芍药　柴胡去芦　葛根各五分　甘草二分半

上锉作二服，姜二片，水二钟，煎八分，温服。

妊娠伤寒，烦躁咳嗽，心胸满闷，自初娠至十月，皆可服百合散。

百合散

百合　贝母　紫菀　赤芍药各八分　甘草炙，五分　前胡　桔梗各一钱　赤苓五分

上锉作四服，向东桑根不出土者，取皮刮洗，加一钱，姜二片，水一钟二分，煎八分，温服。

妊娠伤寒或中风，头项强直，筋脉挛急，言语蹇涩，痰涎不止，羚羊角散主之。

羚羊角散

羚羊角锉屑　独活　酸枣仁　五加皮各五分　薏苡仁　防风各三钱　蔓荆子二分半　海桐皮　大川芎　当归各三钱　炙甘草一分半

上锉作三服，姜三片，水一钟二分，煎八分，温服立效。

妊娠中风口噤，四肢强直反张，宜防风汤救之。

防风汤

防风五钱　羌活一钱五分

上为细末，以黑豆一合炒焦烟出，投无灰酒，候沸定，以酒调药，斡开口灌下。稍苏再灌，省事后，可用补养血气之药调之。

妊娠七月，伤寒壮热，发赤斑变黑，溺血，升麻六物汤救之。

升麻六物汤

栀子仁　升麻各二钱　黄芩　杏仁去皮尖，炒，各一钱五分　远志苗一钱

上锉作四服，葱白三寸，水一钟半，煎一钟，服即解。

又，以好艾多年者妙，如鸡子大，锉，以酒煮滤吃，救妊娠危困，立效。

妊娠伤寒热病，用葱白一把，重三两，水一升，煮烂吃尽，取汗，主安胎。若子死腹中，须臾胎自出也。

伏龙肝散　治时气伤寒，身大热，护胎，令子不落。

伏龙肝乃灶中心土也

上为末，用酒或水调，涂脐下三寸，阔五寸，干复涂。更取井底泥傅心下，干则易之，即止。

伤寒大热，闷乱燥渴，恐伤胎脏，用罩胎散。

罩胎散

卷荷叶嫩者焙，十两，干小者亦得　　蚌粉细者，二钱半

上为细末，每用三钱，新汲水同蜜调，空心服。多合涂腹上，尤妙。

妊娠伤寒后变成疟

夫荣卫虚弱，脾脏受湿，先发伤寒，既愈传成疟疾，急服驱邪散，莫待吐逆。

驱邪散

高良姜三钱，细锉，以獭猪胆汁浸一宿，用东边壁土炒黑，去土
红枣十五枚，去核

上焙为细末，每用三钱，水一钟，煎五分，遇发热吃，神效。

妊娠喘急，两胁刺痛胀满

夫妊娠喘急胀满，皆因五脏不利，气血虚羸，因食生冷，或发增寒，唇青面白，筋脉拘挛，骨节酸疼，皮毛干涩，上气喘急，大便不通，吐呕频频，平安散主之。

平安散

生姜三钱　木香一钱五分，不见火　干姜一钱　川芎五分　干地黄二钱五分　甘草炙，四钱　厚朴姜汁制，二钱　陈皮去白，一钱

上锉，每用五钱六分，作四服，水一钟半，入烧盐一捻，煎一钟，不时服，甚者只三服。

妊娠头旋目晕，视物不见，腮项种核

夫胎气有伤肝脏，毒热上攻，太阳穴痛，呕逆，背项拘急，致令眼晕生花。若加涎壅，危在片时，急煎消风散救之。

消风散

石膏　菊花　防风　山茵陈　白芷　甘草炙，各一钱　川芎三钱　阿胶粉炒，二钱　荆芥穗一钱　木香不见火　白术各五分　螺粉六分

上锉作四服，每服用水一钟，入好茶五分，煎八分，不时服，头微汗得瘥。

约　按

戊寅芝山寺施医。有一娠妇将临月，两眼忽然失明，灯火不见，头痛目晕，项腮肿满，不能转颈。诸医治疗不瘥，转加危困。余曾用消风散三剂，其病日减，获安分娩，但眼带吊起，人物不辨。继用天门冬饮子、泻肝散，二者兼服，眼始渐明。命忌酒、面、煎炙烧烤、鸡羊鹅鸭、辛辣、一切毒食并房劳及温补药三五个月，方得瘥可。盖此证为怀孕时，多居密室火阁，衣着裀①褥厚盖，伏热在里，或服补药，因食热物太过，致令胎热，肝脏壅极，风冲入脑所致也。

天门冬饮子

天门冬去心　知母各一两　北五味子五钱　茺蔚子一两　白茯苓去皮　羌活去芦，各七钱五分　防风五钱　人参七钱五分

上为末，每服四钱，水一钟半，加姜三片，煎八分，食后服。

---

① 裀：同"茵"。褥子，床垫。

泻肝散

麦门冬去心，一两　大黄炮　黄芩各五钱　细辛去苗，三钱　芒硝四钱　玄参　桔梗各七钱五分

上为末，每服五钱，水一钟半，煎八分，食后温服。此方非独治产难，但有郁热内伏，误用辛热补药并食毒物，致内热所攻，双眼失明，皆宜服者也。

妊娠小腹虚胀

夫小腹虚胀，皆为食硬物伤胎，胎既受病，传于脾胃，虚气冷气通于小腹，状似奔豚，或腰重，大便秘涩，两胁虚鸣。急补荣卫，胜金散主之。

胜金散

吴茱萸酒浸，炒，去核　陈皮去白　川芎　干姜炮，各一钱五分　缩砂仁　厚朴去粗皮，制　甘草炙，各三钱

上为细末，每用四钱，陈米饮下，入盐煎亦可。

娠妇将产，忽见横倒

凡得此症，由平日不能忌口，恣情多食，五脏气滞，六腑不和，胎血既肥；或用力太过，胎受惊触。急用瘦胎金液丸，其胎孩自然顺生矣。

瘦胎金液丸

血余无病妇人发烧灰，五分　公母羊粪烧灰，一钱　灶中土一钱　黑铅三钱，用铫子火上熔，投水银五分，急搅，结成砂子，倾出，研　朱砂研，五分

上为细末，用粽子角为丸绿豆大，每服五丸。临合时，念救苦观世音菩萨圣号，勿令妇人、鸡犬见，若五月五日合尤妙。遇急难，以倒流水送下，儿身自顺，子母可活矣。

生铅丹　治横逆难产，并催生。

黑铅一钱，用小铫子火上熔，投水银二钱，急搅结成砂子，

倾出，用好绢汗衫角纽作丸子，如绿豆大。临香草水吞二丸，立生，仍须敬仰。

凡有此症，皆因用力太过，脉理衰微，精神困倦，心脑否闷，眼晕口禁①，面青发直，命在须臾，急服灵药来苏散。

灵药来苏散

木香八分　神曲　麦蘖　陈皮各一钱　黄芪炒，一钱五分　白芍一钱五分　生姜炒黑，一钱　苎根三钱　甘草炙，二钱　阿胶炒，一钱五分　糯米一钱五分

上锉，每服四钱，水一钟，煎八分，斡开口灌，连接煎再灌，以知人事为度。乃更生之方也。

凡难产，多由富贵之人口厌甘肥，聚乐不常，食物无度，既饱便卧，致令胞胎肥厚，根蒂坚牢，行动气急，又未曾预服瘦胎滑胎之药，以致临产艰难。至七八月，服无忧散则易生矣。

无忧散

当归酒洗　川芎　白芍各三钱　木香一钱　甘草炙，一钱五分　硇砂研细，醋煮飞过，三分　乳香研，三分　血余猭猪心血和研，一钱五分

上锉，焙细末，每服三钱，水一钟，煎八分，日二次。

凡有此症，因恣意情性，有失调理，卫竭荣枯，胎转难动。坐草之时，用性过多，腹痛又不能熟忍，气痿，目翻口噤，面黑

---

① 禁：通"噤"。《素问·至真要大论》："诸禁鼓栗，如丧神守，皆属于火。"

② 坐……噤：原目录无此标题，据文义补。坐草，妇女临产、分娩。

七卷 女科正录 ｜ 四二五

唇青，沫出口中，子母俱殒。若两脸微红，子死母生，急服霹雳夺命丹救之。

霹雳夺命丹

蛇蜕一条，入瓦罐①内煅　金银箔各七片　千里马路上左脚草鞋一只，净洗煅灰，一钱　马鸣退蚕蜕，烧灰，一钱　乳香研另，五分　黑铅三钱五分　水银七分五厘

上为细末，以獖猪心血为丸，如梧子大。每服二丸，倒流水灌下，如灌不行，宜再灌下。合时勿令妇人鸡犬见，尤须存诚致敬。丸时宜焚香念救苦天尊，并救苦观世音菩萨名号，以感动神圣相佑，自有灵验也。

催生夺命如神丹

丹皮　枳壳　赤芍各一钱　蝉蜕二钱　五加皮　青皮　阿胶粉炒　甘草炙　贯众②　芸苔子各六分　乳香另研　花蕊石煅，五分　蚕蜕纸火炙焦，五分

上为细末，炼蜜和丸，如弹子大。临坐草时，细嚼，枣汤下。

正产催生

蛇蜕一条，洗，焙干紧卷，以蚯蚓粪裹，烧黑去土，为细末，温酒调下。先觉热闷，只以新汲水调白蜜服。

妊娠因动跌磕，子死腹中，恶露妄下，疼痛不已，口噤欲绝，佛手散探之。若子死腹中，立便逐下；若不损动，痛止则子母俱安。

佛手散

当归酒洗，一两　川芎酒洗，七钱

细锉作四服，水一钟，煎将欲干，投酒一钟半，煎约一时久，

---

① 罐：原作"灌"，据文义改。
② 贯众：原作"管仲"，据《中医方剂大辞典》"催生夺命丹"改。

去滓温服。如口噤，宜用银箸斡开灌下，再灌尽四服，便省，立产，神效。

妊娠临产难生，或胎衣不下，产后血晕，不省人事，状如中风，血崩恶露不止，腹中血刺疠痛，血滞浮肿，血入心经，语言颠倒，如见鬼神，血风相搏，身热头痛，或类疟疾，胎前产后，一切危急，狼狈垂死，黑龙丹灌救，三四服立活。

黑龙丹

当归二钱　五灵脂一钱五分　川芎　高良姜各二钱　生地黄三钱

上细锉，入砂锅内，纸筋盐泥固济，炭火煅通红，候火灭，冷，取出细研，入后药。

百草霜用烧茅草锅底黑，一两　硫黄　乳香各三钱　花蕊石煅琥珀各二钱

上五味研细末，投入前药内，再研匀，米醋煮面糊丸，如弹子大。服时用炭火烧药一二丸通红，投入生姜自然汁漫碎，以无灰酒并合童便顿服，神效不能尽述。

催生如圣散

黄蜀葵花去蒂萼，君葵子尤妙，焙干为细末，温酒服，热汤亦可。若妊娠漏血，连进三服，自觉腹中气宽胎安。

下死胎方

桂末三钱，麝香半个，共研细末，温酒调服，立下。

妊娠必谨所感。感于善者，生子必善；感于恶者，生子必恶。故不欲令见恶物、异禽毒兽并驴、马、犬、兔、龟、鳖、鹅、鸭、无鳞鱼之属，饮食宜用和平甘淡。日务简静，动止有节，调摄性情，不视恶色，不听恶声，生子必贤明端正也。

妊娠脏腑筋脉濡滞，关节壅塞，切忌昼寝，日间闲睡，致胎不转，临产必难。亦不可等闲服药，思虑悲忧，惊恐恼怒。须要频频行走，每日用温汤濯足，澡浴不可入盆，以防水气冲胎，如

此调理，可保无危。

生产最是大事，妇女多未明晓。下愚婢妾，庸俗婆娘，论理多端，妄谈休咎，及使妊妇忧虑疑惑，此辈宜逐而避之。但用老成亲人照顾，临产庶免灾危。

产后百日内禁入房劳，不信此而故犯之者，产妇必死。医当戒喻，庶得用药见效。

杨子建①云：小产大产，虽属一症，然其间多有小产后染成大疾，或血热成劳，或血枯致损，或血积成瘕，岁月深久，倾损性命。盖缘世人往往轻视小产，不预调理所致也。不知小产胜大产十倍，大产不过大脏空虚，小产则血气俱损，可不慎与！夫大产如果中之栗，待其成熟，则壳口自开，其栗自堕，是子与壳两无伤损，怀胎十月已满，阴阳气足，子宫自开。如月未足，动静误失，致令胎损，胞系腐烂，然后胎堕，如人折生栗，碎其皮壳，就壳中断其蒂取栗，此小产之喻也。以其胎脏损伤，胞系断烂，而后胎下，则小产之妇其调摄岂得不胜于大产十倍者哉？大产之后，补虚脏，生好血，化恶血，去风邪，无不安矣。小产之后，补虚损，生肌肉，益气血，询其所因，解其所病，去风邪，养脏气，调理之功当倍于大产，方能保其不虞。世多不知，专轻小产而不将养，致百病蜂起，觊倾危而不预防，死岂胜数！若在卑幼之人小产，而尊长知有此症之不可忽，则须宽容将息，以全人命，更得良医调剂，其功德莫大焉。

妊娠发搐，名曰子痫，宜汉防己汤主之。

汉防己汤

汉防己　贝母　葛根　丹皮　当归　白茯苓　川芎各一钱　防风

① 杨子建：北宋医家，尤精妇产科，所著《十产论》为古代妇产科的重要文献。

七分　桂六分　泽泻　炙甘草各一钱　独活　人参　石膏各一钱五分

上为末，每服五钱，水一钟，煎七分，加竹沥温服。

杨子建曰：怀娠七八个月，忽然脐腹疼痛，有如欲产，便却安静，名曰试月。切不可坐草，令人抱腰，使娠妇妄乱用力，益加疼痛。须候胎儿身顺，临逼门户，方始用力，一送便生。若未见胎儿身顺，用力太早，妄投催生药饵，譬如揠苗助长，非惟无益，反以损害，名曰伤产。

产前诸症辨按

按：产前诸症虽因胎气不安，然胎动胎漏皆下血，而胎动有腹痛，胎漏无腹痛为异原，故胎动宜行气，胎漏宜清热也。恶阻者，恶心而阻隔饮子也；子烦者，烦躁而闷乱心神也；子痫者，痰涎潮搐，目吊口噤也；子肿者，面目虚浮，肢体肿满也；子气者，两足浮肿也；子淋者，小便涩少也；转胞者，小便不通也；子悬者，心冒胀痛也。盖脾主运化水谷，妇人有胎，则脾运化水谷不利而生湿，湿则生痰，痰生热，热生风也。子肿、子气者，湿也；恶阻者，痰也；子烦、子淋者，热也；子痫者，风也；子悬者，气也；转胞者，虚也。湿则渗之，痰则消之，热则清之，风则平之，气则散之，虚则补之，何为而不愈哉？外有风寒、热病、杂症之条者，用药要去邪、保胎之并行；有催生、难胎、死胎之目者，治法有缓急、轻重之少异，其用药顾可忽乎哉？

治验诸方

安胎散　治孕成之后，或胎气作痛，胎动下血，饮食不进，腰疼腹痛诸症。

当归身一钱　大川芎八分　白术一钱　黄芩炒，一钱　陈皮六分　白芍药八分　熟地黄一钱　砂仁八分　甘草五分

上锉，水二钟，煎一钟，不时服。安胎有二：有因病致胎动，

先疗病而胎自安；因胎动而生病，则安胎而病自除。

竹茹汤 治妊娠呕吐，头痛颠倒，痰逆气上，四肢不和，烦闷不宁，或泄泻腹痛，饮食不进。

人参一钱 陈皮六分 白术一钱 麦门冬八分 厚朴姜制，六分 甘草炙，五分 砂仁炒，五分 竹茹炒，六分 白茯苓一钱

上锉作二服，水二钟，姜三片，煎一钟，空腹服。

半夏汤 治妊娠呕吐酸水，头眩，四肢怠惰，骨节酸痛，饮食不化，或腹痛呕清水。

半夏姜制，二钱 川芎 紫苏 桔梗各一钱 白茯苓五分 陈皮 人参各一钱 细辛去叶 甘草炙，各五分 白芍药炒，一钱半

胃中虚热，口干烦躁，去细辛、陈皮，加黄连、麦门冬各一钱；大便闭涩，腹中急痛，加大黄一钱五分，黄芩一钱。上锉作三服，姜三片，水二钟，煎一钟，空心服。忌鲜油、生果。

参姜丸 治妊妇酸心吐清水，呕逆不停。

人参一两五钱 干姜炮，一两八钱

上为细末，用生地黄熬膏为丸，如梧桐子大。每服三十丸，粳米饮送下。

竹叶汤 治妊妇心惊胆寒，烦闷燥热，子烦等症。

竹叶十片 防风 黄芩各一钱 麦冬去心，一钱五分 白茯苓三钱 甘草五分

上锉作二服，水二钟，煎一钟，不时温服。

肾着汤 治腰脚肿痛。

白茯苓 白术各二钱 木瓜酒洗 薏苡仁各一钱五分 大粉草炙 干姜炮，各一钱五分 杏仁去皮尖，二钱

上锉作三服，水钟半，煎一钟，空心服。

枳壳散 治妊妇食物无度，饱胀腹痛，七八个月宜服。

大枳壳面炒黄黑色，一两 大粉草蜜炙，六钱

上为细末，每服一钱五分，空心百沸汤送下。

生葛汤　治妊妇烦热闷乱。

生葛不拘多少，切碎研烂，取汁，每次饮一盏，以宁为度。如无生葛，以干葛细锉，浓煎，取清汁代服。

救生散　治妊妇脾胃虚弱，胎气不安。服此安胎益气，临产无难。

人参　白术炒，各二钱　麦芽炒　神曲　陈皮去白，各二钱　枳壳炒，一钱　白芍炒，一钱半　甘草炙，六分

上锉作三服，水一钟半，煎一钟，食前服。

仙藤散　治妊妇两足虚肿，行步艰难，似水肿症，病名子气。

仙藤即青木香，洗，炒，一钱　紫苏　陈皮　香附各八分　乌药一钱木香　甘草炙，各六分

上锉作二服，水钟半，姜二片，煎一钟，不时服。

产　后①

产后二十一证

热病胎死腹中

夫母患热病至六七日以后，脏腑极热，熏煮其胎，是以致死。缘儿身死冷，不能自出，但服黑神散，以暖其胎，须臾胎气暖，即自出也。何以知其胎之已死？但看产妇舌青者，是其候也。

黑神散

桂心不见火　当归　白芍　甘草炙　生地黄　干姜炮　黑豆炒去皮，各一钱　黑附子炮，五分

上为细末，作四服，空心温酒调下。

---

① 产后：此2字原无，据原目录补。

约　按

夫妊娠身重，二命所系，将理失宜，皆能损胎，不特因热熏蒸，但因顿仆惊怕，出入触冒，或原有癥瘕积聚，坏胎者多。其候舌青子死，乃是败血作热内攻，必致昏厥，命在须臾，四物汤加黄芩急救。若因惊仆腹痛不能忍者，必是坏胎败血所致，可先服黑神散，痛稍定，方令坐草，自无虞矣。

临盆难产

夫胎侧有成形块为儿枕，子欲生时，若枕破，为败血裹子，故难产。惟胜金散能逐其败血，若逆生、横生并治。

胜金散

真麝香少许，研极细，入咸豆豉一钱，以旧青布裹烧红，急研细，酒调服。如坐草时努力太早，儿转未及，若胞破水出，其血必干，亦致难产。先露脚谓之逆，先露手谓之横，当以针微刺自缩。若产门已露头发，儿未得出，急令婆娘觑探，恐是脐带攀住儿肩，此非药可疗，须款款分开脐带，与产母打喷嚏，自生。一法，用单被盖产母头至腰，少时猛揭去，气通立生。临产时虽未见此症，宜先服神应黑散，以固其血，则儿身自转，生无阻难矣。

神应黑散

百草霜烧竹木苑草锡底黑烟　香白芷不见火

等分为细末，每服三钱，用好醋入童便汤调服，横生、逆生甚者再服，立生。有一法，先脱产妇常着衣一件盖灶头，免胎衣不下之厄。又一法，寻左脚旧草鞋，洗，烧灰，用三钱，水下，立生。二法已试有验，故以附录。

胎衣不下

夫母生子讫，血入胞中，衣为血胀，是故不得下。治之稍缓，胀满腹中，以此上冲心胸，疼痛喘急，宜服夺命丹，以逐去衣中之血。血散胀消，胎衣自下。

夺命丹

大黄四钱，醋熬膏　黑附子炮，二钱　丹皮四钱　干漆一钱，炒至烟尽，研入药

上为末，同大黄膏入鸡子白，捣匀和丸，如桐子大。温酒急吞五七丸，如未下，用牛膝汤送立下，死胎不出亦下。

牛膝汤

牛膝一钱，洗　瞿麦一钱　滑石二钱　当归洗　木通各一钱五分葵菜子一钱二分，或黄蜀葵花亦可

上锉，每服三钱，水二钟，煎一钟，温服。

洪氏方云：胎衣不下，合诸血奔上冲心，遂致不救。有产前失血过多，胎衣干涩，亦不得下。庸医不晓，例用破血药，殊不知血尽则转涩，而胎愈不得下也。

约　按

戊寅芝山寺施医。一产妇胎衣不下，呻吟苦楚，百药罔效。余命用苎麻带根煎水，吃两碗，即时得呕吐，胎衣便下。此乃古方已试有效者，不可不录。

杨氏云：或因胎脏积热，胎衣不出，急令人于产妇背后，以两手当心前交指抱心，提防胞衣凑心，急进下胎药，抱心人须放宽手，令药下。如数日不得分娩，或死胎不下，急用草麻子①七粒，去壳研烂，涂两脚心，胎下即洗去。

产后血晕

夫产后气血暴虚，未得安静，血随气上，迷乱心神，眼目晕

---

① 草麻子："蓖麻子"之别名。

花，甚者令人闷绝，不知人事，口噤神昏，气冷不知者呼为暗风。若作此治，病必致危，惟清魂散可救。

清魂散

泽兰叶　人参各六钱　荆芥穗二钱　川芎二钱二分　甘草五分

上为细末，作三服，酒汤各半盏，调药灌下，眼开自省人事。若危险之极，急烧干漆大烟冲醒，随后进药。此症顷刻害人，设使清魂不省，必是出血过多，虚极也，急煎芎劳汤救之。若果血出过多，便宜服此药。若产血如常，花蕊石散治之。

芎劳汤

芎劳　当归各六钱

作三服，水钟半，煎七分服。

胡氏独行散　专治血晕迷闷。

五灵脂不夹石，润者六钱，半炒半生

为细末，每用三钱，熟水送下，口噤，以箸斡开灌之，神效。

按：花蕊石散救产后气欲绝，缘败血不尽迷晕，或子死腹中，或胎衣不下，急用三钱，童便调下，能使腹中恶物立下，如猪肝色，终身不患血疾。如膈上有血，服此药亦令化为黄水吐出，或从小便中出。此等症非可泛视，尤非寻尝药物所能取效，当先期预备，以防临时患症。凡大产、小产，用三钱，童便入酒调服，可保。或仓皇无药，急烧漆器猛烟，冲产妇鼻窍，即醒。虽无事，昼夜不住烧醋炭冲之，其产妇仍令高枕，频频叫醒，勿令浓睡，亦不可与多语。此症人死最快，若不频叫，恐为血晕致死。医者当以此法先喻产家，得不横夭，阴功有归也。

产后口干痞闷

夫产后荣卫大虚，血气未定，食面太早，不能消化，面毒结聚于胃脘，上熏胃中，是以口干燥渴，心下痞闷。不知者认为胸膈壅滞，用下药，其症转盛。但服见儿丸立愈。

见儿丸

姜黄　三棱　良姜　人参　荜澄茄　陈皮　蓬术各一钱

上为末，薄切萝卜，烂煮捣细，将汁煮面糊为丸，桐子大。每服三十丸，百滚汤送下。此方如服未效，便恐非面食所致，或是内积忧烦，外伤燥热饮食，二者皆令人口干痞闷，当问病家因何所致。若内伤忧烦，四物汤去地黄，加人参、乌梅；若外伤燥热，又恐是乳欲行，血气弱使然，亦宜双补气血。

产后乍寒乍热

夫阴阳不和，败血不散，能令作寒作热。产后血气虚损，阴盛则乍寒，阳盛则乍热，阴阳相乘则寒热并作。此因产劳脏腑，血弱不得宣通，故令败血不散，入于肺则热，入于脾则寒，医者若作疟疾治之，则大误矣。血气虚羸，宜用增损四物汤；败血不散，宜用夺命丹。此二症何以辨之？肚腹有刺痛者，败血也；但寒热无他症者，阴阳不和也。

增损四物汤

当归洗　川芎　人参　白芍各二钱半　干姜炮，一钱半　甘草炙，一钱

上锉末，作五服，水一钟，姜五片，煎六分，热服。

按：乍寒乍热，荣卫不和，难以轻议。若败血不散，停止入脾肺二脏，败血循经流入，闭诸阴则寒，闭诸阳则热，荣与卫解，故作寒热。如前药不效，有大调经散，治血虚恶露未消，败浊凝滞，荣卫失会，阴阳相乘，增寒发热，或自汗或肿满，皆荣卫受病也。

琥珀调经散

大豆黑大者三钱，炒，去皮　茯神二钱　真琥珀研细，二分

上为细末，每服三钱，浓煎，黑豆紫苏汤调服。

产后四肢浮肿

夫产后败血乘虚停积于五脏，循经流于四肢，久则腐坏如水，故令四肢面目浮肿，医者误作水气治之，则产后既虚，又用导水气药，是重虚也，岂有再生之理乎？惟服调经散行血消肿，自安也。

大调经散

没药研　琥珀　赤芍　当归　桂心各五钱　细辛去叶，三分　麝香一钱五分

上为末，每用一钱五分生姜汁，温酒调匀，百沸汤送服。

按：产后浮肿多端，有怀孕时先肿，至产后不退；有产后失于调理，外感寒暑风湿，内因喜怒忧惊，血气相搏，留滞经络，或在气分，或在血分，不可不辨。治血分则用调经散，如不效，乃属于气，当用枳术汤及夺魂散，并大调经散，皆紧要药也，枳术汤兼治心下坚大如盘，胀满痞积诸症。

枳术汤

枳实炮，去瓤，二钱五分　白术五钱

上锉末，作二服，水一钟半，煎七分，温服。腹软即散。

夺魂散　治虚肿喘促。

生姜一两，取汁　白面一两　半夏三个，汤洗去滑

以生姜汁搜面，裹半夏为饼，炙焦，每服二钱，熟水调服，以小便利为功。

产后乍见鬼神

夫心主血脉，因产伤耗血脉，心气虚微，败血停积，上干于心，心不受触，遂致心中烦躁，起卧不安，乍见鬼神，语言颠倒。医人不识，呼为风邪，妄投风剂，宁不倾人性命？但服调经剂，加龙脑一捻，得睡即安也。

产后不语

夫心有七孔三毛，产后血气虚弱，多致停积，败血闭于心窍，神志不宁。人心内候血海，外通于舌，心气闭塞，则舌亦强矣，故不言语，唯服七珍散立效。

七珍散

人参　地黄生用　川芎　石菖蒲各一钱　防风　朱砂各五分
细辛一分

上为细末，每服三钱，薄荷汤调下。

孤凤散　治闭目不语。

生晋矾细末二钱，以熟水灌，即醒。

产后腹胀及泻痢

夫产后肠胃虚怯，寒邪易侵，若未满月饮冷，遂乘虚袭入，留于肓膜，散于腹肋，故发腹痛。或如刀刺，大肠水谷不化，洞泄肠鸣；或下赤白，胠胁䐜胀；或乱泻不定，急服调中汤立愈。若以为积滞，妄下行药则误矣。

调中汤

当归　白芍药　人参各一钱半　桂心不见火　黑附子炮　川芎
高良姜各一钱　甘草八分

上锉作四服，水二钟，煎一钟，热服。

按：如调中汤未止，恐非一证，当随所因调之。既云饮冷当风，何病不致？或有寒湿风热，本属外感；喜怒忧思，还从性情而得；至于劳逸饥饱，皆能致病，各随其病选方。

桃胶散　治产后痢下赤白，里急后重，疞刺疼痛。

桃胶瓦上焙，二两　沉香五钱　蒲黄放水内，浮者真，隔纸炒，一两
上为细末，每服三钱，空心米饮调下。

产后固无积痢，多有因食荤味太早，亦作泻痢，谓之新产有伤。此症百无一生，非神仙感应丸不能救之。

神仙感应丸

神曲炮，三钱　人参　枳壳泡，去瓤，各一钱　赤石脂煅，一钱
熟地黄　白术各三钱

上为细末，每服三钱，空心米饮调下。

神仙感应丸加减

当归　白术　甘草炙　干姜各二钱　桂心不见火　细辛去叶
人参各一钱　桑白皮三钱，桑根向东不出土者佳

上为细末，炼蜜为丸，如桐子大。每审病深浅而用，或十五
丸至二十丸，温酒下。

粟归散　治血虚下痢。

陈粟米五钱，洗净　当归二钱五分，酒洗

同炒，为细末，每用三钱粳米调服。

产后遍身疼痛

夫产后百节开张，血脉流走，元气弱，则经络血亦流滞，累
日不散，骨节不利，筋脉引急，腰背不得转侧，手脚不能摇动，
身热头痛。医人以为伤寒，妄用表散，则变为筋惕肉瞤，手足厥
冷之症，急服趁痛散以速除之。

趁痛散

牛膝洗　甘草各一钱　当归洗　桂心不见火①　黄芪炙　白术
独活各一钱半　薤白一钱

上锉作四服，水二钟，姜三片，煎一钟，空心服。

产后大便闭涩

夫产后精血俱耗，肠胃虚弱，津液不足，如大便燥涩，腹中
闷痛者，此有积秽在脏腑，无血运行，故以干竭。此肠枯血燥之
症，非实火为病，急服麻仁丸润之。若误认为热而投寒药，则阳

---

① 火：原脱，据文义补。

气尽消，而命必危矣。

麻仁丸

麻仁　枳壳泡，去瓤　人参各五钱　大黄煨，五钱

上为细末，蜜丸，桐子大。每服二十丸，空心温酒下。

约　按

戊寅在芝山寺施医。一产妇因去血过多，脏燥便闭，理当用前方润之。余诊其脉虚涩，以大黄性利，不敢泛用，先以火麻子擂烂滤浆，煮白粥与饮，兼以陈皮、枳壳煎服，其便渐通。继用四物汤加牛膝、黄芩，十剂而安。

产后血崩

夫产后失于调养，伤耗经血，不得平复；又劳役损气，致血爆崩；或因饮食不节，伤其荣卫，小腹满痛，血海空虚，气寒不守，急宜服加减固经丸。

固经丸

阿胶蒲黄炒，一两　熟地黄一两　当归身酒洗，一两　艾叶五十片
茯苓六钱　熟附子四钱　赤石脂五钱　木贼三钱　甘草四钱

上为末，陈米饭和丸，如桐子大。每服二十丸，温酒或米汤空心送下。

按：血崩不是轻病，又在产后得之，则愈危险。然此症亦有虚实不同，若元阳空虚，血随气而脱者，宜固经丸。或因忧惊恚怒，脏气不平；或服止血药早，致恶血不消，郁积于中，变为崩下，又宜芎归汤救之。

芎归汤

大芎微炒　当归全，各四钱　远志洗，三钱　赤芍酒洗，三钱
柏仁去油，三钱

上锉作二服，水二钟，煎一钟，热服不拘时。

董胎丹 治血崩如漂水，年老病此，皆可与服，屡验之剂也。
五灵脂（糖心香润者）淘净研细，烧秤锤淬，酒下最妙。

产后腹胀满闷，呕吐不定

夫败血散于脾胃，脾受之则不能运化精微，而成腹胀；胃受之则不能容纳水谷，而生吐逆，医人不识，呼为翻胃。若以寻尝止吐去胀药治之，与病不相干涉，转伤正气，为祸不小，宜服抵圣汤。

抵圣汤

赤芍药　半夏各二钱五分　炙甘草一钱二分　人参　陈皮　泽兰叶各一钱二分

上为末，每服四钱，水二钟，姜五片，煎一钟，热服。

产后口鼻黑气并鼻衄

夫鼻属阳明，阳明者经脉之海，起于鼻交频中，还出夹口，交人中左右。产后气血俱伤，荣卫不调，乱入诸经，故令口鼻黑起及变鼻衄。此缘产后虚热，变生胃肺，将致败绝。急取产妇顶心发二茎，并绯线两条，紧缠系两中指节，得鼻衄止可救。此乃死中求生之法也。

产后喉中气急喘

夫荣者血也，卫者气也，荣行脉中，卫行脉外，相随上下，谓之荣卫。产下过多，荣血暴竭，气无所主，独聚肺中，故令喘急，此名孤阳绝阴。若恶露不行，败血停积，上熏于肺，令人喘急，皆宜服夺命丹，养血定喘，始保无虞。方载第一症。

胡氏参苏散 治产后气喘。

人参四钱　苏木八钱

上为细末，百沸汤调服。亦救产后血冲肺经发喘，面黑欲死之症。

按：产后喘急不同，若瘀血已行过多，乃荣血暴绝，急用大料芎劳汤救之（方载第十三症）；若恶露不行，败血熏肺，急服夺命丹。二药不验，恐外感风寒，内食寒冷，发为痰喘；或因恼怒郁发，小调经散（方载第七症）用杏仁桑白皮汤下。如伤食寒冷，宜服见睍丸（方载第五症）并五积散；如伤风感寒，咳嗽喘满，痰涎壅塞，坐卧不宁，宜服旋覆花汤。

旋覆花汤

旋覆花　赤芍药　前胡　杏仁去皮尖　半夏制，各一钱　荆芥穗　五味子　甘草炙　茯苓各八分　麻黄去节，一钱

上锉末，每服四钱五分，水一钟半，姜五片，枣一枚，煎七分，空心服。

产后中风

夫产后五七日，强力下床，或一月内伤于房室，或怀忧发怒，扰荡冲和，以致伤动脏腑。得病之初，眼涩口噤，肌肉瞤①搐，以渐腰脊疼痛，筋急强直，角弓反张，若纯作中风治之，必危矣。

新产血虚，多变痉病，当察其有汗、无汗，无汗名曰刚痉，有汗名曰柔痉。有汗宜桂枝汤，无汗加葛根。

桂枝葛根汤

桂枝　白芍　甘草炙，各三钱五分　干葛六钱五分

上锉为末，每用六钱，姜四片，枣一枚，水一钟半，煎八分，温服。

干姜麻黄汤　治产后刚痉，无汗恶寒风症。

干姜四钱　麻黄去节　桂枝去皮，各四分　芍药五分　甘草炙，二分

上锉末，每服用六钱，生姜四片，枣一枚，水一钟半，煎八分温服。以薄衣盖覆，取汗为度。

---

　　①　瞤：原作"膶"，据文义改。

小续命汤　治刚柔二痉，当用增减按法调治。

人参　黄芩　肉桂　麻黄　防己各一钱二分　甘草七分　白芍
白术各一钱三分　附子钱①　川劳　防风各一钱二分

上锉末，每服五钱，姜五片，水二钟，煎一钟，温服。

交加散　治产后中风，有神圣奇功，不能尽述。

生地黄　生姜各二两，并取汁

以地黄汁浸生姜淬，以生姜汁浸地黄淬一宿，各炒黄，渍汁
尽为度，细末，酒调灌下。

海神散　治产后身强，手足搐搦，或产时损动子宫，风因而
入，其病似中风。

鱼鳔一两，锉，用螺粉炒焦，去粉

为细末，作三服，蝉蜕煎汤调下。

愈风散　治坐草时风入子脏，遂成口噤，手足瘛疭，中风不
语，角弓反张，或狂走歌唱。

荆芥穗一两，瓦焙

上为细末，炒乌豆四十九粒，煎酒调灌，或米饮灌下，醒人
事为度。

产后心痛

夫心者血之主，人有挟宿寒，因产太虚，寒搏于血，血凝不
得消散，其气逆上冲心，故心发痛。宜用调血兼去寒之剂，则血
脉温而经络自通，心痛自止。若误以内伤饮食治之，愈耗其元气，
必变为真心痛，朝发夕死。药不可轻用，宜用归地治痛汤。

归地治痛汤

地黄　当归各酒浸，炒　独活各一钱五分　吴茱萸汤洗，八分
芍药　桂心　干姜炮　远志各一钱　细辛五分

---

① 钱：此前《妇人良方》卷三"加减小续命汤"有"五"字。

上锉末，作三服，每服水二钟，煎一钟，热服。

一妇人产后心痛，作瘀血停滞治之，又作寒邪客入治之，前方俱见不效。恐地黄、当归泥血，未能去痛，改用失笑散治之，立愈。

失笑散

五灵脂水淘去沙，焙，二两　真蒲黄隔纸炒，一两五钱

上为细末，用酽醋调匀，煅火熬成膏子。每服五六茶匙，入水二盏，煎七分，空心热服。

产后热闷气上冲，变为脚气

夫产后血虚生热，复因春夏取凉，地多蒸湿，因足履之，渐成脚气。其状热闷挛痹，惊怖心烦，呕吐气上，皆其候也，宜服小续命汤自愈。医人误以逐败血药攻之，则血去而疾益增矣。方见第七症。

按：脚气故是常病，而产后得亦作寻常治者，殊不知脚气初得之不觉，因他病之后气血空虚方见，产后既虚，发非小可。其小续命汤治宜疏风，固为对症之剂也。

产后汗多而变风痉

夫产母血虚，肌理不密，故多汗出，因遇风邪搏之，则变痉也。痉者，口噤不开，背强而直，如发痫之状，摇头，身若反拆，须臾十数发，气息如绝。速斡开口灌小续命汤，稍缓则汗出如雨，手足厥冷，则不可治矣。小续命汤方见第十七症。

按：产后汗出变痉，服小续命汤固善，但减去麻黄，加葛根选用更妙。

大豆紫汤　治头眩恶风，自汗吐冷水，中风痱痉，背强口噤，直视烦热，产后百病。

独活黄色佳，一钱二分　大黑豆

先以酒一升，煎独活十数沸，次炒黑豆烟出，急投独活酒中，

密封候冷，滤清酒，灌数服，得少许即愈，多服更好，去风消血结神效。

产后血出过多，虚极生风

夫产妇因血气虚极，症似中风，实非风也，治以荣卫为主。或血下太多，气无所主，唇青肉冷，汗出目瞑，神昏不省，急服济危丹并十全大补汤。若以风药治之，则必无可救之机矣。

济危丹

乳香一钱二分　五灵脂水淘去沙，炒，一钱五分　玄精石一钱生硫黄一钱，已上四味相和，瓦器微火炒，研　生卷柏焙，一钱　陈皮去白阿胶螺粉炒　桑寄生真者，各一钱五分，另为细末

上八味和匀，以生地黄汁为丸，如桐子大。每服二十丸，当归煎酒，空心送下。如不能吞，化开灌救。

十全大补汤

熟地黄　当归　白芍药　川芎各二钱五分　白茯苓　白术　嫩黄芪　人参各二钱　熟附子　肉桂各一钱

上锉，每服五钱，水二钟，姜三片，煎一钟，不时服。有痰，加南星、天麻；气喘，加木香。

杨子建十产[①]

凡生产克知此十症，庶免子母之命折于无辜也。世之收生者，少有精良妙手，多致命倾。予因伤痛而备言之。

一曰正产。正产者，言怀胎十月，阴阳气足，忽然作阵疼痛，胎至谷道，浆破血下，儿即正产。

二曰伤产。伤产者，言怀胎未足月，有所伤动，以致忽然脐腹疼痛，或服催药过早，或产母努力太早，逼儿错路，不能正生。

[①]　杨子建十产：原目录作"产分十一证"，文中亦作"十一产"。

凡分娩须待儿转顺，头对产门，努力一送，儿即正产。

三曰催生。催生者，言欲产时，儿头至产门，方服药催之，或经日久，产母困倦难生。宜服药以助其血气，令儿速生。

四曰冻产。冻产者，言天气寒冷，产母血气迟滞，儿不能速生。故衣裳宜厚，产室宜暖，背心亦宜温和，庶儿易生。

五曰热产。热产者，言盛暑之月，产妇当温凉得宜，热甚产母头疼、面赤、昏晕。若产室人众，热气蒸逼，亦致前患，名曰血晕。若夏月风凉阴雨，亦当谨避。

六曰横产。横产者，言儿方转身，产母用力逼之故也。凡产母当令安然仰卧，稳婆①先推儿身顺直，头对产门，以中指探其肩，不令脐带羁绊，方用药催之，继以产母努力，儿即生。

七曰倒产。倒产者，言儿未能转身，产母努力故也。当令产母仰卧，稳婆推入候儿自顺。若良久不生，令稳婆手入产户一边拨儿转顺，近产门，却服催药，并努力即下。

八曰偏产。偏产者，言儿回身未顺生路，产母努力逼儿头偏一边，产虽露顶非也，乃额角耳。当令产母仰卧，稳婆轻手正其头向产门，却令产母努力，其子即下。若见顶后骨偏拄谷道露额，令稳婆以绵衣炙暖裹手，于谷道外旁轻手推正，令产母努力，儿即生。

九曰碍产。碍产者，言儿身已顺，门路已正，儿头已露，因儿转身，脐带绊其肩，以致不能生。令产母仰卧，稳婆轻推儿面上，以中指按儿肩，脱其脐带，仍令儿身正顺，产母努力，儿即生。

十曰坐产。坐产者，言儿之欲生，当从高处牢系手巾一条，令产母以手攀之，轻轻屈坐，令儿生下，不可坐砥儿生路。

---

① 稳婆：以接生为业的妇女。

十一曰盘肠产。赵都运恭人，每临产则子肠先出，然后产子，其肠不收，名曰盘肠。稳婆以醋水各半盏，默然噀产妇面背，即收。

半夏散　治盘肠产，以半夏为末，搐鼻中，肠自上。

产后诸症辨按

按：产后发热血晕等症，丹溪云：产后血气俱虚，纵有风邪瘀血，宜补血气为主。此言虽善，而其中亦有虚实寒热不同，似不可以一概论也。假如血去过多，脉虚无力，虚烦而发热者，此阴虚生热，宜四物汤去芍药，加参、苓、白术，峻补其阴，渗泄其热，而热自退矣。或恶露未尽，胁胀腹痛，狂躁而发热者，此瘀血生热，宜四物汤去地黄，加玄胡索、桃仁、红花、香附，养其新血，行其瘀血，则热自解矣。或脾胃虚弱，饮食不化，积聚而发热者，此食积生热，宜治中汤加神曲、山楂、砂仁，健其脾胃，消其积滞，则热自清矣。或荣卫不和，腠理不密，感寒而发热者，此寒邪生热，宜香苏散加防风、羌活，调其荣卫，散其风邪，则热自除矣。又有产后阴虚，恐冒风寒，内用姜酒鸡椒，外用厚衣炭火，热气交攻，致伤阴血，忽然发热，口眼㖞斜，类似中风者，此热极生风，非真中风也，宜四物汤加柴胡、枳壳、苓、连，滋其阴血，清其内热，热清则诸症俱退也。又有产后出房太早，不避风寒，卒然仆倒，腰背拘挛，角弓反张，发热谵语者，此血虚中风，非内热生风也，宜四物汤加僵蚕、蝉蜕、秦艽、羌活，养血去风，消痰顺气，风去则诸症悉解也。又有瘀血未尽，惟恐失补，误补太早，致生发热血晕者，当行血调气。有血去过多，见腹疼痛，误行太过，致生烦热血晕者，当大补气血。盖产后发热、血晕等症虽同，而其治法特异，若执一补法，岂谓尽善乎？谨录治验诸方，与同志参订焉。

治验诸方

参苓四物汤　治产后去血过多，阴虚发热，或眩晕不知人事，虚烦不眠。

人参一钱五分　白茯苓一钱二分　川芎　当归身　橘红　白术
各二钱　熟地黄三钱　甘草一钱

上锉作三服，水一钟半，姜二片，煎八分，不时服。

桃仁四物汤　治产后恶露未尽，心腹疼痛，发热烦躁谵语，
胁肋胀痛。

当归四钱　赤芍药四钱，炒　川芎三钱　益母花二钱五分　桃仁
香附炒，各二钱　玄胡索醋炒，钱半　甘草八分　白茯苓三钱

上锉作三服，水一钟半，姜三片，煎八分，不时服。

加减治中汤　治产后食积生热，胸膈饱胀，呕吐泄泻。

白术炒，三钱　陈皮去白，二钱　厚朴姜炒，二钱　香附一钱五分
白茯苓二钱五分　神曲炒　山楂去核　砂仁炒，各二钱　甘草七分

上锉作三服，水一钟半，姜三片，煎八分，不时服。

加减香苏散　治产后发热头痛，遍身腰痛冷痹。

羌活　防风　陈皮各三钱　紫苏　川芎炒，各二钱五分　白芷
藿香各二钱　甘草一钱，炙

上锉作三服，水钟半，姜二片，煎八分，不拘服。

柴胡四物汤　治产后因食热物，内热生风，脉数口干，口眼
㖞斜，类似中风。

柴胡蜜炒　黄芩酒炒，各二钱半　当归酒洗　川芎炒　白芍炒
丹皮　生地黄各三钱　茯苓　黄连　秦艽各二钱

上锉作三服，水钟半，煎八分，不拘服。

僵蚕四物汤　治产后中风发热头痛，腰背拘挛，角弓反张，
谵语烦乱。

当归　地黄生炒　白芍炒　川芎各三钱　僵蚕　秦艽　羌活各二钱
丹皮　防风各一钱半　甘草炙　肉桂各一钱

上锉作三服，水钟半，姜一片，煎八分，不时服。

枳壳玄胡汤　治产后补早，瘀血发热，血晕。

枳壳炒，三钱　玄胡索炒　桃仁去皮尖　香附醋炒　青皮各二钱

上锉作二服，水钟半，煎八分，温服。

参归汤　治产后行血太过，血虚发热，或血晕烦乱。

人参三钱　当归身二钱四分　茯神二钱　熟地黄　陈皮　白术

炙甘草各一钱五分

上锉作三服，水钟半，煎八分，不时服。

玄胡索散　治产后血气攻刺，疼痛不止，及新旧腹痛。

当归酒浸　玄胡索　赤芍药　蒲黄隔纸炒，各一钱　桂不见火，

去皮　乳香水研　没药各七分

上为细末，每服三钱，空心酒调下。

乌金散　治产后恶露败血，走刺心腹，儿枕痛，坐卧不宁，

瘀血不快。

川白姜七钱五分，烧热，盐瓦中存性　黑附子半枚，炮，去皮

上为细末，每服三钱，童便入酒调下，痛止，血即行下。

归参羊肉汤　治产后虚劳，发热自汗，肢体沉痛。

当归酒浸　人参各七钱　黄芪一两　生姜五钱

上为末，用精羊肉一斤，煮清汁五大盏，去肉入前药，煎四

盏，分作四服，早晚用。能收汗，止头痛，除困倦。

参归汤　治产后气血两虚，发热烦躁汗出。

当归六钱　人参四钱

上为末，猪腰一只薄切，合药三钱，水二钟，粳米半合，同

煎一钟。汗未止，再服。

秦艽汤　治产后伤风恶热，浑身疼痛。

熟地黄三钱　当归　白芍药　柴胡　地骨皮　甘草各一钱

秦艽去芦，一钱五分

上锉，每服五钱，水一钟半，煎八分，日三服，热退为度。

贝母汤　治产后诸嗽，积年不瘥者。

贝母去心，姜制　黄芩生，去皮　陈皮去白　北五味各二钱　木香
甘草各一钱　半夏汤泡七次　柴胡去苗，净洗　桑白皮　桂心各一钱

上锉末作五服，水二钟，杏仁七粒，去皮尖，研碎，姜七片，
煎八分，热服。

金不换散　治产后诸嗽及劳嗽，神效。

罂粟壳去叶蒂瓤，蜜炙，七钱　款花一钱　陈皮去白，五分　黄连
一分五厘

上锉末作三服，水钟半，姜三片，乌梅少许，煎七分，温服。

参胶汤　治产后下利虚极。

人参一钱　阿胶炒，二钱　甘草炙，八分　黄连炒，一钱　秦皮去
皮，一钱　木香四分　茯苓一钱

上锉作二服，水钟半，煎八分，空心服。

连翘丸　治产后久患赤白痢疾，盖因脾胃不和，气滞积聚，
心腹胀满，干呕吐酸，饮食不下，胸膈噎塞，胁肋疼痛。

连翘一钱五分　陈皮　三棱　莪术　肉豆蔻　槟榔各一钱　肉桂
青皮各八分　好墨五分

上为细末，面糊丸，如桐子大。每服三十丸，黄连汤或米饮
下，或酒送。大抵起于热者，宜黄连汤下也。

女科杂症①

妇人经闭

血枯经闭，潮热咳嗽

夫妇人无他病而经水不行者，皆因脾胃久虚，饮食不能生

---

① 女科杂症：此标题原无，据原目录补。

血；或胃热中消，善食肌瘦，津液为火所烁，渐至血海枯竭，久变潮热咳嗽，此血枯症也。宜调荣益气汤，补益血气而经自行矣。

调荣益气汤　治脾胃久虚，饮食不能生血，致经水不行。

当归洗　白芍药炒　人参各八分　白茯苓　丹皮洗　甘草炙
麦门冬各六分　陈皮分　熟地黄一钱

上锉，水二钟，煎一钟，不时服。

清热调经汤　治善食肌瘦，发热胃燥，大小便闭涩。

黄连炒，一钱　白茯苓　黄芩炒，各六分　白芍药　陈皮　丹皮
各八分　薏苡仁炒，一钱半　当归　生甘草各五分

上锉，水二钟，煎一钟，食前服。

滋阴调经汤　治阴血被火邪所烁，渐致劳嗽咯血，发热泄泻。

淮山药一钱　知母炒　白茯苓八分　芡实一钱　山茱萸　牡丹
皮各八分　甘草炙，五分　当归身炒，六分　贝母去心，八分　白芍炒
麦门冬去心，各一钱

上锉作二剂，水一钟半，煎八分，不时温服。

按：妇人先经闭而后成劳者，多由思虑伤心，气郁不得通达。夫心火乃脾土之母，肺金又脾土之子，心气一伤，火郁为病，火既受病，则不能荣养其土，脾土既虚，而肺金自不能独旺，故饮食渐减，咳嗽日加也，毛发渐焦，肌肉日瘦也。此乃阴血空虚，强阳乘之，是水不能济火，而火逼水涸之症也。法当峻补其阴，急泻其阳。若认为血热，纯用寒凉，或以通药行经，则祸不旋踵矣。

清肺饮　治妇人虚劳发热，咳嗽吐血。

生地黄一钱　贝母去心　白芍药炒　蒲黄炒，各八分　阿胶炒
天门冬去心　黄芩炒，各一钱　当归身五分　丹皮洗　知母炒　炙甘草
各六分

上锉作二服，水钟半，煎八分，不时服。

左归汤 治妇人肝心血虚，潮热咳嗽。

熟地黄一钱　白芍炒，八分　淮山药一钱　丹皮六分　山茱萸
白茯苓各八分　麦冬去心，一钱　炙甘草　橘红各五分

上锉，水二钟，煎一钟，不时服，渣再煎。

百合逍遥散 治妇人肝脾血衰，泄泻，潮热咳嗽。

白术八分　茯苓一钱　当归身五分　百合一钱　款冬花　甘草各
五分　贝母八分　白芍药六分　橘红

上锉，水二钟，煎一钟，不时服，渣再煎。

血逆经闭，吐血鼻衄

夫血气原不相离之物，故气滞则血滞，气行则血行，气清则
血顺，气热则血逆。凡治逆经之症，必须调平其气为主。经云：
气有余便是火。若徒用寒凉止血，殊不知寒凉伤胃，胃气一伤，
则血愈不得归经也，宜益气调经汤。

益气调经汤

人参五分　白茯苓八分　当归六分　香附子童便制，一钱　丹皮
白芍各六分　生地黄一钱　黄芩八分　甘草四分

上锉，水钟半，煎八分，不拘服。

清胃降气汤 治胃火盛，致经血逆行，吐血鼻衄诸症。

生地黄一钱　白芍八分　香附子童便制，一钱　黄连六分　枳壳
白茯苓各八分　黄芩炒　黑栀子　当归各二钱　甘草　泽兰花各五分

上锉，水二钟，煎一钟，不时服。

升气调经汤 治经水不调，肝气遏郁，头项胸膈连背脊骨疼
痛，或发热。

柴胡七分　当归身　干葛各五分　独活　甘草炙，各四分　羌活
生地黄　苍术各一钱　红花三分　川芎五分

上锉作二剂，水钟半，煎八分，不时服。

加减四物汤 治妇人杂症。

正四物汤方　治妇人气盛血虚，经闭不行，胎前产后一切血症，皆宜用之圣药也。

当归身　大川芎　白芍药　熟地黄

各等分，水二钟，煎一钟，温服。或有他病，随脉症加减。经水行后，腹作空痛者，气血俱虚，加五味异功散。

加异功散方

当归一钱　川芎六分　白芍药八分　熟地黄一钱　人参六分　白术一钱　陈皮五分　白茯苓八分　炙甘草四分

上锉，水钟半，煎八分，空心服，渣再煎。

经水行三五日，腹中绵绵而痛者，此血因气滞，行之不得尽也，加香附、木香、陈皮，气行而血自通矣。

加香附木香方

当归一钱　川芎七分　白芍药八分　熟地黄一钱　木香五分　陈皮八分　炙甘草三分　香附童便制，一钱

水二钟，煎一钟，空心服，渣再煎。

经水过期而来，通时腹痛，紫黑成块者，此内有积热，加黄芩、黄连、栀子、香附、泽兰，热清而血自顺矣。

加芩连泽兰方

当归一钱二分　川芎八分　白芍药八分　熟地黄一钱　黄芩八分　黄连六分　泽兰八分　香附童便制，一钱　甘草五分

上锉，水二钟，煎一钟，不时服，渣再煎。

经水因痰阻滞，至期不通，此痰多血少，加二陈、芩、连等理痰，去地黄。痰清则经自调矣。

加二陈方

当归八分　川芎六分　白芍八分　茯苓八分　半夏六分　陈皮四分　甘草三分　黄连五分　香附八分

上锉，水二钟，煎一钟，不时服，渣再煎。

经水微少，渐渐不通，手足酸软，肌肤潮热，脉数咯血，此阴血大虚，加丹皮、石枣、牛膝、泽兰、麦门冬，滋补真阴；去川芎，阴血生而经自调也。

加滋阴方

当归八分　白芍药六分　熟地黄一钱　石枣八分　牛膝六分　泽兰六分　牡丹皮八分　麦门冬八分　丹参六分

上锉，水二钟，煎一钟，不时服，渣再煎。

经水适来适断，往来寒热如疟症者，肝胆经郁热或风热所感，加小柴胡汤，分清表里，则热退而经自行矣。

加小柴胡方

当归八分　川芎六分　白芍炒，六分　熟地黄一钱　柴胡六分　黄芩五分　半夏六分　人参五分　甘草三分

上锉，水二钟，姜三片，枣一枚，煎一钟，不时服，渣再煎。

经水因感寒邪，腹中蕴痛，脉沉，手足冷痹者，此血因寒邪所阻，加干姜、肉桂，寒邪退而经自通矣。

加姜桂方

当归一钱　川芎八分　白芍六分　熟地黄一钱　干姜四分　肉桂六分　陈皮八分　香附一钱　甘草三分

上锉，水二钟，姜三片，煎一钟，不时服，渣再煎。

经水因郁气阻滞不通，胸膈饱胀，小腹疼痛发热，大便闭涩，小便短赤，此系郁火作病，加越鞠汤，郁结散而经自行。不可以滞气药杂之。

加越鞠汤

当归八分　白芍药炒　小芎各一钱　黄连炒　苍术去皮　黑栀各八分　炙甘草三分　神曲炒　香附童便制，各六分

上锉，水二钟，煎一钟，不时服。

滋阴百补丸　治妇人诸虚百损，血枯经闭，精神困怠，不思

饮食，渐至尪羸，咳嗽潮热咯血诸症。

熟地黄四两　茯苓一两五钱　淮山药二两　当归一两五钱　丹皮
麦门冬各一两　橘红八钱　山茱萸　贝母去心　知母炒　白芍药炒
丹参各一两　炙甘草六钱

上制为末，炼蜜为丸，如梧桐子大。每服三钱，白滚汤空心
送下。

乌鸡补阴丸　治妇人血虚经闭，遍身疼痛或腹痛，乍寒乍热，
经来或断或续，并潮热咳嗽。

当归酒洗，一两五钱　丹皮酒洗，八钱　白芍药酒炒　剪黄芪蜜
炙，各二两　香附童便制，一两　甘草炙，六钱　白茯苓六钱　玄胡索
醋炒，八钱　地黄生，用酒炒，二两　丹参酒洗　川续断酒洗　川贝母
去心，各一两　黄芩酒炒，八钱　橘红八钱　大川芎炒，六钱

上锉，各制为末，用白毛乌骨鸡一只，缢死，干挫去毛，开
腹取出腹中各物，用布拭干净。将前药末藏入鸡腹内，以线缝密，
酒、醋各八碗，煮至鸡烂为度。和药捣匀，焙干研末，将原汁煮
面糊为丸，如梧桐子大。每早五十丸，白滚汤送下。此方不独能
调经，兼能种子及血崩诸症并皆治之。

加减八宝丹　治妇人血气俱虚，经闭不行，五心潮热，饮食
损少，人渐羸瘦。

黄芪蜜炙　白术炒　茯苓乳拌　人参去芦　当归酒洗　白芍酒炒
地黄酒制　川芎微炒

各等分，研末，炼蜜为丸。每服三钱，白滚汤空腹送下。此
丸原有加减，如血虚于气，倍加四物。气虚于血，倍加四君子。
血气并虚夹热，加丹皮、黄芩；夹痰，加陈皮、半夏；夹寒，加
肉桂、附子。凡妇人血气虚弱，随症加减皆可服。

妇人崩漏

五崩漏下，鲜血紫瘀腐脓，黄水白带

夫妇人崩漏，虽分五种，其受病之原，皆因焦心劳思，伤其心气，遏其脾气，则土陷水中，湿热相迫，元气为火所伤，阴血被火冲激，以致经血暴然大下也。宜清心理脾为主，其中虚实寒热尤当随脉症施治可矣。

妇人经断有年，忽然复来，身热口渴，腹不作痛，脉虚气短，纯下鲜血者，乃劳伤致病，大虚之症也，宜清心归脾汤主之。

清心归脾汤

黄芪蜜炙，一钱　当归洗，一钱　茯神八分　麦门冬去心，一钱
枣仁醋炒，八分　人参去芦，八分　白术炒　甘草炙，各六分　远志肉
七分

上锉，水二钟，煎一钟，不时温服，渣再煎。

妇人经血尚行，或行三五十日不止，并下紫血块，头眩潮热，腹痛胀闷，脉弦烦乱者，郁滞致病，瘀血之症也，宜养血行瘀汤主之。

养血行瘀汤

当归洗，一钱　地黄生，酒炒，一钱半　艾叶洗，五分　炒荆子八分
黄芩炒　川芎炒，各六分　香附童便炒，一钱　白芍炒　玄胡索炒，各
八分　蒲黄炒　秦艽酒洗　茯苓　甘草炙，各五分

上锉作二剂，水钟半，煎八分，不时温服，渣再煎。

妇人崩下，黑血带脓，如夏月腐肉之状，小腹闷痛，通去稍宽，大小便坠急者，此湿与热相蒸，乃湿热症也，宜升气清湿汤主之。

升气清湿汤

当归酒洗　银柴胡蜜炙，各一钱　苍术去皮　黄芪蜜炙，各一钱半
炙草　茯苓各六分　蔓荆子泡　防风各八分　白芍炒，五分

上锉，水二钟，煎一钟，不时温服。

妇人脾胃有亏，血不安室，血崩之后复下黄水，小腹闷痛，四肢酸软，饮食不下者，此脾气下陷，肾气不固，乃中气大虚之症也，宜加减四君子汤主之。

加减四君子汤

当归炒，六分　白术炒，一钱　茯苓八分　芡实　淮山药各一钱　甘草炙　白芍炒　白蔻炒，各五分

上锉，水二钟，煎一钟，不时服。

妇人白带下脱，如水流下不绝，面色黄瘦，四肢无力，脐腹冷痛，目齿畏热，眼花神昏者，此脾土虚肝木盛，宜清肝益气汤主之。

清肝益气汤

柴胡蜜炙，一钱　白术土炒，八钱　白芍药炒，一钱　当归酒洗，四分　黄柏酒炒，八分　黄芪蜜炙，八分　甘草炙，四分　山茱萸酒洗，一钱　肉桂二分

上锉，水二钟，煎一钟，不时温服。

凉血地黄丸　治妇人血崩，系肾水阴虚，不能镇守包络相火，故血走而崩也。

生地黄炒，二两　当归八钱　黄芩炒，一两　白芍药炒　柴胡　荆芥穗炒，各八钱　川芎炒　黄连炒，各五钱　薏苡仁炒，一两　秦艽洗　淮山药一两　茯苓八钱　甘草炙，五钱

上制为末，炼蜜和丸。每服三钱，白滚汤空心送下。

滋金补水丸　治妇人血崩后咳嗽身热，面黄肌瘦，大便闭结，日下黄水。此真阴下竭，虚火上冲，大肠与肺俱受火邪所烁也。

天门冬一两五钱　当归一两　柏子仁一两五钱　黄芩一两　知母一两　淮山药炒，一两　紫菀一两五钱　地骨皮一两　地黄生，二两　薏苡二两　甘草梢六分　白芍一两五钱　百合泡，一两二钱

上制为末，炼蜜和丸。每服三钱，白滚汤空心送下。

阿胶止血丸　治妇人崩漏不止，身热恶寒，时下黄水、鲜血，精神昏乱，夜睡不安。

阿胶炒珠，二两五钱　酸枣仁炒，一两五钱　生地黄炒，二两　茯神黄连炒，各一两二钱　香附米童便浸炒，一两　淮山药炒，一两五钱黄芩炒，一两　芡实一两五钱　白芍药炒，一两二钱　炙甘草八钱　石斛泡，一两　当归酒洗，八钱

上制为末，炼蜜和丸。每服三钱，百沸汤空心送下。

血虚腹胀，瘀血成蛊

夫妇人血崩之症，其经脉错乱，不循古道，淖溢妄行，或行止不时，便有积瘀停滞凝结于中，更加止涩药，强以止之，浅则成胀，深则成蛊。此乃虚中之实症也，宜乌药行瘀汤主之。

乌药行瘀汤

乌药九钱　香附子炒，一两五钱　当归酒洗，一钱　赤芍药炒，三钱川芎炒　玄胡索炒，各二钱一分　红花六分　熟大黄一钱五分　木香一钱京三棱五钱　干漆炒，一钱五分

上锉末，分作三服，水钟半，煎八分，不时服。

此方治妇人经后凝结，肚腹作痛，烦热闷乱，或瘀血成块，急坠于小腹疼痛。血因气滞，崩漏强止，积成血胀、血蛊，皆宜服之。此调气行血、去瘀生新之剂也。

加减归脾丸　治妇人血崩后脾气虚弱，不能运化饮食，合瘀血作胀或腹痛滞泻，皆宜服之。

当归酒洗，一两　黄芪蜜炙，一两五钱　茯神八钱　红花一钱五分木香二钱　香附童便制　远志去心，各一两　甘草炙，五钱　白术炒，八分　人参去芦，一两　丹参酒洗，六钱　玄胡索炒，一两　青皮炒，三钱

上制为末，炼蜜和丸。每服三钱，百沸汤空心送下。

妇人赤白带下

夫带下本属荣卫之气滞，分赤、白二症，赤属荣，白属卫，乃气血所生之别名也。此症多因喜怒不尝，忧思郁火所致，非虚寒为病也。若纯用燥热之剂止涩，不独不能去病，反助火邪消铄阴血矣。其用燥热亦有得效者，带下日久，下焦虚冷，故能受之。如脾土陷入水中，湿热相迫，所下之物有腥腐之气，概以燥热投之，岂不愈伤其真阴乎？故凡治带下，当清上补下，理脾养血，始不致犯虚虚实实之祸矣。

补经固真丸　治妇人白带下流，经年不止；或始病血崩，久复亡阳，当以此汤扶补血气。

白葵花去萼，五分　陈皮八分　生黄芩　柴胡炒　干姜炮　郁李仁各一钱　人参去芦，二钱　白芍药炒　甘草炙，各八分

上锉，水二钟，煎一钟，温服，渣再煎。

玄胡苦楝汤　治妇人脐下冷，小腹撮痛，阴冷，下带清白，脉细，手足时冷，精神困倦。

玄胡索炒　苦楝子各三分　熟地黄一钱　黄柏炒，二分　白芍药炒炙甘草各五分　五味子七粒　附子泡　肉桂各三分

上锉，水二钟，煎一钟，食前服，渣再煎。此方凡妇人下带虚冷皆宜服之。

桂附补阴汤　治肾气大虚，下元冷极，白带腥臭，日下无度，多悲少乐，两足膝冷。

熟地黄一两　附子泡，三钱　肉桂炒，一钱　黄柏炒，一钱　知母八分

上锉作三剂，水二钟，煎一钟，食远服。如食少常饱，有时腹胀痛，加茯苓、白芍各八分，陈皮五分。如虚烦恼乱，面上如虫行，气短神弱，此元气虚极，加黄芪、人参各一钱。此方妇人

下元虚冷，久无子息，亦宜服。

白术茯苓汤 治妇人胃气虚弱，脾有湿痰，积流下焦，渗入膀胱，恶心呕吐，不思饮食，面皮黄瘦，带下赤白。

白术一钱　白茯苓八分　柴胡炒，一钱　半夏泡　陈皮去白　神曲炒，各五分　炙甘草　人参去芦　升麻各四分

上锉，水二钟，煎一钟，食远服。

立效散 治妇人血崩后白带不止，或兼有鲜血并下。

当归炒，二钱　莲须一钱五分　芡实二钱　金樱子去刺，五钱白芍一钱五分

上研末，每服二钱，百沸汤空心调下。

固经丸 治妇人赤白带下，经年虚脱。

山茱萸去核，一两　龟板酒煅，二两　贝母去心　香附炒，各五钱黄柏炒，一两　白芍药炒，八钱　栀子炒，一两　白术六钱　知母炒，五钱　茯苓四钱　补骨脂泡，八钱

上研末，炼蜜为丸。每服三钱，百沸汤空心送下。

升阳燥湿汤 治妇人白带久下不止，脐腹疼痛，眼畏光①，喜食干物，过饮汤水。

白芍药炒　黄柏酒洗，各八分　柴胡炒，一钱　白石脂火烧红，水飞，研末　当归身各一钱　干姜泡，二钱　茯苓五分

上锉，水二钟，煎一钟，食远服。

当归芍药汤 治妇人劳役伤脾，气逆汗出，身热带下，不思饮食，沉懒困倦，四肢无力，大便时泻。

当归炒，六分　白芍药炒，一钱　茯苓五分　柴胡五分　香附子炒白术各八分　益智仁去壳，五分　黄芪蜜炙，一钱　甘草炙，四钱

上锉，水二钟，煎一钟，不时温服。

---

① 光：此后原衍"光"字，据文义删。

七卷 女科正录

四五九

固真丸 治妇人带下不止，小腹冷痛，手足酸软，肌肉羸瘦，饮食不进，泄泻腰痛。

补骨脂泡去辛味，二两　黄柏酒炒褐色，一两　杜仲炒去丝，一两五钱

上研末，炼蜜为丸。每服三五十丸，空心温酒送下。

水陆丸 治妇人白带年久，虚滑不禁。

金樱子去刺，蜜炒，三两　芡实肉乳拌，一两五钱　厚黄柏炒褐色，一钱

上研末，炼蜜为丸。每服三五十丸，空心白滚汤送下。

按：妇人赤白带下，其病虽起于忧郁，亦有无忧郁而病者，皆嗜食厚味。食积生湿，湿复生热，或伤于气则为白带，伤于血则为赤带，故治白带多调气去湿，治赤带多清热养血也。若不分血气，纯用止涩药，殊不知止涩药性味燥热，能助火消烁真阴。带症真阴本亏，复以燥药伤之，宁不愈虚其虚乎？余每治此病，尝以六君子汤合补中汤加减互用，无有不效者也。

加减六君子汤 治妇人忧思伤脾，湿热生痰，胸膈饱胀，不思饮食，面皮黄瘦，白带不止。

白术炒，一钱　黄连酒炒，六分　白茯苓一钱　陈皮六分　白芍药炒　半夏泡，各一钱　人参去芦，八分　麦门冬去心，八分　甘草炙，四分

上锉，水二钟，煎一钟，不时温服。

加减补中汤 治妇人脾气下陷，湿热下迫，肌肉羸瘦，气喘不食，身热带下。

当归八分　黄芪蜜炙，一钱二分　陈皮五分　黄柏酒炒　白术炒，各六分　升麻四分　人参去芦，五分　柴胡四分　甘草三分　防己八分　麦冬去心，一钱

上锉，水二钟，煎一钟，不时温服，渣再煎。

妇人积血成块，癥瘕郁结

丹溪云：气不能作块。夫块乃有形之物，非痰与食积，即血气相滞，积久成块也，其癥瘕亦积块之别名。若素有痰渐积成块者，理痰为主；若好食厚味，忽结成块者，消积为主；或气滞于血，而血因气滞结成癥者，是气为病，此属阳症，宜调气主之；或血滞于气，而气因血所阻而成癥者，是血为病，此属阴症，宜行血主之；或郁久成结，时散时聚者，是郁结为病，又宜开郁主之。故血块一症，亦有阴阳之别。血气之异，但妇人性窄多有此病，从血调治不误也。

黑神丸　治妇人血积，并膈气、癥癖、血瘕。

神曲炒，三两　茴香二两五钱　槟榔二两　京三棱二两五钱　木香一两　川椒炒香　丁香各五钱　干漆六两，半生半熟，用姜汤煮半日，以香为度

上除漆，另将前药研为细末，用前生熟漆和丸。每用一丸，分二次服，无灰酒送下。

没药散　治一切血块，脐①腹撮痛，及产后恶露不行，儿枕痛。

血竭　没药并细研，各三钱　蒲黄　玄胡索炒，各四钱　桂心　当归各五钱　木香不见火　红花　赤芍药炒　牛膝　干漆炒，各三钱

上研细末，每服二钱，温酒调下。血块攻心，疼痛不可忍者皆效。

牡丹皮散　治妇人久虚羸瘦，血块走疰，心腹疼痛。

牡丹皮　当归各一两五钱　京三棱　莪术　玄胡索各一两三钱　牛膝　赤芍药各三两

上为粗末，每服三钱，水、酒各半钟，煎六分，不时温服。

---

①　脐：原作"腹"，据《杨氏家藏方》及文义改。

桃仁丸　治妇人血瘕、血积夹热之症。

桃仁去皮尖，炒黄，二两　大黄微炒　虻虫各三两　朴硝二两，另研

各研细末，先用醇醋六钟放磁器中，微火熬至三钟，将桃仁、大黄、虻虫末投入醋内，不住手搅千余下；次投朴硝末，再搅良久，取出为丸，如梧桐子大。令病妇前一日勿吃晚膳，五更时温酒送下五粒，见下如黑豆水或下如猪肝色，其块即消。若见鲜血，即以调气血而补之。

戊寅芝山禅林施医。鼓山下一妇人小腹下有血块如碗大，痛不可按，炒盐滚汤熨之，则痛稍定。小便涩短，大便略通，不时大小便抽痛，饮食不进，口渴发热，百药罔效。至寺求诊。余见其脉弦数，重按空虚，此虚者为前药伤其胃气，弦者更有积瘀未行。仍以行瘀药与之，五剂而块消，十剂而全痊也。

桃仁黄芩汤　治妇人血块久年不下。

砂仁炒　甘草炙，各四分　滑石一钱五分　川芎　黄芩炒，各四分
牛膝二钱　香附炒，三分　桃仁去皮尖，七粒

上锉，水二钟，煎一钟，不时温服。

血竭丸　治妇人血块、血瘕。

滑石三钱　没药二钱　血竭二钱

上研细末，水滴和丸。如恶露不下，以五灵脂为细末，面糊为丸，白术汤、陈皮汤送下。

香附桃仁丸　治妇人血块。

香附童便浸　桃仁去皮留尖，各等分
上为细末，醋糊为丸。每服二钱，白滚汤送下。

白术桃仁丸　治妇人有孕，血块作痛。

香附醋煮，四两　桃仁去皮尖，一两　海粉醋煮，二两　白术一两
上为细末，红曲煮糊和丸。每服二钱，白滚汤送下。

妇人热入血室，瘀血冲心，发狂谵

夫血随气为动止，气逆则逆，气顺则顺，气热则妄走，气寒则凝滞。故妇人感热症，其热邪客入血室，或积瘀因火冲动，上冲于心，烦躁发狂，言语错乱，妄见鬼神，皆为气盛所使。经云：气有余便是火。凡治此症，不可纯用寒凉，当以沉香琥珀散、柏仁牛黄丸主之。

沉香琥珀散 治热邪客入血室，烦躁狂谵，或发热吐血。

沉香四钱，不见火　当归酒洗　丹皮炒，各八钱　琥珀研，四钱　赤茯苓　黄连炒，各三钱　牛膝　生地炒，各五钱　犀角二钱五分

上研细末，每服二钱，灯心汤不时送下。狂谵未止，再服。

柏仁牛黄丸 治妇人血热积瘀冲心，烦乱狂谵，或夹热痰并作血室蕴热。

柏子仁夹去油，一两　远志去梗，甘草水煮，八钱　生地黄姜炒，一两　琥珀　当归须酒洗，各三钱　大黄酒煮，熟炒，五钱　白茯神去皮，六钱　红花炒　泽兰花洗，各三钱五分　香附醋炒，去毛，五钱　赤芍药炒，八钱

上为细末，炼蜜和丸，如弹子大，金箔三十张，朱砂五钱为衣。每服一丸，淡姜汤研化送下。

清热汤 治妇人热入血室，发狂发热，烦躁脉数。

生地黄二钱　丹皮一钱　枳壳八分　犀角碎六分　红花三分　生蒲黄一钱　甘草五分　白芍生，一钱

上锉，水二钟，煎一钟，不时温服。

桃仁丸 治妇人瘀血夹热，上冲心穴，烦闷腹痛，发狂谵语。

方见积血

验胎是否　种子神方

夫妇人三个月经血不行，或血因寒滞，暗结成瘕；或血因火

烁，内热干枯，皆因经水才住，便认为胎，往往致误，以致成劳伤症。当以探胎汤验之。

探胎汤

川芎一两，研为细末，每服三钱五分，浓煎艾汤，空心调服。服后觉腹中微动，便是有胎；如不动，再服。若动在脐下者或不动作闷痛，乃血病非有孕也，急用行血药治之。若迟，日积月深，结成血瘕、血块、血枯，则治之晚矣。

种子紫阳丸

夫此方治妇人血气两亏，月信不调，腰腿酸软，四肢困倦，百节疼痛，遍身麻木，胸膈时饱，不思饮食，久无胎室。又能安胎，孕妇胎动腹痛，呕吐酸水，怀孕三四个月下血等症，俱有神效。

益母花二两，忌铁　川芎炒　当归酒洗，各五钱　熟地黄　淮山药各一两　白芍药同枳壳炒去壳，五钱　阿胶真者，蛤粉炒珠，三钱　玄胡索炒，二钱半　砂仁炒，一钱半　木香不见火，一钱半　香附子用酒、醋、盐水、童便各制，一次六钱

上为末，炼蜜为丸。每服二钱五分，艾汤送下。或服不便，前方内加蕲艾六钱和丸，米饮送下亦可。

一妇终日腹痛，呕吐酸水，服参苓散、健脾丸罔效。渐变咳嗽，肌肉消瘦，更服滋阴药，其病反剧。得此方，服一料，诸症悉除；服二料，连生二子。故附刻卷末，共跻仁寿云尔。

八卷　药症忌宜

风①

风症诸暴强直，支痛软戾，里急筋缩，皆属于风。

真中风　猝僵仆，口噤不言，不省人事，如遗尿，直视，口开，手撒，汗出如珠，属不治证。西北高寒之地有此，东南无之。

【忌】破气，下，吐，苦寒，酸敛。诸药俱录后。

【宜】辛甘发散，峻补真气。

桂枝　附子　甘草　独活　羌活　天麻　麻黄　防风　芎劳
细辛　藁本　牛黄　辛夷　白芷　蔓荆实　牡荆实　人参　黄芪

有痰，加竹沥、南星、半夏、姜汁。

类中风　口眼歪斜，语言謇涩，半身不遂，口噤不言，四肢不举，痰涎壅盛，昏眊②不省人事。

【忌】汗，吐，下，大忌破气，温热，苦寒，及一切治风湿辛燥发散，并开窍走真气，行血诸药，慎勿犯之。犯之则轻必重，重必毙。

麝香　苏合香　檀香　龙脑香　安息香
余忌药俱录后。

【宜】滋补。阳虚者补气，阴虚者补血，阴阳两虚则气血双补，兼宜清热、降气、豁痰及保脾胃。

天门冬脾胃薄弱者勿多用　麦门冬　荆沥　苏子　栝楼根　枇杷
叶　贝母　霞天膏　橘红　甘草　竹沥　童便　梨汁　黄柏

---

①　风：此及以下各标题原无，今据原目录及正文版心标题补。
②　眊（mào冒）：目光昏眩。《说文·目部》："眊，目少精也。"

次益血，于前药中加胡麻仁、石斛、生地黄、牛膝、薯蓣、五味子、甘菊花、丹参、枸杞子、竹叶、鳖甲、菟丝子、何首乌、木瓜、山茱萸、芍药、远志、白蒺藜、酸枣仁、青蒿、栝楼仁、沙参、茯苓、巴戟天、柏子仁、车前子、茯神、羚羊角。

如便闭，加肉苁蓉、当归，倍麻仁。兼气虚，加人参、黄芪。有肺热者，勿入人参。

感冒风寒　俗名伤风，其症或头疼身热，轻者则两鼻必塞，兼流清涕，必恶风寒，或声重，或声哑，甚者痰壅气喘咳嗽。

【忌】补气，酸敛，闭气。诸药录后。

【宜】发散，辛、甘、温。

芎藭　细辛　藁本　防风　甘草　荆芥　白芷　前胡　桔梗　紫苏　薄荷　杏仁

伤风热

【忌】同感冒风寒。

【宜】辛寒，甘寒，发散。

石膏　知母　甘草　竹叶　麦冬　前胡　桔梗　薄荷　葛根　桑白

久而不愈者属虚。阳虚者，加人参、黄芪；阴虚者，加五味、地黄，倍麦冬、白芍。

寒

寒症诸病，上下所出水液澄澈清冷，癥瘕癀疝坚痞，腹满急痛，下利清白，食已不饥，吐利腥秽，屈伸不便，厥逆禁固，皆属于寒。

凡中寒，必本于阳虚。

【忌】破气，苦寒，下，甘寒，辛寒。诸药录后。

【宜】补气，散寒，辛甘，温热。轻者解表，重者温补。

桂枝　干姜　麻黄　人参　附子　黄芪

伤寒冬月即病，宜从仲景法。

暑

暑症诸病，喘呕暴注下迫，霍乱转筋，身热瞀郁，小便浊赤，皆属于暑。

【忌】破气，升，复忌下，湿润，辛温，辛燥，发①散，闭气，热。诸药录后。

【宜】清暑益气，健脾，甘寒，甘温，辛寒，酸寒，苦寒。

黄连　香薷　葛根　石膏　知母　甘草　人参　黄芪　白术
扁豆　神曲　橘皮　茯苓　木瓜　麦门　五味　白芍　白梅
乌梅

大约用清暑益气汤、香薷饮、生脉散。凡病暑之人，其气必虚。暑伤气，无气以动，故当补气为本。惟肺热多火者，忌参、术。

中暑　猝昏晕，急以童便灌入，即省。

【忌、宜】俱同暑。

又方，用丝瓜叶一片，白盐梅肉一枚，并取核中仁，共研如泥，新汲水调灌，立瘥。兼治中暑、霍乱有神。

太阳病中暍

【忌】同暑。

【宜】人参白虎汤。有肺病不能服参者，用竹叶石膏汤；脾胃作泻者，水调六一散。

霍乱　见胃虚条内。

【忌、宜】俱同暑。

---

① 　发：原作"热"，据《神农本草经疏》卷二"六淫门"及文义改。

疰夏 由于脾胃薄弱，胃家有湿热及留饮所致。

【忌】同前。

【宜】益气健脾，酸寒，苦寒，淡渗。

人参 半夏 白术 橘皮 茯苓 扁豆 白芍 木瓜 泽泻

兼服生脉散。

湿

湿症诸痉强直，积饮痞膈，中满，霍乱吐下，体重胕肿，肉如泥，按之不起，皆属于湿。经云：地之湿气，感则害人皮肉筋脉。故其病筋骨疼痛，腰重痛不可转侧，身重，四肢不利。湿在上，病呕吐，头重，胸满；湿在中，腹胀，中满，泄泻；湿在下，足腔跗肿，脚气臁①疮久不愈。

【忌】湿润，甘，咸。诸药录后。

【宜】散，渗泄，燥，辛，苦。

木瓜 薏苡 苍术 石斛 萆薢 石菖蒲 茯苓

佐以防风、葛根。

寒湿加半夏、五加皮，风湿加独活，湿热加黄柏、车前子、木通，甚者汉防己。

脚气 由于湿热。

【忌】温燥，湿热，补气，复忌破气，升。诸药录后。

【宜】清热，除湿，利小便，甘平，酸寒，苦寒，辛温，淡渗。

黄柏 石斛 麦门冬 木瓜 茯苓 石菖蒲 木通 泽泻
薏苡仁 萆薢 防己 车前子

---

① 臁：原作"瘰"，据文义改。

燥

燥症诸涩枯涸，干劲皴揭，皆属于燥。角弓反张，筋挛急不舒，舌强不能言，二便闭涩，口渴口干，舌苦，皮肤皴揭，毛发脆折，津液不生，血枯胃槁，以致饮食不化，噎膈吐食。

【忌】升散，破气，下，辛燥，大热，温。药录后。

【宜】润，益血，辛，甘寒，酸寒，咸寒。有热症者宜兼清热。

当归　地黄　麦门冬　人乳　牛乳　肉苁蓉　酥　蜜　甘菊花　胡桃　麻仁　柏子仁　人参　胡麻　天门冬　松实　蔗浆　五味子　白芍　枣仁　芦根汁　梨汁　韭汁　童便

佐以姜汁。

火

火症诸热瞀瘛，暴喑冒昧，躁扰狂越，骂詈惊骇，胕肿疼酸，气逆上冲，禁栗如丧神守，嚏呕，疮疡，喉痹，耳鸣及聋，呕涌溢食不下，目昧不明，暴注𥆧瘛，暴病暴死，皆属于火。

【忌】补敛，升发，闭气，辛燥，温热。诸药录后。

【宜】降折，下，咸寒，苦寒，辛寒，甘寒。

大黄　童便　芒硝　黄芩　黄连　黄柏　连翘　石膏　山栀玄参　甘草　知母　天冬　麦冬　生地　蓝汁

虚者宜甘寒、咸寒以滋水，不宜用苦寒伤胃。

猝眩仆，九窍流血　多不治。

【忌】同火。

【宜】童便　盐汤　竹沥　蓝汁　梨汁　生犀角汁

猝心痛

【忌】同火。

【宜】 山栀　白芍药　延胡索　生甘草　盐汤　苏子

目暴赤肿痛甚　见肝实条内。

【忌、宜】俱同。

二便忽闭　以利小便为先。

【忌】同火。

【宜】降润，苦寒，甘寒，辛寒，利窍。

大黄　苏子　生蜜　麻仁　桃仁　石膏　知母　天冬　麦冬
黄芩　山栀　滑石　泽泻　猪苓　车前　木通

头面赤肿

【忌】同火。

【宜】清热解毒，发散，苦寒，辛寒，甘寒，咸寒。

甘菊花　鼠粘子　连翘　荆芥　薄荷　蝉蜕　大黄　玄参
石膏　知母　竹叶　童便　生甘草

忽大渴思冰水

【忌】同火。

【宜】润，生津液，辛寒，甘寒，咸寒。

石膏　知母　玄参　麦冬　竹叶　栝楼根　梨汁　蔗浆　童便
凉水　冰　五味子

口干舌苦

【忌、宜】俱同火。

暴暗

【忌】同火。

【宜】降气，发音声，苦，甘寒，辛凉，咸寒。

苏子　枇杷叶　贝母　桔梗　百部　竹沥　梨汁　天门冬
甘草　薄荷　玄参　童便　麦冬　桑白皮

暴注

【忌】同火。

【宜】利水，苦寒，酸寒。

茯苓　黄连　黄芩　白芍药　生甘草　葛根　滑石　木通

虚者加人参、白扁豆、莲肉。

躁扰狂越，骂詈惊骇

【忌】同火。

【宜】清镇，苦寒，辛寒，咸寒。

丹砂　牛黄　黄连　黄芩　山栀　滑石　石膏　知母　童便

大便闭者，加大黄下之，不行加芒硝。

禁栗如丧神守

【忌】同火。

【宜】同躁扰狂越。

气逆冲上

【忌】同火。

【宜】降气，酸敛，甘寒，苦寒，咸寒。

苏子　枇杷叶　橘红　五味子　石斛　番降香　黄柏　山茱萸　牛膝　白芍药　童便　桑白皮　麦冬

眴瘛瘛瘛

【忌】同火。

【宜】清热和肝，酸寒，苦寒，辛寒，甘寒。

白芍药　生甘草　竹叶　玄参　黄连　生地黄　甘菊花　麦门冬　知母　石膏

以上忌宜为风、寒、暑、湿、燥、火六淫外症，下乃阴阳、五脏六腑、表里、虚实、内症之忌宜也。

阳　虚

阳虚即真气虚。其证恶寒，或发热自汗，汗多亡阳。阳虚不发热，单恶寒者居多。

【忌】破气，降泄，利水，苦寒，又忌辛热发散。

青皮　枳壳　厚朴　牵牛　槟榔以上破气　大黄　石膏　山栀
知母　天冬　生地　栝楼以上降泄　泽泻　木通　瞿麦　汉防己
海金沙　葶苈　猪苓　滑石以上利水　黄芩　黄连　黄柏　玄参
槐花以上苦寒　芍药　乌梅　醋以上酸　麻黄　羌活　独活　前胡
防风　荆芥　吴茱萸以上辛热发散

【宜】补，甘，温，热。

人参　黄芪　二术　炙甘草　当归　桂　淫羊藿　附子　仙茅
鹿茸　羊肉　补骨脂　巴戟天

阴　虚

阴虚即精血虚。其证为咳嗽多痰，吐血，咯血，嗽血，鼻衄，
齿衄，盗汗，自汗，发热，寒热，潮热，骨乏无力，不眠，气急，
腰背痛。

【忌】补气，复忌破气，燥热辛温，又忌大寒大苦伤胃，并升
提发散，利水。

人参　黄芪　二术以上补气　南星　半夏　附子　官桂　桂枝
仙茅　鹿茸　干姜　丁香　胡椒　乌头　火酒　吴萸　乌药
生姜以上燥热辛温　山栀　黄芩　黄连　大黄　芒硝　玄明粉以上大
寒大苦伤胃　麻黄　升麻　柴胡　羌活　独活　藁本　川芎　防风
以上升提发热①

破气利水药录后。

【宜】生精补血，兼清虚热，敛摄，酸寒，甘寒，甘平，咸
寒，略兼苦寒。

地黄　柏仁　人乳　沙苑蒺藜　枸杞子　牛膝　麋角胶　阿胶

----

① 热：《神农本草经疏》卷二"阴阳表里虚实门"作"散"。

酸枣仁　沙参　石斛　白芍药　山茱萸　远志　地骨皮　薯蓣
续断　车前子　五味子　鳖甲　麦门冬　黄柏　知母　牡丹皮

表　虚

表虚其证自汗恶风，洒淅寒①，喜就温暖，脉浮无力。

【忌】破气，升发，辛热。

麻黄　升麻　防风　柴胡　羌活　独活　前胡　干葛　紫苏
薄荷　白芷　生姜　荆芥以上升发　吴萸　桂枝表虚而中寒者不忌
干姜以上辛热

破气药见后。

【宜】补敛，益气实表，甘，酸。

人参　黄芪　芍药　甘草　桂枝有热者勿用　五味子

里　虚

里虚其证洞泄，或完谷不化，心腹痛，按之即止，或腹胀，
或伤寒下后痞满。

【忌】破气，下，苦寒。

大黄　芒硝　玄明粉　牵牛以上下　黄芩　黄连　山栀　知母
天门冬　茗以上苦寒

破气药录后。

【宜】温补，甘，佐以辛热。

人参　术　炙甘草　大枣　糯米　肉桂　附子有热者勿用　干姜

阳　实

阳实即表邪热盛。其证头痛，寒热，遍身骨痛无力②。

---

① 寒：此后，《神农本草经疏》卷二"阴阳表里虚实门"有"热"字。
② 力：《神农本草经疏》卷二"阴阳表里虚实门"作"汗"。

【忌】补敛，下，大热。

黄芪　人参　二术　桂枝　芍药　五味　醋　米面食　猪羊
犬肉以上补敛　附子　胡椒　干姜　肉桂　蒜　吴茱萸以上大热

下药录后。

【宜】辛寒发散。天寒略加辛热、辛温佐之。

石膏　知母　葛根　麦冬　前胡　柴胡　黄芩　紫苏　薄荷
升麻　防风　葱白　荆芥　羌活　麻黄冬月可用，春夏忌之

阴　实

阴实即里实。外感证属邪热内结者，其证胸腹硬痛，手不可
近，大便七八日不行，或挟热下痢。

【忌】辛温发散，补敛。药见上。

【宜】下，苦寒，咸寒，甘辛。

大黄　厚朴　枳实　滑石　山栀　黄芩　黄连　蓝　茵陈
芒硝　桃仁

阳　厥

阳厥即热厥。其证四肢厥逆，身热面赤，唇燥大渴，口干舌
苦，目闭或不闭，小便赤涩短少，大便燥结，不省人事。

【忌】升发，补敛，燥热辛温。诸药俱录后。

【宜】下，清热，甘寒，苦寒，咸寒。

大黄　芒硝　石膏　黄芩　黄连　山栀　知母　童便

如挟虚有痰者，宜麦门冬、竹沥、芦根汁、梨汁、牛黄、
童便。

如妇人热入血室因而厥者，药中以童便为君，加赤芍药、生
地黄、牛膝、牡丹皮、桃仁。甚者大便结燥，加大黄、芒硝下之。
通即止，勿尽剂。

阴　厥

　　阴厥即寒厥。其证四肢厥逆，身冷面青，蜷卧，手指爪青黯，腹痛，大便溏，或完谷不化，小便自利，不渴，不省人事。

　　【忌】下，破气，苦寒，咸寒，酸寒。

　　食盐　童便以上咸寒　芍药　醋以上酸寒

　　下、破气、苦寒药录后。

　　【宜】补气，温中，甘温，辛热。

　　人参　干姜　附子　桂　吴茱萸

上盛下虚

　　上盛下虚属阳盛阴虚。

　　【忌】升散，下，助阳补气，复忌破气，燥热，辛。

　　【宜】降，益阴，甘寒，酸寒，佐以咸寒、苦寒。

　　苏子　生地　沙参　牛膝　枇杷叶　枸杞子　麦冬　天冬
白芍　玄参　山茱萸　五味子　黄柏　童便

心　虚

　　心虚八证

　　【忌】升发，破气，苦寒，辛燥，大热。诸药录后。

　　【宜】补血，甘温，酸敛，佐以咸寒，镇坠。

　　生地黄　龙眼肉　人参　石斛　丹参　茯神　炙甘草　酸枣仁
五味　柏仁　远志　炒盐

　　癫痫、惊邪　属心气虚，兼有热痰。

　　【忌】同上。

　　【宜】清热豁痰。合心虚加麦门冬、犀角、羚羊角、竹沥、天竺黄、牛黄、胆星、贝母、琥珀、金箔。

心烦不得眠　属心血虚有热。

【忌】同上。

【宜】养阴血，清热。加白芍药、玄参、黄连、淡竹叶、沙参。

怔忡、心澹澹动、盗汗　属心血虚，汗者心之液也。

【忌】同上。

【宜】补敛，清热。合心虚加当归、黄芪、芍药、黄芩、黄柏。

伏梁　属心经气血虚，以致邪留不去。

【忌】破血，汗，下。

三棱　蓬术　姜黄　虻虫　红蓝花　水蛭　桃仁以上破血

诸药录后。

【宜】活血，凉血，散热通结，辛咸。

当归　乳香　五灵脂　没药　赤芍药　郁金　远志　菖蒲
延胡索　茯神

参用东垣伏梁丸治之。

肝　虚

肝虚八证

【忌】收敛，破气①，苦寒，下。诸药录后。

【宜】辛散，甘缓。

当归　陈皮　生姜　地黄　甘菊　甘草　胡麻　谷精草　决
明子　刺蒺藜

因郁而虚者，加细辛、缩砂蜜、沉水香、川芎、香附②。

转筋　属血虚。

---

① 气：此后，《神农本草经疏》卷二"五脏六腑虚实门"有"升散"2字。

② 香附：此后，《神农本草经疏》卷二"五脏六腑虚实门"有"胸胁
痛"一症及内容。原目录亦有"胸胁痛"3字。

【忌】下，复忌升，燥热，闭气，苦寒，破气。

二术　黄芪　银杏　猪脂　羊肉　面以上闭气

【宜】酸，辛，甘平。

木瓜　牛膝　当归身　石斛　续断　陈皮　芍药　炙草　缩砂蜜

目昏、目光短　属肝血虚，及肾水真阴不足。

【忌】破气，升，燥热。诸药录后。

【宜】补肝兼滋肾，甘温益血，甘寒除热。

甘枸杞　生地黄　甘菊花　沙苑蒺藜　谷精草　五味子　决明子　天门冬　麦门冬

目翳　属肝热，兼肾水不足。

【忌】破气，升，燥热，苦寒。诸药录后。

【宜】补肝血，除热，退翳。

甘菊花　生地黄　决明子　石决明　沙苑蒺藜　羚羊角　犀角　黄连　伏翼粪　木贼　谷精草　密蒙花　人爪　蝉蜕　石蟹　真珠　琥珀

亡血过多角弓反张，或小腹连阴作痛　属肝血虚有热。

【忌】同肝血虚。

【宜】补血清热，甘寒，甘温，酸寒，咸寒，辛润。

当归　生地黄　白芍药　炙草　牛膝　麦冬　童便　牡丹皮　甘菊花

有汗加人参、黄芪、枣仁、五味子。

偏头痛　属血虚，肝家有热不急治，久之必损目。

【忌】同目昏。

【宜】养血，清虚热，甘寒，酸寒，辛寒。

生地黄　天门冬　甘菊花　白芍药　当归　川芎　乌梅　炙甘草　土茯苓　金银藤　黑豆

有火实者，加黄连酒炒、大黄酒蒸、芎𦜝、石膏、雨前茶。

目黑暗眩晕 属血虚，兼肾水真阴不足。

【忌】同上。

【宜】养血补肝，清热，甘寒，甘平，酸寒，苦寒。

生地黄　枸杞子　甘菊花　五味子　白蒺藜　当归　薯蓣
甘草　山茱萸　白芍药　天门冬　黄柏

肥气 属气血两虚，肝气不和，逆气与瘀血相并而成。

【忌】同上，苦寒。

【宜】和肝散结气，兼行气血凝滞，甘温，甘平。

川芎　当归　沉香　干姜　肉桂　橘皮　红花　郁金　延胡索
赤芍药　香附　山楂　红曲　砂仁

参用东垣肥气丸治之。

脾　虚

脾虚十二证

【忌】下，降泄，破气，苦寒。诸药录后。

【宜】甘温，佐以辛香，酸平。

人参　大枣　黄芪　薯蓣　炙甘草　白茯苓　莲肉　橘红
藿①香　木瓜　白扁豆　白豆蔻　白芍　枣仁

饮食劳倦伤脾 发热或饮食不消化，补药中加麦蘖、谷蘖。

【忌】破气，消导克伐，苦寒，复忌燥。

草果　枳实　槟榔　蓬术　三棱

【宜】补中益气，甘温，升，酸。

人参　黄芪　术　炙甘草　大枣　白芍药　柴胡　升麻　石斛
麦门冬　橘红　酸枣仁

---

① 藿：《述古丛钞》本作"藒"字。

停饮　为恣饮汤水，或冷茶冷酒所致。

【忌】下，酸敛，湿润，滞腻。

桃仁　郁李仁

【宜】健脾利水，淡渗，兼辛散。

人参　白术　半夏　茯苓　橘皮　泽泻　猪苓　木通　桑白皮
旋覆花　紫苏　白豆蔻

水肿　属脾气虚。

【忌】破气，下泄，湿润，咸，苦寒。

食盐　商陆以上咸

诸药录后。

【宜】补脾益气，燥湿，利水，辛香，甘温，佐以淡渗。

人参　二术　薏苡仁　橘皮　薯蓣　桑白皮　木瓜　茯苓
赤小豆　香薷　猪苓　缩砂蜜　泽泻　姜皮

脾虚中满　属脾气虚，兼脾阴虚。

【忌】破气，下，消导，利水，甘。

饴糖　大枣　蜜　甘草以上甘

诸药录后。

昼剧夜静，属脾气虚。

【宜】补气健脾，甘温，淡渗，佐以辛香。

人参　二术　白芍药　茯苓　橘红　桑白皮　姜皮　藿香
车前子　缩砂蜜

无热证，佐以桂。

夜剧昼静，属脾阴虚。

【宜】补脾阴，兼制肝清热，甘平，酸寒，淡渗。

酸枣仁　石斛　莲肉　白芍药　橘皮　白扁豆　五味子　苏子
木瓜　桑白皮　茯苓　车前子

噎膈　属气血两虚，由于血液衰少，而非痰气壅逆所成。

【忌】破气，升，复忌下，消导，燥，苦寒，辛热。

【宜】降，清热润燥，甘温、甘平以益血，佐辛香顺气。

苏子　橘红　枇杷叶　人参　白芍药　酸枣仁　人乳　牛乳
芦根汁　姜汁　龙眼肉　白豆蔻　蔗浆　梨汁　韭汁

脾泄　属气虚。

【忌】破气，下，消导，苦寒。诸药录后。

【宜】温中补气，升清，甘温，甘平，佐以辛香。

人参　白术　炙甘草　薯蓣　白扁豆　车前子　莲肉　茯苓
白芍药　升麻　肉豆蔻　缩砂蜜　柴胡　橘皮　白莱菔　木香
丁香　藿香

兼有湿及痰，经年不愈，粪色白者，须服九制松脂。

健忘　属气血两虚。

【忌】升，燥热，复忌苦寒，辛散。诸药录后。

【宜】益脾阴，兼补气，酸敛，甘温，甘寒，辛平，通窍。

酸枣仁　白芍药　人参　黄芪　丹参　炙甘草　五味子　龙
眼肉　茯苓　茯神　远志　柏子仁　麦门冬　石菖蒲

倦怠嗜卧　属脾气不足。

【忌】破气，消导，苦寒。

【宜】补气，兼健脾，甘温，辛香。

人参　白术　炙甘草　黄芪　茯苓　白扁豆　薯蓣　谷蘖
缩砂蜜　橘皮　藿香　白豆蔻

脾虚腹痛，按之则止　属血虚。

【忌】破气，破血，香燥，苦寒。诸药录后。

【宜】益气补血，甘温，酸平。

酸枣仁　炙甘草　人参　大枣　石斛　龙眼肉　麦门冬　白
芍药

痞气　属脾气虚及气郁所致。

【忌】破气，下，湿润，苦寒。

【宜】健脾，兼散结滞，甘温，辛香。

人参　白芍　橘红　缩砂蜜　藿香　谷蘖　麦蘖　红曲　香附吴茱萸　木香

参东垣痞气丸治之。

肺　虚

肺虚七证

【忌】补气，升散，辛燥，温热。诸药录后。

【宜】清热，降气，酸敛，润燥。

贝母　苏子　沙参　百部　天门冬　麦门冬　百合　杏仁蜜　梨　柿　枇杷叶　桑白　五味　五倍子

无热，加人参。

齁喘　属肺虚有热，因而痰壅。

【忌】破气，升．发散，收涩。

诃子　亚芙蓉　粟壳以上收涩

余录后。

【宜】降气，消痰，辛凉，甘寒，苦平。

枇杷叶　苏子　贝母　竹沥　桑根白　栝楼根　款冬花　百部百合　薄荷　天门冬　麦门冬　马兜铃　沙参　前胡　白前射干

咳嗽吐血痰并声哑　属肺热甚。

【忌】升，破气，复忌补气，破血，辛燥，热①，收涩。

【宜】降气清热，润肺生津液，凉血益血，甘寒，甘平，咸

① 热：《述古丛钞》本无此字，《神农本草经疏》卷二"五脏六腑虚实门"作"温热"。

寒，佐以苦寒。

生地黄　郁金　蒲黄　茅根　白及　阿胶　侧柏叶　童便
知母①

肺痿　属肺气虚有热。

【忌、宜】俱同肺虚。

龟胸　属肺热有痰。

【忌、宜】俱同齁喘咳嗽。

息贲　属肺气虚，痰热壅结所致。

【忌】破气，辛热，补敛。

【宜】降气，清热开痰，佐以散结。

橘皮　白豆蔻　白芥子　旋覆花　射干　桔梗　桑白皮
参用东垣息贲丸治之。

肾　虚

肾虚即肾水真阴不足。

【忌】升，破气，利水，温热，辛燥，补命门相火。

仙茅　巴戟天　胡芦巴　人参　补骨脂　鹿茸　人胞以上补命
门相火

余药录后。

【宜】滋阴，润，生精补血，除热，甘寒，酸寒，苦寒，
咸寒。

地黄　牛膝　枸杞子　人乳　肉苁蓉　柏子仁　胡麻　杜仲
山茱萸　续断　天门冬　麦门冬　知母　黄柏　五味子　鳖甲
菟丝子　车前子　丹皮　童便　地骨皮　沙苑蒺藜　薯蓣

---

①　母：此后《神农本草经疏》卷二"五脏六腑虚实门"有"咽喉燥
痛"一症及内容。原目录亦有"咽燥"2字。

肾虚腰痛　属精气虚。

【忌】破气，燥热。

【宜】同肾虚。

骨乏无力　属阴精不足，肾主骨故也。

【忌、宜】俱同肾虚。

骨蒸潮热　属精血虚极，以致阳无所附，火空上炎。

【忌、宜】俱同肾虚。

传尸劳

【忌】同肾虚。

【宜】除热益阴，杀劳虫，兼清镇。

诸药同肾虚，加鬼臼、干漆、漆叶、胡黄连、芦荟、象胆、獭肝、安息香、丹砂、磁石、神水。

五心烦热　属真阴不足。

【忌、宜】俱同肾虚。

梦遗泄精　属肾虚有火。

【忌】同肾虚。

【宜】滋阴，生精补血，除热，酸敛，佐以涩精。

石斛　莲花蕊　生甘草　龙骨　鱼胶　莲肉　牡蛎　缩砂蜜
覆盆子　远志　韭子

小便短涩，热赤频数　属肾虚有火。

【忌、宜】俱同肾虚。

溺有余沥　属气虚。

【忌】同肾虚。

【宜】亦同肾虚。以五味子、黄柏、人参为君，加菟丝子、覆盆子为臣，益智为佐。如觉平日肺家有热，或咳嗽有火者，忌人参，用沙参。

溺血血淋　属肾虚有火，热伤血分。

【忌】同肾虚。

【宜】同肾虚。加侧柏叶、阿胶、茅根、韭白、干地黄、戎盐、蒲黄。

伤精白浊 属房劳过度，以致精伤流出，似白浊证。

【忌】利小便，燥，辛热。

【宜】同肾虚。

五淋 属肾虚，兼有湿热。

【忌】同肾虚。

【宜】亦同，加清湿热。

茯苓　黄柏　车前子　石斛　草薢　薏苡仁

精塞①水窍不通 属房欲不竟，或思欲不遂，或惧泄忍精，或老人气不足以送精出窍。

【忌】破气，下，利小便，燥热。

【宜】行败精。壮实人宜兼泄火，老人宜兼补气血。外治用吮法。

牛膝　生地黄　当归　桃仁　车前子　鹿角霜　红花

齿浮、真牙摇动，及下龈软或齿衄 属肾虚有热。

【忌】同肾虚②。又忌当归、芎䓖。

【宜】益阴，凉血，固肾。

诸药略同肾虚。应以地黄、黄柏、五味子为君，桑椹、牛膝、沙苑蒺藜、鹿茸、天门冬为臣，龙骨、牡蛎为使。

下消 属肾阴虚，火伏下焦。

【忌】同肾虚。

【宜】清热及峻补真气，润，酸敛。

---

① 塞:《述古丛钞》本作"寒"。

② 虚:原脱，据《神农本草经疏》卷二"五脏六腑虚实门"补。

诸药同肾虚。宜以黄柏、五味子、生地黄、天门冬、麦门冬、人参为君，石斛、牛膝、知母、人乳、童便为臣，地骨皮、青蒿、侧柏为佐。

善恐　属肾气虚，肾藏志故也。

【忌】破气，苦寒。诸录后。

【宜】补气强志，辛平，甘温，佐以辛香。

人参　远志　茯苓　酸枣仁　柏子仁　沉水香　鹿茸　石斛

阴窍漏气　属肾气虚不固，肾主纳气，虚则不能纳故也。

【忌】破气，降，香燥，辛热。

苏子　郁金　降香　橘皮　沉水香　通草以上降　白豆蔻　木香香附以上香燥

余药录后。

【宜】补真气，酸敛，固涩。

人参　五味子　山茱萸　覆盆子　龙骨　牡蛎　远志　枸杞子　益智子　金樱子　沙苑蒺藜　莲须

参用肾虚条内诸药。

疝　属肾虚，寒湿邪乘虚客之所致。丹溪谓与肾经绝无相干者，误也。又有先因湿邪为病，后成湿热者。药宜分寒热、先后二途。

【忌】升，破气，苦寒，湿润。诸药录后。

【宜】补气，通肾气，除湿。又有阴虚有热之人病此，兼宜除湿①。

人参　黄芪　橘核　合欢子　荔枝核　牛膝　木瓜　杜仲草薢　川楝子　巴戟天

虚寒而痛，加桂、藿香、补骨脂、仙茅。虚热而痛，加黄柏、车前子。湿盛者，加术。

---

①　湿：《神农本草经疏》卷二"五脏六腑虚实门"作"热"。

奔豚　属肾虚。脾家湿邪下传客肾所致。

【忌】同疝，兼忌燥。

【宜】补气，健脾，辛温，散结。

人参　薯蓣　桂　牛膝　山茱萸　蛇床子　茴香

参用东垣奔豚丸治之。

命门虚

命门虚即元阳真火不足。四证

【忌】下泄，破气，发散，辛寒，苦寒，淡渗，燥，补肾水苦寒药。诸药录后。

黄柏　知母　生地黄　天门冬以上补肾水苦寒药

【宜】益真阳之气，甘温，咸温，甘热，酸敛。

人参　人胞　肉苁蓉　菟丝子　枸杞子　五味　鹿茸　覆盆子　巴戟天　补骨脂　附子　仙茅

阴痿　属命门火衰，下焦虚寒。

【忌】同命门虚。

【宜】同命门虚。加海狗肾、蛇床子、原蚕蛾、牛膝、雀卵、狗阴茎①。

肾泄　即五更及黎明泄泻者是也，亦名大瘕②泄。属命门真火不足。

【忌】同命门虚。

【宜】益气，甘温，酸敛。

肉豆蔻　补骨脂　人参　薯蓣　莲肉　砂仁　吴茱萸　五味

---

① 狗阴茎：此后《神农本草经疏》卷二"五脏六腑虚实门"有"精寒精薄"一症及内容。

② 瘕：《述古丛钞》本作"泻"。

子 木香①

小肠虚

遗尿 属小肠气虚，兼肾不足。

【忌】破气，辛散，燥热。

【宜】补气，甘温，酸温。

人参 黄芪 麦门冬 五味子 山茱萸

遗尿，宜固涩，加益智、龙骨、金樱子、牡蛎。

胆 虚

胆虚二证

【忌】汗，下，苦寒，破气，燥，吐。

山栀 瓜蒂 藜芦 盐汤 常山以上吐

余录后。

【宜】甘温，甘平，酸敛，佐以微辛。

谷精草 人参 当归 决明子 甘草 木贼草 白芍药 竹叶
竹茹 酸枣仁

病后不得眠、易惊 属胆气虚。

【忌】破气，升发，燥热。

【宜】补胆气，甘温，辛温，酸平。

酸枣仁 人参 甘草 竹叶 当归 竹茹 白芍药 橘皮

胃 虚

胃虚七证

【忌】下，破气，苦寒，燥热。诸药录后。

---

① 木香：此后《神农本草经疏》"续序例下·五脏六腑虚实门"有
"畏寒足冷"一证及内容。

【宜】益气，甘平，甘淡，酸。

人参　白术　扁豆　莲肉　石斛　橘皮　茯苓　木瓜　芍药

兼寒，加生姜、白豆蔻、缩砂蜜；兼热，加竹茹、枇杷叶、麦门冬、芦根汁、蔗浆。

胃弱不纳食及不思饮食

【忌、宜】俱同胃虚，仍分寒热治。

胃虚呕吐　宜分寒热。

【忌、宜】俱同胃虚。

霍乱转筋　属胃虚，猝中邪恶气及毒气，兼有停滞所致。转筋与肝经血虚不同

【忌】闭气，滞腻，收敛，温补，大热。

【宜】调气和中，辛散，消导。

由于暑，必口渴或口干，齿燥口苦，小水短赤。

白梅　滑石　石膏　甘草　橘皮　丝瓜叶　香薷　木瓜　石斛
童溺　食盐　缩砂蜜　泥浆　厚朴　白扁豆并叶

由于寒，则小水清白，不渴不热。

缩砂蜜、丁香、橘皮、藿香。甚者，加吴茱萸、肉桂。

外治用杉木、楠材煎汤浸洗。

绞肠痧　属胃气虚，猝中天地邪恶秽污之气。

【忌】温补，敛，尤忌火酒、生姜、蒜及谷气、米饮、热汤，入口即死。

【宜】通窍辟恶，辛散，咸寒。

龙脑香　苏合香　藿香　檀香　乳香　芒硝　童便

煎药亦宜冷服。

中恶腹中疞痛　属胃气虚，恶气客之所致。

【忌】同绞肠痧。

【宜】辟恶气，通畅胃气，辛散。

龙脑香　檀香　麝香孕妇忌用　牛黄　乳香　苏合香　沉水香
丹砂　雄黄　鬼臼　藿香　白豆蔻　石菖蒲　橘皮　木香　远志
干姜　桂

反胃　属气虚。中酒属胃弱。

【忌】破气，升，苦寒，甘，燥热。诸药录后。

【宜】补气，降气，和胃，清热，酸敛以制肝。

枇杷叶　人参　苏子　橘皮　木瓜　麦门冬　芦根汁　竹茹
石斛　梅酱　蔗浆　白茯苓　白芍药

若因虚寒而得者，加生姜、术、白豆蔻。

中酒　属胃弱。

【忌】闭气，升，甘温，燥热，收涩。

【宜】养胃，酸，辛散，淡渗。

人参　麦门冬　白扁豆　葛花　五味子　梅酱　橘皮　白豆蔻
黄连　缩砂蜜　白茯苓　泽泻

大肠虚

大肠虚四证

【忌】破气，下，燥热。诸药录后。

【宜】补气，润燥，甘温。

人参　黄芪　麦冬　五味　白芍　炙草

虚热便闭不通　属血虚，津液不足。

【忌】破气，下，燥热，苦温，损津液。

郁李仁损津液

【宜】生津液，润燥，凉血，益血。

生地黄　五味　麦冬　天冬　芝麻　麻仁　肉苁蓉　生蜜
当归　芦荟　炙草

虚寒①**滑泄不禁**　属气虚。

【忌】破气，下，湿润，苦寒。

【宜】补气，升，甘温，酸敛。

人参　黄芪　白术　炙甘草　吴茱萸　肉豆蔻　莲肉　升麻　木瓜　补骨脂　五味子　赤石脂

肠鸣、脱肛　属气虚，兼有湿热。

【忌】同大肠虚。

【宜】补气，升提，除湿热。

人参　黄芪　炙草　白术　莲肉　白扁豆　升麻　干葛　柴胡　黄柏　防风　白芍药　黄连　黄芩　樗根白皮

外用五倍子傅之。

膀胱虚

膀胱虚三证

【忌】破气，燥，利小便。

【宜】补气，酸敛。

人参　五味子　山茱萸　益智子　金樱子

小便不禁　属气血虚。

【忌】降下，湿润，燥热。

【宜】同膀胱虚。加牡蛎、龙骨、鹿茸、桑螵蛸、鸡胵胵。频数不能少忍，加麦门冬、五味子、山茱萸、天门冬、黄柏、柏子仁、鳖甲、牛膝、甘枸杞子。

遗尿　属本经气虚，见小肠虚条内。因膀胱虚亦能致遗尿，故复列此。

---

① 寒：原作"热"，据《神农本草经疏》卷二"五脏六腑虚实门"及原目录改。

【忌、宜】俱见小肠虚。

膀胱气①

【忌、宜】俱同疝。

三焦虚

三焦虚二证

【忌】破气，降，复忌升发，苦寒。

【宜】补中益气，佐以辛温。

人参　黄芪　白术　益智子　沉香　五味子

短气、腹寒　属中气虚。

【忌、宜】俱同三焦②。

心　实

心实即实火实热。五证

【忌】补敛，升，热，温燥。

【宜】降火清热。苦寒以折之，辛寒以散之，甘寒以缓之，咸寒以润之。

黄连　犀角　石膏　丹砂　牡丹皮　生甘草　滑石　竹叶　麦冬　童便

便结燥，加芒硝、大黄。发狂，亦如之。

谵语　属心家邪热。

舌破　属心火。

烦躁　属心家邪热及心火内炎烦属心，躁属肾。

---

① 气：原作"虚"，据《神农本草经疏》卷二"五脏六腑虚实门"改。

② 虚：原脱，据《神农本草经疏》卷二"五脏六腑虚实门"及文义补。

自笑 属心家有热邪。

发狂 属心家有邪热甚。

以上【忌、宜】俱同心实。

肝　实

肝实五证

【忌】补气，升，酸敛，辛热，辛温，燥。诸药录后。

【宜】清热降气，苦寒，辛寒，甘寒，酸寒。

橘皮　青皮　苏子　黄连　龙胆草　生甘草　黄芩　柴胡
竹叶　青黛　赤芍药

善怒 怒则气上逆，甚则呕血及飧泄。

【忌】补，升，热燥，闭气。诸药录后。

【宜】降气，清热，甘寒，酸寒，咸寒，佐以辛散。

苏子　郁金　青黛　麦冬　赤芍　生甘草　橘皮　蒲黄　当归
砂仁　香附　生地黄　童便

善太息忽忽不乐、胁痛呕血 属肝气逆，肝火盛，肝血虚。

【忌、宜】俱同善怒。

发搐 属肝家邪热。热则生风，风主掉眩故也。

【忌】同善怒。

【宜】清热，降气，利小便，缓中。

黄连　芍药　丹砂　童便　生地黄　羚羊角　苏子　麦冬
竹叶　茯苓　生甘草　甘菊花　木通

目赤肿痛 属血热。

【忌】同肝实善怒。

【宜】凉血清热，甘寒，苦寒，酸寒。

生地黄　赤芍药　谷精草　密蒙花　龙胆草　甘草　甘菊
荆芥　黄柏　大黄　连翘　黄连　玄参　山栀　竹叶　空青　曾青

木通　童便　芒硝　蕤核

急者宜以三棱针刺破眼眶肿处，捋出热血，立解。迟则血贯瞳人，目损矣。

脾　实

脾实即湿热邪胜六证

【忌】湿润，收涩，滞腻，热，咸，甘。诸药录后。

【宜】除湿清热，利小便，辛散，风燥，苦寒。

术　山栀　猪苓　泽泻　滑石　车前子　茯苓　防风　干葛
黄连　枳实　白豆蔻

蛊胀　由于脾家湿热积滞，或内伤瘀血停积而成。

【忌】补气，甘温，燥热。

【宜】除湿，清热，利小便，消积。

车前子　木通　防己　猪苓　泽泻　茯苓　乌蠡鱼　葶苈
山楂　红曲　三棱　蓬术　桑白皮

易饥　属脾家邪火。

【忌】升，辛温，大热，香燥。

沉香　麝香　龙脑　豆蔻　藿香　缩砂蜜以上香燥

【宜】清火除热，生津液，益脾阴，甘寒，苦寒，酸寒。

黄连　青黛　连翘　山栀　麦门冬　酸枣仁　芍药　石膏
竹叶　石斛

中消、口糜、口唇生疮　属脾家热。

【忌】温燥，热。

【宜】甘寒，酸寒，苦寒，辛寒。

麦门冬　甘草　乌梅　黄连　黄柏　生地黄　白芍药　玄参
连翘　干葛　石膏　龙胆草　栝楼根　大青　竹叶

湿热腹痛，按之愈甚

【忌】闷气，酸敛，温热，燥。

【宜】利小便，兼升提，苦寒。

滑石　木通　黄连　黄芩　升麻　柴胡　葛根　防风　车前子

不愈，加熟大黄，即土郁则夺之义也。

肺　实①

肺实八证

【忌】敛涩，补气，升，燥热，酸，咸。

【宜】降气，润，甘寒，苦寒，佐以辛散。

枇杷叶　苏子　桑白皮　贝母　杏仁　白前　天门冬　前胡
车前子　知母　桑黄　石膏　栝楼根　黄芩

喘急　属肺有实热及肺气上逆。

【忌】同肺实。

【宜】亦同。加桔梗、甘草、栝楼仁、玄参、青黛。

声重、气壅、痰稠　属肺热。

【忌、宜】俱同肺热。

喉癣、肺胀、肺痈　属肺热。

【忌】同肺实。

【宜】清热，消痰，降火，解毒散结，甘寒，苦寒，辛寒。

桑白皮　桑黄　黄芩　栝楼根　贝母　薏苡仁　虎耳草　蕺
米②　连翘　鼠粘子　甘草　败酱草

吐脓血血痰、咳嗽嗽血　属肺家火实热甚，此正邪气胜则实

---

① 实：原作"热"，据《述古丛钞》本、《神农本草经疏》卷二"五脏
六腑虚实门"及原目录改。

② 米：《神农本草经疏》卷二"五脏六腑虚实门"作"菜"。

之谓。

【忌】同肺实。

【宜】清热降气，凉血，豁痰。

枇杷叶　桑白皮　童便　苏子　剪草　蒲黄　麦门冬　天门冬
百部　桑黄　百合　甘草　生地黄　薏苡仁　贝母　白及　桔梗
紫菀　白芍药　款冬花

上消　属肺家实火及上焦热。

【忌】同肺实。

【宜】降气，清热，补肺，生津，甘寒，苦寒，酸寒，辛寒。

苏子　桔梗　百部　百合　麦门冬　枇杷叶　黄芩　沙参
黄连　葛根　桑白皮　天门冬　知母　玄参　石膏　甘草　栝楼
根　五味子　芦根　冬瓜　人乳　天酒　白芍药　篁竹叶

肾无实，故无泻法。

命门实

命门实二证

【忌】补气，温，热。

【宜】苦寒，甘寒，咸寒。

天门冬　麦门冬　黄柏　知母　玄参　木通　牡丹皮　车前子
泽泻

强阳不倒　属命门火实，孤阳无阴所致，此证多不治。

【忌】同命门实。

【宜】亦同。加五味、童便、生地黄。

水窍涩痛　属命门实火。

【忌】同命门实。

【宜】清热，利窍，甘寒，苦寒，咸寒，佐以淡渗。

车前子　黄柏　知母　黄芩　牛膝　生地黄　天门冬　甘草

童便　茯苓　木通　麦门冬

小肠实①

小肠实一证

【忌】敛涩，补气。

【宜】通利，淡渗，苦寒，甘寒，咸寒。

车前子　茯苓　木通　黄柏　知母　生甘草　麦门冬　黄芩
黄连　牛膝　童溺　生地黄

小水不利及赤，或涩痛尿血

【忌、宜】俱同小肠实。

胆　实②

胆实二证

【忌】汗，吐，下。

【宜】和解，辛寒，甘寒，苦寒，辛温。

柴胡　黄芩　半夏　生姜　甘草　龙胆草　橘皮

口苦耳聋胁痛，往来寒热

【忌】同胆实。

【宜】用仲景小柴胡汤，随所见兼证加减。

鼻渊　属胆移热于脑。

【忌】辛温，燥热。

【宜】清热，补脑，甘寒，甘平，佐以辛寒。

天门冬　沙参　薄荷　柴胡　辛夷　沙苑蒺藜　甘菊花　石枣
黄芩　玄参　知母　生地黄

---

① 小肠实：原目录无此标题，据上下文例补。
② 胆实：原目录无此标题，据上下文例补。

胃　实①

胃实六证

【忌】升，补敛，辛温，燥热，湿润。

【宜】下，如邪未结，宜清热发散，苦寒，辛寒，甘寒。

大黄　枳实　知母　石膏　葛根　竹叶　大青　小青　青黛
麦冬　甘草

谵语发狂、发斑，弃衣而走，登高而歌　属胃家邪热实。

【忌】同胃实。

【宜】亦同。

如大便结者，加芒硝亟下之。发斑者，加鼠粘子、玄参、栝
楼根，多用石膏为君。便结，亦加大黄下之。

嘈杂、吞酸、口臭口淡、数欲饮食　属胃火。

【忌】同胃实。

【宜】清热降火，苦寒，甘寒，辛寒。

黄连　青黛　连翘　麦冬　石斛　芦根汁　竹叶　石膏

呕吐　属胃火者，必面赤，小便短赤或涩，大便多燥，口苦
或干渴。

【忌】同胃实。

【宜】亦同。加枇杷叶、竹茹、木瓜、芦根、橘皮、通草、
茯苓。

大肠实②

大肠实四证

【忌】补敛，燥热。

---

①　胃实：原目录无此标题，据上下文例补。
②　大肠实：原目录无此标题，据上下文例补。

【宜】润下，苦寒，辛寒。

麻仁　桃仁　黄连　黄芩　槐花　生地黄　大黄　石膏　知母
枳壳

便硬闭

【忌】同大肠实。

【宜】亦同。加芒硝、猪胆、槟榔、郁李仁、石蜜。

脏毒、肠风下血　属大肠湿热。

【忌】下，燥热。

【宜】清热凉血，兼升，甘寒，苦寒。

槐花　地榆　黄连　黄芩　生地黄　白芍药　荆芥　防风
甘草　红曲　侧柏叶　白头翁　蒲黄　鸡子　葛谷

肠痈　属大肠实火。

【忌】同肠风下血。

【宜】下，苦寒，解毒。

大黄　白芷　白及　白蔹　白药子　忍冬藤　连翘　甘草
黄芪　生地黄　天明精　明矾　黄蜡　生蜜以上三味作丸

膀胱实①

膀胱实一证

【忌】燥热，收涩。

【宜】润，淡渗。

知母　黄柏　木通　瞿麦　车前子　滑石　茯苓　猪苓
泽泻

癃闭　属膀胱实热。

【忌】破气，发散，燥热。如属水液不足，兼忌利小便。

---

① 膀胱实：原目录无此标题，据上下文例补。

【宜】同膀胱实，佐以升提。

升麻　柴胡

三焦实①

三焦实三证

【忌】补敛，升，燥热。

【宜】降，清热，调气，甘寒，苦寒，咸寒。

苏子　麦冬　知母　黄柏　玄参　山栀　黄芩　黄连　童便

喉痹　即缠喉风，属少阳相火、少阴君火并炽。经曰：一阴一阳结为喉痹。一阴者，少阴君火也；一阳者，少阳相火也。

【忌】同三焦实。

【宜】辛散，佐以苦寒、咸寒。急则有针、吹、吐三法。

鼠粘子　射干　黄连　黄柏　山豆根　麦门冬　生犀角　知母玄参　童便　山慈菇　苦桔梗　续随子　苏子　贝母　甘草

急治用胆矾、朴硝、牛黄为末，和匀，吹入喉中。又法：用明矾三钱，巴豆七粒去壳，同矾煅，矾枯去巴豆，即取矾为细末，吹入喉中，流出热涎即宽。

头面赤热　属上焦火升。

【忌】同三焦实。

【宜】降，清热，甘缓，佐以酸敛。

苏子　天冬　麦冬　玄参　薄荷　枇杷叶　梨　柿　蔗　童便五味　栝楼根　芍药

赤白游风　属血热。热则生风，故善游走。俗名火丹，小儿多患此，大人亦时有之。

【忌】同三焦实。

---

① 三焦实：原目录无此标题，据上下文例补。

【宜】清热，凉血，兼行血，辛寒，甘寒，苦寒，咸寒。

黄连　黄柏　蒲黄　生地黄　生甘草　牡丹皮　连翘　玄参
牛膝　牡丹皮　红蓝花　鼠粘子　蓝汁　苎根　童便　赤芍药

宜兼外治，砭出热血，及用漆姑草、慎火草捣烂敷之，即易愈。

诸　疟

热多

【忌】辛热。

【宜】清热。

贝母　石膏　橘红　干葛　滑石　麦门冬　竹叶　牛膝　知母
黄芩　柴胡　何首乌　茯苓　乌梅　牡蛎　鳖甲

寒多

【忌】苦寒。

【宜】辛温。

桂枝　姜皮　人参　白术　苍术　草豆蔻　黄芪　当归　橘红
半夏　炙草　白豆蔻

汗多

【忌】散。

【宜】补敛。

人参、白术、黄芪，秋冬加桂枝。

无汗

【忌】补敛。

【宜】疏散。

干葛　柴胡　石膏　羌活　姜皮　人参　苍术

疟母

【忌】纯补。

【宜】补中行滞。

鳖甲　射干　牡蛎　三棱　桂　缩砂蜜　橘皮　青皮　人参

诸　痢

【忌】破气①，闭气，收涩，燥，温热，咸寒，滑腻。

【宜】清热消积，开胃气，升，利小便。

黄连　黄芩　白芍　红曲　山楂　广橘红　升麻　葛根　甘草
滑石　莲肉　白扁豆　乌梅

如胃弱，加人参三四钱，莲子四十粒，橘红二钱，升麻二钱。

如腹痛，以黄连四钱，白芍三钱，炙草一钱五分，黄柏一钱，
升麻七分煎服。如里急，同上药加当归二钱。

如后重甚，加槟榔一钱五分，枳壳一钱五分，木香汁七匙。

如口渴，去木香，倍滑石。

如小便赤涩短少或不利，亦倍之；赤多，倍乌梅、山楂、红
曲；白多，加吴茱萸七分。

恶心欲呕，即噤口痢，多用人参、莲肉、扁豆、白芍，以绿
色升麻七分佐之。久痢不止，加肉豆蔻一钱，人参三钱，砂仁一
钱五分，白茯苓二钱。

泄　泻

【忌】湿润，破气，下，苦寒，滑利。

【宜】安胃补脾，升，利小便。

人参　茯苓　莲肉　白术　升麻　车前子　橘红　藿香　木瓜
干葛　炙草　白莱菔　扁豆

虚寒者，加肉豆蔻、补骨脂、吴茱萸。

---

① 气：原脱，据《神农本草经疏》卷二"杂证门"补。

虚热者，去白术，加川黄连，倍芍药、莲肉。

暑湿为病，则小水短赤或口渴，倍用姜炒黄连为君，佐以干葛、升麻。

由于感风寒者，二术、吴茱萸、砂仁、陈皮、干姜、紫苏主之。

若由饮食停滞者，兼消导，山楂、麦芽、神曲、陈皮、肉豆蔻。

诸 疸

【忌】破气，闭气，下，咸，滑利，滞腻，润，燥热。有瘀血者，兼忌酸寒。

【宜】清热，利水，除湿，养胃气。有停滞者，宜消积滞；有瘀血者，宜行血。

茵陈蒿　黄连　苜蓿酒疸非此不愈　栀子　紫草　滑石　栝楼根　秦艽　车前子　白鲜皮　黄芩　茯苓　仙人对坐草　连钱草—名蟹厣草，一名九里香，取汁，入姜汁少许，饮之良

虚者，加人参。

停滞者，加红曲、橘红①、谷麦蘖、山楂。

瘀血，加琥珀、牡丹皮、红曲、红花、桃仁、延胡索、蒲黄、五灵脂、韭。元气壮实者，服前药，瘀血不行，可加熟地②黄，虚勿用。

痰

痰由于热

【忌】燥，温热，补敛，升。诸药录后。

---

① 红：原脱，据《神农本草经疏》卷二"杂证门"补。
② 地：《神农本草经疏》卷二"杂证门"作"大"。

【宜】降，润，清热，苦寒，辛寒，佐以咸寒。

苏子　橘红　黄芩　薄荷　枇杷叶　桑白皮　百部　桔梗
贝母　蛤粉　栝楼根　栝楼仁　天冬　麦冬　竹沥　童便

胶固者，加霞天膏。

痰由于风寒

【忌】补敛，酸，咸，湿润。诸药录后。

【宜】降气，辛散。

橘红　苏子　杏仁　天麻　前胡　桑白皮　半夏　南星　葛根
薄荷　白前　生姜汁

痰由于湿

【忌】润，咸，酸，滞腻，发湿①。诸药录后。

【宜】健脾，燥湿，辛散，佐以淡渗。

人参　二术　橘红　半夏　茯苓　桑白皮　泽泻

饮

饮如涎而薄者，或如涎而稠者，伏于胸中及脾胃间，或吐酸水、苦水、黄水、绿水，或伏而不吐，上支心胸，胃脘作痛不可忍，按之不得下，或发寒热，呕吐，不能饮食。

【忌、宜】俱同脾虚证内停饮条。

诸　气

气有余即是火。

【忌】升，闭气，酸敛，滞腻。

虚者

【宜】降，补敛，调，温，酸，辛，甘。

---

①　湿：《述古丛钞》本作"散"。

枇杷叶　苏子　橘红　甘蔗　麦门冬　芦根汁　白豆蔻　郁金
甘草　童便　番降香　沉水香　五味子　芍药

　　因虚极而气不得行者，加人参。

实者

　　【宜】破散，香燥，辛苦，辛寒。

　　枳壳　青皮　槟榔　厚朴　木香　缩砂蜜　沉香　香附　乌药
降香　藿香

诸　郁

　　【忌】酸敛，滞腻，补气，闭气。诸药录后。

属情抱者

　　【宜】开发志意，调气散结，和中健脾。

　　远志　贝母　郁金　香附　石菖蒲　白豆蔻　苏子　橘红
木香　麦冬　苏合香　缩砂蜜

属五脏者

木郁达之

　　【宜】升，吐。

　　升麻　柴胡　川芎　瓜蒂　人参芦

火郁发之

　　【宜】散。

　　升麻　葛根　柴胡　防风　羌活

土郁夺之

　　【宜】下。

　　槟榔　枳实　厚朴　大黄

金郁泄之

　　【宜】降。

　　桑白皮　赤小豆　橘红　苏子　猪苓　泽泻　车前子　乌蠡鱼
木通

关　格

【忌】升，补敛，闭气，酸。诸药录后。

【宜】降下，辛寒，辛温。

白豆蔻　沉香　丁香　苏子　橘红　龙脑草　苏合香　生姜
藿香

次用大黄、车前子、黄柏、知母、滑石、木通、牛膝。

哕　症

俗呼呃逆。

【忌】破气，升，散。

【宜】补敛，甘温，甘寒。

炙甘草　麦门冬　人参　黄芪　石斛　五味子　益智子　白
芍药

伤寒失下而发者

【忌】补敛，酸，燥热，滞腻。诸药录后。

【宜】下，大小承气之类。便不硬闭，按之腹中和软，未经汗
吐者，宜辛寒解表，白虎汤之类。

气逆冲上而发者

【忌】升，补。诸药录后。

【宜】降气，甘寒，咸寒。

枇杷叶　芦根汁　麦门冬　苏子　橘红　竹茹　童便

因痰水停膈而发者

【忌】升，润，苦寒，甘寒，酸寒。诸药录后。

【宜】降气，开痰，辛散。

桑白皮　苏子　贝母　橘红　半夏　旋覆花　白豆蔻　生姜

诸 血

吐血、咯血、鼻衄、齿衄、耳衄、舌上出血

【忌】升提发散，下，破血，补气，闭气，破气，温热，辛燥，复忌极苦寒伤胃。诸药录后。

【宜】降气，清热，凉血益阴，兼行血，咸寒，酸寒，甘寒。

苏子　麦冬　天冬　橘皮　枇杷叶　生地黄　降香　郁金
沙参　牛膝　生①地黄　枸杞子　五味　阿胶　鳖甲　青蒿　牡丹皮　犀角屑②　芍药　剪草　童便　茅根　白药子　侧柏叶　棕灰藕节　当归　蒲黄　小蓟

蓄血发热，积瘀不行

【忌】破气，复忌补气，下，苦寒，辛燥。诸药录后。

【宜③】行血，辛温，佐以咸寒，瘀血行后宜补血，益脾，和肝。

红蓝花　桃花　郁金　乳香　延胡索　桂有火勿用　当归尾
没药　䗪虫　蒲黄　苏方木　番降香　穿山甲　红曲　韭汁　童便　五灵脂　麒麟竭　赤芍药　桃枭

甚者用大黄、花蕊石，瘀行则止，勿过剂。如元气虚，脾胃素弱者，慎勿轻用大黄。如瘀血行后，宜生地黄、川续断、当归身、牛膝、大枣④、芍药、酸枣仁、龙眼肉、枸杞子、石枣、炙草。

头 痛

头痛挟风寒者

【忌】补敛。诸药录后。

---

① 生：《述古丛钞》本作"熟"。
② 屑：《神农本草经疏》卷二"杂证门"作"汁"。
③ 宜：原作"辛"，据《神农本草经疏》卷二"杂证门"改。
④ 枣：《述古丛钞》本作"黄"。

【宜】辛温发散。

羌活　防风　细辛　蔓荆子　荆芥　薄荷　川芎　藁本　升麻
白芷　生姜　葱白

头痛挟邪热者

【忌】同挟风寒。

【宜】辛寒，苦寒，解散。

石膏　薄荷　芽茶　黑豆　甘菊花　土茯苓　乌梅　黄芩酒炒
热极，目昏便燥者，加酒蒸大黄。

头痛挟痰者

【忌】升，补敛，酸甘，滞腻。诸药录后。

【宜】豁痰降气，辛燥。

苏子　橘红　术　贝母　半夏　前胡　竹沥　天麻

头痛阴虚者

【忌】辛热发散。诸药录后。

【宜】补血益阴，甘寒，酸寒。

生地黄　甘菊花　当归　黄柏　天门冬　麦门冬　枸杞子
忍冬　乌梅　白芍　五味子

眉棱骨痛

【忌、宜】俱同阴虚①。

齿　痛

【忌】升，补敛，燥热，辛温。诸药录后。

【宜】清热凉血，苦寒，甘寒，辛寒，咸寒。

竹叶　知母　黄连　黄芩　麦门冬　生地黄　黄柏　玄参
石膏　薄荷　赤芍药　牡丹皮　苏子　甘草　童便

---

① 虚：此后《神农本草经疏》卷二"杂证门"有"头痛"2字。

上下龈痛①　属胃与大肠火。

【宜】熟地黄　石膏　黄芩　黄连　麦门冬　赤芍药　青黛
细辛　甘草　薄荷　生地黄　枇杷叶　苏子　木通　西瓜皮灰

真牙浮动及黑烂　属肾虚有火。已见肾虚条内。

【忌、宜】俱同。

胃脘痛

因火者

【忌】补敛，燥热。诸药录后。

【宜】降，苦寒，甘寒，咸寒，辛寒。

苏子　橘红　黄连　山栀　麦门冬　炙甘草　石膏　知母
玄参　童便

因寒者

【忌】破气，滞腻，苦寒。诸药录后。

【宜】辛温发散。

草豆蔻　益智　丁香　桂　白术　藿香　白蔻　吴萸　厚朴
香附　干姜　缩砂蜜

因宿食者

【忌】升，补敛，苦寒。诸药录后。

【宜】消导，兼降气。

因脾胃虚弱食停者，消导，加人参、山楂、橘皮、草果、红
曲、草豆蔻、谷麦蘗、枳实、槟榔、青皮、厚朴、术、缩砂蜜。

因瘀血者

【忌】补气，酸敛。诸药录后。

【宜】辛温、苦温以行血。

---

①　痛：原脱，据《神农本草经疏》卷二"杂证门"及文义补。

桃仁　红曲　红花　韭菜　延胡索　山楂肉　郁金　肉桂
三棱　童溺　牡丹皮　赤芍药　通草　牛膝　琥珀

因血虚者，按之则痛止

【忌】破气，复忌补气，燥热，辛温。

【宜】润，补敛，甘寒，甘温。

石斛　麦门冬　炙甘草　酸枣仁　白芍药　当归　生地黄

因虫者

【忌】补，升，发散，甘。诸药录后。

【宜】杀虫，苦，酸。

苦楝根　使君子　薏苡仁根　锡灰　槟榔　鹤虱　雷丸　芜荑
大黄　乌梅

因恼怒者

【忌①】虚弱人忌破气，壮实人忌补气。

【总忌】酸敛，升。诸药录后。

【宜】降气，辛温。

枇杷叶　白豆蔻　番降香　苏子　木香　橘红　缩砂蜜　延
胡索　五灵脂

因痰饮者

【忌、宜】俱见痰饮证下。

腹　痛

因于寒

【忌】苦寒，下利。诸药录后。

【宜】温中，辛散。

白术　厚朴　吴茱萸　缩砂蜜　干姜　桂　木香　橘皮　炙

---

① 忌：此字原无，据上下文例补。

甘草

因于热 火在少腹则绞痛。

【忌】辛散，香燥，补敛。诸药录后。

【宜】甘，苦寒。

山栀仁　麦门冬　石斛　白芍药　甘草　桔梗　黄芩　黄连
滑石　木通　戎盐

诸痛不可按 属实。

【忌】补气，大热。诸药录后。

【宜】破散，疏利，苦寒。

枳实　青皮　蓬莪术　槟榔　三棱　滑石　木通　大黄有积滞
宜用，无者勿用

诸痛可按 属虚。

【忌】破气，破血，下利，发散。诸药录后。

【宜】补气血，甘温，酸敛。

人参　黄芪　生地黄　二术　当归　炙草　白芍　薯蓣　枣仁
五味

痹

拘挛而痛也。因风寒湿三者合而成，风气胜者为行痹，寒气
胜者为痛痹，湿气胜者为着痹。

【忌】下，收敛，酸寒，苦寒，咸寒。诸药录后。

【宜】辛散，行气，燥湿，甘寒①，淡渗。

漆叶　续断　黄芪　草薢　甘菊花　车前子　甘草　防己
白术　防风　桑寄生　蔓荆实　羌活　独活　秦艽　牛膝　白鲜
皮　原蚕沙　木瓜　天麻　茯苓　泽泻　威灵仙　海风藤　菖蒲

---

① 寒：《神农本草经疏》卷二"杂证门"作"温"，义胜。

狗脊　杜仲　石斛　细辛　松节　松叶

痿

属湿热。经曰：治痿独取阳明。

【忌】破气，升，辛热发散。

【宜】大补气血，清热除湿，甘寒，甘温，苦寒，酸寒。

人参　黄芪　二术　麦冬　炙甘草　生地黄　木瓜　石斛　薏苡　黄柏　白芍药　车前子　茯苓　泽泻　木通　黄芩　川黄连

交　肠

其病大小便易位而出，或因大怒，或因醉饱，遂至脏气乖乱，不循常道，法当宣吐以开提其气，使阑门清利，得司秘别之职则愈矣。

【忌】破气，燥热。诸药录后。

【宜】升清降浊，兼补气，淡渗。

升麻　柴胡　苏子　降香　橘红　人参　术　茯苓　泽泻猪苓　木通　滑石　车前子

鬼疰尸疰飞尸客忤

此系天地阴邪杀厉之气乘虚中人，或遍身青黯，或忽消瘦声哑，面色青黄不定，或忽惊厥，目直视，手握拳，或遍身骨节疼痛非常。

【忌】破气，复忌补气，升，燥热，酸敛。诸药录后。

【宜】辟恶气，安神镇心，辛香发散，金石镇坠。

牛黄　丹砂　琥珀　乳香　苏合香　天竺黄　檀香　木香麝香　沉香　龙脑香　安息香　真珠　雄黄　龙齿　犀角　金银箔代赭石　虎骨　獭肝　菖蒲　远志　生地黄　天灵盖

诸病应忌药总例

补气

人参　黄芪　二术　人胞　红铅

温补

人胞　红铅　白胶　鹿茸　人参　巴戟天　黄芪　白①术　淫
羊藿　肉苁蓉　补骨脂　当归　狗阴茎　菟丝子　蛇床子

大热

附子　肉桂　仙茅　乌头　阳起石　海狗肾　硫黄　羊肉
雀肉　天雄　胡芦巴

破气

青皮　枳实　枳壳　槟榔　厚朴　牵牛

闭气

银杏　二术　黄芪　米面食　猪脂油

降气

苏子　郁金　橘红　沉香　枇杷叶　降真香　乌药

破血

桃仁　红花　干漆　乳香　苏方木　延胡索　没药　姜黄
三棱　蓬术　五灵脂　花蕊石　水蛭　虻虫　肉桂　穿山甲
麒麟竭　䗪虫

升提发散

升麻　柴胡　川芎　紫苏　麻黄　干葛　羌活　独活　防风
白芷　生姜　细辛　荆芥　前胡　藁本　葱白　薄荷

辛温辛热发散

干姜　桂枝　麻黄　吴萸　细辛　羌活　独活　防风　藁本

---

① 白：《神农本草经疏》卷之二"诸病应忌药总例"作"二"。

川芎　白芷　葱白

吐

瓜蒂　栀子　豉　人参芦　皂荚　藜芦　常山　虾汁　盐汤

下

大黄　芒硝　巴豆　牵牛　枳实　玄明粉　厚朴

降泄

山栀　知母　玄参　天冬

利水

猪苓　泽泻　木通　瞿麦　葶苈　海金沙　滑石　商陆　茯苓
萹蓄　琥珀　乌桕根皮　芫花　甘遂　大戟　车前　续随子　汉
防己　郁李仁

损津液

郁李仁　白矾　矾红　半夏

敛摄

白芍　五味　醋　乌梅　白梅　酸枣仁

固涩

龙骨　牡蛎　粟壳　益智　山茱萸　桑螵蛸　肉果　蛇床子
阿芙蓉　金樱子　原蚕蛾　莲须　诃黎勒

消导

山楂　麦芽　草果　槟榔　三棱　蓬术　神曲　枳壳　枳实
绿矾　红曲　橘红　莱菔子　砂仁

开窍

麝香　檀香　龙脑香　苏合香　安息香

香燥

沉香　麝香　豆蔻　龙脑香　缩砂蜜　藿香　香附　丁香
乌药　木香

辛燥

火酒　蒜　半夏　南星　二术

辛热

干姜　胡椒　巴豆　吴萸　蘹香　龙脑香

湿润

地黄　当归　天冬　知母　肉苁蓉　栝楼仁　猪脂　麻仁

滞腻

猪羊犬鹅肉　地黄　南面　油腻　炙煿

滑利

榆皮　牛乳　柿　瓜　李　冬葵子　桃　梨　蜜　青菜　莼菜
椿根白皮　酥　茄子

发湿

鳜鱼　南面

苦寒伤胃

山栀　黄柏　黄芩　黄连　大黄　苦参　玄参　知母　芦荟

补命门相火

鹿茸　附子　红铅　巴戟天　阳起石　白胶　人胞　肉桂
仙茅　淫羊藿　腽肭脐　补骨脂　狗阴茎　菟丝子　原蚕蛾

补肾水苦寒

黄柏　玄参　知母　天门冬

酸寒

牛膝　乌梅　芍药

咸寒

童便　芒硝　玄参　秋石

生冷

菱　梨　菜　李

甘

甘草　饴糖　大枣　蜜

咸

食盐　商陆　碱水　鹿茸　蛤蜊　蛭　蛎黄

校注后记

一、作者生平

关于陈澈的生平，传世资料极少。俞慎初《闽台医林人物志》（福建科学技术出版社，1988）、丹波元胤《中国医籍考》（人民卫生出版社，1962）、陈邦贤《中国医学人名志》（人民卫生出版社，1962）、臧励龢等《中国人名大辞典》（商务印书馆，1984）及裘沛然等《中国医籍大辞典》（上海科学技术出版社，2002）等书仅有零星介绍。今据书中序文及医案，结合有关资料，对其生平做一考证。

（一）名、字、号

关于其名，《中国人名大辞典》作"陈沏"（"沏"音 qì）；《中国医籍大辞典》作"陈彻（澈），一名陈澈"；《八闽通志·卷之四十八·选举·福州府》中列举参加乡试的县学中有"陈彻"一名，其下注释有"万历《福州府志·选举》作陈澈"；《雪潭居医约》（以下简称《医约》）一书署名及作者的自叙都称"三山陈澈"，徐世荫的序亦称其为"陈生澈"，可见，其名为澈（"澈""彻"二字同音，字形相近）应无疑问，作"彻""沏"显然错误。

关于其字，《中国医籍大辞典》中《医约》各分卷及《医约》影印本（中医古籍出版社，1994）的"内容提要"等皆作"字三山"。此说不妥。"三山"为福州府之别称，因其北、西、东分别有越王山、乌石山和九仙山（后更名为屏山、乌山、于山），如三足鼎立屹立于郡城中心，故名。《福州府志·名胜志》有记载。由《医约》一书可知，陈澈生活居住在三山，其曾开局施医之所——

开元寺所在的芝山即是越王山之支，故作者以所居之地"三山"自称不足为奇，但作字却不妥。古时以地名、官职来代指某人的很常见，如唐代柳宗元是河东（今山西永济）人，故人称柳河东；北宋王安石是江西临川人，人称王临川；张仲景曾任长沙太守，故称张长沙等，却未见以地名作人的字例。笔者在调查该书版本时，发现中国医学科学院图书馆藏的《医约》本中有作者的自叙，自叙的落款有两个印章：一为"陈澈之印"，一为"潮之父"。认作"潮"字的依据是，从字形上看，此字与《常用古文字字典》（王延林编，上海书画出版社，1987）及《汉语大字典》所收"潮"字的两种金文写法极为相似。《说文·水部》："潮，水朝宗于海。从水，朝省。"徐锴系传："潮，今俗作潮。"笔者认为，"澈"既为作者之名，"潮"则应当是其字；且"澈"与"潮"形符皆为水，正与古人取字往往是名的解释和补充之义吻合。

关于其号，在古代除名、字外，有的人还有"号"。号是人的别称，所以又叫"别号"，一般是以室名、斋名、轩名、堂名来命名。号除供人呼唤外，还用作文章、书籍、字画的署名。陈澈的《医约》一书完成于雪潭居（此处应是作者的室名或斋名或行医之堂），常以雪潭自称，当地官员及朋友亦多称其为陈子雪潭。故《中国医籍大辞典》和《医约》影印本以"雪潭"为其号应是确切的。

（二）生平

《医约》卷四、卷六、卷七所载医案言及作者曾于乙丑岁（明天启五年，1625）、丁卯岁（天启七年，1627）为很多人治过病；戊寅之岁（崇祯十一年，1638）受当事诸公的支持与赞助，开局施医于芝山寺，"全活以数万计"；其编辑《医约》是在崇祯十四年（1641），本文的几位作序者又多称陈澈为陈子或陈生，说明在明天启、崇祯这一时期应是作者的青壮年期。由此推算，其生活时间应在明万历元年（1573）至永历十五年（1661）年间。

关于陈澈其人，书中序文可窥一斑。吴圣锡形容其为"状貌如妇人好女，言语恂恂""眉宇间时见侠气"，当地搢绅先生"无不交口谓陈子读书能文外，则古之俞、岐不能过也""陈子所为艺冲觚温粹，文如其人"。徐世荫借乡大夫士之口，言其"淬心制举，朝暮丹铅，所为文衍溢而藻，其医乃余伎耳"。周之夔评价"雪潭，雅哲文儒也，而专精良方以活人""其议论著述绰有陶弘景、孙思邈风"，乃"一时伟人"。由此可知，陈澈作为一名读书人，除能文外，又通晓医道。他"仁心为质而识力高朗，学问深醇"，吴圣锡患病时，"陈子每为之躬亲，亦尝药余于困剧中，方辗转呻吟间，与一刀圭而愈。则其投剂诊切胜越人、仓公远甚"。可见，陈澈又是一位心怀仁念、医术不凡的豪宕不羁之士。他"每临方辄怵然为戒，怯然如让，愀然不敢安食恬寝，见异书必考闻，迻言必录"。说明在施医著书过程中，他谨慎小心，一切以人为本。戊寅年，时任福建提刑按察司按察使的徐世荫有感于"闽中郡县民多羸瘠，往往绵顿，贫无告者伶仃菀簧间，望一刀圭不可致也"，于是"捐金集医"，并在众人的推荐下，邀请陈澈开局施医。而陈澈不负众望，以自己的高超医术"费仅千余金，全活以数万计"。《医约》中大量陈澈芝山寺施医的医案，足以证明其医术的不同凡响。

二、版本流传

（一）刊印时间

已知的四个《医约》藏本中，中国医学科学院图书馆（以下简称"医科院本"）、中国国家图书馆（以下简称"国图本"）、浙江省图书馆（以下简称"浙图本"）皆标明为明崇祯十四年辛巳（1641）刻本，而山东中医药大学图书馆则标明崇祯十五年壬午

（1642）刻本（以下简称"山中医本"）。

从书中五篇序文看，其中三篇的落款时间为崇祯辛巳年，而周之夔序的落款为"崇祯壬午中秋友弟周之夔顿首拜书"，说明该序是写于1642年，故可断定该书首次刊印时间不会早于1642年。

（二）《医约》版本的确定

《医约》四家藏本虽同出一个版本，但各本印刷、保存的情况各有不同："山中医本"为1函9册，包括五篇序文、总目录及全部八卷内容，但缺少扉页；"浙图本"包括四篇序文、总目录及全部八卷内容，缺少扉页及吴圣锡的叙；"国图本"（只能见到缩微胶片）包括三篇序文、总目录及全部八卷内容，缺少扉页及周之夔、吴圣锡的序；"医科院本"包括扉页、五篇序文、总目录及五卷内容，缺第六、七、八三卷。1994年中医古籍出版社据"医科院本"影印出版。总之，四家藏本中，"医科院本"为残本，"国图本"为缩微胶片，"浙图本"缺少扉页及一篇序文，只有"山中医本"除了缺扉页，其他内容完整，且字迹清晰，是所有本子中保存最为完整的一部，故作为此次整理的底本。

（三）《医约》卷八"药症忌宜"版本情况

清同治十一年（1872）古刚刘晚荣藏修书屋刻《述古丛钞》时，将《医约》卷八"药症忌宜"收录进来独立成书。光绪十六年（1890）藏修书屋刻《藏修堂丛书》时重刻。此后《翠琅轩馆丛书》（1916）、《芋园丛书》（1935）、《珍本医书集成》（1936）亦有收录。此外，还有清手抄本，1996年中医古籍出版社据清抄本影印出版。此次整理，卷八同时以《述古丛钞》本为校本。

（四）《医约》书目归类的问题

《中国中医古籍总目》及《中国医籍大辞典》将《医约》作丛书名列入。分别将《医约》列为总目，下设8种书目。从《医约》体例看，各卷各有题名，且卷八"药症忌宜"曾被其他丛书收录，单独成书，故《医约》确有丛书的特点。但纵览全书，从卷一至卷八，浑然一体，且只有一个总目录，应是一部完整的著作，故视该书为综合性医书似更恰当。

三、著作内容

《医约》著述的起因，据作者自叙："施药不如施方，施方而以其烦且杂者，又不如以其约而易行者，可以见之而辄用，用之而必效。""使人人而知约，则世可以无病人；使病人而知约，则亦可以勿药而愈。"于是，遵循"非合圣贤所酌至中与身所试屡验者，宁阙而不录"的原则，汇考王氏之《准绳》、张氏之《类经》及缪氏之新书等各家医论、医方，择取其精奥，撰集而成《医约》一书。全书凡八卷，一卷格致要论，选取了《素问》《类经》《神农本草经》等书中的精要医论加以汇编；二卷脉色解微，针对《素问》《灵枢》中有关脉色理论加以阐释；三卷疾病阐疏，主要对《素问》《灵枢》中有关病机、邪气、阴阳、经脉等内容进行疏解；四卷六淫分类，按风门、寒门、暑门、湿门、燥门、火门六类论述六淫；五卷内伤条辨，按内伤门、气门、郁门、痞门等分类阐述内伤诸病；六卷杂症汇考，按诸疟门、寒热门、发热门等六门以及腹痛、心痛、头痛、喉痹等论述各种杂病；七卷女科正录，从胎前、产后、经闭、血崩等论述妇科经、带、胎、产及杂症辨治方法，并列方用药；八卷药症忌宜，根据不同的病情，将病症分为外症、内症等五十多门，每门又分列多种病证，每种病证均选列应用药物，并对这些药物的药性、功效及药物的忌宜作相应的论述，末附诸病应忌药总例，综述各类药性。

四、学术特点

1. 汇聚经论，广收博采。从《素问》《灵枢》等经典医著，到《类经》《神农本草经疏》等当代诸家之方论，该书多有涉猎。

内容包括从医论到脉色，从六淫到内伤、杂症、女科及药症的忌宜，阐明要义，方论皆备，可谓内容丰富、资料翔实。

2. 简明精要，约而博用。明代名医辈出，著述丰厚，尤以王肯堂、张介宾、缪希雍等医家及著述为人注目。然王氏书集大成而过详，人不能读；张氏书注《灵》《素》而多奇，人不敢遵；缪书辨药性而趋新，人不知用。陈氏出入三书之奥，著为《医约》，对不合乎圣贤所酌至中及亲身所试屡验者，宁阙不录。全书不但精选医论加以汇编阐释，更对各科各类病证从论、治、脉、方几个方面加以约论，可谓至简至精。

3. 辨证论治，经验独到。这从陈氏的一些验案中可窥一斑。如，在辨证方面，重视经典，知常达变，善辨寒热虚实之真假，尤以从脉象循病证之本质，不为假象所惑。从论治方面，治病求本，临证善用古方，据证化裁，强调"用药贵对其症"。这种根据具体病情辨证施治，大胆灵活地加减裁剪之功，是建立在陈氏对医术充分自信的基础上，可谓是经验之谈。

底本目录

一卷　格致要论

阴阳应象统论素问

治病必求于本论类经

分辨治法指归论新书

药性差别论本草

治毋违时药宜通变论本草

五运六气之谬论新书

塞因塞用通因通用寒因热用热因寒用用热远热用寒远寒本草

病由七情生者只应养性怡神发舒志气不宜全仗药石攻治论本草

治外客邪利于急功害于过时论新书

补中有泻泻中有补当升不宜降当降不宜升论本草

论天地风气渐薄人亦因之渐弱用药消息亦必因之而变不可执泥古

法轻用峻利本草

论少年阳痿因于失志不宜补阳新书

阳常有余阴常不足治必因之以为损益误则杀人纲目

疟痢宜从六淫论新书

论五脏苦欲补泻本草

元阴元阳论素问

论肾泄多在黎明所由医贯

论似中风与真中风治法迥别误则杀人纲目

似中风问答新书

论治阴阳诸虚病皆当以保护胃气为急纲目

阴滞于阳阳滞于阴论纲目

三焦为孤府论类经

左右寸口俱有阴阳表里论类经

人迎脉在喉旁辨类经

病有真假治有逆从论类经

疾病既成荣卫既乱得药则生舍药必危论纲目

暴厥类中风论类经

伤寒传足不传手之谬类经

标本逆从治有先后素问

寒热类疟论类经

知脉纲领治无孟浪论类经

嗜酒致害论类经

十二脏脉候部位论类经

妄信鬼神论类经

病人之情难逆论类经

惑于旁人乱于择医论类经

医有通弊贵自立品论类经

二卷　脉色解微

诊法常以平旦素问·脉要精微论

分部位素问·脉要精微论

呼吸至数素问·平人气象论

五脏之气脉有常数灵枢·根结篇

三部九候素问·三部九候论

七诊素问·三部九候论

诊有十度诊有阴阳素问·方盛衰论

诊有大方素问·方盛衰论连前篇

脉合四时阴阳规矩素问·脉要精微论

四时脏脉病有太过不及素问·玉机真脏论

脉分四时无胃曰死素问·平人气象论

逆从四时无胃亦死

五脏平病死脉胃气为本素问·平人气象论

三阳脉体素问·平人气象论

六经独至病脉分治素问·经脉别论

寸口尺脉诊诸病素问·平人气象论

三诊六变与尺相应灵枢·邪气脏腑病形篇

诊尺论疾灵枢·论疾诊尺篇

脏脉六变病刺不同灵枢·邪气脏腑病形篇

搏坚软散为病不同素问·脉要精微论

诸脉证诊法素问·脉要精微论

关格

孕脉

诸经脉证死期素问·大奇论全

决死生素问·三部九候论

脉有阴阳真脏

骨枯肉陷，真脏脉见者死

真脏脉死期素问·阴阳别论

阴阳虚搏病候死期素问·阴阳别论

精明五色素问·脉要精微论

五官五阅灵枢·五阅五使篇全

色脏部位脉病易难灵枢·五色篇全

色脉诸诊灵枢·论疾诊尺篇

能合脉色可以万全素问·五脏生成篇

经有常色络无常变素问·经络论全

新病久病毁伤脉色素问·脉要精微论

五脏五色死生素问·五脏生成篇

三卷　疾病阐疏

病机素问·至真要大论

邪气

百病始生邪分三部灵枢·百病死生篇

邪变无穷灵枢·刺节真邪论

阴阳

生气邪气皆本于阴阳素问·生气通天论

经脏

十二经病灵枢·经脉篇

六经病解素问·脉解篇

太阴阳明之异素问·太阴阳明论

虚实

五脏虚实病刺素问·脏气法时论

气血以并有者为实无者为虚素问·调经篇

虚实之反者病素问·刺志篇

时令

病气一日分四时天枢·顺气一日分为四时篇

五脏病气法时素问·脏气法时篇

五气

宣明五气素问·宣明五气篇

情志

情志九气素问·举痛论

诸风

风证素问·风论

八风五风四时之病素问·金匮真言论

风传五脏素问·玉机真脏论

诸寒

　伤寒证素问·热论篇

　两感素问·热论篇

　阴阳交素问·评热病论

诸暑

　移热移寒素问·气厥论

　诸经疟刺素问·刺疟论

　动静勇怯喘汗出于五脏素问·经脉别论

诸湿

　脏腑诸胀灵枢·胀论全

　五癃津液别灵枢·五癃津液别篇

　风水黄疸之辩素问·平人气象论

　痹证素问·痹论

诸燥

　消瘅热中脾瘅胆瘅素问·奇病论

　血枯素问·腹中论

诸火

　阳厥怒狂癫疾素问·病能篇

　诸卒痛素问·举痛论

　阴阳之逆厥而为梦素问·盛衰篇

　五逆缓急灵枢·玉版篇

　十二经络素问·论要经络论

四卷　六淫分类

风门

　诸风约论　约脉　约治　约方　约按

　真中风

　通关散　化风丹　夺命散　独圣散　小续命汤　诃子清音汤

乌药顺气散　大秦艽汤　加味转舌丹　清心牛黄散

类中风

八味顺气散　竹沥枳实丸　加减补阴汤　加减八珍汤　加减六君子汤　加减补中益气汤见内伤　和肝清肺汤　加减八味丸　加减滋阴丸

伤风

羌活愈风汤　加减十神汤　加减补中汤　参苏饮

痛风

南星苍术丸　益元酒糊丸　臂痛汤　二妙散　趁痛散　乳香丸虎骨散　天麻散　通气防风汤　苍术复煎散　加减当归饮子舒经汤

风热

蝉蜕散　祛风至宝丹　防风通圣散　加减防风汤　加减金花丸知柏四物汤见火门　三黄连翘饮

风寒

消风散　加减羌活冲和汤　桂枝麻黄汤　麻黄桔梗汤　理中汤俱见伤寒门　加味香苏散

暴厥

十全大补汤见虚损　加减八珍汤见类中　人参附子理中汤见寒门桂附八味汤　参芪附子回阳汤

风门方多不可尽述，只选其切于用者，取其约也。

寒门

诸寒约论　约脉　约治　约方　约按

传经伤寒

羌活冲和汤　麻黄汤　桂枝汤　大青龙汤　桂枝葛根汤　大柴胡汤　大承气汤　小承气汤　调胃承气汤　桃仁承气汤　抵当汤　白虎汤　小柴胡汤

　　直中伤寒

　　附子理中汤　增味真武汤　当归四逆汤　姜附汤　熨法　麻黄
附子汤　香砂理中丸　五积散　参附汤　姜砂六君子汤
　　伤寒续治法例此法，缪仲希所撰乃用于仲景诸方之中，又超于
仲景诸方之外也。
　暑门

　　诸暑约论　约脉　约治　约方　约按
　　清解暑热

　　人参白虎汤　清暑益气汤　生脉饮　天水散　清暑芍药汤　香
连清暑汤　金花解暑汤　柴平汤　黄连解毒汤见火门　清暑补阴
汤　香薷饮
　　暑风夹痰

　　和肝清风饮　加减防风汤见风门　天麻养荣汤　清痰解暑汤　加
减当归饮子见风门　理痰饮子　清心丸　增补暑风汤
　　因暑中寒

　　香砂平胃散　加减柴苓汤　吴萸理中汤　附子理中汤见寒门　香
砂理中汤见寒门
　　因暑冒寒

　　加减五积散　十味香薷饮　藿香正气散
　　因暑致厥

　　黄芪六一散　补中益气汤见内伤　生脉饮见伤暑　天黄补阴汤
知柏四物汤　加减补阴汤俱见风门
　湿门

　　诸湿约论　约脉　约方　约按
　　清理诸湿

　　除湿汤　二术四苓汤　除湿羌活汤　清湿汤　防风胜湿汤　独
活寄生丸

附诸痹　行痹　痛痹　约按

热痹升麻汤　桂枝芍药知母汤　芍药川乌汤　防风治痹汤　加
减薏苡散　龙虎丹　和血散痛汤　麻黄羌活汤　四物苍术各半
汤　加减二妙丸　苍术复煎散　舒经汤　趁痛散　益元酒糊丸
南星苍术丸　通气防风汤俱见痛风

燥门

诸燥约论　约脉　约方

滋润诸燥

生血润肤饮　通幽汤　天门冬膏　四仙膏　琼玉膏

附消痹诸症　约论　约方

上消

加味人参石膏汤　加减地骨皮丹　易老门冬饮子　白术散　参
术膏

中消

猪肚丸　黄连参苓散　调胃承气汤见寒门　三黄丸见火门　顺利
散　参蒲丸

下消

和阴汤　清凉饮子　甘露膏　千金地黄丸　麦冬汤　冬瓜饮子
滋阴丸　加减八味丸俱见类中

火门

诸火约论　约脉　约治　约方　约按

实火

加减凉膈散　清凉饮　黄连解毒汤　郁黄散　三黄丸　麦门黄
连汤　火府丹　柴胡饮子

虚火

益气清火汤　滋阴清火汤　补阴丸　滋肾丸　加减地黄丸　归
芪汤

郁火

柴胡升阳汤　郁火汤　清肝解郁汤　栀连越鞠丸　左金丸　达火丸

附诸血症约论　约脉　约治　约方　约按

吐血

二黄补血汤　犀角地黄汤　止血立应散　清火解毒汤　归芍参

麦汤　四生丸　双荷散　荆芥散　茯苓补心汤　归脾汤见内伤

参麦饮子　加减养荣汤　侧柏散

呕血

枇杷黄连汤　生地保命散　芩连薏苡汤　藿香地黄汤　补阴止

血汤

咳血

百合贝母汤　芍药门冬汤　黄连阿胶丸　天门冬膏见燥门　二母

止血汤　琼玉膏见燥门

衄血

河涧地黄汤　茜根散　黄芩芍药汤见痢门　干葛防风汤　止衄散芎

黄汤　清肺饮　三白人参汤　参麦饮见伤暑　山栀子散　黄连散

溺血

当归承气汤　羚羊当归汤　当归琥珀散　栀子木通汤　故子蒲

黄散　鹿角丸　加味地黄丸见火门

下血

黄连香茹饮　槐花散　升麻和血汤　芍药汤　当归和血汤　香

连丸见痢门　芍药黄连汤　黄连阿胶丸　补中益气汤　归脾汤俱

见内伤　凉血地黄汤　竹茹汤　剪红丸

五卷　内伤条辩

内伤门

内伤约论　约脉　约治　约方　附东垣脉

伤血气方

调中益气汤　治中汤　补脾汤　白术和胃丸　补脾丸　养脾丸
思食调中丸　道宁纯阳汤　补中益气汤　四君子汤　五味异功
散　四物汤　十全大补汤　补气汤　补血汤　参苓白术散
伤饮食方
宽中丸　大安丸　除温益气汤　白术丸　如意丸　神效感应丸
大枳壳丸　葛花醒酒散　葛黄丸　解酒化毒丸　鹿茸丸　朴黄
丸　六平汤　保和丸　加减香苏散　香砂平胃丸

气门
诸气约论　约治兼脉　约方
诸气方
正气天香散　沉香降气散　四七汤　指迷七气汤　苏子降气汤
四磨汤　木香流气饮　沉香升降散　沉香化气丸　四君子汤
调中益气汤　五味异功散俱见内伤　分心气饮真方

郁门
诸郁约论　约脉　约方
诸郁方
越鞠丸　气郁汤　湿郁汤　血郁汤　热郁汤　寒郁汤　风郁汤

痞门
诸痞约论　约治兼脉　约方
诸痞方
失笑丸　附子泻心汤　生姜泻心汤　甘草泻心汤　半夏泻心汤
黄芩利膈丸　理中丸　增损理中丸　枳实理中丸　活人枳桔汤
平补枳实丸　茯苓杏仁甘草汤　枳实散　半夏汤　枳桂散　大
消痞丸　黄连消痞丸　人参汤　四君子汤　异功散　治中汤
大安丸俱见内伤　大黄厚朴汤　三脘痞气汤

水肿门
水肿约论　约按　五水十肿　阴水阳水

仲景约治　约方

水肿方

防己黄芪汤　越婢汤　防己茯苓汤　胃苓汤　甘草麻黄汤　分气香苏饮　消导宽中汤　加味五皮汤　消风败毒散　麻黄附子汤　五皮散　又五皮散　香苏散　除湿汤见中湿　实脾饮　导滞通经汤　木瓜丸见中湿　升麻和气散　补中益气汤见脾胃　滋阴丸见火门　人参平肺散见喘门　六君子汤见痰饮　肾气丸　调胃白术泽泻散　白术木香散　分气补心汤　防己散　导水茯苓汤

肿胀门

肿胀约论　约脉　约治　约方

肿胀方

厚朴七物汤　中满分消汤　中满分消丸　木香顺气汤　香砂调中汤　藿香正气散见暑门　木香流气饮见气门　苏子汤　大异香散　大半夏汤　人参归芎汤　七气消聚散　参术健脾汤　化滞调中汤　参茯白术散见内伤　补中益气汤见脾胃　当归活血散　利痰丸见痰饮　导痰汤见痰饮　小温中丸　木香化滞散　温胃汤　木通散　参香散　强中汤　甘露散

积聚门

积聚约论　约脉　约方

积聚方

大七气汤　肥气汤　加减肥气丸　鳖甲丸　息贲丸　加减息贲丸　三方息贲汤　半夏汤　伏梁丸　三因伏梁丸　半夏散　痞气丸　三阴痞气丸　又鳖甲丸　匀气汤　三阴奔豚汤　沉香石斛汤　千金硝石丸　醋煮三棱丸　阿魏丸　散聚汤　阿魏膏

痰饮门

痰饮约论　治脉　约方　约按

痰饮方

水煮金花丸　防风丸　川芎丸　小黄丸　白术丸　玉粉丸　桔
梗汤　姜桂丸　利椒理中汤　吴茱萸汤　大青龙汤　五饮汤
利痰丸　芎黄丸　导痰汤　半夏茯苓汤　二陈汤　六君子汤
理中化痰丸　橘皮汤　前胡半夏汤　枇杷叶散　旋覆花散　沉
香堕痰丸　清气化痰丸　法制半夏　皂角化痰丸　滚痰丸　金
砂化痰丸

咳嗽门　肺痿肺胀

咳嗽约论　约脉　约治　约方　约按

咳嗽方

麦门冬汤　加减麻黄汤　加减参苏饮　六君子汤见痰饮　滋肾丸
见火门　知母四物汤　黄连解毒汤俱见火门　小柴胡汤见伤寒　杏
子汤　济生橘苏散　宁嗽化痰汤　金沸草散　栀子仁汤　十神
汤见风门　麻黄汤见伤寒　华盖散　小青龙汤　应梦人参汤　知
母茯苓汤　紫苑散　贝母散　百合汤　天门冬丸　白术汤　甘
草茯苓汤　清金汤　清音散　星香丸　乌梅丸　补中益气汤异
功散　四君子汤三方俱见脾胃　人参养肺汤　生姜养肺汤

喘急门

喘急约论　约治　约方　约按

喘急方

参苏麻黄汤　六君子汤　异功散俱见脾胃　参苏温肺汤　四磨汤
四七汤俱见气门　加减泻白散　葶苈大枣泻肺汤　半夏丸　麦门
冬汤　天门冬丸　人参平肺散　安肾丸　加减泻白散　杏参散
五味子汤　皱肺丸　百花膏　三因神秘汤　九宝汤

六卷　杂症汇考

诸疟门

疟约论　约治　约脉　约方

增补羌活汤　竹叶石膏汤　小柴胡汤　理胃健脾汤　散邪汤

不二饮　露姜养胃汤　清补汤　桂枝姜活汤　桂枝石膏汤　芍药桂枝汤　人参养胃汤　六君子汤见痰饮　补中益气汤见脾胃　当归常山饮　鳖甲丸

寒热门

　寒热约论　东垣治法　约方　约按

　寒热方

附子泻心汤　加减补阴汤　加减补阳汤　加减八珍汤见风门　十全大补汤　异功散　补中益气汤　参苓白术散俱见内伤　六君子汤见痰饮　消痞丸见痞门　人参理中丸　参麦饮见伤暑　升阳开郁汤　柴胡饮子见风热　栀连汤见郁门

发热门

　发热约论　约方　约按

　发热方

清热散火汤　清心莲子饮　清火养血汤　四顺清凉饮　承气汤　大柴胡汤　小柴胡汤　麻黄汤俱见伤寒　补中益气汤见内伤　人参附子理中汤　理中丸俱见中寒　升火汤　加减泻白散　柴胡饮子　凉膈散　三黄丸　益气清火汤　滋阴清火汤　补阴丸　加减地黄丸俱见火门　苍连丸　黄芪六一汤　清暑益气汤俱见暑门

五蒸　骨蒸　肉蒸　劳瘵

　五蒸约治　约方

　五蒸方

补天丸　防风当归饮子　五蒸汤　补阴汤　地骨皮枳壳散　秦艽鳖甲丸　加减金花丸　柴胡饮子　知柏四物汤　滋肾丸　参麦饮　加减六味地黄丸俱见火门　瓊玉膏见燥门　人参地骨皮散　犀角天黄汤

痢门

　诸痢约论并按　约治　约方　约按

诸痢方

立效散　调中理气汤　加味香连丸　豆蔻香连丸　仲景导气汤　梅连丸　参连汤　黄连阿胶丸　异功散　补中益气汤俱见内伤　六君子汤见痰饮　香砂平胃散　保和丸见伤饮食　养荣调血汤　附黄汤　白术散　行滞汤　导气汤　朴黄丸　大枳壳丸见内伤饮食　三黄丸　参连散见火门　调中养胃汤　加减六味地黄丸见火门　参苓白术散　四君子汤俱见内伤　加减黄连芍药汤　萸连丸　地榆阿胶汤　归黄丸

泄泻门

泄泻约论　约脉　约方

泄泻方

加减理中汤　加减清胃饮　健脾除湿汤　建中升麻汤　防风益黄汤　降气汤　加减胃苓汤　六君子汤见痰饮　五味异功散　补中益气汤俱见伤寒　八味滋肾丸见火门　参苓白术散　四君子汤归脾饮俱见内伤　白术芍药汤　加减柴苓汤　瑞连丸

霍乱

霍乱约治　约脉　约方　约按

霍乱方

加减正气散　薷苓汤　盐姜汤　竹茹门冬汤　薷香冲和饮　参砂和胃汤　木瓜附子汤　附子理中汤　四逆汤见中寒　分理四苓散　黄连香薷饮　益元散　香砂平胃散俱见暑门　香薷木瓜汤

呕吐　恶心　吐酸吞酸　呕吐清水　呕沫吐蚘

呕吐约治　约脉　约方

呕吐方

姜米饮　和中汤　藿香枇杷散　半夏竹茹汤　黄连汤　异功散　四君子汤见脾胃　柿蒂去哕汤　透膈汤　独参汤　丁香吴萸汤　生姜半夏汤　蒲黄堂　咽醋丸　姜连二陈汤　参萸丸　藿香安

　胃散　茯苓饮　半夏干姜散　乌梅丸　参连汤见痢门

膈气门　翻胃　噎　哕　嘈杂

　膈气约论　约治　约脉　约方　约按

　膈气方

　大承气汤见伤寒　厚朴丸　十膈散　大黄汤　人参利膈丸　香砂

　和胃丸见霍乱　利痰丸　五噎膈气丸　消痞丸见痞门　吴茱萸丸

　藿香安胃散　六君子汤见痰饮　丁香柿蒂散　陈皮竹茹汤　小承

　气汤见伤寒　滚痰丸见痰饮

腹痛　肠鸣

　腹痛约治　约方　约按

　腹痛方

　草豆蔻丸　神圣复气汤　温胃汤　高良姜汤　桂术汤　香砂理

　中丸　姜砂六君子汤俱见中寒　厚朴三物汤　小建中汤　附子理

　中汤　四逆汤见中寒　芍药甘草汤　四磨汤　沉香降气丸见气门

　升麻除湿汤　消瘀饮

心痛　卒心痛

　心痛约治　约方　约按

　心痛方

　正气木香散　木香丸　桂枝姜枳汤　温胃汤　草豆蔻丸见腹痛

　麻黄桂枝汤见风寒　化虫丸　朴黄丸见痢门　玄胡索散　栀子汤

　桂灵散

头痛　偏头痛　眉心痛　头重

　头痛约治　约方

　头痛方

　大青空膏　上清泻火汤　羌活清空膏　川芎神效散　半夏白术

　天麻汤　碧云散　大川芎丸　顺气和中汤　白附子散　补中益

　气汤见内伤　半夏泻心汤见痞　防风通圣散见风　茯苓汤

喉痹　咽嗌痛　喉暗

　喉痹约治　约方　约按

　喉痹方

　碧雪散　如圣碧玉丸　神效散　桔梗汤　诃子汤　润喉散　上
清连翘散　利膈汤　增损如圣汤　发声散　开关散　小续命汤
和肝清肺汤俱见风门　茯苓半夏汤见痰饮

耳聋　耳鸣　耳肿痛

　耳聋约治　约方

　耳聋方

　槟榔神芎丸　复元通气散　清气养血汤　羚羊清肝汤　犀角地
黄丸　黄芪丸　龙脑膏　柴胡耳鸣汤　解热饮子　菖蒲开窍汤
补中益气汤见内伤　火郁汤见气门　大柴胡汤见寒门　加减地黄丸
见火门　如圣豁痰汤

鼻塞　鼻渊　鼻中息肉　酒渣鼻

　鼻塞约治　约方

　鼻塞方

　丽泽通气汤　温肺汤　调卫补血汤　菖蒲散　荜澄茄丸　防风
汤　苍耳散　辛夷散　羊肺散　细辛丸　枇杷叶散　大柴胡汤见
寒门

齿痛　齿摇龈露　牙蛀

　齿痛约治　约方

　齿痛方

　当归龙胆散　石膏清胃汤　细辛白芷饮　独活散　定痛散　立
效散　防风通圣散见风门　加减地黄丸见火门　补中益气汤见内伤
救苦散　治虫散　羌活防风汤

腰痛　脊痛　足痿

　腰痛约治　约方　约按

腰痛方

羌活胜湿汤　独活寄生汤　川芎肉桂汤　杜丝丸　归鹿膏　八味肾气丸　滋阴丸见类中　寄生牛膝酒　四物桃仁酒　如神汤

胁痛

胁痛约治　约方　约按

胁痛方

桂枝散　匀气汤　沉香导气散　调中顺气丸　龙荟丸　左金丸见火门　薏苡丸　枳壳煎散　大黄附子汤　芎葛汤

诸疝　小腹痛　㿗疝　狐疝

诸疝约治　约方

诸疝方

丁香疝气丸　当归四逆汤见中寒　玄胡苦楝丸　天台乌药散　木香楝子散　茴香散　沉香桂附丸　桂枝汤见伤寒　香附散　安息香丸　金铃丸

小便不通　癃闭

小便约治　约方

清肺散　茯苓导赤汤　滋阴丸见火门　琥珀散　导气除燥汤　蒲灰散　猪苓汤茯苓琥珀散　鹿角霜丸　火府丹见火门　海金砂散

大便不通

大便约治　约方

润肠丸　当归润肠汤　麻仁汤　润肠橘杏丸　苁蓉润肠丸　导滞通幽汤　通关散　宣积丸　蜜煎导法　大黄牵牛丸

黄疸　黄汗　目黄　黑疸

黄疸约治　约方　约按

茯苓除湿汤　茵陈栀子汤　桂枝加黄芪汤　理中加茯苓汤　栀子大黄丸　谷疸丸　葛根汤　芪桂酒汤

惊悸　怔忡　恐

惊悸约治　约方

温胆汤　半夏麻黄丸　辰砂远志丸　珍珠粉丸　朱砂安神丸
茯苓甘草汤　定志丸　人参散　茯神丸　补胆防风汤

梦遗

梦遗约治　约方

金锁丹　固真丹　补阴玉露丸　珍珠粉丸　茯苓丸　草薢分清
饮　固精丸　二陈四茯汤

自汗　盗汗

自汗约治　约方

百解散　清燥汤　当归六和汤　参归散　白术散　地黄丸等方见
各门

眼科　内外障　风热　风寒

眼科约治　约方

明目细辛汤　洗肝散　四物龙胆汤　菊花散　和血补气汤　羌
活除翳汤　消翳散　芩连汤　连柏益阴丸　羚羊角散　滋阴地
黄丸　人参补胃丸　益气聪明汤　干菊花丸

五痫　健忘

五痫约治　约方

清心温胆汤　寿星汤　清神丹　追风祛痰丸　清神牛黄丸　天
竺黄散　归脾散　聪明汤　天王补心丹　朱砂安神丸

癫狂　欲独闭户牖而处

癫狂约治　约方　约按

镇心丹　当归承气汤　宁志膏　防己地黄汤　惊气丸　牛黄膏
辰砂散

口部　口糜　口疮　口臭　口苦　口疳

口部约治　约方

龙胆泻肝汤　胡黄连散　必效散　加减甘露饮　加减泻白散

七卷　女科正录

女科门　胎前　产后　经闭　血崩　带下　积血　癥瘕　约按

胎前一十八症

　　妊娠二三月胎动不安

　　胎动腹痛

　　胎泻经血妄行

　　妊娠面赤口苦舌干心烦腹胀

　　胎冷腹胀虚痛两胁虚鸣脐下冷疼欲泄不泄小便频数大便虚滑

　　妊娠心神忪悸睡里多惊两胁膨胀腹满连脐急痛坐卧不宁气急逼
　　逼胎惊

　　怀孕月数未满欲生者名曰半产

　　妊娠小便淋沥

　　妊娠下赤白痢

　　妊娠伤寒浑身壮热眼晕头旋

　　妊娠伤寒后变成疟疾

　　妊娠喘急两胁刺痛胀满

　　妊娠头旋目晕视物不见腮项种核

　　妊娠小腹虚胀

　　妊娠将产忽见横倒

　　妊娠欲产忽然气血晕闷不省人事

　　妊娠胎肥临产难生

产后二十一症

　　热病胎死腹中，当下死胎为急

　　临盆难产并逆生横生

　　胎衣不下

　　产后血晕眩倒

　　产后口干痞闷烦乱

产后阴阳不和，乍寒乍暖

产后脾虚四肢浮肿

产后乍见鬼神

产后败血闭于心窍不能言语

产后腹痛便成泻痢

产后遍身疼痛腰背不得转侧手足不能摇动

产后血燥肠枯大便秘涩

产后血崩淋沥不止

产后败血散于脾胃腹胀满闷呕吐不定

产后口鼻黑气并鼻衄

产后喉中气喘

产后因虚中风身体强直手搐搦搦

产后心脾发痛

产后热闷气上冲变为脚气

产后汗出多而变风痉

产后血出过多虚极生风

产分十一证

一正产　二伤产　三催生　四冻产　五热产　六横产　七倒产

八偏产　九碍产　十坐产　十一盘肠产

女科杂症

经闭成劳发热咳嗽经逆吐血鼻衄

五崩漏下血胀血蛊

赤白带下

血积血块癥瘕郁结

热入血室瘀血冲心症似颠狂

验胎是否

八卷　药症忌宜

风

真中风　类中风　风寒　风热

寒

中寒　伤寒　虚寒

暑

中暑　伤暑　太阳中暍　霍乱　疰夏

湿

中湿　身重痹　脚气

燥

消渴　筋挛　二便闭塞　血枯胃槁

火

眩仆流血　猝心痛　目暴赤肿　口干舌苦　头面赤肿　大渴引饮

暴喑　暴注　狂越惊骇　气逆冲上　瞤瘛瞀瘛

阳虚

恶寒　自汗

阳虚

潮热　咳血

表虚

自汗　恶风

里虚

洞泄完谷　诸痛

阳实

阴实

阳厥

阴厥

阳盛阴虚

心虚

惊邪　癫痫　不得眠　心烦　怔忡　心澹澹动　盗汗　伏梁

肝虚

胸胁痛　辅筋　目光短昏翳　角弓反张　偏头痛　肥气

脾虚

发热恶食　停饮　水肿　中满　噎膈　脾泄　健忘倦怠　痞气

肺虚

齁喘　咳嗽声哑　咽燥　肺痿　龟胸息贲

肾虚

腰痛　骨乏骨蒸　传尸劳　五心烦热　梦遗　泄精　小便赤涩
溺血血淋　五淋白浊　精塞水窍　齿浮　齿衄下消　阴窍泄气
诸疝奔豚　阴痿精冷　肾泄足冷

小肠虚

遗尿　余沥　淋浊

胆虚

易惊　不得眠

胃虚

不纳食　呕吐　停滞　绞肠痧　中恶腹痛　翻胃

大肠虚

虚热便闭　虚寒滑泄　肠鸣脱肛

膀胱虚

小便不禁　遗尿

三焦虚

腹中寒　气短　上中下气脉不通

心实

谵语　舌破　烦躁　自笑　发狂

肝实

善怒　善太息　胁痛呕血　发瘛　目赤肿痛

脾实

蛊胀　易饥　口烂生疮　中消　温热腹痛

肺实

喘急气壅　声重　肺痈肺胀　吐脓血血痰　喉癣　上消

肾无实故无泻法

命门实

强阳不倒　水窍涩痛

杂症

疟症寒热　疟母　诸痢寒热　泄泻　疽症　痰症　气症　郁症

五郁　关格　噎格　血症　蓄血　头痛　齿痛　胃脘痛　腹痛

拘挛　痿症　交肠　鬼疰　尸疰

方名索引

二 画

二术四苓汤 …………… 二一四
二母止血汤 …………… 二三八
二陈四苓汤 …………… 四〇〇
二陈汤 ………………… 二九九
二妙散 ………………… 一七九
二黄补血汤 …………… 二三四
丁香吴萸汤 …………… 三四八
丁香疝气丸 …………… 三八六
丁香柿蒂散 …………… 三五五
十全大补汤 …………… 一八四,
　　　　　　　 二五三, 四四四
十膈散 ………………… 三五三
七气消聚散 …………… 二八三
七珍散 ………………… 四三七
人参平肺散 …………… 三一四
人参归芎汤 …………… 二八三
人参白虎汤 …………… 二〇六,
　　　　　　　　　　　 三二四
人参地骨皮汤 ………… 三三二
人参汤 ………………… 二七〇
人参利膈丸 …………… 三五三
人参补胃汤 …………… 四〇五
人参养肺汤 …………… 三一〇
人参养胃汤 …………… 三二一
人参理中丸 …………… 三二五
人参散 ……… 三九八, 四一五
八味顺气散 …………… 一七六
又神方 ………………… 四一五

三 画

三白人参汤 …………… 二三九
三黄丸 ……… 二二八, 三二九
三黄连翘饮 …………… 一八二
三脘痞气丸 …………… 二七〇
三因伏梁丸 …………… 二九一
三因奔豚汤 …………… 二九二
三因神秘汤 …………… 三一六
三因息贲汤 …………… 二九〇
三因痞气丸 …………… 二九一
千金地黄丸 …………… 二二三
千金硝石丸 …………… 二九二
干姜麻黄汤 …………… 四四一
干葛防风汤 …………… 二三九
下死胎方 ……………… 四二七
大七气汤 ……………… 二八八
大川芎丸 ……………… 三六七
大半夏汤 ……………… 二八三
大圣茯苓散 …………… 四一八

大安丸 …………………… 二五五
大安散 …………………… 四二〇
大异香散 ………………… 二八三
大豆紫汤 ………………… 四四三
大青龙汤 …… 一九二，二九八
大承气汤 ………………… 一九二
大枳壳丸 ………………… 二五六
大秦艽汤 ………………… 一七五
大柴胡汤 ………………… 一九二
大消痞丸 ………………… 二六九
大调经散 ………………… 四三六
大黄汤 …………………… 三五三
大黄附子汤 ……………… 三八五
大黄枳壳汤 ……………… 四一七
大黄厚朴汤 ……………… 二七〇
大黄牵牛丸 ……………… 三九三
大清空膏 ………………… 三六五
上清连翘散 ……………… 三七〇
上清泻火汤 ……………… 三六六
小半夏茯苓汤 …………… 二九九
小青龙汤 ………………… 三〇八
小承气汤 ………………… 一九二
小柴胡汤 …… 一九三，三二〇
小黄丸 …………………… 二九七
小续命汤 ………………… 一七四，
　　　　　　三七〇，四四二
小温中丸 ………………… 二八五

山栀子散 ………………… 二四〇
川芎丸 …………………… 二九六
川芎肉桂汤 ……………… 三八一
川芎神效散 ……………… 三六六

四　画

开关散 …………………… 三七〇
天门冬丸 …… 三〇九，三一四
天门冬饮子 ……………… 四二三
天门冬膏 ………………… 二一九
天王补心丹 ……………… 四〇八
天水散 …………………… 二〇七
天台乌药散 ……………… 三八七
天竺黄丸 ………………… 四〇七
天麻养荣汤 ……………… 二〇九
天麻散 …………………… 一八〇
无忧散 …………………… 四二五
木瓜附子汤 ……………… 三四四
木香丸 …………………… 三六二
木香化滞散 ……………… 二八五
木香顺气汤 ……………… 二八二
木香流气饮 ……………… 二六〇
木香楝子散 ……………… 三八七
木通散 …………………… 二八五
五皮散 …………………… 二七六
五饮汤 …………………… 二九八
五味子汤 ………………… 三一五
五积散 …………………… 一九五

五蒸汤 …………………… 三三一

五噎膈气丸 ……………… 三五四

止血立应散 ……………… 二三五

止衄散 …………………… 二三九

中满分消丸 ……………… 二八二

中满分消汤 ……………… 二八二

贝母汤 …………………… 四四九

贝母散 …………………… 三〇八

见儿丸 …………………… 四三五

牛黄膏 …………………… 四一〇

牛膝汤 …………………… 四三三

气郁汤 …………………… 二六三

升气调经汤 ……………… 四五一

升气清湿汤 ……………… 四五五

升火汤 …………………… 三二九

升阳燥湿汤 ……………… 四五九

升麻六物汤 ……………… 四二一

升麻和气散 ……………… 二七七

升麻和血汤 ……………… 二四一

升麻除湿汤 ……………… 三六〇

化风丹 …………………… 一七四

化虫丸 …………………… 三六二

化滞调中汤 ……………… 二八四

分气补心汤 ……………… 二七八

分气香苏饮 ……………… 二七五

分心气饮真方 …………… 二六一

分理四苓汤 ……………… 三四五

风郁汤 …………………… 二六四

匀气汤 …………………… 二九二

匀气散 …………………… 三八三

乌鸡补阴丸 ……………… 四五四

乌金散 …………………… 四四八

乌药行瘀汤 ……………… 四五七

乌药顺气散 ……………… 一七五

乌梅丸 ……… 三一〇，三五〇

六平汤 …………………… 二五七

六君子汤 ………………… 二八四，

二九九，三〇六

火府丹 …………………… 二二九

双荷散 …………………… 二三六

五　画

玉粉丸 …………………… 二九七

正气天香散 ……………… 二五九

正气木香散 ……………… 三六一

正四物汤方 ……………… 四五二

正产催生 ………………… 四二六

正香薷饮 ………………… 二〇八

甘草芍药汤 ……………… 三六〇

甘草泻心汤 ……………… 二六七

甘草麻黄汤 ……………… 二七五

甘菊花丸 ………………… 四〇五

甘露散 …………………… 二八六

甘露膏 …………………… 二二三

节命散 …………………… 四一六

左归汤 …………………… 四五一

左金丸 …………………… 二三一

石膏清胃汤 ……………… 三七八

龙虎丹 …………………… 二一六

龙胆泻肝汤 ……………… 四一一

龙脑膏 …………………… 三七三

平安散 …………………… 四二二

平补枳术丸 ……………… 二六八

归地治痛汤 ……………… 四四二

归芍参麦汤 ……………… 二三五

归芪汤 …………………… 二三〇

归芪益母汤 ……………… 三八三

归参羊肉汤 ……………… 四四八

归黄丸 …………………… 三三九

归鹿膏 …………………… 三八一

四七汤 …………………… 二五九

四生丸 …………………… 二三五

四仙膏 …………………… 二一九

四君子汤 …… 二五三，二六一

四物龙胆汤 ……………… 四〇三

四物汤 ……… 二五四，四一六

四物安神丸 ……………… 三九六

四物苍术各半汤 ………… 二一七

四物桃仁汤 ……………… 三八二

四顺清凉饮 ……………… 三二八

四磨汤 …………………… 二六〇

生地保命散 ……………… 二三七

生血润肤饮 ……………… 二一八

生阳开郁汤 ……………… 三二五

生脉饮 …………………… 二〇七

生姜半夏汤 … 三一〇，三四八

生姜泻心汤 ……………… 二六七

生铅丹 …………………… 四二四

生葛汤 …………………… 四三一

失笑丸 …………………… 二六六

失笑散 …………………… 四四三

仙藤散 …………………… 四三一

白术丸 …… 二五五，二九七

白术木香散 ……………… 二七八

白术芍药汤 ……………… 三四一

白术汤 …………………… 三〇九

白术和胃丸 ……………… 二五〇

白术茯苓汤 ……………… 四五九

白术桃仁丸 ……………… 四六二

白术黄芩汤 ……………… 三三六

白术散 …… 二二一，三三七，

四〇二，四一四

白附子散 ………………… 三六八

白虎汤 …………………… 一九三

冬瓜饮子 ………………… 二二三

立效散 …… 三七八，三九一，

三三五，四五九

玄胡苦楝汤 ……………… 四五八

玄胡索散 …… 三六二，四四八

半夏干姜散 …………… 三五〇
半夏丸 ……………… 三一三
半夏白术天麻汤 ……… 三六六
半夏竹茹汤 …………… 三四七
半夏汤 …… 二九〇，二六九，
　　　　　　四三〇
半夏泻心汤 …………… 二六七
半夏麻黄丸 …………… 三九七
半夏散 ……… 二九一，四四六
汉防己汤 ……………… 四二八
宁志膏 ………………… 四〇九
宁嗽化痰汤 …………… 三〇七
必效散 ………………… 四一二
加二陈方 ……………… 四五二
加小柴胡方 …………… 四五三
加异功散方 …………… 四五二
加芩连泽兰方 ………… 四五二
加味人参石膏汤 ……… 二二〇
加味五皮汤 …………… 二七五
加味转舌丹 …………… 一七六
加味香苏散 …………… 一八三
加味香连丸 …………… 三三五
加香附木香方 ………… 四五二
加姜桂方 ……………… 四五三
加减金匮肾气丸 ……… 二七七
加减二妙丸 …………… 二一七
加减十神汤 …………… 一七八

加减八味丸 …………… 一七七
加减八宝丹 …………… 四五四
加减八珍汤 … 一七七，一八四
加减六君子汤 ……… 一七七，
　　　　　　四六〇
加减正气散 …………… 三四三
加减甘露饮 …………… 四一二
加减归脾丸 …………… 四五七
加减四君子汤 ………… 四五六
加减四物汤 …………… 四一六
加减地骨皮丹 ………… 二二一
加减地黄丸 …………… 二三〇
加减当归饮子 ………… 一八一
加减防风汤 …………… 一八二
加减羌活冲和汤 ……… 一八三
加减补中汤 … 一七八，四六〇
加减补中益气汤 ……… 一七七
加减补心汤 …………… 四〇八
加减补阳汤 …………… 三二五
加减补阴汤 … 一七六，三二五
加减金花丸 …………… 一八二
加减肥气丸 …………… 二八八
加减泻白散 ………… 三一三，
　　三一五，三二九，四一二
加减治中汤 …………… 四四七
加减参苏饮 …………… 三〇六
加减胃苓汤 …………… 三四一

加减香苏散 … 二五七，四四七

加减养荣汤 …………… 二三六

加减柴苓汤 …………… 三四二

加减息贲丸 …………… 二八九

加减凉膈散 …………… 二二七

加减理中汤 …………… 三四〇

加减黄芩芍药汤 ……… 三三八

加减麻黄汤 …………… 三〇六

加减清胃饮 …………… 三四〇

加减滋阴丸 …………… 一七七

加越鞠汤 ……………… 四五三

加滋阴方 ……………… 四五三

发声散 ………………… 三七〇

百合贝母汤 …………… 二三七

百合汤 ………………… 三〇八

百合逍遥散 …………… 四五一

百合散 ………………… 四二一

百花膏 ………………… 三一六

百解散 ………………… 四〇一

夺命丹 ………………… 四三三

夺命散 ………………… 一七四

夺魂散 ………………… 四三六

达火丸 ………………… 二三一

当归六黄汤 …………… 四〇一

当归龙荟丸 …………… 三八四

当归龙胆散 …………… 三七八

当归四逆汤 …………… 一九四

六　画

地骨皮枳壳散 ………… 三三二

地黄散 ………………… 四一六

地榆阿胶汤 …………… 三三九

芍药川乌汤 …………… 二一五

芍药门冬汤 …………… 二三八

芍药桂枝汤 …………… 三二一

芍药黄连汤 …………… 二四二

芍药槟榔汤 …………… 四一九

芎蔎汤 ………………… 四三四

芎归汤 ………………… 四三九

芎黄丸 ………………… 二九九

芎葛汤 ………………… 三八五

朴黄丸 ………………… 二五七

当归芍药汤 … 四二〇，四五九

当归和血汤 …………… 二四二

当归承气汤 … 二四〇，四〇九

当归活血散 …………… 二八四

当归润肠汤 …………… 三九二

当归常山饮 …………… 三二二

当归琥珀散 …………… 二四〇

朱砂安神丸 …………… 三九七

竹叶石膏汤 …………… 三一九

竹叶汤 ………………… 四三〇

竹沥枳术丸 …………… 一七六

竹茹门冬汤 …………… 三四四

竹茹汤 ……… 二四二，四三〇

雪潭居医约

五五〇

伏龙肝散……………… 四二二
伏梁丸………………… 二九〇
华盖散………………… 三〇八
血郁汤………………… 二六三
血竭丸………………… 四六二
行滞汤………………… 三三七
交加散………………… 四四二
羊肺散………………… 三七七
安肾丸………………… 三一五
安荣散………………… 四一九
安胎和气散…………… 四一七
安胎散………………… 四二九
安宫散………………… 四一八
安息香丸……………… 三八八
导水茯苓汤…………… 二七八
导气汤………………… 三三七
导气除燥汤…………… 三九〇
导滞通经汤…………… 二七七
导滞通幽汤…………… 三九三
导痰汤………………… 二九九
异功散………………… 二五三
防己地黄汤…………… 四一〇
防己茯苓汤…………… 二七五
防己黄芪汤…………… 二七四
防己散………………… 二七八
防风丸………………… 二九六
防风当归饮子………… 三三一

防风汤……… 三七六，四二一
防风治痹汤…………… 二一六
防风胜湿汤…………… 二一五
防风益黄汤…………… 三四一
防风通圣散…………… 一八二
如圣汤………………… 四一五
如圣碧玉丸…………… 三六九
如圣豁痰汤…………… 三七四
如神汤………………… 三八二
如意丸………………… 二五五

七　画

寿星汤………………… 四〇六
麦门冬汤 ……… 二二三，
　　　　三〇六，三一四
麦门冬饮子…………… 二三六
麦门黄连汤…………… 二二八
苁蓉润肠丸…………… 三九二
芩连汤………………… 四〇四
芩连薏苡汤…………… 二三七
苍术复煎散…………… 一八〇
苍耳散………………… 三七六
苍连丸………………… 三三〇
芪桂酒汤……………… 三九五
苎根汤………………… 四一六
苏子汤………………… 二八三
苏子降气汤…………… 二六〇
杜丝丸………………… 三八一

杏参散……………… 三一五

丽泽通气汤………… 三七五

辰砂远志丸………… 三九七

辰砂散……………… 四一〇

连柏益阴丸………… 四〇四

连翘丸……………… 四四九

吴茱萸丸…………… 三五四

吴茱萸汤…………… 二九八

牡丹皮散…………… 四六一

利痰丸……………… 二九八

利膈汤……………… 三七〇

皂角化痰丸………… 三〇二

佛手散……………… 四二六

谷疸丸……………… 三九五

应梦人参散………… 三〇八

辛夷散……………… 三七六

羌活冲和汤………… 一九一

羌活防风汤………… 三七九

羌活胜湿汤………… 三八〇

羌活除翳汤………… 四〇三

羌活清空膏………… 三六六

羌活愈风汤………… 一七八

没药散……………… 四六一

沉香升降散………… 二六一

沉香化气丸………… 二六一

沉香石斛汤………… 二九二

沉香导气散………… 三八四

沉香降气散………… 二五九

沉香桂附丸………… 三八七

沉香堕痰丸………… 三〇〇

沉香琥珀散………… 四六三

诃子汤……………… 三六九

诃子清音汤………… 一七五

补天丸……………… 三三一

补中益气汤   二一一,

    二八四, 二五二,

    二六一, 二四二

补气汤……………… 二五四

补血汤……………… 二五四

补阴丸……………… 二二九

补阴止血汤………… 二三七

补阴玉露丸………… 三九九

补阴汤……………… 三三一

补经固真丸………… 四五八

补胆防风汤………… 三九八

补脾丸……………… 二五〇

补脾汤……………… 二五〇

灵药来苏散………… 四二五

阿胶止血丸………… 四五七

阿胶散……………… 四一九

阿魏丸……………… 二九三

阿魏膏……………… 二九三

陈皮竹茹汤………… 三五五

陈曲丸……………… 三三六

附子泻心汤 … 二六六，三二四　　和肝清肺汤 …………… 一七七

附子理中汤 … 一九三，二一〇　　侧柏散 ………………… 二三六

附黄汤 ………………… 三三七　　金不换散 ……………… 四四九

鸡黄散 ………………… 四二〇　　金朱化痰丸 …………… 三〇二

驱邪散 ………………… 四二二　　金花解暑汤 …………… 二〇八

　　　　八　画　　　　　　　　金沸草散 ……………… 三〇七

抵圣汤 ………………… 四四〇　　金铃丸 ………………… 三八八

抵当汤 ………………… 一九三　　金锁丹 ………………… 三九九

苦参丸 ………………… 四一〇　　乳香丸 ………………… 一八〇

枇杷叶散 …… 三〇〇，三七七　　肥气丸 ………………… 二八八

枇杷黄连汤 …………… 二三七　　法制半夏 ……………… 三〇一

郁火汤 ………………… 二三〇　　法制清气化痰丸 ……… 三〇〇

虎骨散 ………………… 一八〇　　河涧生地汤 …………… 二三八

肾着汤 ………………… 四三〇　　泻肝散 ………………… 四二四

明目细辛汤 …………… 四〇二　　治中汤 ………………… 二五〇

易老门冬饮子 ………… 二二一　　治虫散 ………………… 三七九

易简杏子汤 …………… 三〇七　　定心丸 ………………… 四〇八

固经丸 …… 四三九，四五九　　定志丸 ………………… 三九七

固真丸 ………………… 四六〇　　定痛散 ………………… 三七八

固真丹 ………………… 三九九　　实脾饮 ………………… 二七六

固精丸 ………………… 四〇〇　　建中升麻汤 …………… 三四〇

知母茯苓汤 …………… 三〇八　　降气汤 ………………… 三四一

和中汤 ………………… 三四七　　参术木通汤 …………… 三九一

和血补气汤 …………… 四〇三　　参术健脾汤 …………… 二八四

和血散痛汤 …………… 二一六　　参术膏 ………………… 二二一

和阴汤 ………………… 二二二　　参归汤 ………………… 四四八

和肝清风饮 …………… 二〇八　　参归散 ………………… 四〇二

参麦饮 …………………… 三三一
参芪附子回阳汤 ……… 一八四
参苏饮 …………………… 一七八
参苏温肺汤 ……………… 三一三
参连汤 …………………… 三三八
参附汤 …………………… 一九五
参苓四物汤 ……………… 四四六
参苓白术散 … 二五四，二八四
参香散 …………………… 二八五
参姜丸 …………………… 四三〇
参胶汤 …………………… 四四九
参莨丸 …………………… 三四九
参蒲丸 …………………… 二二二
细辛丸 …………………… 三七七
细辛白芷饮 ……………… 三七八

九　画

珍珠粉丸 …… 三九八，四〇〇
荆芥散 …………………… 二三六
茜根散 …………………… 二三九
荜澄茄丸 ………………… 三七六
草豆蔻丸 ………………… 三五八
茵陈栀子汤 ……………… 三九四
茴香散 …………………… 三八七
茯苓丸 …………………… 四〇〇
茯苓甘草汤 … 三〇九，三九七
茯苓汤 ……… 三四九，三六八
茯苓导赤汤 ……………… 三八九

茯苓杏仁甘草汤 ……… 二六九
茯苓饮 …………………… 三五〇
茯苓补心汤 ……………… 二三六
茯苓除湿汤 ……………… 三九四
茯苓琥珀散 ……………… 三九〇
茯神丸 …………………… 三九八
故子蒲黄散 ……………… 二四一
胡氏参苏散 ……………… 四四〇
胡氏独行散 ……………… 四三四
胡黄连散 ………………… 四一二
胡椒理中汤 ……………… 二九七
南星苍术丸 ……………… 一七九
枳术汤 …………………… 四三六
枳壳玄胡汤 ……………… 四四八
枳壳煮散 ………………… 三八五
枳壳散 …………………… 四三〇
枳实理中丸 ……………… 二六八
枳实散 …………………… 二六九
枳桂散 …………………… 二六九
柏仁牛黄丸 ……………… 四六三
栀子大黄汤 ……………… 三九四
栀子木通汤 ……………… 二四〇
栀子仁汤 ………………… 三〇七
栀子汤 …………………… 三六三
栀连越鞠丸 ……………… 二三一
柿蒂去哕汤 ……………… 三四八
厚朴七物汤 ……………… 二八一

厚朴三物汤 …………… 三五九

厚朴丸 ……………… 三五三

指迷七气汤 …………… 二六〇

星香丸 ………………… 三一〇

胃苓汤 ………………… 二七五

思食调中丸 …………… 二五一

咽醋丸 ………………… 三四九

活人枳桔汤 …………… 二六八

济生橘苏散 …………… 三〇七

香苏散 ………………… 二七六

香连清暑汤 …………… 二〇七

香附桃仁丸 …………… 四六二

香附散 ………………… 三八八

香砂平胃丸 …………… 二五八

香砂平胃散 …………… 二一〇

香砂和胃散 …………… 三四四

香砂调中汤 …………… 二八二

香砂理中丸 …………… 一九四

种子紫阳丸 …………… 四六四

重郁散 ………………… 二二八

复元通气散 …………… 三七三

顺气和中汤 …………… 三六八

顺利散 ………………… 二二二

保和丸 ………………… 二五七

追风祛痰丸 …………… 四〇六

胜金散 ……… 四二四，四三二

独圣散 ………………… 一七四

独参汤 ………………… 三四八

独活寄生丸 …………… 二一五

独活寄生汤 …………… 三八〇

独活散 ………………… 三七八

养血行瘀汤 …………… 四五五

养阴调血汤 …………… 三三八

养脾丸 ………………… 二五一

姜米饮 ………………… 三四七

姜连二陈汤 …………… 三四九

姜附汤 ………………… 一九四

姜砂六君子汤 ………… 一九五

姜桂丸 ………………… 二九七

前胡半夏汤 …………… 二九九

洗肝散 ………………… 四〇三

济危丹 ………………… 四四四

宣积丸 ………………… 三九三

祛风至宝丹 …………… 一八一

神仙感应丸 …………… 四三八

神仙感应丸加减 ……… 四三八

神圣复气汤 …………… 三五八

神应黑散 ……………… 四三二

神效散 ………………… 三六九

除湿汤 ………………… 二一四

除湿羌活汤 …………… 二一四

除湿益气丸 … 二五五，二八四

十　画

秦艽汤 ………………… 四四八

秦艽鳖甲丸 ·················· 三三二
盐姜汤 ·························· 三四四
桂术汤 ·························· 三五九
桂灵散 ·························· 三六三
桂附八味汤 ·················· 一八四
桂附补阴汤 ·················· 四五八
桂枝石膏汤 ·················· 三二一
桂枝芍药知母汤 ········· 二一五
桂枝汤 ·························· 一九一
桂枝羌活汤 ·················· 三二一
桂枝姜枳汤 ·················· 三六二
桂枝黄芪汤 ·················· 三九四
桂枝散 ·························· 三八三
桂枝葛根汤 ··· 一九二，四四一
桔梗汤 ········· 二九七，三六九
桃仁丸 ········· 四六二，四六三
桃仁四物汤 ·················· 四四七
桃仁黄芩汤 ·················· 四六二
桃胶散 ·························· 四三七
热郁汤 ·························· 二六四
热痹升麻汤 ·················· 二一五
柴平汤 ·························· 二〇八
柴胡升阳汤 ·················· 二三〇
柴胡四物汤 ·················· 四四七
柴胡耳鸣汤 ·················· 三七四
柴胡饮子 ·················· 二二九
钱氏豆蔻香连丸 ········· 三三五
透膈汤 ·························· 三四八
健脾除湿汤 ·················· 三四〇
息贲丸 ·························· 二八九
皱肺丸 ·························· 三一六
高良姜汤 ·················· 三五九
益元酒糊丸 ·················· 一七九
益气调经汤 ·················· 四五一
益气清火汤 ·················· 二二九
益气聪明汤 ·················· 四〇五
凉血地黄丸 ·················· 四五六
凉血地黄汤 ·················· 二四二
凉膈散 ·························· 三二九
消风败毒散 ·················· 二七五
消风散 ········· 一八三，四二三
消导宽中汤 ·················· 二七五
消瘀饮 ·························· 三六〇
消翳散 ·························· 四〇四
海金沙散 ·················· 三九〇
海神散 ·························· 四四二
润肠丸 ·························· 三九二
润肠橘杏丸 ·················· 三九二
润喉散 ·························· 三七〇
宽中丸 ·························· 二五五
调卫补血汤 ·················· 三七六
调中汤 ·························· 四三七
调中顺气丸 ·················· 三八四
调中养胃汤 ·················· 三三七

调中益气汤 … 二四九，二六一
调中理气汤 …………… 三三五
调荣益气汤 …………… 四五〇
调胃白术泽泻散 ……… 二七八
调胃承气汤 …………… 一九二
通气防风汤 …………… 一八〇
通关散 ……… 一七四，三九三
通灵散 ………………… 四一四
通幽汤 ………………… 二一九

十一画

理中丸 ………………… 二六八
理中化痰丸 …………… 二九九
理中茯苓汤 …………… 三九五
理脾健胃汤 …………… 三二〇
理痰饮子 ……………… 二〇九
黄芩芍药汤 …………… 二三九
黄芩利膈丸 …………… 二六七
黄芪丸 ………………… 三七三
黄连丸 ………………… 三三六
黄连汤 ………………… 三四七
黄连阿胶丸 …………… 二三八，
　　　　二四二，三三八
黄连参苓散 …………… 二二一
黄连香薷饮 …………… 二四一
黄连消痞丸 …………… 二七〇
黄连散 ………………… 二四〇
黄连解毒汤 … 二〇八，二二八

菖蒲开窍汤 …………… 三七四
菖蒲散 ………………… 三七六
荑连丸 ………………… 三三八
草薢分清饮 …………… 四〇〇
菊花散 ………………… 四〇三
梅连丸 ………………… 三三七
探胎汤 ………………… 四六四
救生散 ………………… 四三一
救苦散 ………………… 三七九
救命延年丸 …………… 三三六
猪肚丸 ………………… 二二一
猪苓汤 ………………… 三九〇
麻仁丸 ………………… 四三九
麻仁汤 ………………… 三九二
麻黄各半汤 …………… 三二四
麻黄汤 ………………… 一九一
麻黄羌活汤 …………… 二一六
麻黄附子汤 … 一九四，二七六
麻黄散 ………………… 四二一
鹿角胶丸 ……………… 二四一
鹿角霜丸 ……………… 三九〇
鹿兔丸 ………………… 二五七
旋覆花汤 ……………… 四四一
旋覆花散 ……………… 三〇〇
羚羊当归汤 …………… 二四〇
羚羊角散 …… 四〇四，四二一
羚羊清肝汤 …………… 三七三

剪红丸 …………………… 二四三

清火养血汤 ……………… 三二八

清火解毒汤 ……………… 二三五

清心丸 …………………… 二〇九

清心牛黄散 ……………… 一七五

清心归脾汤 ……………… 四五五

清心莲子饮 … 三二八，三九〇

清肝益气汤 ……………… 四五六

清肝解郁汤 ……………… 二三一

清补汤 …………………… 三二一

清金汤 …………………… 三〇九

清肺饮 …… 二三九，四五〇

清肺散 …………………… 三八九

清胃降气汤 ……………… 四五一

清音散 …………………… 三一〇

清神牛黄丸 ……………… 四〇七

清神丹 …………………… 四〇六

清热汤 …………………… 四六三

清热调经汤 ……………… 四五〇

清热散火汤 ……………… 三二八

清凉饮 …………………… 二二八

清凉饮子 ………………… 二二二

清暑芍药汤 ……………… 二〇七

清暑补阴汤 ……………… 二〇八

清暑益气汤 ……………… 二〇七

清湿汤 …………………… 二一四

清魂散 …………………… 四三四

清痰养血汤 ……………… 三七三

清燥汤 …………………… 四〇一

混元邓山房神效感应丸

　　………………………… 二五六

惊气丸 …………………… 四一〇

寄生牛膝酒 ……………… 三八一

十二画

琥珀调经散 ……………… 四三五

琥珀散 …………………… 三九〇

琼玉膏 …… 二一九，二三八

越婢汤 …………………… 二七五

越鞠丸 …………………… 二六三

趁痛散 …… 一七九，四三八

散邪汤 …………………… 三二〇

散聚汤 …………………… 二九三

葛花解醒散 ……………… 二五六

葛根汤 …………………… 三九五

葛黄丸 …………………… 二五六

葶苈大枣泻肺汤 ……… 三一三

粟归散 …………………… 四三八

紫苏饮 …………………… 四一八

紫苏麻黄汤 ……………… 三一三

紫菀散 …………………… 三〇八

黑龙丹 …………………… 四二七

黑神丸 …………………… 四六一

黑神散 …………………… 四三一

舒经汤 …………………… 一八一

痞气丸 …………………… 二九一

道宁纯阳丹 …………………… 二五一

湿郁汤 …………………… 二六三

温肺汤 …………………… 三七六

温胃汤 …… 二八五，三五九

温胆汤 …… 三九七，四〇六

滋阴地黄丸 …………………… 四〇五

滋阴百补丸 …………………… 四五三

滋阴调经汤 …………………… 四五〇

滋阴清火汤 …………………… 二二九

滋肾丸 …………………… 二二九

滋金补水丸 …………………… 四五六

寒郁汤 …………………… 二六四

犀角地黄丸 …………………… 三七三

犀角地黄汤 … 二三五，三三二

强中汤 …………………… 二八六

十三画

瑞连丸 …………………… 三四二

蒲灰散 …………………… 三九〇

蒙姜黄连散 …………………… 四一九

槐花丸 …………………… 三三六

槐花散 …………………… 二四一

罩胎散 …………………… 四二二

催生夺命如神丹 …………………… 四二六

催生如圣散 …………………… 四二七

愈风散 …………………… 四四二

解热饮子 …………………… 三七四

解酒化毒丹 …………………… 二五七

滚痰丸 …………………… 三〇一

十四画

碧云散 …………………… 三六七

碧雪散 …………………… 三六九

槟榔神芎丸 …………………… 三七三

蝉蜕散 …………………… 一八一

瘦胎金液丸 …………………… 四二四

蜜煎导法 …………………… 三九三

十五画

增补羌活汤 …………………… 三一九

增补暑风汤 …………………… 二〇九

增味真武汤 …………………… 一九四

增损四物汤 …………………… 四三五

增损理中丸 …………………… 二六八

增减如圣汤 …………………… 三七〇

聪明汤 …………………… 四〇八

醋煮三棱丸 …………………… 二九三

镇心丹 …………………… 四〇九

僵蚕四物汤 …………………… 四四七

鲤鱼汤 …………………… 四一七

十六画

薏苡丸 …………………… 三八四

薏苡散 …………………… 二一六

橘皮汤 …………………… 二九九

十七画

蒿苓汤 …………………… 三四三

臂痛汤 ……………………… 一七九

　　　　　十九画

藿香地黄汤 ……………… 二三七

藿香冲和饮 ……………… 三四四

藿香安胃散 ……………… 三四九

藿香枇杷散 ……………… 三四七

鳖甲丸 …… 二八九，二九一，
　　　　　　　　　　　　　三二二

　　　　　二十一画

露姜养胃汤 …………… 三二一

霹雳夺命丹 …………… 四二六

总 书 目

医　　经

内经博议

内经精要

医经津渡

灵枢提要

素问提要

素灵微蕴

难经直解

内经评文灵枢

内经评文素问

内经素问校证

灵素节要浅注

素问灵枢类纂约注

清儒《内经》校记五种

勿听子俗解八十一难经

黄帝内经素问详注直讲全集

基础理论

运气商

运气易览

医学寻源

医学阶梯

医学辨正

病机纂要

脏腑性鉴

校注病机赋

内经运气病释

松菊堂医学溯源

脏腑证治图说人镜经

脏腑图书症治要言合璧

伤寒金匮

伤寒大白

伤寒分经

伤寒正宗

伤寒寻源

伤寒折衷

伤寒经注

伤寒指归

伤寒指掌

伤寒选录

伤寒绪论

伤寒源流

伤寒撮要

伤寒缵论

医宗承启

伤寒正医录

伤寒全生集

伤寒论证辨

伤寒论纲目

伤寒论直解

伤寒论类方

I

伤寒论特解

伤寒论集注（徐赤）

伤寒论集注（熊寿试）

伤寒微旨论

伤寒溯源集

伤寒启蒙集稿

伤寒尚论辨似

伤寒兼证析义

张卿子伤寒论

金匮要略正义

金匮要略直解

高注金匮要略

伤寒论大方图解

伤寒论辨证广注

伤寒活人指掌图

张仲景金匮要略

伤寒六书纂要辨疑

伤寒六经辨证治法

伤寒类书活人总括

订正仲景伤寒论释义

张仲景伤寒原文点精

伤寒活人指掌补注辨疑

诊　　法

脉微

玉函经

外诊法

舌鉴辨正

医学辑要

脉义简摩

脉诀汇辨

脉经直指

脉理正义

脉理存真

脉理宗经

脉镜须知

察病指南

崔真人脉诀

四诊脉鉴大全

删注脉诀规正

图注脉诀辨真

脉诀刊误集解

重订诊家直诀

人元脉影归指图说

脉诀指掌病式图说

脉学注释汇参证治

针灸推拿

针灸全生

针灸逢源

备急灸法

神灸经纶

推拿广意

传悟灵济录

小儿推拿秘诀

太乙神针心法

针灸素难要旨

杨敬斋针灸全书

本　草

药鉴
药镜
本草汇
本草便
法古录
食品集
上医本草
山居本草
长沙药解
本经经释
本经疏证
本草分经
本草正义
本草汇笺
本草汇纂
本草发明
本草发挥
本草约言
本草求原
本草明览
本草详节
本草洞诠
本草真诠
本草通玄
本草集要
本草辑要
本草纂要
识病捷法

药性纂要
药品化义
药理近考
食物本草
见心斋药录
分类草药性
本经序疏要
本经续疏证
本草经解要
青囊药性赋
分部本草妙用
本草二十四品
本草经疏辑要
本草乘雅半偈
生草药性备要
芷园臆草题药
新刻食鉴本草
类经证治本草
神农本草经赞
神农本经会通
神农本经校注
药性分类主治
艺林汇考饮食篇
本草纲目易知录
汤液本草经雅正
新刊药性要略大全
淑景堂改订注释寒热温平药性赋

方　书

医便

卫生编

袖珍方

仁术便览

古方汇精

圣济总录

众妙仙方

李氏医鉴

医方丛话

医方约说

医方便览

乾坤生意

悬袖便方

救急易方

程氏释方

集古良方

摄生总论

辨症良方

活人心法（朱权）

卫生家宝方

寿世简便集

医方大成论

医方考绳愆

鸡峰普济方

饲鹤亭集方

临症经验方

思济堂方书

济世碎金方

揣摩有得集

亟斋急应奇方

乾坤生意秘韫

简易普济良方

内外验方秘传

名方类证医书大全

新编南北经验医方大成

临证综合

医级

医悟

丹台玉案

玉机辨症

古今医诗

本草权度

弄丸心法

医林绳墨

医学碎金

医学粹精

医宗备要

医宗宝镜

医宗撮精

医经小学

医垒元戎

医家四要

证治要义

松厓医径

扁鹊心书

素仙简要

慎斋遗书

折肱漫录

丹溪心法附余

方氏脉症正宗

世医通变要法

医林绳墨大全

医林纂要探源

普济内外全书

医方一盘珠全集

医林口谱六法秘书

温　病

伤暑论

温证指归

瘟疫发源

医寄伏阴论

温热论笺正

温热病指南集

寒瘟条辨摘要

内　科

医镜

内科摘录

证因通考

解围元数

燥气总论

医法征验录

医略十三篇

琅嬛青囊要

医林类证集要

林氏活人录汇编

罗太无口授三法

芷园素社痎疟论疏

女　科

广生编

仁寿镜

树蕙编

女科指掌

女科撮要

广嗣全诀

广嗣要语

广嗣须知

宁坤秘籍

孕育玄机

妇科玉尺

妇科百辨

妇科良方

妇科备考

妇科宝案

妇科指归

求嗣指源

坤元是保

坤中之要

祈嗣真诠

种子心法

济阴近编

济阴宝筏

秘传女科

秘珍济阴

女科万金方

彤园妇人科

女科百效全书

叶氏女科证治

妇科秘兰全书

宋氏女科撮要

茅氏女科秘方

节斋公胎产医案

秘传内府经验女科

外科百效全书

外科活人定本

外科秘授著要

疮疡经验全书

外科心法真验指掌

片石居疡科治法辑要

儿　科

婴儿论

幼科折衷

幼科指归

全幼心鉴

保婴全方

保婴撮要

活幼口议

活幼心书

小儿病源方论

幼科医学指南

痘疹活幼心法

新刻幼科百效全书

补要袖珍小儿方论

儿科推拿摘要辨症指南

伤　科

伤科方书

接骨全书

跌打大全

全身骨图考正

眼　科

目经大成

目科捷径

眼科启明

眼科要旨

眼科阐微

眼科集成

眼科纂要

银海指南

明目神验方

银海精微补

医理折衷目科

证治准绳眼科

鸿飞集论眼科

眼科开光易简秘本

眼科正宗原机启微

外　科

大河外科

外科真诠

枕藏外科

外科明隐集

外科集验方

外证医案汇编

咽喉口齿

咽喉论

咽喉秘集

喉科心法

喉科杓指

喉科枕秘

喉科秘钥

咽喉经验秘传

养　　生

易筋经

山居四要

寿世新编

厚生训纂

修龄要指

香奁润色

养生四要

养生类纂

神仙服饵

尊生要旨

黄庭内景五脏六腑补泻图

医案医话医论

纪恩录

胃气论

北行日记

李翁医记

两都医案

医案梦记

医源经旨

沈氏医案

易氏医按

高氏医案

温氏医案

鲁峰医案

赖氏脉案

瞻山医案

旧德堂医案

医论三十篇

医学穷源集

吴门治验录

沈芊绿医案

诊余举隅录

得心集医案

程原仲医案

心太平轩医案

东皋草堂医案

冰壑老人医案

芷园臆草存案

陆氏三世医验

罗谦甫治验案

周慎斋医案稿

临证医案笔记

丁授堂先生医案

张梦庐先生医案

养性轩临证医案

养新堂医论读本

祝茹穹先生医印

谦益斋外科医案

太医局诸科程文格

古今医家经论汇编

莲斋医意立斋案疏

医　史

医学读书志

医学读书附志

综　合

元汇医镜

平法寓言

寿芝医略

杏苑生春

医林正印

医法青篇

医学五则

医学汇函

医学集成

医经允中

医钞类编

证治合参

宝命真诠

活人心法（刘以仁）

家藏蒙筌

心印绀珠经

雪潭居医约

嵩厓尊生书

医书汇参辑成

罗氏会约医镜

罗浩医书二种

景岳全书发挥

新刊医学集成

寿身小补家藏

胡文焕医书三种

铁如意轩医书四种

脉药联珠药性食物考

汉阳叶氏丛刻医集二种